AN INTRODUCTION TO REHABILITATION ENGINEERING

행복한 기술, 재활공학

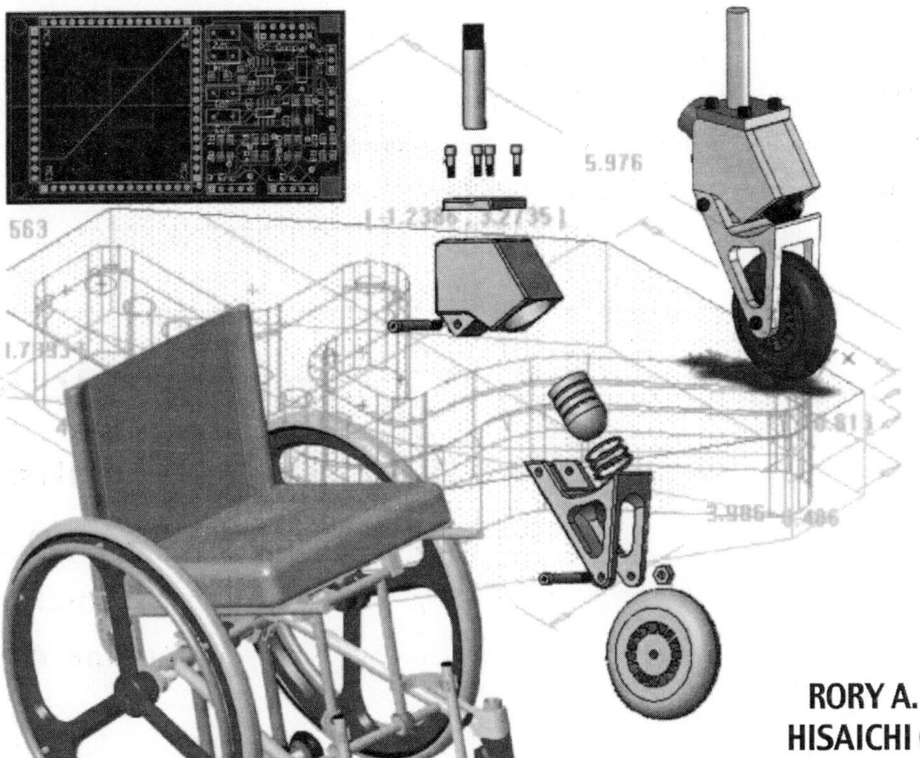

편저자
RORY A. COOPER
HISAICHI OHNABE
DOUGLAS A. HOBSON

역편자
김종배

역자
김종배, 김완호, 정지홍, 정민예, 임신영, 장경배, 김윤혁, 김동아, 정동훈, 홍은경, 김승재, 이수철, 박형순
송원경, 박윤서, 박종하, 서용원, 서인환, 백혜련, 허 일, 권상남, 김성필, 정유선, 이근민 (장별순)

도서출판 그린

An Introduction to Rehabilitation Engineering

Rory A. Cooper

Hisaichi Ohnabe

Douglas A. Hobson

추천사

<재활공학개론>은 미국 University of Pittsburgh의 Rory Cooper교수가 중심이 되어 재활공학의 다양한 분야 전문가들이 함께 저술한 <An Introduction to Rehabilitation Engineering>을 번역한 책이다. Rory Cooper는 University of Pittsburgh의 '재활과학기술학과'의 학과장 및 '바이오공학 및 기계공학과'의 교수로 재직하고 있으면서 장애인, 장애인의 가족, 그들을 돕는 사람들의 삶의 질 향상을 위해 지속적으로 관련 연구를 해 오고 있는 미국 재활공학계를 대표하는 학자 중 한 명이다.

이 책은 재활공학 및 보조기술과 관련된 다양한 토픽을 알기 쉽게 다루고 있다. 비록 한 주제가 깊이 있게 다루어지지는 않았더라도, 전반적인 내용을 충실히 소개함으로써 독자로 하여금 재활공학 및 보조기술의 여러 토픽을 기술적 의미 중심으로 소개받고, 또한 최신 동향을 잘 이해하도록 구성되었다. 구체적으로 이 책에서 다루는 내용 중에, 재활공학과 보조기술의 소개, 보조기술 서비스 제공을 위한 임상 사례, 유니버설 설계, 기술이전, 보조기구 표준, 피부조직 건강관리, 휠체어, 기능적 전기 자극, 휠체어 교통안전, 재활 로봇, 의지, 보조기, 시각장애인을 위한 도구, 청각장애인의 참여 극대화, 원격통신/컴퓨터/웹 접근성, 대체의사소통, 스포츠와 레크리에이션 등 다양한 재활공학과 보조기술에 관련된 18개의 토픽은 재활공학 전반을 이해하는데 크게 도움이 될 것으로 생각된다. 따라서 다양한 토픽을 넓게 다룸으로 여러 배경을 가진 엔지니어와 임상의 및 대학생, 대학원생이 재활공학을 이해하고 흥미를 가지는 데 큰 도움이 될 것으로 기대된다. 특히 사용자 참여 연구(Participatory Action Design)를 비롯한 최신의 재활공학 및 보조기술의 연구방법 등을 이해할 수 있을 것으로 기대된다.

이 책이 국립재활원 재활연구소 김종배 박사를 중심으로 여러분들이 뜻과 성의를 모아 협력하여 이처럼 한국어 번역판이 출간돼서 기쁘게 생각한다. 또한, 이러한 결과로 인해 국내의 재활공학 및 보조기술에 대한 이해의 폭이 넓어지고 저변이 더욱 튼튼해졌으면 한다. 많은 사람이 이 책을 통해 장애인의 삶의 질을 위한 기술의 개발에서부터 임상적 적용까지의 의미를 깨닫게 됐으면 하는 바람이다.

울산과학기술대학 석좌교수
(겸 KAIST 명예교수)
변증남

서 문

재활공학은 다른 학문에 비하면 아직 발전 초기 단계의 분야인 것은 확실하다. 그러나 고대에도 재활공학을 활용한 예는 쉽게 찾을 수 있다. 절단 환자를 위해서 막대기나 의자에 바퀴를 달아서 사용한 사례가 먼 옛날에도 있었다. 이는 모두, 환자의 기능적 손상을 보상하기 위하여 활용됐다. 기원전 1500년에 이집트에서는 보행보조기로 막대기를 사용했는데, 지금 코펜하겐에 있는 칼스버그 조각 박물관에 가면 볼 수 있다. 이런 예는 현재 후진국에서도 많이 찾아볼 수 있다. 의지(義肢)가 현재는 재활공학과 분리되는 것으로 볼 수 있지만(의지보조기사가 보통 그렇게 많이 생각하는데), 이것은 재활공학 측면에서 봤을 때 재활공학의 원류라고 볼 수 있다.

역사적으로 보면, 전쟁은 재활공학 발전에 크게 기여를 했다. 그렇게 보면 최초의 의지보조기사인 중세의 병기제조자가 최초의 재활공학자라고 할 수 있다. 재활공학이라는 단어는 최근에 나온 것이다. Jim Reswick(근대 재활공학의 개척자)이 용어를 SRS(Social and Rehabilitation Service : 사회재활서비스국)의 R&D 분야 국장인 James Garrett에게 사용했는데, 그때가 1970년도였다.

현대의 재활공학은 1970년대 초반 연방정부의 SRS를 통해서 설립된 RECs(Rehabilitation Engineering Centers: 재활공학센터)와 그 발전이 맞물려 있다. "재활공학센터 최고기관" 프로그램은 1970년도 메릴랜드의 아나폴리스 컨퍼런스에서 처음 제안됐다. 이 센터는 1971년 미국 Dept. of Health, Education and Welfare(건강 교육 복지부)의 Elliott Richardson 전문가 패널에서 확실시됐다. 이 재활공학센터 프로그램은 1973년에 발의된 재활분야 확장의 분수령이 된 The Rehabilitation Act에 포함되어, SRS 의 R&D 자금의 25%까지(나중에는 감소하였지만) 할당돼야 한다고 명시됐다. 이 재활공학센터 프로그램은 먼저 5개가 생겼는데, 학교와 재활 관련 의학 그리고 공학 분야가 컨소시엄을 이루어서 생겨났었다. 처음 생긴 다섯 개의 컨소시엄은 다음과 같다.

1. Rancho Los Amigos Hospital, USC for FES of Nerves and Muscles
2. Moss Rehabilitation Hospital, Temple and Drexel Universities for Neuromuscular Control Systems

3. Texas Institute for Rehabilitation Research, Baylor and Texas A&M Universities for Effects of Pressure on Tissue
4. Harvard and MIT for Sensory Feedback Systems
5. University of Virginia for Technology for People with Spinal Cord Injuries.

재활공학의 핵심 프로그램으로 재향군인회에서도 재활공학센터가 설립됐다. 2000년 현황을 보면, NIDRR(National Institute for Disability and Rehabilitation Research : 국립 장애 및 재활연구소)가 17개의 RERCs(Rehabilitation Engineering Research Centers: 재활공학연구센터)를 지원했다. NIDRR은 원래는 SRS에서 시작된 연구프로그램으로 미국 교육부의 NIHR(National Institute for Handicapped Research : 국립장애연구소)에서 시작됐다.

1970년대 재활공학은 연구와 개발에 집중되어 있었고, 그 결과로 80년도에 RESNA(the Rehabilitation Engineering Society of North America: 북미재활공학회)가 생겨났다. 1980년도 중반까지 재활공학에서는 연구와 개발만을 중요시 했는데, 이제 조금씩 재활공학을 어떻게 소비자에게 전달해야 하는지에 대한 고민이 일어나게 됐다. 1990년대 중반에 RESNA에서는 재활공학서비스 전달의 중요성이 부각됐다. 재활공학과 보조공학이 대학의 정식훈련프로그램으로 시작된 것이 그때였다. 이제 더 많은 대학과 기관에서 이런 정식훈련프로그램이 생겨나고 있다.

우리처럼 근 2,30년간 재활공학에 몸담은 사람들은 연구 개발뿐만 아니라 서비스 전달에서도 많은 변화가 있었다는 것을 느낄 수 있다. 연방 정부와 주정부의 지원이 연구개발과 서비스 전달 그리고 훈련에서 중요한 부분을 차지했다는 것은 두말할 나위가 없다. 어떻게 보면 재활공학의 많은 부분은 정부에서 만든 작품이라고도 볼 수 있다. 정부가 재활공학의 가장 큰 후원자였지만 역설적이게도 정부가 재활공학의 가장 큰 적이었다. 정부는 재활공학 R&D를 희소성 있는 공학(Orphan Technology)으로 간주하고 지원함과 동시에, 재활공학 기기와 서비스의 제공에 제한을 둘 때도 많았다. 정부 기관(메디케어, 재향군인회 등)에서는 기능과 경제적 이익 등이 충분히 검증된 새로운 재활공학 기기를 그것이 필요한 소비자에게 제공하는 것을 거부한 적이 많았다. R&D 기관과 서비스 지원 기관(SSA, CMS 등)이 분리되어 두 기관이 팀을 이루어서 접근하게 됐다. 정책이나 규제, 법률 제정에 있어서 여러 가지 기여를 한 것도 사실이다. 품질관리를 시작하여 재활공학기기의 전체적인 품질향상에도 기여하였으며, 정부 기관을 도와 정책 방향을 수립하고 확정하는데도 도움을 주었다.

재활공학과 보조공학의 서비스와 연구분야는 계속 변화해왔으며 앞으로도 그럴 것이다. 헬스케어 분야와 그와 관계된 재활 및 재활공학 분야는 항상 획기적인 변화가 있는 분야다. 그 복잡한 분야에서 살아남기 위해서는 항상 노력하고 변화에 맞서야 한다. 이것은 우리가 가르칠 때나 훈련시킬 때 잊지 말아야 할 가장 중요한 요소다. 이것을 명심하고 잘 실행하기 위해서는, 우리 학문의 다변성을 충족시킬만한 참고도서와 교재를 계속 만들어야 한다. 이 책 〈An Introduction to Rehabilitation Engineering〉은 재활공학과 보조공학 분야에서 현재 최신의 기술, 공학을 담아내려고 노력했고, 우리분야의 좋은 참고도서와 교재가 될 것이다. 이 책의 제목에 Introduction을 단 이유는 이 책이 재활공학을 처음 접한 분들에게 좋은 시작점이 될 것이기 때문이다. 재활공학 초보자는 각 단원의 첫 부분에 나오는 단원의 목적을 유심히 살펴보면 도움이 될 것이다. 이 책은 또한 재활공학 분야에 오래 몸담았던 분들에게 재활공학 각 부분을 충분히 다룬 좋은 참고도서가 될 것이다. 이 책의 저자들은 명확한 설명을 하려고 노력하였고, 단어의 정의를 정확하게 하였다. 재활공학과 보조공학의 차이점에 대해서 설명한 부분이 그렇다.

한 학문의 가치와 성숙도는 그 분야에 대한 지식과 실용적인 적용에 비례할 것이다. 이것은 결국 참고 문헌의 개수와도 일치할 것이다. 이 책이 우리 분야에서 든든한 초석이 될 것이라고 믿는다. 또한 여러분이 재활공학의 초보자이든 이 분야에 능숙하든 이 책을 통하여 결실을 얻을 수 있을 거라고 확신한다.

이 책의 저자들은 모두 치료, 공학, 과학 등 각 분야에 있어서 전문가이다. 저는 이 모든 전문가를 개인적으로 알고 있고 여러분께 소개한다는 것에 상당한 자부심을 느낀다.

재활공학에 한 획을 그을 이 책에 서문을 쓰게 되어 영광이다. 이 책이 여러분께 큰 도움이 될 것이라고 확신하며 이 글을 마친다.

Clifford E. Brubacker, Ph.D.
Professor and Dean
School of Health and Rehabilitation Sciences
University of Pittsburgh

머 리 말

이 책은 대학생, 대학원생, 전문가를 보조기술과 재활공학의 세계로 인도하기 위하여 이 학문을 하는 많은 친구, 동료들과 함께 썼다. 이 책은 18개의 장으로 이루어져 있는데 재활공학 연구, 개발과 서비스 전달체계에 대해 다루었다. 각 장마다 학생들의 공부를 돕기 위하여 배움 목표와 공부 질문이 들어 있으며, 이 책의 마지막에는 언어 정의와 주요 단어의 리스트도 포함돼 있다. 그래서 이 책은 대학의 교재와 참고서로도 훌륭한 역할을 할 수 있을 것이다.

첫 번째 장은 재활공학과 보조기술에 대해서 간략하게 소개했다. 1장의 주요 주제로는 ICF라 불리는 국제 장애 분류 체계, 장애인 보조기구 디자인 절차, 서비스 전달체계와 연구, 개발의 주요한 이슈들을 다루었다. 소비자 참여 연구에 대하여 가장 먼저 다룬 이유는 그것이 이 책의 큰 주제이기 때문이다. 여기서 소개하는 소비자 참여 연구의 새로운 모델인 PHAATE는 재활공학과 보조기술을 아우르는 새로운 방식이다.

임상에서의 활용은 재활공학과 보조기술의 최대 목표이다. 서비스 전달체계에 의하여 소비자에게 가는 모든 장애인 보조기구는 소비자가 사회생활에 참여하는 것을 도와줘야 한다. 2장에서는 장애인 보조기구 서비스 전달체계에 대해 써 보았다. 서비스 전달체계의 여러 가지 모델과 좋은 서비스가 되려면 훌륭한 자격이 있는 보조공학사가 있어야 하는 것도 기록하였다.

장애인을 위한 재활공학과 보조기술은 그 대상 목표를 3가지로 잡을 수 있다. 대중을 위한 것, 소수 장애인을 위한 것, 그리고 개인을 위한 것이다. 3장에서는 유니버설 디자인과 그 디자인 방법에 대하여 다루고 있다. 유니버설 디자인의 가장 큰 장점은 저비용으로 많은 사람이 쓸 수 있도록 만들 수 있다는 것이다. 하지만, 희귀한 장애인을 위해서 따로 제품을 개발하는 것도 함께 써 보았다.

장애인 보조기구가 소비자에게 가려면 어쨌든 연구 개발된 제품이 상용화가 돼야 하는데, 4장에서는 다양한 기술이전 체계와 그 모델에 대하여 다루고 있다. 여기서는 소비자 풀 등이 핵심이다. 기술이전에 관하여는 미국 연방정부로부터도 커다란 관심을 받고 있으며 그 체계에 대하여도 기술하였다.

품질관리와 각 장애인 보조기구에 대하여 객관적으로 비교할 수 있는 능력은 보조기구 제품의 성능을 높이는데 중요하다. 국가적인 그리고 국제적인 표준은 그래서 중요하다. 5장에서는 장애인 보조기술 표준을 만드는 과정과 현재 있는 기준을 몇 가지 예로 들 것이다. 표준이 중요하고 필요하긴 하지만, 그에 앞서서 장애인 보조기구가 그것이 필요한 개인에 맞게 디자인돼야 하는 것이 더 중요하다. 현재 과학, 기술, 임상논문, 임상결과 등을 항상 주시하고 있어야 한다.

앉은 자세로 보는 인체는 간단하게 보이지만 실제로는 복잡하다. 그 이유는 간단하다. 인체는 앉으려고 만들어지지 않았다. 오랜 시간 동안 같은 자세로 있는 경우라면 더욱 그렇다. 인체는 활동분야에 따라서 쉬거나 활동할때 앉기, 눕기, 서기 등을 반복하여 다양한 자세로 바꾸어 주어야 한다. 보행이 불가능하여 휠체어에 앉아 있어야 하는 장애인에게는 오랜 시간동안 앉아 있어야 한다. 휠체어 이동기기는 대상자에게 맞춤형으로 디자인해야 한다. 6장에서는 앉은 자세의 생체 역학과 개인의 기호, 신체적 잔존 능력, 물리적, 사회적인 요구에 맞춘 착석 시스템에 대하여 기술하고 있다.

인체의 무게가 뼈의 융기된 부분(견갑골, 좌골, 발뒤꿈치 등)을 따라서 전달되어 피부에 그 무게가 전달된다. 그 무게로 인하여 피부가 욕창에 걸릴 수 있다. 자세를 잘 움직이지 못하고 감각이 없는 휠체어 사용자는 욕창에 걸릴 수 있는 위험이 크다. 7장에서는 피부를 안전하게 유지하는 생체역학에 대한 기본적인 이해를 돕는다.

휠체어와 스쿠터는 현재 장애인 보조기구 중 커다란 부분을 차지하고 있다. 또한 노인 인구의 증가, 만성 질환의 치료, 심각한 질병으로부터의 회복, 수명의 증가 등으로 그 휠체어와 스쿠터의 수요는 더 늘어날 예정이다. 8장에서는 휠체어와 스쿠터의 디자인과 서비스 전달체계에 대하여 기술한다. 현재 휠체어 계에서는 이동기기를 필요로 하는 소비자에게 적절한 서비스를 해줄 수 있는 재활공학자, 보조기술도구 공급자, 보조공학사 등의 수요가 급격하게 증가하고 있다.

전기자극치료는 피부의 외부에 전극을 붙여 생리적인 반응을 얻어내는 치료이다. 생체 반응의 크기는 전기 자극 모드, 양과 질, 전극을 붙인 신체 부위에 따라 다르다. 생체 반응은 강직의 강도, 근육의 구축 정도, 엔도르핀의 생성도, 근육 조직의 증가, 혈액 순환 정도, 망내피계의 증가 등에 의해 전기 자극 정도가 달라진다. 9장에서는 전기자극과 그 적용에 대하여 설명한다.

교통수단은 장애인이 사회에 통합될 때 가장 중요하다. 접근 가능한 대중교통수단은 고용, 교육, 종교, 여가 등에 있어서 장애인에게 비장애인과 같은 기회를 제공한다. 10장에서는 접근 가능한 교통수단의 제도와 휠체어 사용 장애인의 안전한 이동에 있어서도 설명하고 있다.

재활 로봇은 산업로봇, 의료로봇의 중간 형태라고 볼 수 있으며 기계, 전기공학, 생체공학, 의지, 자동 이동장치, 인공지능, 센서 공학의 집합체라고 볼 수 있다. 산업로봇에의 성공은 장애인의 고용통합, 치료보조용품 등에 진출하여 장애인의 사회 통합의 가능성을 열어주고 있다. 미래에는 장애인이 일상생활을 하는데 있어서 재활로봇의 도움을 전체적으로 받을 수 있을 것이다. 11장에서는 재활로봇에 관한 다양한 사용에 대한 정보를 보여준다.

절단의 정도는 절단 후 잔존 기능을 설정하는데 중요하다. 상지 절단에서 엄지손가락의 잔존유무에 따라 미세한 손 운동을 할 수 있는 지가 결정된다. 잘린 부분이 작으면 동력이 있는 의지를 쓸 가능성이 높아진다. 12장에서는 의지의 디자인과 사용에 관한 정보를 준다.

13장에서는 척추 및 상지, 하지 보조기의 제작과 사용에 대해서 말한다. 이것에 관해서는 많은 책이 나와 있다. 보조기는 어쩌면 예술이고 창조적인 기술이며, 해부학, 생리학, 생체역학, 병리학에 관한 지식이 있어야 한다. 보조기를 제작하기 위해서는 임상은 필수인데, 임상을 통해서만 각 고객에 맞는 보조기를 디자인하고 제작할 수 있다.

공학적으로 본다면 감각손실은 환경과 상호작용하고 기능을 수행할 정보를 받을 수 있는 입력방식이 손실되었다고 볼 수 있다. 시각 장애는 다양한 경로를 통해서 다양한 장애를 입을 수 있고, 이는 정보습득에 여러 요소를 방해할 수 있다. 시각을 대신하는 것은 시각장애와 비교하여 다른 감각의 효용성이 낮기 때문에 어려운 일이다. 14장에서는 시각장애와 그 기술에 대하여 살펴본다.

세계보건기구(WHO)에 따르면 전 세계에 2.5억 명의 청각 장애인이 있다고 한다. 청각 장애를 가지면 일, 집, 학교, 가족, 사회적으로 참여의 정도가 현저히 줄어든다. 그 결과로 학습 능력이 떨어지고, 고용 기회가 줄어들며, 사회적으로 고립되고 우울하게 된다. 15장에서는 HAT이라고 통칭하는 청각 장애인을 위한 장애인 보조기구를 살펴본다. HAT기기는 소리를 증폭시켜 청력 손실을 보상해주는 것과, 소리 신호를 시각이나 점자정보로 바꾸어 주는 것이 있다.

재활공학사들은 장애인의 통신, 컴퓨터, 인터넷 사용의 접근성을 높이기 위하여 노력하고 있다. 16장에서는 장애인이 인터넷을 사용할 때 나타날 수 있는 문제들을 풀어주는 것에 목적이 있다. 이 문제 혹은 해결법은 컴퓨터와 통신 시스템에 있을 수 있다. 소비자 입장에서 보았을 때는 재활공학사들이 보조기술의 발전에 커다란 기여를 했다고 볼 수 있다. 16장에서는 인터넷에 관련된 보조기술을 보게 되는데 이것은 현대사회에서 중요한 문제이다.

17장에서는 의사소통과 참여를 향상시키기 위한 보완대체 의사소통을 보게 된다. 이 장에서는 종합적인 보완대체 의사소통 평가와 거기에서 재활공학이 어떠한 역할을 하는지 말해 준다. 의사소통 기능과 참여를 적합하게 하기 위하여 언어를 어떻게 보상해 주는 것은 중요한 기술이다. 마지막으로 이 장에서는 보완 대체 의사소통 디자인과 평가를 지지해 줄 유용한 데이터를 해석하고 뽑아내는 것에 재활공학이 어떠한 역할을 담당하고 있으며 그 결과로 효용성이 어떻게 평가되는지 보여준다.

여가 생활은 직업 생활보다 더 흥미가 있다. 이것은 그들이 원하는 대로 도전과 흥분, 재미에 따라서 달라진다. 우리를 재미있게 하는 것이 더 많을수록, 우리의 삶의 질은 높아지게 되어 있다. 인간에게 여가 생활은 특히 신체적, 인지적, 감각적인 손상이 있는 장애인이면 더 중요하고 이것은 일상생활과 환경에도 영향을 준다. 18장에서는 스포츠와 여가 생활에 대해 이야기한다.

앞 장에 이어서, 이 책에 있는 생소한 단어와 언어를 독자들이 잘 이해하도록 정의하는 장이다. 각 장에 있는 학습 질문은 해당 장을 다시 한 번 살펴보게 되고 더 많은 토의가 있을 수 있게 도와준다. 교사에게 학습 목표는 각 장을 개략적으로 살펴 볼 수 있도록 해준다. 이 책으로 모든 재활공학과 보조기술 영역을 다룰 수는 없다. 이 책을 통해서 더 많은 분들이 보조기술과 재활공학에 관심을 갖게 되었으면 한다.

로리 쿠퍼 박사, 피츠버그, 미국
더글라스 홉슨 박사, 피츠버그, 미국
히사치 오나베 박사, 니가타, 일본

번역/편집을 마치면서

내가 재활공학을 알게 된 것은 25년 전 사고로 사지마비의 중증장애를 입은 지 5년쯤 지났을 때 개인용 컴퓨터(PC)를 사용할 수 있게 되면서부터였다. 한 손에 착용한 보조기에 막대기를 꼽고 키보드를 사용해야 하는 나는 ALT, CTR, SHIFT와 같은 보조키를 다른 손으로 누른 채 눌러야 하는 조합된 키를 사용할 수가 없었다. 그래서 알아보니 한손으로 연속해서 이들 키를 누르면 눌러진 것으로 인식하게 해주는 프로그램이 외국에서 개발된 것이 있어서 그 프로그램을 구해서 그 당시 PC의 운영체계인 DOS에서 그 프로그램을 실행하고 키보드를 사용했었다. 현재는 이 기능이 Windows의 장애인용 옵션 중에 '고정키'라는 기능으로 포함되어 있어 제어판에서 설정만 하면 된다. 그런데 운영체계가 DOS에서 Windows로 바뀌면서 다시 새로운 장벽이 생겼다.

새로운 운영체계인 Windows에서는 키보드뿐 아니라 마우스를 사용해야 하는데 손가락을 전혀 움직일 수 없는 나는 이 쥐새끼(마우스)를 잡아서 움직이고 버튼을 클릭하는 것이 불가능하기 때문이다. 처음에는 이것도 키보드의 숫자판을 마우스로 에뮬레이션 하는 프로그램을 구해서 사용하다가 Windows에서 '마우스키'란 옵션기능으로 제공이 되어서 키보드로 마우스를 대신하는 이 마우스 키를 사용하였다. 그러다가 나같이 손이 불편한 사람이 마우스를 대체하여 쓸 수 있는 트랙볼을 살 수 있게 되면서, 이제 이 '트랙볼'은 '고정키'와 함께 내가 컴퓨터를 자유롭게 사용할 수 있게 해주는 필수 재활공학/보조기술이 되었다.

그리고 나는 아직도 전동휠체어를 처음 타던 날 그 감격을 잊을 수가 없다. 내가 사지마비로 팔꿈치를 밀어서 펼 수 없는 경수 5번 손상의 중증장애를 갖고 있기에 수동휠체어에 앉혀주어도 휠체어를 전혀 밀 수 없었다. PC를 사용할 수 있게 되어서 할 일은 생겼지만 나 혼자 집 밖에 나가는 것은 물론, 집 안에서도 내 힘으로 이동하는 것이 전혀 불가능한 상태였다. 그런데 컴퓨터를 사용한지 몇 년이 지났을 때 한국에도 나같이 사지가 불편한 사람이 마음대로 밀고 다닐 수 있는 전동휠체어를 판다는 소식을 듣게 되었다. 처음으로 전동휠체어를 타고 조이스틱을 내 손으로 작동하여 내가 휠체어를 내 마음대로 움직여 내 마음대로 다닐 수 있게 되는 그 순간, 나는 '아! 내게 또 새로운 인생이 주어지는구나!' 라고 내 속으로 큰 희열의 탄성을 질렀다.

재활공학은 24세의 젊은 나이에 전신마비라는 중증장애를 갖게 되어 인생을 포기할 수밖에 없었던 한 청년에게 새로운 인생을 시작할 수 있게 하였다. 그 이후 나는 이 재활공학의 도움으로 나 같은 동료장애인에게 컴퓨터를 가르치고 재활공학을 전파하는 '컴퓨터 및 재활공학 전도사'가 되었다. 그리고 종국에는 이 재활공학을 제대로 배워서 한국의 장애동료들의 삶의 질을 향상시키는데 기여하고자 사지마비로 공부를 포기한 지 16년 만에 미국에 가서 재활공학박사 학위를 받고 박사후과정과 교수직을 거치며 많은 경험을 쌓은 후 한국의 국립재활원에 재활연구소를 개소하면서 불러주셔서 보건복지부의 서기관급 공무원으로 국립재활원 재활연구소 재활보조기술연구과 과장으로 우리나라 재활공학/보조기술의 연구개발 및 서비스체계 구축으로 우리 장애동료들의 삶의 질 개선에 기여하고자 열심히 일하고 있다.

재활공학은 장애인 당사자에게는 이렇게 그 인생을 바꾸어 놓을 수 있는 혁명과 같은 기술이다. 그러나 재활공학을 학문적인 면에서 본다면 다른 공학이나 의학과 같은 학문에 비하면 아직 그 학문적 체계가 완전하게 확립되었다고 보기가 어려울 것 같다. 재활공학은 공학으로 불리면서도 그 학과가 공과대학에 속하기 보다는 보건과학 분야에 속해있는 경우가 많다. 본인은 재활공학을 '다양한 공학적 기술을 장애인의 재활 및 생활보조를 위한 도구 및 시스템을 개발하는데 응용하는 대표적인 응용공학' 이라고 정의한다. 그래서 재활공학은 소비자인 장애인의 역할이 중요시되는 소비자 중심의 학문이자 대표적인 다학제 간의 융합학문이라 말할 수 있을 것이다.

그래서 재활공학은 공학자들이 공학적인 지식을 가지고 연구하는 분야임에는 틀림이 없지만 공학자들만이 할 수도 없는 것이 사실이다. 그래서 이 책의 구성을 보면 각 장별로 그 분야의 전문가들이 모여서 그 장을 완성하였고 이렇게 모인 각 장들이 합쳐져서 이 '재활공학개론'이 완성되었다. 그 저자들의 구성에는 공학자들과 의사, 물리치료사, 작업치료사, 사회과학자 등 다양한 분야의 전문가들이 참여하고 있음을 볼 수 있다.

이 '재활공학개론'을 번역하면서도 이러한 재활공학의 특성과 이 책의 구성을 잘 살리기 위하여 번역자들도 그 내용에 적합한 전공자들로 번역진을 구성하였다. 번역진의 전공 분야를 보면 재활공학, 의학, 전자공학, 기계공학, 로봇공학, 산업공학, 의지보조기학, 작업치료학, 특수교육학, 산업디자인학 등 다양한 분야의 전문가들이 포함되었다. 그리고 한국에서 재활공학을 그 학문 분야로 다루는 학회로 대한재활의학회, 한국 HCI 학회, 한국작업치료학회(한국보조재활공학회), 한국의지보조기학회, 한국보조공학회, 대한재활복지공학회, 등이 있는데 다행히도 우리 번역진에 이들 학회에 참여하시는 분들이 골고루 포함되어 있다.

그래서 번역진을 구성하는데도 시간이 많이 소요되었으며 각 장이 번역된 후, 빠진 부분들을 추가 번역하고, 번역의 수준을 맞추고, 전체적으로 용어와 표현방식을 통일하고 하는데 상당한 시간이 소요되었다. 무려 일 년이 넘는 번역 및 편집기간을 거쳤지만 이제 그 편집을 완성하면서 같이 수고해주신 번역진에게 큰 감사의 말씀을 드리지 않을 수가 없다. 이에 바쁜 와중에도 번역에 기꺼이 참여해준 여러 선생님들의 이름을 한 번씩 부르면서 감사의 뜻을 표하고자 한다. 김완호, 정지홍, 정민예, 임신영, 장경배, 김윤혁, 김동아, 정동훈, 홍은경, 김승재, 이수철, 박형순, 송원경, 박윤서, 박종하, 서용원, 서인환, 백혜련, 허일, 권상남, 김성필, 정유선, 이근민(장별 순서) 모든 분들께 진심으로 감사를 드린다.

그리고 몇 번에 걸친 수정번역과 교정에 참여해준 국립재활원 재활연구소 연구원들에게 감사를 드리며 특히 임명준, 김창기, 김명식 선생님들의 노고에 깊은 감사를 드린다. 또한 이 책의 한국어판 출간을 기꺼이 허락해준 피츠버그대학교의 로리 쿠퍼 교수님께 감사드리며, 그린 출판사의 임직원 여러분께도 깊은 감사를 드린다.

이 책이 많은 분들의 사랑과 정성으로 만들어졌듯이 한국에서 많은 독자들에게 읽혀서 한국의 재활공학/보조기술이 발전하고 많은 장애동료들이 재활공학으로 그들의 삶을 다시 찾고 새로운 인생을 보람차게 사는데 큰 보탬이 되기를 간절히 기대한다.

재활공학을 통한 새로운 삶을 살게 해준 하나님과 항상 기도와 격려로 오늘이 있도록 함께 해준 아내 윤혜와 딸 주혜에게 큰 고마움을 전한다.

2010년 7월 9일 북한산 밑 사무실에서
김종배 씀

목 차

Chapter 01

소 개

제1장

소 개

저자 : Rory A. Cooper (피츠버그대학교 재활과학기술학과 학과장, PVA석좌교수)

역자 : 김종배 (국립재활원 재활연구소 재활보조기술연구과 과장, 전 피츠버그대학교 조교수)

1.1 학습 목표

제1장의 학습을 마치게 되면, 학습자는

- 재활공학의 기본원리를 배울 것이고
- 재활공학 디자인에 사용되는 기본방법을 배울 것이며
- 재활공학과 보조기술이 적용되는 문제점에 대하여 이해할 수 있을 것이며
- 이 분야의 연구/개발 쟁점과 기회에 대한 지식을 얻을 것이다.

1.2 서론

재활공학(Rehabilitation)과 보조기술(Assistive Technology)의 미래는 "기능성"이라는 패러다임에 의해 표현되는 2가지 결정적인 요소의 융합을 어떻게 이해하고 문서화 하느냐에 달려 있을 것이다. 이 2가지 융합요소는 의료적 회복과 소비자 참여이다. 역사적으로 의학은 손상이나 질병을 고치거나 안정시키려는 시도를 해왔으며, 소비자는 단순히 따랐을 뿐이다. 이제는 국제기능분류, ICF(International Classification of Function)를 통하여 소비자의 원하는 행동과 참여를 보다 강력하게 연결시킬 수 있도록 치료나 기술을 중요시하게 되었다. 참여를 정량화하거나 정성화하는 도구들이 아직은 합의되지 않았으나 재활 전문가들은 이 난제를 해결하기 위하여 그들의 과학을 적

용하려고 애쓰고 있다.

뇌졸중이나 척수손상, 화상, 인지 손상 그 어느 것을 말할 때라도, 재활(사회복귀)과 (사회복귀를 위한) 교육/훈련 모두는 ICF 패러다임을 따를 필요가 있다. 구조적으로 그렇게 하기 위해서는 이 문제를 성공적으로 해결하기 위해 다 같이 협력할 수 있는 학자와, 실무자, 그리고 소비자들로부터의 근거(evidence)가 필요하다. 이와 같이 새로운 혹은 재조정된 협력관계를 조성하는 데는 새로운 형태의 노력들이 있어야 하는데 그것들은 앞으로 이 책에서 기술될 것이다. 미래의 보조기기를 변화 시킬 하나의 중요한 개념은 참여적 실행 디자인(participatory action design : PAD)이다.

보조기기의 사용성을 증가시키는 다른 요소들은 그 보조기기의 알려진 장점과 단점들이다. 알려진 장점이 알려진 단점보다 크다면 그 보조기기가 활용될 확률이 더 높고, 반대로 알려진 단점이 알려진 장점보다 크다면 그 보조기기는 사용되지 않을 확률이 더 높은 것이다.

동기, 협력, 낙관주의, 잘 모방하는 기술, 그리고 새로운 기술을 쉽게 배우고 잘 적응하는 능력 등을 포함하는 개인적인 요소들은 사용자의 기능적 독립을 위해 조화를 이루면서 작동한다(그림 1.1). 노년층에 있어서는 앞에서 언급한 모든 요소들이 점진적으로 감소할 것이다. 그러므로 보조기기를 받아들이는 것이 노년층에서는 또 하나의 극복해야 할 과제가 될 수밖에 없으며, 결과적으로 기능적 독립을 위한 보조기기 사용의 효율이 낮아지게 된다.

노인인구 안에서 질병의 종류에 따라 그 사용되는 보조기기의 숫자가 달라지는 것을 관찰할 수 있다. 전반적인 경향은 노인에 있어서 질병의 중증 정도와 사용되어지는 보조기기 숫자 사이에 비례적인 관계가 있음을 보여준다. 그리고 보조기기의 사용성은 또한 환경적 접근성에 영향을 받는다. 환경적 장벽이 있으면 그것이 보조기기를 수용하는 것을 제한할 수 있다. 예를 들어, 이층집에 살면서 이동을 위해 전동휠체어를 처방받은 노인을 생각해 보자. 집에 들어가는 경사로는 있다고 치자, 하지만 그 노인이 온종일 대부분의 시간을 보내는 이층은 휠체어로 접근할 수가 없다. 이러한 경우 집안에서의 전동휠체어 사용이 환경적 장벽으로 말미암아 제약을 받게 될 것이다. 노인들이 보조기기를 받아들이는 것은 또한 많은 부분이 사회적 관점에 의해서 결정된다. 이에 대한 한 예로 노인들은 지팡이나 워커 같은 이동보조기기보다는 화장실 벽에 안전 바를 설치하거나 높낮이가 조절되는 변기를 더 선호한다. 그 이유는 이동보조기기를 사용하는 것이 자지가 좀 더 심각한 장애를 가진 것으로 비춰진다고 생각하기 때문이다.

"인간과 사회"(P&S : Person and Society) 개념은 하나의 상호 교차 및 통합 행위로써 보조기기의 연구, 개발, 서비스 전달, 교육 등 모든 분야에 걸쳐 적용되어야 한다.(그림 1.2). 장애인과 노인에 관련된 연구, 개발, 디자인, 적용, 교육 등의 개인적, 사회적, 정책적, 그리고 사생활적 요소들이 융합되는 것이 보조기술 재활공학 분야의 매우 독특한 특성 중 하나이다. 사실 "인간과 사회"는 보조기술의 혁신을 위한 기반을 형성한다. "인간과 사회"는 연구 개발 및 아이디어 도출에 대한 압박을 제공하며, 연구와 개발의 각 단계들을 아우르는 하나의 경로를 제공하고, 제품 및 서비스의 공급을 위하여 소비자를 유인하는 역할을 한다.

"인간과 사회"의 지식은 공학연구팀에게 전달되어야 한다. 재활공학이 과학자와 최종사용자 측의 임상의를 분리해서는 효과적으로 수행 될 수 없듯이, 새로운 기술적 방향을 찾고 있는 사회과학자들은 공학자와 함께 함으로 효과적으로 일 할 필요가 있다.

재활공학의 목표는 노인과 장애인을 위한 당사자 결정주의의 개념을 지원하는 것이어야 한다. 보조기기를 성공적으로 개발하기 위해서는 기술적 경쟁력 및 상상력이 필요하지만 그것 이상으로 중요한 것은 고령화, 노인, 장애, 장애인, 환경, 비용, 법률, 정책 및 다른 제한적 요소들을 얼마나 잘 알고 이해하고 있느냐 하는 것이다. 많은 공학적 과제들이 이들 요소들에 의해서 부과된 한계점을 제대로 인식하거나 이해하지 못함으로 말미암아 씁쓸한 실패를 겪어왔는데, 그렇지 않았으면 그것들은 중요한 성과물이 될 수 있었을 것이다.

우리는 사회적, 문화적, 행위적, 규범적, 경제적, 환경적인 규모와 고려사항들 간의 관계성을 완벽하게 이해하고 식별할 필요가 있다. 그래서 이들 지식과 최고의 공학 및 과학, 기술을 상호보완적인 재능과 경험으로 독특하게 혼합시키는 것이 고령화와 장애의 무거운 이슈를 해결하는데 필수적이라고 믿는다.

독립성과 자율성 및 환경장악은 인간의 근본적인 동기이다(그림 1.3). 장애와 노령화로 인한 결과는 급성 의학적 문제 때문이거나 혹은 나이가 들면서 신체적, 인지적 기능이 점차 감소하여 환경을 직접 장악하여 조정할 수 있는 능력이 쇠퇴하기 때문이다. 나아가서 우리는 장애를 만드는 조건들에 의한 영향은 그것들의 원인과 시간, 기능적 결과, 그리고 사회적 여건들에 의해서 결정된다는 것을 알고 있는데, 이 모든 것들은 성공적인 기술을 계획하고 수행하는데 있어서 반드시 고려되어야 할 것이다. 인간은 기능의 쇠퇴에 정신적으로 적응하는 강한 능력을 가지고 있지만, 동시에 그들이 지속적으로 환경을 장악할 수 있도록 하는 능력을 유지하거나 강화시키는 기술을 잘 받아들인다.

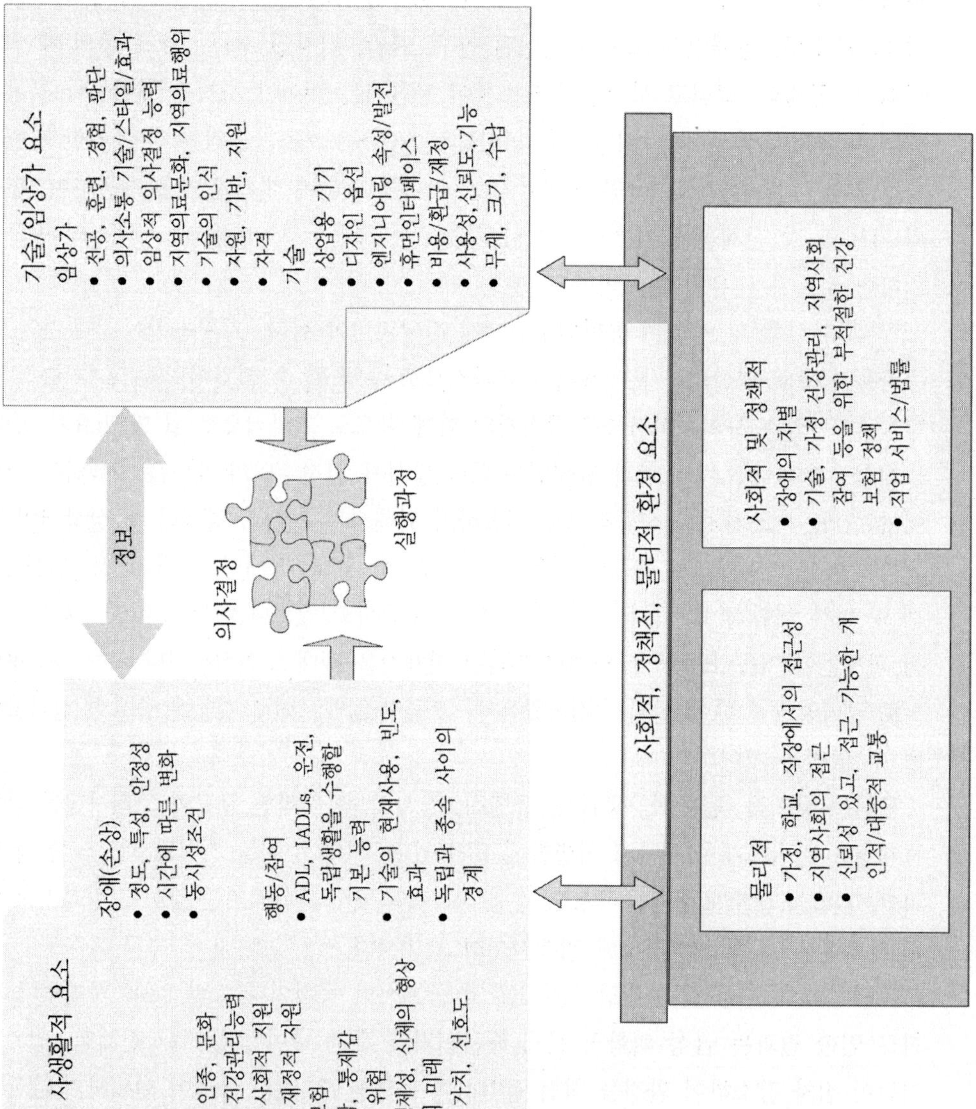

그림 1.1 보조기술 및 재활공학에서 인간과 사회의 상호작용

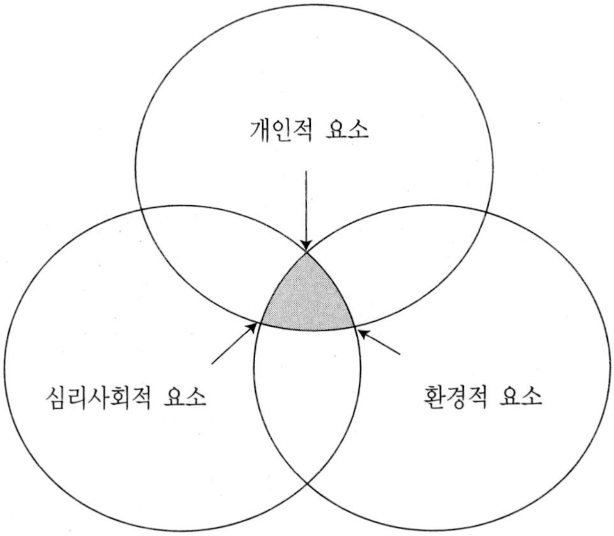

그림 1.2 보조기기의 수용을 위한 여러 가지 요소 간의 상호작용

재활공학의 미래의 중심은 우리의 확장된 사회의 자연스러운 환경에서 연구와 개발을 수행하는 것이다. 이런 인간과 조직의 자원들로 구성된 사회는 고령화, 장애를 가지고 사는 것, 그리고 기술의 개발, 이전 및 활용과 관계된 문제들을 포괄적으로 연구하는 실험실임이 분명하다. 재활공학의 연구 및 개발, 교육, 전파는 노인 병학, 노인학, 공학, 컴퓨터 과학, 보조기술, 재활, 행동 및 사회과학, 정책연구, 교육, 참여적 실행 연구, 그리고 기술 이전 등의 분야의 전문성과 경험을 포함하여야만 한다. 그림 1.4에서 제시되었듯이 새로운 패러다임은 고령화와 장애의 물리적, 기능적, 사회적, 행위적, 경제적, 법률적, 정책적, 그리고 아마 정신적인 것까지 그 범주를 다루도록 구축되어야만 한다.

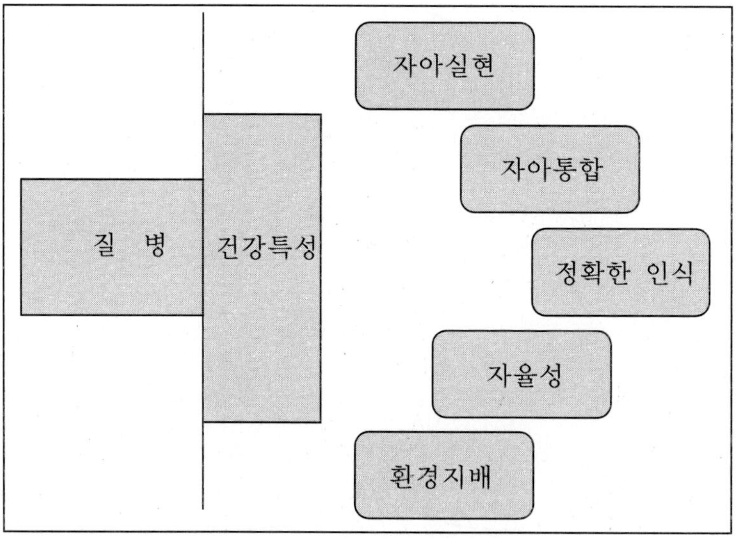

그림 1.3 인간의 건강 동기들

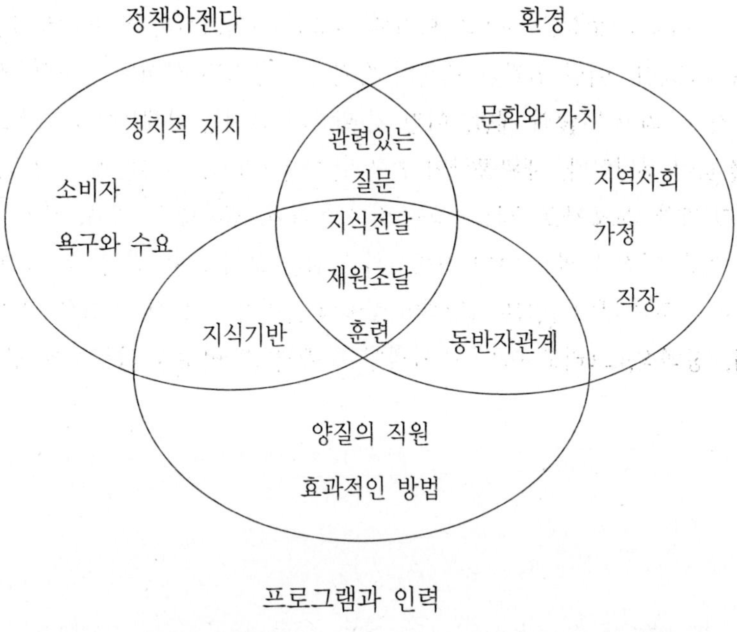

그림 1.4 고령화와 장애의 물리적, 기능적, 사회적, 행위적, 경제적, 법률적, 정책적, 그리고 아마 정신적인 영역까지 다루는 새로운 패러다임.

보조기술은 점점 더 지능화되어 간다. 고성능 컴퓨터의 대중화와 편재성은 보조기술의 면모를 변화시키고 있다. 이는 결국 보다 더 좋은 인간-기계 상호작용, 적응 및 학습기계, 보다 자연스러운 기기의 조작, 그리고 보다 다양한 기능의 도구를 만들어내고 있다. "iBOT"이 보다 지능화 되고 보다 많은 기능적 기술을 추구하는 경향의 대표적인 예이다. 보조기기의 제작은 보다 더 큰 규모의 맞춤형 혹은 가변성을 추구하는 쪽으로 변해 가고 있다. 신속한 시제품 제작, 컴퓨터 수치제어 기계, 컴퓨터에 의한 설계/엔지니어링/제작(CAD, CAE, CAM), 그리고 웹기반 시스템들이 보조기술의 제작을 맞춤형 제품으로 이끌어가고 있다.

1.3 참여적 실행 디자인

기술은 장애인의 사회통합을 촉진시킴으로써 장애인의 삶에 있어서 중추적인 역할을 한다. 기술적 발전이 이루어지면서 장애인은 보다 건강하고, 보다 생산적이며, 좀 더 장수 할 수 있게 되었다는 것은 의심의 여지가 없다. 일부 세계 최고의 기술적 사상들은 재활공학이 다른 기술 분야보다 사회에 훨씬 더 큰 영향을 미칠 것이라고 보고 있다. 현재까지 미국 보조기술 산업에 대한 가장 큰 규모의 설문조사에 의하면, 359개 회사들이 28억7천만 달러의 매출을 보였고 1997년도에서 1999년도까지 20%가 넘는 판매 성장을 보였다. 이 조사 결과에 의하면 응답한 회사의 60%가 10명 이하의 종업원을 고용한 회사였고, 11%의 회사가 전체 수익의 69%를 차지하였다.

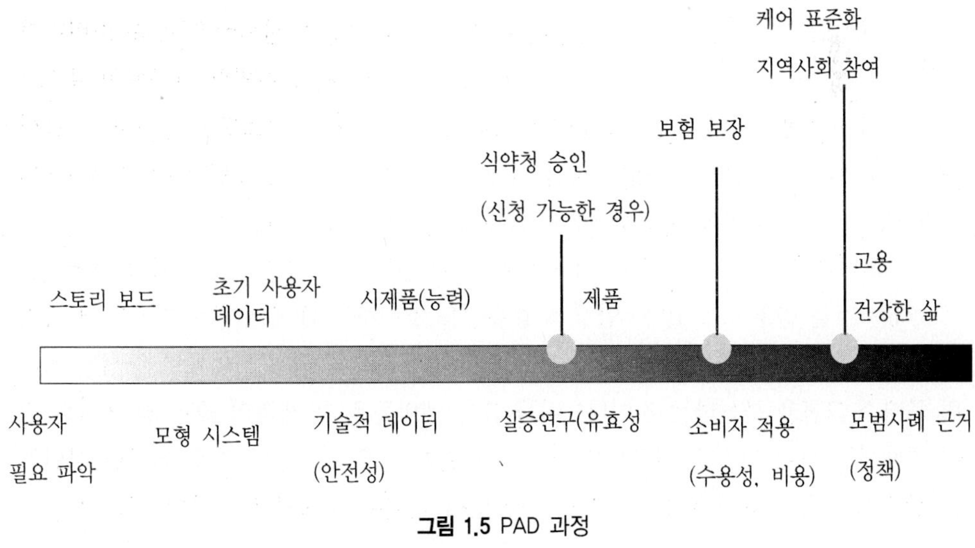

그림 1.5 PAD 과정

조사된 기업들 중에서 의공학도 및 디자이너에 대한 수요가 가장 많았고 그 다음으로는 컴퓨터 프로그래머와 디지털 신호처리 전문가들에 대한 수요가 많았다. 비슷하게 연방차원의 연구소 지원 분야에 관하여 물었을 때 응답자들은 전자 부품 및 시스템, 보드수준의 전자 제품, 레이저 혹은 광학제품, 그리고 집적 회로 등을 그들의 우선 관심사로 꼽았다.

참여적 실행 설계(PAD) 모델은 보조기기 개발의 과정을 잘 보여주고 있다(그림 1.5).

이 과정은 사용자의 필요를 규정하는 것으로부터 시작되며, 이것을 수행하는 데는 다음과 같이 여러 가지 방법이 있다: 1)포커스 그룹을 통한 방법- 여기서는 디자이너가 아니더라도 디자인팀의 일원인 사람이 중재하는 자유로운 의견표명 형식의 토의가 벌어진다. 2)혹은 특별한 요구사항과 가능한 해법에 대해서 설문조사를 통하여 사용자들로부터 피드백을 받는 방법. 이런 모든 정보는 합쳐져서 개발할 제품들에 포함될 바람직한 특성을 규정하는데 도움이 된다. 이들 데이터는 한 제품에 대한 대체품을 비교하거나 그것들의 장단점을 결정하는데 도움이 된다.

다음 단계는 실물크기의 모형시스템을 개발하는 것인데, 이를 통해 그 기구의 중요한 특성들이 제품 디자인에 포함되게 하는 것이다. 그러면 제품의 모든 특성은 가능한 벤치마크와 비교가 되고 디자인된 특성들이 산업 표준과 동등한지를 확실하게 할 수 있는 것이다.

그리고 그 다음 단계는 시제품을 제작하는 것인데 그 시제품에는 실행 가능한 최대한의 특성들이 포함될 것이다.

그 시제품을 완성한 뒤에는 그 제품이 표준을 충족시키는지 조사하게 된다. 제품의 효능은 적절한 테스트를 통해서 결정된다. 제품의 내구성과 신뢰성은 종종 소비자가 요구하는 가장 중요한 특성들이다. 내구성 테스트는 소비자가 특별한 기구를 반복적으로 사용하는 것을 그 기구의 부품들이 얼마나 잘 견디는지를 테스트하게 된다. 효용성 테스트에 의해서 제시된 것들을 수정한 뒤에는 보조기기의 영역을 포함하는 의료기기에 대한 테스트 결과를 식약청(FDA)에 승인을 받기 위해 제출하게 된다.

식약청(FDA) 승인절차는 매우 심도 있는 절차인데 특히 최종 소비자에게 안정성을 보장하는 것을 강조하고 있다. 임상적 효용성을 결정하는 데에는 전형적으로 네 가지 테스트 단계가 필요하다. 첫 번째 단계는 임상의와 사용자 및 제조업체로 구성된 하나의 포커스 그룹을 구성하는 것이다. 이들 그룹 멤버들은 그 제품의 좋은 점과 나쁜 점에 대해서 그들에 의견을 제공하게 된다. 두 번째 단계는 가능한 경우 건강한 사람들을 상대로 제품을 테스트하는 것이다. 세 번째 단계는 사례연구를 하게 되는데 적은 수의 예비 사용자들을 대상으로 그 기구를 테스트하는 것이다. 그리고 네 번째 단계는 많은 숫자의 예비 사용자 그룹을 대상으로 테스트하게 되는데 이를 통해 최종적으로 그 기구를 사용할 전체 예비사용자들에게 적용되는 일반화를 증명하는 것이다. 이 전체 과정에서 가장 난해한 단계는 한 특정 제품에 대해 그 구입비용을 보험에서 지급되게 하는 것이다. 이를 위해서는 그 기구에 대한 공동코드를 규정하고 만들어야 하며 지불 일정을 확립해야 한다. 그 제품이 소비자의 필요를 충족시키며 임상의의 승인을 얻게 되면 그 제품은 장애를 약화시키는 하나의 훌륭한 도구가 될 것이다. 그리고 그 제품은 지속적인 임상연구를 통해 임상실험 가이드라인에 포함될 수도 있을 것이다.

참여적 실행디자인의 절차에서 고용은 다음과 같은 요건들이 충족될 것을 요구한다.

- 실험실에서 시작하여 임상연구, 관찰, 그리고 피드백에 이르는 빠른 순환
- 전문치료를 하는 시설에서부터 독립적인 생활을 하는 집, 혹은 지역사회 환경에 이르는 다양한 환경
- 가정과 학교 그리고 지역사회를 포괄하는 직장, 그리고 넓은 범위의 조건과 손상을 아우르는 어린이서부터 나이 많은 성인에 이르는 광범위한 참여자의 범위
- 강하고 빠른 정기적인 훈련 및 검토 과정들의 정확한 수행

고용은 사회적 통합과 상향이동을 위한 경로를 가져 다 주며 삶의 질을 향상시키기 위한 기회를 제공한다. 고용을 통하여 장애인들은 추가적인 의료 서비스를 구매 하거나 오락과 레저와 같은 그들의 행동반경을 넓히기 위한 물건들을 살 수 있는 여유자금을 획득 할 수 있다. 직업은 정치적, 경제적 과정을 통하여 자신들을 대변하는 목소리를 키울 수 있는 잠재력을 가져다준다. 하지만 애석하게도 대부분들의 장애인들은 비고용 상태에 놓여 있으며 낮은 수입에 의지해서 살아가고 있다. 비록 ADA법이나 재활법과 같은 미국의 법률들이 고용에 대한 장애물을 제거하기 위한 선도적인 역할을 하고 있고, 사회적 및 개인적 태도로 인한 장애물들은 극복하지 못 할 것은 아니지만 여전히 힘든 도전으로 남아있다.

1.4 정책, 인간, 행동, 보조, 기술, 그리고 환경(PHAATE)모델

우리는 보조기기를 디자인 할 때나 서비스 전달체계를 개발할 때 고려되어야 할 요소들을 나타내는 하나의 포괄적이고 개념적인 모델을 만들려고 시도해왔다. 이 모델은 정책(Policy), 인간(Human), 행동(Activity), 보조(Assistance), 기술(Technology),

환경(Environment)을 통합하여 "페잇(PHAATE)"이라고 불린다(그림 1.6). 장애인은 공공의 그리고 종종 개인적인 정책에 의해서 영향을 받는다. 보조기술 서비스에 대한 지불 정책이 아직 결정되지 않은 경우, 공공과 개인(회사정책, 보험 회사정책, 자선단체 등)에 의해서 영향을 받게 된다. 디자인과 서비스 전달 과정에서 정책에 의한 영향을 간과하게 되면 공적 지급이나 시장 진입 자체가 실패하는 위험을 가져 올 수 있다. 기술은 어떠한 과제를 수행하거나 어떠한 행동을 수행하기 위하여 장애인에 의해서 사용된다. 행동은 사회 참여를 결정짓는데 있어서 매우 중요한 요소이다.

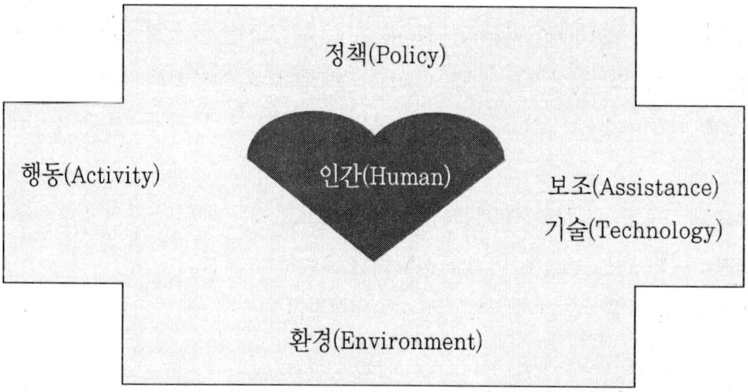

그림 1.6 PHAATE 모델은 정책, 인간, 행동, 보조, 기술 환경을 통합하는 모델이다.

거의 우리 모두는 우리의 삶의 어떠한 시점에서 보조가 필요하다. 사람들은 서비스 전달에 대한 아주 적은 경험만 가지고 있더라도, 상당히 많은 장애인들에게 가족이나 유급 도우미가 필요하다는 것을 빠르게 알게 된다. 게다가 보조기술은 종종 장애인 당사자와 도움을 제공하는 사람 모두와 상호작용해야 한다. 사람들은 실생활 가운데서 생활하고, 환경은 그들의 기능에 영향을 미친다. 환경은 손상이 장애가 될지를 결정하는 것이라고 주장됐다. 사람들은 다양한 환경에서 활동하고 있는데, 그래서 이 다양성은 디자인, 개발, 그리고 서비스 전달 과정들에서 적절히 고려될 필요가 있다. 마지막으로 재활공학자들은 사람을 위한 기술에 초점을 맞추는데, 어떤 모델도 이들 구성요소가 없이는 불완전할 수밖에 없다. 물론 모델과 기술개발 및 서비스 전달에 관계된 모든 과정의 중심에는 사람이 있어야 할 필요가 있다.

1.5 보조기술서비스 전달에서의 경향

대부분의 장애인들은 그들의 일상생활을 위해서 그리고 그들의 지역사회 참여를 위하여 휠체어, 운전보조기구, 방석, 등 다양한 기술들에 의존한다. 보조기구는 우리가 장애인들에게 제공할 수 있는 확실한 효과가 있는 몇 가지 도구들 중에 하나이다. 보조기술 공급에 관계된 문제들 중 일부는 효과분석 연구가 부족하기 때문인데, 이는 그런 연구에 대하여 연구비가 적절하게 지원되지 않았거나, 보험회사나 비재활의학 전문가들의 특별한 임상 경험 필요성에 대한 이해가 부족하기 때문이다. 치료사들과 의사들을 위한 전공의 프로그램들은 보조기술 훈련에 시간을 별로 할애하지 않을뿐더러 자격증 인증 절차에서도 보조기술에 대해서 별로 비중을 두지 않는 것이 현실적인 문제이다. 이러한 문제들은 결국 부적절한 처방과 사양이 제공되는 결과를 낳게 된다. 임상 교육프로그램들은 임상작업 코디네이터의 재량에 의해서 준비되는데 그들은 근거보다는 경험에 의존하여 프로그램을 조정한다. 보조기술은 팀접근에 의해서 가장 잘 전달될 수 있는데, 그 팀은 자질이 있는 의사와 협력하여 일할 보조기술평가사(ATP - Assistive Technology Practitioner), 보조기술공급사(ATS - Assistive Technology Supplier) 그리고 재활공학기술사(RET - Rehabilitation Engineering Technologist) 등으로 구성될 수 있다. 북미 재활공학협회(RESNA)는 보조기술에 관한 지식이 있는 판매자와 엔지니어를 구별 할 수 있도록 ATS와 RET 자격증을 수여하고 있다.

보조기술 서비스 전달분야는 점점 전문화 되어가고 있다. RESNA자격증들은 이 분야의 발전을 위하여 필요한 것으로 점차 자리를 잡아가고 있다. 보조기구공급사(ATS)들은 적절한 훈련을 받고 실행표준을 습득하고 적절한 자격증을 취득하는 것이 필수적이다. 미용사가 고객의 두피를 상하게 하였다면, 그 문제를 항의할 수 있는 주립위원회가 있어서 그 미용사는 제재를 받을 수 있다. 하지만 어떤 사람이 부적절한 휠체어를 제공 받았기 때문에 육체적 손상을 입었다면 이를 해결할 수 있는 방법은 법정 밖에 없다. 보조기술같이 중요하고 신체에 밀접한 것들을 위해서는 공급자들이 적절한 훈련을 받고 면허증을 취득하도록 요구해야만 할 것이다. 임상 실행가이드와 임상 평가도구들이 점점 확립되어 가면서, 높은 기술을 가진 임상의/치료사들과 공급자들의 중요성이 점점 커져 가고 있다.

장애인과 그 가족들은 자신들의 권리에 대하여 보다 더 잘 대변하기 위해서 많은 공부를 할 필요가 있다 그들은 ATP, RET, ATS들이 자기들을 옹호할 수 있도록 같이 협력해야만 한다. 그리고 좋은 의사를 찾는 것을 강력히 권고한다. 재활의학전문의들은 보조기술에 대한 훈련을 받는다. 그러므로 그들은 강력한 대변자가 될 수 있다. 불행하게도 보조기술 제품과 서비스의 지불에 대한 공공정책은 서비스 전달의 발전과 제품의 복잡성을 따라잡지 못하고 있다. 임상실행 가이드라인을 만들고 실시하는 것은 매우 중요하다. 비록 보조기술이 하나의 쿠키 틀과 같이 똑같은 모양의 쿠키를 만들어 내듯이 제공 될 수는 없지만, 과학적인 근거를 만들고 그 근거를 좋은 임상실행으로 바꾸어 줄 필요가 있다. 임상실행에 대한 안내와 평가를 위한 도구들이 매우 중요하며 전체적으로 적절한 보조기기 공급에 대해서 우리는 너무나 잘 모르고 있다. 그러기에 대부분의 결정이 몇 번에 불과한 방문에 의하여 결정된다. 임상적인 결정이나 새로운 기구의 개발을 위하여서는 좋은 데이터를 수집할 수 있는 기구나, 좀 더 복잡한 도구, 그리고 다른 단순한 도구들이 필요하다. 대개 그렇듯이 보조기술 디자인 과정에 소비자(최종사용자)의 참여가 너무나 적다.

1.6 보조기술 임상서비스의 세계적인 확장

선진국에서는 보조기술이 장애인의 기능적 능력을 유지하거나 증진 및 향상시키는데 큰 역할을 해왔다. 가난한 나라들에서는 보조기기의 보급이 기본적인 이동보조기기와 일상생활 보조기기에 한정돼 있다. 종종 배우자나 가족 그리고 전문적이거나 비전문적인 도우미로부터의 도움이 이용 가능 하지만 보조기술 서비스는 여전히 매우 제한되어 있거나 이용 할 수 없다. 장애인들이 이들 보조기기나 서비스를 통하여 최대의 효과를 보려면 이들 보조기기들이 전 세계적으로 널리 제공되어야 한다. 특히 개발도상국들에 적합한 보조기기를 만들기 위해서는 이 분야에서 일하는 외국 기관들과 협력하는 것이 시급하다. 하나의 가능한 방법은 낮은 비용으로 그 지역의 특성에 맞게 제작될 수 있도록, 문화나 환경에 맞게 개조한 기술을 전수 하는 것이다. 그리고 이미 존재하는 보조기기나 생활용품을 개선하여서 보조기술을 업그레이드 하는 것 또한 적절한 보조기기를 만드는데 도움이 될 것이다.

의료서비스 제공자나 소비자와 함께 지역사회에서 일하는 정부기구 혹은 비정부기구가 효과적인 네트워크를 구성하는 것이 필요한데, 이는 이미 사용 가능한 정부 혹은 비정부 시설들에 어떻게 접근 할 것인가를 그 지역사회 안에 널리 알리기 위하여 필요한 것이다. 이때 보조기기를 취득하는 것뿐만 아니라 저금리융자나 다른 재정적 지원을 위한 정부시책을 세우는 것과 장애인을 위한 자긍심과 독립성을 극대화하려는 목표가 함께 고려되어야 할 것이다.

개발도상국에서는 규모를 키우도록 노력을 기울여야 할 것이다. 산업화된 국가들에서는 척수 손상인을 위한 기술이 발전하면서 그들의 삶이 눈에 띄게 향상되었지만, 개발도상국에서는 수백만의 사람들이 방치되어 왔다. 우리는 개발도상국가들의 장애인들을 도와줄 의무가 있다. 예를 들면 그들 고국으로 돌아갈 임상의를 훈련시킨다든지, 기술이전, 소비자교육, 그리고 장애인의 필요를 해결하기 위해서 정부 및 국제기구와의 협력을 통해 이 의무를 수행할 수 있을 것이다.

1.7 원격재활

최근의 원격통신 및 컴퓨터 기술들의 보조기술 전달 및 평가를 위한 도구로써의 잠재력이 논의되어 왔고 이것이 '원격재활'로 불리게 되었다. 만성 질환을 가진 인구의 비율이 높고 의료비용을 지불할 능력이 떨어지는 시골지역에서는 의료서비스 전달이 그렇듯이 보조기술을 제공하는데도 문제가 많다. 먼 거리는 장시간의 여행시간이 필요하고, 서비스 제공과 관련된 비용 증가와 전문가의 소중한 시간낭비를 초래하게 된다.

원격재활을 실현하기 위해서 필요한 기술은 매우 의미 있으며 빠른 속도로 발전하고 있다. 현재 집전화 체계와 광대역 화상회의 장비, 인터넷과 월드와이드웹, 그리고 내장된 프로세스 시스템 등은 널리 사용되고 있다. 이러한 기술들은 원격재활에 응용될 수 있는 '입는 센스' 같은 새로운 기술들과 함께 계속 진화하고 있다. 법제화는 새로운 기술의 개발보다 항상 뒤처지기 때문에 비용 지불, 안전, 신뢰성, 면허 발급 등의 이슈가 먼저 해결될 필요가 있다.

재활공학은 사람과, 그 사람이 살고, 일하고, 놀거나, 그 지역사회에 참여하는 환경이 서로 합치를 이루어 낼 것을 요구 한다. 최근에 물리적 환경을 수치적으로 정확하게 3차원 모델로 만드는 기술이 발전하게 됨에 따라 모든 사람의 필요를 충족시키는 물리적 환경에 적응할 수 있도록 우리의 능력을 향상 시킬 기회를 갖게 되었다. 예를 들어 접근성을 판단하기 위한 이동시뮬레이션을 포함한 집의 3차원 모델링은 기술과 집의 개조에 대한 결정을 최적화할 수 있다. 적절한 보조기술의 선택과 특수한 환경에서의 특별한 사람들을 위한 환경 개조, 그리고 인구기준치에 상대적인 공공장소의 접근성 분석을 위한 의사결정과정을 지원하는 것이 가능하다. 통신과 인터넷 기술의 발전과 더불어 이 모델링 기술의 사용은 중앙 자원과의 비동기적 혹은 상호작용적 교통을 통하여 그와 같은 접근성 분석 시스템의 원격 사용을 가능하게 하였다.

1.8 연구 개발 자금

생체공학을 변화시킬 전문기술과의 교통은 보조기술산업의 생존과 재활공학을 위한 전제조건이다. 컴퓨터 계산, 가변적 제조, 나노기술, 그리고 자동화된 컨트롤 등은 매우 빠른 속도로 발전하고 있다. 큰 파괴력을 가진 기술이 보조기술과 재활공학 분야의 하나의 물결을 형성하고 연구개발 및 사업이 수행되는 방법을 변화시키는 것은 단지 시간의 문제이다. 1990년대에 인터넷이 그랬고, 그 외에도 여러 가지 기술이 수평선위로 부상하고 있다.

연구 개발 및 보급을 위한 연방, 주 혹은 개인의 기금이 매우 적은 편이다. 기술은 장애인의 사회참여와 삶의 질에 놀랄만한 영향을 미쳐왔다. 예를 들어 욕창은 개발도상국의 척수손상인의 사망원인 중 가장 큰 것 중 하나였다. 하지만 미국에서는 자세 및 착석 기술이 그 발병률을 크게 줄였으며 사망률을 거의 제거하였다. 장애인들은 예산의 우선순위나, 의사결정 및 연구결과에 그다지 영향을 끼치지 못한다. 장애인들은 그들의 영향력을 극대화하기 위해서 의학적 재활전문가들과 협력 관계를 형성할 필요가 있다. 정책에 영향을 끼칠 가장 효과적인 방법은 과학적 데이터의 제시와 함께 거부할 수 없는 논리를 펴는 것이다.

제품의 대중화를 위한 유니버설 디자인으로부터의 유익은 재활공학연구의 씨앗으로부터 나오는 것일 것이다. 장애인들이 겪는 어떤 타입의 손상은 틈새시장을 형성한다. 그리고 그것들에 사용되는 많은 보조 기구들은 보험회사에서 커버가 되지 않는다. 다행하게도 어떤 기구들은 사회의 보다 넓은 영역에 유익을 끼칠 잠재력을 가지고 있기 때문에 가격을 낮추고 보다 더 많이 사용되게 할 수가 있다. 안전바, 문손잡이 그리고 자동 개폐기 등이 이런 예이다. 보다 더 대중화 되고 있는 다른 보조기기들에 대한 비전을 갖는 것은 그렇게 어려운 일은 아니다. 예를 들면 음성시스템이나 온도조절 등과 같은 자동차용 2차 제어장치와 핸즈프리 인터페이스나 접근성 오퍼레이팅 시스템 등의 컴퓨터 접근 시스템이 있다. 간단한 예로 인기 있는 컴퓨터 오퍼레이팅 시스템들은 접근성에 관한 특별한 기능을 가지고 있는데, 시각이나 지체 장애가 없는 사람들이 그것들을 단순히 소프트웨어의 선호특성으로 널리 사용하고 있다. 주류사회에서의 한 영역을 차지하거나 대중적인 제품에 포함됨으로써, '장애인에게 유익한 기술'이 보다 넓게 사용되고 사회의 접근성을 보다 넓히게 된다. 물론 어떤 제품들은 주류와 사보 험에 대한 적절한 후보가 못 되는데, 이들에게는 정부로부터의 공적 급여가 적용 될 필요가 있다.

연구 환경을 개선하기 위하여 고려할 모델들이 있다. 미국 마비 퇴역군인 협회(PVA) 연구재단은 보조기기의 설계와 개발, 기초과학, 및 임상과학을 위한 연구기금을 제공하고 있다. PVA연구재단은 또한 추가 연구기금을 수여하도록 다른 기관들과 협력관계를 맺고 있다. 이 협력관계는 의사결정 과정에 보다 더 많은 소비자가 참여할 수 있게 하는 수단이 된다. 과학 자문위원회는 그것들의 과학적 내용에 대해서 연구기금을 평가하고 재단의 이사들에게 그들의 추천을 제시한다. 이들 이사들은 PVA의 회원이면서 또한 전문가들로 구성되어 있다. 이사들은 과학적인 평가를 고려할 뿐더러, 또한 이 기금의 수여가 결정되었을 때, 그 과제가 척수손상이나 질병을 가진 사람들과 어떤 관계가 있을 것인지를 고려한다.

재생치료는 새로운 피부가 자라나는 것을 돕거나, 상처치료를 촉진시키고, 뼈의 재생을 강화하며, 조직이나 세포를 재생시키는 잠재력을 가지고 있다. 이 분야는 공학과 생물학, 의학을 결합시킬 것이다. 미래의 도구에서는 생물학적 신체조직과 공학적 재료 간에 보다 큰 상호작용이 이루어질 것이라는 기대를 갖지 않을 수 없다. 이런 발전은 도구들이 척수장애인들에게 보다 더 크게 통합되는 결과를 가져오게 될 것이라는 예측을 가능하게 한다. 예를 들어 인공뼈대는 인조방광을 형성하는데 사용될 수 있다. 그러한 인공 뼈대들이 인체세포와 결합하여 방광으로 자라가도록 촉진될 때, 인공 뼈대들 내에서 세포적 방광이 완전히 분화되어 대체될 때까지 그 인공 뼈대들은 하나의 방광으로의 기능을 제공할 수 있는 것이다. 그리고 마침내는 그 인공 뼈대들이 몸에 흡수되는 것이다. 이와 유사한 접근들이 그 상실한 기능을 회복하기 위하여 다른 신체 기관이나 조직들에도 적용될 것이다. 비록 이러한 능력들이 임상적으로 현재 실시할 수 있는 것은 아니지만 곧 현실화될 것임은 분명한 것 같다.

장애와 의료적 재활 연구는 삶의 질에 관한 이슈이자, 기술적 이슈이며 또한 의료적 치료에 관한 이슈이기도 하다. 우리는 정부나 기업 또는 재단으로부터의 확대된 연구 기금과 잘 훈련된 전문 연구 인력의 커다란 풀 및 초급 연구원들을 훈련시킬 멘토들이 필요하며 또한 우리의 처방들에 대한 결과를 측정할 도구들이 필요하다.

1.9 북미 재활공학 보조기술학회(RESNA)

북미 재활공학 보조기술학회(RESNA)는 1970년대 미국 보건교육복지부의 원호처과 국립과학원에 의해 지원된 일련의 학술대회들로부터 성장하였다. 1973년 제정된 재활법에 의하여 최초의 원호처 재활연구개발센터들에 더하여 보건교육복지부 재활공학센터들이 추가로 설립되었다. 이러한 움직임에 의하여 1980년에 제1회 RESNA학술대회가 개최되었고 이듬해인 1981년에 RESNA가 공식적으로 출범하였다. RESNA구성은 다양한 모습으로 설명할 수 있는데 그 조직은 보는 각도에 따라 다른 모습으로 비춰진다. 먼저 조직의 운영면에서 살펴보면 RESNA는 매 2년마다 회원들에 의하여 회장이 선출되는데, 회장은 선임회장으로 2년, 회장으로 2년, 전임회장으로 2년 총 6년간 그 임무를 수행한다. 이렇게 함으로 RESNA는 노련한 지도자들을 확보하면서 자연스런 권력이양을 이루게 된다.

또 다른 면에서 보면, RESNA는 보조기술과 재활공학에 관련된 공공정책 및 연구, 임상의 발전을 촉진하는 기구이다. 공공정책은 여러 가지 방법으로 RESNA속에 심겨져 있는데, 보조기술공급자(ATS), 보조기술평가사(ATP), 재활공학기사(RET)등의 전문가 인증제도, 보조기술의 제품 및 서비스의 코드화 작업, 입법화 활동, 규제 활동 등이 그것들이다. 관리위원회 및 여러 가지 특별위원회가 정책적인 활동을 통하여 RESNA의 이사회와 직원들을 보조하고 있다. 연구는 RESNA설립의 근간이었으며 현재도 아주 중요한 요소로 남아 있다. RESNA는 'AT' 저널, 학생디자인경진대회, 학생논문경진대회, 연구 심포지엄, 정책 주도 등 여러 가지 주요 활동을 통하여 연구를 지원하고 있다. RESNA의 세 번째 측면은 임상에 대한 중시이다. RESNA설립이래 임상은 이 학회의 중요한 부분을 담당해왔다. 임상전문가를 위한 프로그램들에는 전문가특별그룹(PSG), 자격증 인증(ATP, ATS, RET), 학술대회시 임상트랙, 'AT'저널의 임상 세션, RESNA뉴스, 그리고 기초과정과 같은 다양한 교육 활동 등을 포함하고 있다.

RESNA의 또 다른 측면은 보조기술과 재활공학에 관한 다양한 프로그램을 보유하고 있다는 점이다. 그 주요 프로그램으로는 학술대회, 표준, 자격증 인증, 'AT'저널, 교육과정, 관리, 회원특혜 등이 있다. RESNA학술대회는 매년 6월에 개최되는데, 보통 800여명이 참가자로 등록을 하고, 25개 정도의 업체가 제품 전시를 하며, 150편에서 175편 정도의 논문과 포스트가 발표된다. RESNA는 미국국가표준원(ANSI)에 의해 인정된 보조기술의 표준기구이다. 그래서 RESNA는 또한 국제표준기구(ISO)에서도 대표로서의 역할을 담당하고 있다. RESNA는 25년 동안 표준을 개발해왔는데 현재 30개 이상의 표준과 시험방법을 관리하고 있다. 이들 표준의 분야는 휠체어, 앉기, 여가용 공원, 그리고 시각장애인용 도구 등이다. 자격증 인증제도는 큰 영향력을 미치는 분야 중 하나로서, ATP, ATS, RET 자격증 인증제도는 15년 전에 시작되었는데, 약 10년 전에 첫 자격증이 발급되기 시작했으며 현재 2,500명 이상의 보조기술평가사(ATP)와 약 1,000명의 보조기술공급사(ATS)와 50여명의 재활공학기사(RET)가 자격증을 발급

받고 있다. 이들 자격증은 이제 자격을 갖춘 전문가의 상징이 되었고 주정부나 연방정부의 기관들이 전동휠체어 같은 특정 보조기술을 처방하고 공급하는 자격요건으로 이들 자격증들을 채택하려고 하고 있다.

국제협력은 공학적 발전을 위하여 그 중요성이 점점 증대하고 있다. 의사소통이 보다 빨라졌으며 적절한 보안과 속도를 유지하면서 해외지역과 데이터를 공유하기가 상당히 간단하게 되었다. 월드와이드웹(WWW)은 보조기구와 그 사용에 관한 연구가 더 크게 실시될 수 있도록 역할을 해왔다. 다른 나라들과 연결하는 것은 표본크기를 키우기 위해, 서비스 전달 및 지불 모델들의 효과를 조사하는 데에, 그리고 보다 더 대표성이 있는 기술을 채택하는 데 있어서 매우 중요하다. 보다 큰 세계적인 의사소통을 갖게 됨으로 장애인을 위한 연구/개발의 제한된 자원이 보다 효과적으로 사용될 수 있으며 다른 분야의 공학의 발전으로부터 유익을 취하게 될 수도 있을 것이다.

1.10 재활공학의 미래

전력전자기술, 통신, 제어, 센서 및 도구조합 등의 발전된 기술이 장애인보조기구 개발에 있어서는 그 표면을 약간 긁은 정도로 밖에 적용되지 않아 왔을 뿐이다. 장애인을 위한 기술 향상은 곧 뭔가 의미 있고 구체적인 방법으로 대중에게 봉사하고자 하는 공학자들에게는 아주 좋은 경력과 사업의 기회를 제공하게 된다. 지난 20년 보조기구 산업은 매년 5%씩 성장해왔고 앞으로도 지속적으로 성장할 것으로 기대된다.

우리는 사람을 모니터하고 사람과 교통하며 사람의 필요와 과제의 목표를 인식하는 개별도구에서부터 복잡한 환경을 아우르는 지능형 시스템들에 관한 비전을 갖고 있다. 이 시스템들은 주위 상황의 변화에 적응하면서 필요한 곳에서 저하된 기능을 보완하거나 대체해 줌으로써 일상과제들이 안전하고 신뢰성 있게 그리고 편안하게 수행될 수 있게 할 것이다. 개인의 기능의 수준이라는 것은 여러 단계의 수준의 결과를 가져오며 다양한 범위에 속하게 되는 복수의 결정자들로 구성되기 때문에 복잡할 수밖에 없다.

이러한 시스템들은 인식 및 인지, 그리고 세밀하면서 큰 운동기능의 일부를 상실한 사람들에게 특히 영향을 미칠 것이다. 예를 들면 미래의 휠체어는 지능형 동작 및 조작 보완기로써의 역할을 담당할 것이다. 미래의 휠체어는 단순히 힘을 보조하는 전동차가 아니라, 그 탑승자의 능력을 파악하고 있으며, 적절한 형태와 수준의 물리적, 헌법적, 인지적 보조를 제공함으로써 그 탑승자의 이동 및 조작 능력을 증대시키게 될 것이다. '인식 및 기억 코치'는 사람의 일상 활동, 가족, 및 친구를 배우고 익히며, 개인의 경험을 저장하고, 그것들을 현재의 상황에 연결해서 약 먹을 시간을 알려준다든지, 사람을 알아보게 도와준다든지, 또는 다른 사람과의 의사소통을 도와주는 등의 역할을 하게 될 것이다. 요양병원이나 요양시설에서 작동하는 생활보조시스템은 입소자의 행동이나 행위를 지속적으로 모니터링 하여 그 정보를 직원에게 알려주거나 가족들에게 확인시켜준다. 그리고 지능형 대중교통 시스템은 노약자가 버스정류장 근방에 있는 것이나 차를 기다리고 있는 것을 감지하여 추운 날씨에 기다리는 시간을 최소화시켜 줄 것이다. 이러한 시스템들은 매일, 그리고 구조화되지 않은 역동적인 환경들에서 작동되어야 할 필요가 있다. 이것들은 사람과 자연스럽게 작동해야 하며 사람을 힘으로 압도하거나 제압해서는 안 될 것이며 오히려 사람들로 하여금 언제 어디서나 자기가 하고 싶은 것을 할 수 있게 해주는 것이어야 할 것이다. 그리고 그 시스템들은 안전하고 신뢰성이 있어야 하며 사용자들은 개인 사생활 침해가 없고 소박한 평상심이 존중된다는 확신을 가질 수 있어야 한다.

환경제어시스템은 지체장애가 심한 장애인에게는 아주 중요하다. 현재 사용되고 있는 전자기구들을 통하여서도 미래의 가능성을 엿볼 수 있는데, 적외선이나 무선 리모컨에 의하여 작동되는 대부분의 기구들은 환경제어장치로 작동할 수 있다. 이것은 장애인이 전등, 문, 가정용 놀이기구들을 작동시키는 것을 쉽게 만들었다. 식사준비 같은 일은 도우미의 영역으로 남겨왔다. 하지만 미래의 주방은 장애인 외 모든 사람들의 생활을 편리하게 할뿐더러 장애인에게도 보다 큰 독립성을 가져다 줄 것이다. 주방기기의 네트워크화, 지능형 주방기기, 로봇도우미와 연계한 개별화된 알고리즘 등과 같은 도구들이 모두 앞으로 가능할 것이다.

오늘로 훌쩍 날아와 보면 사람이 사는 풍경은 정말 매우 많이 변화하였다. 장애인은 거의 기대수명까지 살게 되었고, 신체적 손상 왜 다른 요소들에 의해 사망원인이 결정되고 있다. 집으로 돌아가서 그 지역사회에 통합되어 사는 것이 재활의 목표이다. 보조기술의 목적들도 과거 50년간 많이 바뀌었다. 보조 및 재활 기술의 연구/개발을 지원하는 대부분의 연방기관이 50년 전에는 존재하지 않았었다. 사실 현재 시장을 선도하는 보조기술 업체들도 이 기간을 거치며 설립되었다. 현재는 구매 가능한 휠체어가 아주 다양하게 모델들이 나와 있으며, 개인 장애인의 필요에 맞게 휠체어를 맞춰주는 개념이 실제로 실시되고 있다. 잘 처방된 보조기구 서비스를 적절하게 전달하는 일에만 전념하는 병원들이 존재하며, 미국전역에서 힘을 얻고 있으며 세계 여러 나라에서도 서비스되고 있는 보조기술 자격증제도 또한 자리 잡아 가고 있다.

1.11 연습문제

1. PHAATE모델을 설명하시오.

2. PAD(소비자참여연구)를 주요 특성들을 서술하시오.

3. 원격재활의 3가지 예를 적으시오.

4. ATS, ATP, RET와 같은 보조기술 서비스 전달 제공자를 위한 자격증의 유익한 점 2가지를 적으시오.

5. 장애인이 디자인과정에 참여하는 것이 왜 필요한가?

6. 대중정책이 보조기술서비스 전달에 영향을 미치는 방법 2가지를 간략히 서술하시오.

7. 환경이 개인의 보조기술 선택에 어떻게 영향을 끼치는지 간략히 서술하시오.

8. RESNA는 무엇이며 그것이 왜 설립되었는가?

9. 국제협력관계를 만드는 3가지 이유는 무엇인가?

10. 자연적인 환경에서 보조기술을 평가하는 것이 왜 중요한가?

참고문헌

Applewhite A. and Kumagai J., Technology Trends 2004, *IEEE Spectrum*, January, pp. 14-19 2004.

Boone D.A., Prosthetics Outreach Foundation Programme Evaluation of Automated Fabrication of Limb Prostheses in Vietnam, *report of ISPO Consensus Conference on Appropriate Prosthetic Technology for Developing Countries*. Phnom Penh, Cambodia 5-10 June, 1995. Edited by Day H.J.B., Hughes J., and Jacobs N.A. – Copenhagen : ISPO . pp 95-105, 1996.

Braddom R.L., Medicare Funding for Inpatient Rehabilitation : How Did We Get to This Point and What Do We Do Now? *Archives of Physical Medicine and Rehabilitation*, Vol. 86, pp. 1287-1292, 2005.

Brienza D, Chung K., et al., System for the Analysis of Seat Support Surfaces Using Surface Shape Control and Simultaneous Measure of Applied Pressures, IEEE Transaction on Rehabilitation Engineering, Vol. 4 ,pp. 103-113, 19963

Bureau of Industry and Security, Technology Assessment of the U.,S. Assistive Technology Industry, U.S. Department of Commerce, Washington, D.C., February, 2003

Canadian Standards Association(CSA), D435-02 Accessible Transit Buses. Canadian Standards Association Vancouver, 2002

Cavuoto J. Neural Engineering`s Image Problem, IEEE Spectrum, Vol. 41, pp. 32-37, 2004.

Chavez E., Boninger M.L., Cooper R., Fitzgerald S.G., Gray D., And Cooper R.A., Application of a Participation Systems to Assess the Influence of Assistive Technology on the Lives of People with Spinal Cord Injury, Archives of Physical Medicine and Rehabilitation, Vol. 85, pp. 1854-1858, 2004.

CIGNA Government Services DMERC, Region D DMERC Local Coverage Determination – DRAFT, www.cignagovernmentservices.com, September 16, 2005.

Clarkson J., Coleman R., Keates S., and Lebbon C. (Eds.), Inclusive Design: Design for the Whole Population, Springer-Verlag, London, 2003.

Committee on Prospering in the Global Economy of the 21st Century: An Agenda for American Science and Technology, Rising Above the Gathering Storm-Energizing and Employing America for a Brighter Economic Future, The National Academy of Sciences, 2005.

Cooper R.A., Rehabilitation Engineering Applied to Mobility and Manipulation, Institute of Physics Publishing, London, 1995.

Cooper R.A., Boninger M.L., Brienza D,M., Van Roosmalen L., Koontz A.M., Lopresti E., Spaeth D.M., Bertocci G.E., Guo S.F., Buning M.E., Schmeler M., Geyer M.J., Fitzgerald S.G., and Dan Ding D., Pittsburgh Wheelchair and Seating Biomechanics Research Program, Journal of the Society of Biomechanisms, Vol. 27, pp.144-157, 2003.

Cummings D., Prosthetics in the Developing World: A Review of the Literature. Prosthetics and Orthotics International, Vol. 20, pp.51-60, 1996

Department of Health and Human Services, Medicare Program; Conditions for Payment of Power Mobility Devices, Including Power Wheelchairs and Power Operated Vehicles; Interim Final Rule, PartVII, Federal Register, Friday, August 26, 2005.

Francis J., New QUERI Dedicated to Polytrauma and Blast-Related Injuries, QUERI Quarterly, Newsletter of the Quality Enhancement Research Initiative, September, pp.1-2, 2005

Frontera W.R., Fuhrer M.J., Jette A.M., Chan L., Cooper R.A., Duncan P.W., Kemp J.D., Ottenbacher K.J., Peckham P.H., Roth E.J., and Tate D.G., Rehabilitation Medicine Summit – Building Research Capacity, American Journal of Physicla Medicine and Rehabilitation, Vol. 84, pp.913-917, 2005.

Goldman M.A., Promises and Perils of Technology's Future, Science, Vol. 303, p.629 , 2004

Goldstein H., A dog Named Spot: When Microsoft Stops Imitating and Starts Innovating, Watch Out, IEEE Spectrum, January, pp. 72-73, 2004.

Heim S., The Work of GTZ, Prosthetics and Orthotics International, 20, 39-41, 1996.

Staats T.B., The Rehabilitation of the Amputee in the Developing World: A Review of the Literature, Prosthetics and Orthotics Intetnational, Vol. 20, pp.45-50, 1996

Institute of Medicine of the National Academies, Responsible Research : A Systems Approach to Protecting Research Participants, The National Academies Press, Washington D.C., 2003

Jones L.E., Does Virtual Reality Have a Place Rehabilitation World? Disability and Rehabilitation, Vol.20, pp. 102-103, 1998.

Kanade T., Narayanan P.J., and Rander P.W., Virtualized Reality : Concepts and Early Results. Presented at IEEE Workshop on the Presentation of Visual Scenes, Boston, June 24, 1995.

Kintish E., Panel Calls for More Science Funding to Preserve U.S. Prestige, Science, Vol.310, pp.423-424, 2005

Kiley K.C., Preserving Soldiers' Lives and Health – Anytime, Anywhere, ARMY, Vol.55, pp. 121-124, 2005

Kussman M.J., New Veterans and New Challengers, FORUM Translating Research into Qualrity Health Care for Veterans, September, pp.1-2, 2005

Lewis C., FDA Begins Product Approval Initiative, FDA Consumer, May-June, pp. 10-11, 2003

Lightman A., Sarewitz D., and Desser C., Living with Genie: Essays on Technology and the Quest for human Mastery, Island Press, Washington, D.C., 2003

LoPresti E.F., and Brienza D.M., Adaptive Software for Head – Operated Computer Controls, IEEE Transactions on Neural Systems and Rehabilitation Engineering ; TNRE-12, pp. 102-111, 2004.

Moses H., Their S.O., and Matheson D.H.M., Why Have Academic Medical Centers Survived? JAMA, Vol. 293, pp. 1495-1500, 2005

National Research Council of the National Academies, Preparing for the revolution : Information Technology and the future of the Research University, The National Academies Press, Washington, D.C., 2002

Nummelin L., and Lfstedt T., Finnish Red Cross Multitprosthesis System, Report of ISPO Consensus Conference on Appropriate Prothetic Technology for Developing Countries. Phnom Penh, Cambodia, June 5-10, 1995. Edited by Day H.J.B., Hughes J., and Jacobs N.A. – Copenhagen:ISPO. Pp. 160-163, 1996

Popovic D., Sinkjaer T., Control of movement for the Physically Disabled, Springer-Verlag, London, 2000

Prior S.D., and Waner P.R., Wheelchair-Mounted Robots for the Home Environment, IEEE/RSJ International Conference on Intelligent Robots and Systems, pp. 1194-1200, 1993

Rados C., FDA Works to reduce Preventable Medical Device Injuries, FDA Consumer, pp. 29-33, July/August, 2003

Scherer M.J., Virtual Reality : Consumer Perspectives, Disability and Rehabilitation, Vol. 20, pp. 108-110, 1998

Scherer M.J., (Ed.), Assistive Technology : Matching Device and Consumer for Successful Rehabilitation, American

Psychological Association, Washington D.C., 2001

Snelson R., Wings of Calvary. Report of ISPO Consensus Conference on Appropriate Prosthetics Technology for Developing Countries. Phnom Penh, Cambodia, June 5-10, 1995. Edited by Day H.J.B., Hughes J., and Jacobs N.A – Copenhage:ISPO. Pp.106-109, 1996

Strax T., Clark G., Claypool H., Gamble G.L., Grabois M., Henrichs R.A., Lollar D., Thomas P.W., and Williams B. (Eds.), Access to Assistive Technologies : Improving Health and Well-Being for People with Disabilities, American Academy of Physical Medicine and Rehabilitation and Foundation for Physical Medicine and Rehabilitation, Chicago, IL, 2003

Stemmler D.J., Freedom : No Longer Medically Necessary, Mouth Magazine, November-December, pp. 14-15, 2003

Voelker R., Ramping Up Rehabilitation Research Urged as a "Public Health Imperative," JAMA, Vol.294, pp.2413-2416, 2005

Wang J., Brienza D.M., et al., Biomechanical Analysis of Buttock Soft Tissue Using Computer-Aided Seating System, International Conference of the IEEE Engineering in Medicine and Biology Society, pp.2757-2759, 1998.

Wang J., Brienza D.M., et al., A Compound Sensor for Biomechanical Analyses of Buttock Soft Tissue In Vivo, Journal of Rehabilitation Research and Devices, Vol. 37, pp.433-439, 2000.

Wardell C., Here Comes Robo-Shop, Popular Science, November, pp.20-21, 2003.

Wardell C., The Souped-Up Kitchen, Popular Science. March. Pp. 30-40, 2004.

Wolfe C.E., Women in Medicine : An Unceasing Journey, Archives of Physical Medicine and Rehabilitation, Vol. 86. Pp.1283-1286, 2005.

Chapter 02

재활공학의 임상 진료

제2장

재활공학의 임상 진료

저자 : Carmen Digiovine, Douglas A. Hobson and Rory A. Cooper

역자 : 김완호 (국립재활원 근골격재활과 과장)

2.1 학습 목표

이 장을 마치면 독자는 다음을 할 수 있어야 한다.

- 임상 실제에서 재활공학의 역할 정의를 할 수 있다.
- 서비스 전달의 다른 모델을 정의한다.
- 각 서비스 전달 모델에서 임상 재활 공학자의 역할을 정의한다.
- 서비스 전달 과정의 핵심 요소를 분석한다.
- 주요 임상 재원의 본질에 대해 비교 대조한다.
- 근거 중심 실제를 분석한다.

2.2 서론

임상재활공학은 의용공학의 세부영역으로 인식되고 있다. 의용공학도의 3가지 타입에는 (1)건강관리 분야의 임상공학도, (2)산업 분야서 의용 설계 공학도, (3)연구과학자가 있다. 임상재활공학 영역도 이와 같은 모델을 따르는데 여기에는 (1)직접서비스 전달(즉, 재활, 직업, 교육) 영역의 임상재활공학, (2)재활기술과 보조기술 분야의 설계 및 개발 (3)연구 임상재활 또는 재활기술 및 보조기술의 연구 분야를 들 수 있다.

재활공학과 보조기술은 종종 유사하게 정의되지만 2가지의 구별되는 개념이 있다.

보조기술은 다음과 같이 정의되어왔다. (1)장애인의 기능을 증가, 유지, 향상시키기 위해 상업용으로 판매, 변형, 맞춤 생산되는 어떤 아이템, 도구의 부분, 또는 제품들, (2)지역사회에서 자립 활동을 증진시키기 위해 사람들의 일상생활에서 사용하는 도구나 서비스로 예를 들어 특수방석, 휠체어, 환경제어장치, 작업환경 접근장치, 의사소통 도구 (3)장애인들이 가지고 있는 일상생활 수행의 문제를 개선하기 위해 고안, 적용하는 광범위한 도구들, 서비스, 전략 및 실행 등으로 정의할 수 있다.

이와 반대로 재활기술은 (1)사람의 일상생활이나 기능적 활동의 부분이라기보다는 재활이나 개선의 도구들, (2)급성기 재활치료 과정과 관련된 기술들 (3)어떤 장애에 의해 제한이 있는 개인의 재활을 위해 특별하게 고안된 보조기술의 일부로 정의되어왔다. 그러므로 임상재활공학의 역할에 대해 논의할 때 그들의 역할이 재활기술 단독, 보조기술 단독, 또는 2가지를 통합할 수 있다는 것을 인지하여야 한다. 이 장의 목적을 위해 우리는 AT(보조기술)를 쿡과 헛시의 정의에 초점을 맞출 것이다. 왜냐하면 임상재활공학은 재활기술과 다른 방식으로 보조기술과 상호작용을 하기 때문이다.

이 장에서는 임상재활 공학자에 집중하고 있고 그들은 여러 형태의 업무에 종사하는데 주로 신체적 장애인을 위해 보조기술을 직접 공급하는 것에 관심을 가질 것이다. 임상재활공학의 서비스 전달 모델은 내구성이 있는 내구적 의료장비와 의지 보장구의 공급에 그 기원을 두고 있다. 지금은 재활임상공학의 적용이 다양한 서비스 분야로 분화되고 있고 교육과 직업분야에 두드러지고 있다. 그러므로 이 장에서는 임상재활공학(Clinical Rehabilitation Engineering이하 CRE)의 다양한 서비스 전달 모델에 초점을 맞출 것이다. 폭넓은 분야의 독자의 이해를 위해 서비스 전달 모델과 각 모델에서의 CRE의 역할을 논의할 것이다.

재활공학은 다음과 같이 정의되어왔다. (1)장애인의(성공적인 일상생활 영위에 대한) 목적 성취를 돕기 위해 보조기술의 개발과 공급에 공학기술, 기술전문가, 설계 방법의 적용, (2)장애를 가진 자들의 삶의 질 향상을 위해 의학, 공학, 관련 과학의 접목을 통한 종합적 재활접근, (3)만성적 장애를 가진 자의 삶의 질 증진과 관련되어 이해, 정의, 문제해결을 위해 공학 개념과 기술의 적용 (4)장애를 가진 자들의 삶의 질 향상을 위해 과학과 기술의 적용과 관련된 의용공학의 일부 분야이다. 지금까지 CRE는 문제 정의, 분석, 융합, 해결의 적용을 통해 환자의 문제 해결에 구조적 접근을 가져올 수 있는 것으로 알려졌다.

CRE가 아주 독특하게 주목하는 핵심지표는 다른 의용공학이나 일반 공학자들과는 달리 노인과 장애인과 밀접한 관계를 갖는 것이다. 이점은 새로운 도전이면서 또한 유익한 점이기도 하다. 이 사실은 CRE는 반드시 사회 심리적이며 손상에 관한 이슈에 민감해야 한다는 것이다. 즉각적인 성과를 맛볼 수 있다는 것이 큰 매력일 것이다. 이것은 CRE가 그들의 기술 전문성, 지식의 열매를 즐기면서 성과의 빠뜨릴 수 없는 중요한 부분이 될 수 있는 몇 안 되는 분야 중에 하나이다. 이러한 보상은 연구나 학문적 분야와는 달리 서비스 전달 형태에서만 보일 수 있다.

기능적 측면에서 보면 CRE의 지식과 기술의 넓이와 깊이는 환경, 사명, 그리고 자원의 공급원에 달려있다. 한 분야에 깊은 지식을 가지게 되는 예로서 포괄적 재활 프로그램의 하나인 seating 및 mobility 클리닉에서 일하는 CRE를 들 수 있다. 폭 넓은 지식은 주정부기관에 의한 프로그램 같은 곳에서 요구될 수 있을 것이다. 마지막으로 융합, 즉 한 분야의 깊은 지식(예, 집 구조변경)과 재활분야의 폭넓은 지식이 상호간 자문을 위해 필요할 수 있는 복합체는 대학병원과 같은 협의체적 구조에서 볼 수 있을 것이다. 임상재활공학의 기원은 1960년대 캐나다로 거슬러 올라가는데 1950년대 후반에 발생한 '탈리도마이드' 비극에 따른 것이다. '탈리도마이드' 약물은 임신한 여성의 구역질을 완화하기 위해 캐나다, 유럽, 호주에서 처방되었다. 불행하게도 이 약물은 태아에게 영향을 미쳐 사지가 없거나 잔유사지를 가진 아이를 낳게 되었다. 이 결과 위니펙, 토론토 및 몬트리올에 연구센터가 세워졌고 임상가와 공학자 의지 제작자가 팀을 이루어 재활센터에서 아이와 부모에게 기술적 치료적 해결책을 제시해주었다. 첨단의 의지 뿐 아니라 대소변, 식사 및 이동을 보조하는 도구들이 개발되었다. 이 모델은 빠르게 다른 나라로 퍼져갔으며 특수 휠체어, 앉은 자세보조기구, 보조 의사소통기구 환경제어 장치 및 컴퓨터 접근 장치 등 맞춤형 보조기술이 필요한 성인 및 어린이 장애인들에게 적용되어 갔다. 오늘날 AT는 실용적인 세계적인 산업이고 많은 회사에서 아주 다양한 상업적인 보조기술도구를 만들고 있으며 맞춤형 도구의 설계와 생산은 표준화된 기준보다는 예외적인 것이 많다. 요즘 들어 CRE의 도전은 상업적으로 생산된 AT 제품의 형태와 성능에 대한 지식을 숙지해야 할 것인가와 어떻게 AT를 변형하여 개인의 필요에 맞게 조정하여서하는가 하는 것이다. 그리고 처음 옵션이 적합하지 않을 때는 설계와 조립을 통하여 맞춤형으로 그 문제를 해결하는 부분의 도전이다. 의사나, 물리 작업치료사, 언어치료사, 보조기술판매자, 교사, 재활 상담 가와 일하는 CRE는 이들 동료들과 긴밀한 네트워크를 형성함으로 그들의 기여가 독특하고 가치를 가지게 되는 것이다.

2.3 서비스 전달 모델

재활공학과 AT(보조기술) 서비스 전달 체계 내에서 임상재활 공학자(CRE)의 역할은 지난 수년간 상당히 변화해왔다. 역할이 무엇이고, 서비스 전달 모델에서 어떤 일을 하든지 간에, 임상재활 공학자(CRE)는 효율적이고 효과적으로 서비스를 전달하기 위해서는 팀의 다른 구성원들의 목표와 전문 용어에 능통해야 한다. 임상재활 공학자(CRE)는 임상가(예: 직업 치료사, 재활의학전문의, 물리치료사, 언어치료사), 재원, 인증 받은 재활 기술 판매자(CRTS), 제조업자, 그리고 무엇보다도 소비자들을 이해하고 그들과 효율적으로 의사소통할 필요가 있다. 임상재활 공학자(CRE)의 의사소통 능력은 성공적인 결과를 창출하는데 중요한 역할을 한다. 다학문적 팀의 구성원으로서 임상재활 공학자(CRE)의 역할을 더 잘 이해하기 위해서 다양한 서비스 전달모델들이 분류되고 상세히 기술될 것이다. 모델은 다양한 방법으로 분류될 수 있다. 관리 기점의 유형을 고려하여 분류하면, 11개의 서비스 전달 모델이 존재한다(표 2.1).

표 2.1 서비스 전달 모델

- 재활기술 공급자
- 포괄적 재활센터 내의 부서
- 대학 내 기술 서비스 전달 센터
- 주정부 기반 프로그램
- 민간 재활 공학/기술 회사
- 국립 비영리 장애기관의 지역지부
- 자원봉사
- 제조업체
- 교육 현장에서의 기술 서비스 전달 센터
- 특화된 재활기술 공급자
- 지역사회 연계 서비스 혹은 위성 서비스

2.3.1 재활기술 판매자

재활기술 공급자(RTS) 모델에서의 임상재활 공학자(CRE)의 역할은 새로 떠오르는 임상 수행 영역이다. 재활기술 제공자 국가 등록(National Registry of Rehabilitation Technology Suppliers, NRRTS) 윤리 규정에는 재활기술 공급자(RTS)가 "재활 기구를 공급하는 의료 기기 회사에 재직하고 있는 전문가"로 정의되고 있다. 재활기술 공급자(RTS)로 일하는 임상재활 공학자(CRE)의 역할은 NRRTS에 의해 인정받은 공인 재활기술공급자(CRTS)의 역할과 북미 재활공학학회(Rehabilitation Engineering and assistive Technology Society of North America, RESNA)에 의해 인증 받은 재활공학기술자(rehabilitation engineering technologist(RET))로서의 역할이 있다. 임상재활 공학자(CRE)는 서비스 전달 과정과 소비자와 다학문적 팀의 다른 구성원들과의 상호작용의 관점에서 보면 매우 실무적인 역할을 한다. 오늘날 대부분의 기금 제공 체계를 고려했을 때, 임상재활 공학자(CRE)는 어떤 제품을 추천 할 수 없다. 따라서 임상재활 공학자(CRE)는 자문 역할을 하며, 제3의 출처로부터 자금을 제공받을 때 임상가나 소비자를 보조한다. 재활기술 공급자(RTS)로서 임상재활 공학자(CRE)의 진정한 가치는 임상재활 공학자(CRE)의 기술적 배경에 놓여 있으며, 임상재활 공학자(CRE)는 서비스 전달 과정의 최종 성과를 향상한다. 임상재활 공학자(CRE)는 제조업체의 정보, 제품 특성, 기술적 훈련, 부품에 대해 직접 접근할 수 있으며, 이러한 정보에 대한 접근은 대부분의 임상 현장에서 항상 가능한 것은 아니다. 기술적인 전문성에 더하여 소비자와 제조업자 사이에서 친밀한 상호작용을 할 수 있는 능력을 갖추고 있다면 특별히 지역에서 제조되어야 하는 맞춤형 보조 장치를 적절히 설계하고 적용하는데 상당한 도움을 준다.

2.3.2 포괄적 재활센터 내에서의 부서

재활 서비스는 주요 대형병원의 대규모의 재활센터나 국가의 비영리 기관의 부서에서 주로 제공된다. 임상 재활공학 서비스는 대체로 작업치료(OT)나 물리치료(PT)와 같은 기존 부서 내에 위치한다. 포괄적 재활센터 내의 한 부서 안에서의 임상재활 공학자(CRE)의 역할은 재활공학 설계와 적용의 전문가로서 자문 역할을 하며, 치료 임상의나 재활기술공급자(RTS)의 서비스를 보충하는 역할을 한다. 제조업체가 제공하여 시판되는 장비가 개인의 욕구를 충족시키지 못하는 경우 임상재활 공학자(CRE)는 전문성을 활용하여 장비를 수정하거나 맞춤 장비를 제작할 것이다.

이러한 현장에서는 임상재활 공학자(CRE)는 단순히 자문 역할만 할지라도 모든 사례에 포함시키는 것이 일반적이다. 이는 각 구성원이 상황을 바라보는 서로의 고유관점을 지니고 있는 다학제적 팀의 중요성을 잘 보여주는 한 예가 될 수 있다. 예를 들어서 물리치료사나 작업치료사는 자세적 필요성에 초점을 맞추고, 보조기술공급자(ATS)는 치료사가 처방한 대로 개인의 자세적 필요성의 요구조건을 만족시키는 장비를 규정짓는 데 집중하며, 마지막으로 임상재활 공학자(CRE)는 선택된 장비가 개인의 기능과 안전에 미치는 영향에 초점을 맞춘다. 성장해서 휠체어에 앉는 것이 더 이상 맞지 않는 아이가 또 다른 예가 될 수 있다. 추적관찰 시 치료사는 휠체어의 좌석 깊이를 더 깊게 하자고 제안한다. 그러면 임상재활 공학자(CRE)는 이러한 수정을 가하는 것이 가동성을 침해하지는 않는지, 조정을 할 경우 환자의 무게 중심이 뒤쪽으로 이동되기 때문에 뒤쪽 방향이 불안정하게 되지는 않을 지를 확인한다. 저울과 각도기와 같은 간단한 도구들을 사용하여 임상재활 공학자(CRE)는 바로 전체적인 좌석 깊이를 깊게 하기 위해서 등 쪽 지지대를 뒤로 옮겼을 때의 안정성의 변화를 계산한다. 이러한 정량적인 측정은 최종 조정을 하기 전 언제든지 이루어질 수 있으며, 이로 인해 환자의 가족, 치료사 및 ATS가 알맞은 결정을 하는데 필요한 정량적 정보들을 검토할 수 있게 된다. 또한 환자의 가족들이 그 아이가 건너다니는 경사로의 특정한 각도에 대한 정보를 안다면, 조정의 효과에 대해서 더욱 정확한 추정을 할 수 있을 것이다.

임상재활 공학자(CRE)는 장비의 다양한 부품 혹은 장비에 미치는 조정의 효과를 정량적으로 설명할 수 있도록 기술적인 훈련을 받는다. 2가지의 선택이 가능할 때, 자세 조정, 기능성, 심미적 관점에서 봤을 때 동일하다면, 정량적인 정보가 더 좋은 대안을 고르는 데 중요한 역할을 할 것이다.

2.3.3 대학의 한 부서 내에서의 기술서비스 전달센터

전형적으로 대학은 교육, 서비스와 연구라는 3가지 목표를 가지고 있기 때문에 임상재활 공학자(CRE)에게 가장 다양한 역할을 제공한다. 다른 모델에서 임상재활 공학자(CRE)는 거의 서비스 전달에만 초점을 맞춘다.

현장에 따라서 임상재활 공학자(CRE)는 요청이 들어오면 다양한 기능적 영역(보완대체 의사소통(ACC), 주거환경 개조, 컴퓨터 접근)에서 서비스를 제공할 수도 있고, 의뢰 및 접수 과정에서부터 사후점검에 이르는 서비스 전달 과정의 특정 영역에서 전문가(2.9절에서 기술됨)가 될 수도 있다.

예를 들어서, 임상재활 공학자(CRE)는 보완 대체 의사소통 장치를 전동 휠체어에 부착하기 위해서 맞춤형 마운트나 전선이 필요할 때만 관여할 수 있다. 이러한 경우에 임상재활 공학자(CRE)는 소비자의 특정한 욕구를 만족시키기 위해서 언어치료사나 물리치료사와 함께 작업을 한다. 두 번째 경우로 임상재활 공학자(CRE)는 전문가로서 특정 기능 영역의 모든 서비스 전달 과정에 참여할 수 있다. 세 번째 대안은 첫 번째와 두 번째 경우를 혼합한 것으로, 임상재활 공학자(CRE)는 일차적으로 특정한 기능 영역에 책임이 있지만, 경우에 따라 다른 영역에는 조언만을 제공할 수 있다.

대학 현장의 서비스 전달센터에서 일할 때 임상재활 공학자(CRE)에게 주어지는 독특한 이점은 평생교육 학생뿐만 아니라 특히 대학원수준의 학위를 따려고 하는 학생들을 가르칠 수 있는 기회와 다양한 연구 프로젝트에 참여할 수 있다는 것이다. 교육자로서 임상재활 공학자(CRE)는 현재와 미래의 장비뿐 아니라 기술적 실무에도 정통해야 한다. 이를 위해서는 끊임없는 학술지 검토, 제조업체에서 제공하는 기술적인 훈련, 국내외 학술대회에 참가하는 것이 필요하다. 직접 소비자와의 소통과 서비스에 연결되어 있는 식견 있는 임상재활 공학자(CRE)는 장애인에게 재활보조기술(AT)의 역할이 얼마나 중요한지를 연구하는 프로젝트를 개발하거나 수행하는 연구팀에는 매우 중요한 자산이다. 임상재활 공학자(CRE)는 소비자의 기술적 욕구를 명확히 규명하고 소통할 뿐만아니라 가정과 지역사회 환경에서의 시제품개발의 평가 결과에 대한 피드백을 제공하기도 함으로서 연구 상황과 실제 임상환경 사이의 간격을 메울 수 있는 사람이 되기도 한다.

2.3.4 주정부 기반 프로그램

직업재활 혹은 발달장애와 같은 주정부 기반 프로그램에서는 임상재활 공학자(CRE)는 주정부의 법에 의해 그 자금이 제한적일 수밖에 없기 때문에 서비스 제공 대상이 한정될 수밖에 없으므로 그 대상 집단에 초점을 맞추는 경향이 있다. 임상재활 공학자(CRE)가 상주하는 장소와 센터지점으로 올 수 있는 소비자의 능력에 따라, 임상재활 공학자(CRE)는 팀의 구성원으로 일하기보다는 독립적으로 일하기도 한다. 이러한 업무형태는 오디오, 비디오, 자료 등으로 하는 원격회의를 통해 팀의 타 구성원과 접촉하는 것이 가능해짐에 따라 나타나기 시작하였다. 전통적으로 임상재활 공학자(CRE)는 다른 전문가(앉기 및 이동성 평가를 수행하는 직업치료사 혹은 물리치료사)에 의해 수행되지 않는 보조기술(AT)의 영역(예를 들면 컴퓨터 접근성 평가)에만 관여한다. 즉, 임상재활 공학자(CRE)는 이전의 시도들이 실패한 가장 어려운 문제를 해결하도록 요청 받곤 하게 된다. 따라서 임상재활 공학자(CRE)는 전반적인 AT 지식과 기술에 정통할 필요가 있다.

2.3.5 민간 재활공학기술회사

이 모델에서 임상재활 공학자(CRE)는 서비스 전달을 담당할 뿐 아니라 민간 업체로써 성공적인 기능의 수행을 위하여 필요한 비즈니스 모델과 기업가 정신을 정확하게 숙지하고 있어야 한다. 회사는 임상전문가를 직원으로 포함할 수도 있고 그렇지 않을 수도 있다. 어떠한 프로젝트가 주어졌을 때, 임상재활 공학자(CRE)는 다른 모델에서 기술된 역할들 중 하나를 담당하게 된다. 이러한 경우 임상재활 공학자(CRE)는 일시적으로 요구되는 다른 서비스 전달 모델에 대한 필요를 충족시키기 위해서 그러한 서비스와 계약을 맺어 해결하게 된다. 예를 들어서, 임상재활 공학자(CRE)는 임상재활 공학 서비스의 단기적 요구를 충족시키기 위해서 RTS(재활기술공급자)와 계약을 맺을 수 있다. 이러한 계약은 정규직 고용계약으로 전환될 수도 있는데, 즉 컨설턴트로 일하는 자유계약직 임상재활 공학자(CRE)가 정규직 직원으로 고용될 수도 있는 것이다. 몇몇 경우에는 민간 기업들이 기술적 서비스를 제공할 때 반드시 면허가 있는 전문 기술자를 보유하고 있어야 한다.

2.3.6 전국규모의 비영리 장애기관의 지역지부

재활보조기술은 미국 뇌성마비협회 혹은 자립생활센터와 같이 전국적인 조직의 비영리 단체의 산하에 있는 지역 프로그램에 의해 제공될 수 있다. 이 모델에서 임상재활 공학자(CRE)의 역할은 기금 조성, 대상 집단 및 단체의 사명으로 규정된 직무 영역에 따라 다르다. 임상재활 공학자(CRE)는 특정 서비스 영역에 필요한 장비를 공급하는 판매업체가 있느냐에 따라 보조기술공급자(ATS)의 임무를 맡을 수도 있다. 이런 장애인단체들은 개인이 장비를 구매하기 전에 상당한 시간 동안 장비를 체험해 볼 수 있도록 임대용 혹은 데모용 장비들을 많이 갖춘 전시실을 갖추고 있을 수 있다. 어떤 장비들은 개인에게 맞게 제공되기 위하여 포괄적인 수정과 수리가 필요할 수도 있다. 따라서 임상재활 공학자(CRE)는 소비자의 욕구를 충족시키기 위해 중고나 기증된 장비들을 수정하기 위하여 자신의 기술과 지식을 사용해야 하기도 한다. 임상재활 공학자(CRE)는 서비스 전달 과정에도 관여할 수 있는데, 대상인구, 장비의 종류, 및 장소에 따라서 모든 서비스를 제공하는 유일한 전문가가 될 수도 있고, 다학제간 전문가팀의 구성원이 될 수도 있다. 주정부기반 프로그램과 유사하게, 이 장애단체들 또한 원격회의가 앞으로 더욱 많이 사용됨에 따라 다학제간 팀의 멤버들 간의 원격회의 시스템을 유용하게 사용 할수 있는 집단이다.

2.3.7 자원봉사 그룹

자원봉사 모델은 다양한 기술적 재능을 산업에서나 장애인이 지닌 기술적 문제들을 해결하는 데 직접적으로 적용할 수 있는 장점이 있다. 대부분의 경우에 있어서 어려운 점은 자원봉사자들이 보조기술 산업에 대한 지식이 부족하고 장애인에 적절한 첨단기술의 장비들을 잘 선정하고 공급하고 유지하는 과정에 대한 이해가 부족하다는 것이다. 따라서 임상재활 공학자(CRE)는 성공적인 임상 결과를 내기 위해서 무엇이 필요한 지를 정확히 이해하고 있을 뿐 아니라 두 환경에 적합한 기술 용어로 의사소통을 할 수 있기 때문에, 2가지 환경 사이를 연결할 수 있는 적합한 사람이다. 자원봉사 기관은 전형적으로 많은 시간이 걸리는 소비자 맞춤 장비를 개발할 수 있는 기회가 있지만 그 맞춤 장비에 대한 제삼자의 비용 지불에 의존하지는 않는다. 자원 봉사 기술자들은 장비를 배치한 이후에 제공되어야 하는 비용의 정도를 고려하지 않은 채 재활 장비를 설계하고, 개발하고 실행하지 않도록 주의해야 한다. 설계 과정 초기에 배치 후의 책임의 수준이 결정되어야 하며, 이는 소비자와 자원봉사 집단 모두에게 전달되어야 한다.

2.3.8 제조업체

제조회사에서 임상재활 공학자(CRE)의 역할은 서비스 전달 모델에 전형적으로 포함되지는 않는다. 이 현장에서 기술자는 디자인, 설계, 제조 및 제조공장의 장비의 수리 등에 관여한다. 그러나 제조업체에 고용된 임상재활 공학자(CRE)는 서비스 전달 과정에서 중요한 역할을 할 수도 있다. 한 가지 역할은 소비자, 임상가, 다른 임상재활 공학자(CRE) 및 보조기술공급자(ATS)와 직접 작업할 수 있는 현장 대표자의 역할이다. 기술적 전문성과 문제해결능력은 다음과 같은 상황에서 매우 중요한 자산이다. (1)원래의 장비 설계에는 포함되지 않은 영역에서의 해결책을 제공할 때, (2)장비의 중단시간을 최소하면서 장비를 고장수리할 때, (3)설계기술자, 기술스텝, 경영진에게 장비에 대한 성공과 실패 및 앞으로의 제언 등에 대하여 중요한 피드백을 제공할 때. 게다가, 시제품 장비를 현장실험을 할 때 소비자, 임상가, 여타 임상재활 공학자(CRE) 및 재활기술제공자(RTS)와 긴밀한 관계를 맺은 현장 책임자가 있어야 한다. 이는 현장실험 동안 얻을 수 있는 피드백을 최대화하고 보조기술의 향후 성공 가능성을 높일 것이다.

제조업체의 책임자로서의 임상재활 공학자(CRE)의 두 번째 역할은 교육 및 자문과 훈련이다. 임상재활 공학자(CRE)가 기능적 목표와 장비의 중요한 특성을 통합하고 그러한 정보를 소비자, 임상가, 기술자 및 다른 임상재활 공학자(CRE)에게 전달하는 것은 중요하다. 다시 한 번 강조하지만, 기술자, 임상가, 고객과 모두 소통할 수 있는 임상재활 공학자(CRE)의 능력은 특히 시장에 새로운 장비를 출시할 때뿐 아니라 현재의 장비를 추천하고 작동시킬 때의 성공적인 결과를 가져오는데 매우 중요한 요인이 된다.

2.3.9 학교에서의 보조기술 서비스 전달 센터

보조기술은 장애, 특히 심각한 발달 장애를 지닌 아동의 교육에서 매우 중요한 역할을 한다. 펜과 연필을 쓰기 편하게 만드는 단순한 기술부터 컴퓨터 접근과 전동 휠체어와 같은 첨단 기술까지 기술의 범위는 다양하다. 교육 시스템이 모든 기술에 재원을 제공하는 것은 아니지만, 보조기술팀은 일상적으로 사용하는 장비에 대한 지원을 제공해야 하기 때문에 서비스 전달 과정에 참여하고 있다. 전통적으로, 교육 현장의 보조기술팀은 임상재활 공학자(CRE)를 포함하지 않는다. 보조기술서비스는 현재 특정한 영역(보완대체 의사소통 기구 - 언어치료사, 이동 - 물리치료사, 컴퓨터 접근 - 직업치료사)에서 전문성을 갖춘 임상가에 의해 제공되고 있다. 한 주 동안 임상가에게 주어지는 제한된 시간을 생각해보면, 임상가가 적절한 장비와 훈련 권고안을 만들기 위해 필요한 시간을 확보하기 위해서는 학생들과의 직접적인 접촉은 줄어들게 된다. 그러나 이 모델로부터 앞서 언급한 대학에 기반을 둔 프로그램과 유사한 모델, 즉 임상재활 공학자(CRE)가 보조기술팀의 통합적인 부분이 되는 모델로의 전환은 임상가로 하여금 학생과 더 직접적으로 접촉할 수 있게 한다. 일대일 대면 시간은 장비 연구 업무나 맞춤 장비의 개발을 임상재활 공학자(CRE)에게 전환함으로써 증가할 수 있다. 그리고 임상재활 공학자(CRE)를 교육 과정에 통합시킴으로써 구매한 장비가 학생의 교육적 욕구를 충족시키지 못할 때 맞춤 제작된 보조기술의 연구와 개발의 부가가치 서비스를 창출하게 될 것이다.

임상재활 공학자(CRE)의 또 다른 역할은 건강 보험 재원을 통해 교육적 보조기술 장치를 적용할 때의 자문 역할이다. 교육적 현장은 첨단 기술의 제조 장비(드릴 프레스, 띠톱, 밀링머신)를 보유하지 않을 수 있지만, 수공구의 표준세트의 사용으로 보조기술의 효율성을 증가시키고 시스템에 신속한 조정을 가할 수 있게 할 것이다. 임상재활 공학자(CRE)의 기술과 지식은 매우 소중한 것이다. 보조기술 팀이 지속적인 시간 동안 학생을 교육시킬 수 있고, 학생의 능력에 대한 세세한 조정의 효과를 관찰할 수 있는 기회를 가지고 있다는 점에서, 학교 시스템은 대학 시스템에 비해 상당히 유리한 장점을 지닌다. 임상재활 공학자(CRE)를 포함시킴으로써 임상재활 공학자(CRE)가 기술적 문제를 해결하고 보조기술에 대한 교육을 담당하는 동안 교사와 임상의(직업 치료사, 물리치료사, 언어치료사)는 교육적 목표에 충실할 수 있게 된다. 보조기술과 관련된 보수교육 프로그램은 임상 스텝들에게 매우 부족한 현실이다. 마지막으로 임상재활 공학자(CRE)는 보조기술서비스를 받고 있는 개별 학생들의 문제를 해결할 수 있을 뿐만 아니라 미국 장애인법(ADA)에서 요구하는 학교 전체 환경의 설계와 접근성 문제를 해결할 수 있기 때문에 모든 학생들에게 이익을 준다.

2.3.10 전문 재활기술 공급자

보조기술은 내구성 의료장비의 영역으로부터 장비의 안정성과 효율적인 사용을 보장하기 위해 포괄적인 맞춤과 훈련이 요구되는 고도로 전문화된 장비 영역으로 전환되고 있다. 전통적인 임상 스텝들과 일하는 임상재활 공학자(CRE)는 진보된 기술 서비스를 제공할 수 있을 것이며, 따라서 긍정적인 결과 창출을 증가시킬 것이다. 전문 재활기술 공급자라는 새로운 직종은 임상재활 공학자(CRE)의 기술과 지식이 재활 과정에 가치를 부여하고 성과를 증진하게 하는 또 다른 영역을 창출할 것이다.

2.3.11 지역사회 연계 서비스 혹은 지부 서비스

전형적으로 재활보조 서비스의 소재는 중앙에 기반해 있기 때문에 소비자가 전문가에게 찾아간다. 그러나 장애인들은 이동하는 데 어려움이 있고, 설사 이동할 수 있다고 하더라도, 적절한 교통수단을 찾기 어려울 것이다. 이러한 경우에는 개인이 단지 몇 마일만 이동하면 되는 지부서비스나 혹은 전문가가 개인에게 찾아가는 지역사회 연계 모델이 적절할 것이다. 지부서비스의 장점은 보호자들이 평가, 수행, 훈련 과정에 더 많이 참여할 수 있다는 것이다. 반면에 큰 단점은 보조기술팀이 위성의 소재지로 이동해야만 하고(시간의 손실), 모든 장비를 가지고 움직여야 한다는 점이다. 지역사회 기반 모델은 관계자들의 대다수를 포함시키고, 재활기술팀이 소비자의 보고에만 의존하지 않고 개인이 보조기술 장비를 사용하는 환경을 조사할 수 있다는 점에서 이상적이라고 할 수 있다. 단점은 지부서비스의 단점에 훨씬 더 적은 수의 고객을 보게 된다는 점이 더해진다. 그러나 다른 방식으로 서비스를 받는 것에 대비되는 이점이 있음이 분명하다. 중앙에 기반을 둔 모델에서 임상재활 공학자(CRE)는 장비의 표준 부품의 특색을 구체화하기 위해 재활기술 공급자에 의존하는 반면, 지부 혹은 지역사회 연계 모델에서 재활기술 공급자는 평가에 참여하지 못할 수도 있다. 따라서 임상재활 공학자(CRE)는 맞춤 장비(전형적)와 표준 장비(비전형적) 모두의 세부사항을 구체화해야 하는 부가적인 일을 떠맡게 된다.

2.4 도구

이 일의 도구는 시간과 재정적인 관점에 따라, 임상재활 공학자(CRE)의 적용과 자원에 근거하여 다양하다. 이 교과서에서 도구는 다음의 2가지 부류로 나누어질 것이다. 간략하게 측정 도구라고 일컫는 측정/평가 도구와 제작 도구로 지칭할 제작/조정/유지 도구이다. 측정 도구는 추가로 로테크(low-tech), 미디엄테크(medium-tech), 하이테크(high-tech) 장비로 나뉜다.

로테크 도구는 저 동력, 저비용이며 휴대 가능하고 상대적으로 덜 정확한 도구를 지칭한다. 로테크 도구의 예는 표 2.2에 나와 있다. 미디엄테크 도구는 디지털식으로 외부 전원이 필요하지 않으며, 비용은 저렴한 수준부터 중간 수준으로 휴대 가능하고, 보통에서 높은 정확성을 지닌 도구로 정의된다.

로테크 도구와 유사하게 미디엠테크 도구들은 상업적으로 시판되지만 그 사용이 재활 공학 영역에 한정된 것은 아니다. 미디엄테크 도구의 예는 표 2.3에 제시되었다. 하이테크 도구는 디지털식으로, 콘센트와 같은 외부 전력 원을 필요로 하며, 중가 제품부터 고가 제품까지 있고 이동식 또는 고정식으로, 보통에서 고도의 정확성을 지닌 도구로 정의된다. 하이테크 도구는 시판되어 있기는 하지만, 임상재활 공학자(CRE)가 다른 영역의 구성 요소를 조합해야 할 수도 있으며, 운용할 컴퓨터를 필요로 할 수 있고, 그 사용이 재활 공학 영역에만 특유한 것일 수 있다. 하이테크 도구의 예는 표 2.4에 나와 있다.

표 2.2부터 표 2.4에서 제시된 도구들은 전체적인 것은 아니며 가끔 분류상에서 중복되기도 하지만 일반적인 지침을 제공한다. 반면 제조 도구는 대부분의 주거 환경 개조/철물점 가게에서 찾을 수 있는 표준적인 수공구로 구성되어 있다. 측정 도구와 제조 도구 사이에도 중복되는 부분이 있을 수 있는데, 특히 로테크 측정 도구에서 그러하다. 임상재활 공학자(CRE)가 서비스 전달 현장에서 수행하는 제조/조정/유지 활동의 대부분은 전원의 필요 여부와는 상관없이 표준적인 수공구들(드라이버, 렌치, 6각 렌치, 송곳과 톱)을 이용하여 행해질 수 있다.

고정식 전력 도구(드릴 프레스, 선반, 탁자식 톱, 띠 톱, 사포, 밀링머신, 외형 가공기)를 포함하여 전부를 갖춘 기계실(machine shop)이 이상적이기는 하지만 모든 상황에서 반드시 필요한 것은 아니다.

표 2.2 로테크 도구

도구	목적	예
줄자	직선거리 측정: 휠체어에서의 좌석에서 바닥까지의 높이, 문의 너비	스탠리 스틸 줄자
아날로그 각도기	각도와 경사 측정: 휠체어의 좌석 각도와 비탈길 경사	전문 자기 각도기
경사계	해부학적 각도 측정: 적극적/수동적 범위의 움직임의 관절각	전문 의학 경사계
스톱워치	시간: 활동을 완수하는 데 걸리는 시간	자동 스톱워치
체중계	무게: 승강기나 경사로의 최대 허용 무게 확인하기	헬스 오 미터의 다이얼 체중계
낚시 저울(fish scale)	힘: 문을 여닫고, 물건을 드는 데 소요되는 힘 확인하기	머스터드 사의 기계식 체중계

표 2.3 미디엄테크 도구

도구	목적	예
디지털 측미계	직선거리: (외부/내부) 지름	전자 디지털 캘 리퍼
초음파 범위 측정기	직선거리: 종료점(예, 벽)을 지닌 중간 정도(50피트 미만)의 거리)	전문 레이저 이용 측정 도구
레이저 거리 측정계	직선거리: 종료점(예, 벽)을 지닌 장거리(500피트 이상)	라이카 거리 측정기 도구
디지털 경사계	각도와 경사: 사무실 의자와 비탈 경사와의 각도	스마트툴 전자 디지털 레벨
디지털 침압계	무게: 수동 휠체어 힘: 문을 여닫는데 필요한 힘	이마다 푸시풀 디지털 침압계
카메라 (아날로그/폴라라이드/디지털)	기록	캐논 슈어 샷 35mm 줌 카메라/폴라로이드 원 600 프로 즉석카메라/코닥 이지 쉐어 줌 디지털 카메라

표 2.4 하이테크 도구

도구	목적	예
휠체어 저울	무게: 휠체어와 보유자	헬스 오 미터
동작 분석 시스템	보행 훈련, 수동 휠체어 추진 훈련	옵토트랙
작용력 측정 장치	보행 훈련	키슬러
수동 휠체어 추진력 측정 장치	휠체어 비교, 정당성 증명, 자금 제공, 훈련	쓰리 리버스
빈도, 거리, 시간, 기간 등의 데이터 이력 기록 장치	기동성(하지 의지, 휠체어), 접근성(승강기의 신뢰성); 보완대체 의사소통 장치	장치 소프트웨어에 포함될 수 있음 (예, 보완대체 의사소통 장치나 전동 휠체어)
압력 분포 측정 시스템	좌석(휠체어, 사무실), 의지, 보조기, 보행	엑스센서/FSA

2.5 임상 현장에서의 재활공학

상황에 따른 다양한 서비스 전달 모델에서 보이듯 임상재활 공학자(CRE)는 서비스 전달 과정의 핵심 구성원이 될 수 있다. 장애인을 위해 특별히 고안된 장비이든 혹은 일반인들을 위한 장비이든 간에, 어떤 장비도 단지 장애인들의 특정한 영역에서만의 요구를 만족시킬 것이다. 보편적 디자인(universal design)의 개념을 도입할 때에도, 신체적 손상과 장애의 고유한 특성뿐 아니라 보조기술이 사용되는 환경적 요소에도 재활공학 분야에서 훈련 받은 기술자의 지식. 기술, 전문성을 고려할 필요가 있다. 예를 들어, 인공 장기를 설계하는 의용공학 기술자와 달리 임상재활 공학자(CRE)의 중요한 기술 중 하나는 보조기술을 사용하는 심리사회적 측면을 설명할 수 있는 능력이다. 특히 임상재활 공학자(CRE)는 장비의 기능성뿐 아니라 장비의 미적 관점과 외관에 대해서도 잘 인식하고 있어야 한다. 따라서 이미 다학제간 팀의 구성원으로 수많은 전문가와 소비자가 포함되어 있음에도 왜 임상재활 공학자(CRE)를 임상 현장에 포함시켜야 하는가? 그 대답은 2가지이다. (1)시판된 장비를 고객에게 맞추어 설정을 변경하거나 다른 분야에서는 가능하지 않은 맞춤 장비를 제작하는데 필요한 기술적 전문성과 (2) 장비가 적용된 인간, 활동, 환경을 설명할 수 있는 능력이다. 임상재활 공학자(CRE)를 포함시킴으로써 장기적 성공의 가능성을 증가시킬 수 있다.

임상재활 공학자(CRE)가 서비스 전달 과정의 효율적인 구성원이 되고 장기적 성과를 증진시키기 위해서는 서면과 구술 모두에서 뛰어난 의사소통 기술을 지니고 있어야 한다. 전통적으로, 의사소통은 대부분의 기술자들에게 있어 강점은 아니다. 따라서 이는 초보 임상재활 공학자(CRE)가 반드시 주의를 기울여야 하는 영역이다. 임상재활 공학자(CRE)는 대상에 따라 서면과 구술 모두에서 일반사람들의 용어로, 혹은 임상적인 용어나 기술적 용어를 사용하여 의사소통할 수 있어야 한다. 특히 더 중요해지고 있는 점은 수화나 점자를 사용하여 의사소통할 수 있는 능력이다. 결국 가장 중요한 것은 임상재활 공학자(CRE)는 소비자의 의사소통의 속도나 명확성 수준이 자신에게 익숙한 수준을 벗어날 수 있기 때문에 인내심과 뛰어난 경청기술을 지녀야 한다.

임상현장에서 임상재활 공학자(CRE)의 역할이 당연히 있고, 임상재활 공학자(CRE)의 역할로 인해 장애인이 특정한 활동을 수행할 가능성을 증가시킬 수 있지만, 성공적인 결과를 달성하기 위해서 임상의와 임상재활 공학자(CRE)사이의 중요한 차이점을 반드시 고려하여야 한다. 가장 주요한 차이점은 기술자들은 20분의 간격으로 작업하면서 빠른 성과를 낼 수 있다는 마음가짐에 있다. 이것은 기술자와 임상 스텝들 관계에서 뿐 아니라 공학적 서비스에 대한 적절한 대가를 받는 임상재활 공학자(CRE)의 능력에도 부담으로 작용할 수 있다.

기술자는 문제해결 과정과 관련되어 시간 엄수에 대해 잘 훈련을 받았을 것이고, 이러한 요소는 프로젝트의 크기와 규모에 따라 결정된다. 따라서 이전에 해결된 상대적으로 간단한 문제는 10분 정도 소요될 수 있지만, 수많은 분석, 종합, 평가를 반복해서 실행해야 하는 더 어려운 문제는 훨씬 더 많은 시간(몇 시간, 며칠, 몇 달, 심지어 몇 년)이 소모될 수 있다. 임상 팀 구성원과 자금원들이 시간 기반의 시나리오에 반하여 프로젝트 기반의 문제 해결 방법의 가치를 더 빨리 깨달을수록, 체감하는 가치들은 더 크게 될 것이다.

2.6 임상 재활공학자 VS. 임상 공학자

임상 장비의 급속한 성장과 환자의 안전에 대한 관심에 대한 반영으로 임상 공학 영역은 임상재활 공학자(CRE)의 영역과 비슷한 시점에 발달하였다. 브론치노(Bronzino)에 의해 제공된 임상 공학의 정의에 기초하면 임상재활공학과 임상공학은 관련이 있다고 할 수 있다. 포트빈(Potvin), 메르카단테(Mercadante), 쿡(Cook)은 두 영역이 "장비 설계, 조달, 평가, 유지, 사용, 측정 및 사용"과 같은 유사한 활동이라고 언급하였다. 가장 현저하고 중요한 차이점은 임상 공학자는 의료 현장(급성기 병원, 아급성기 병원, 재활병원, 외래)에서 볼 수 있는 의료장비들만 다루고, 의학적 모델에 초점을 맞추어 환자를 다룬다는 점이다. 대조적으로, 임상재활 공학자(CRE)는 재활기술만을 다루는데, 어떠한 모델과 현장의 개인도 모두 다룬다. 따라서 임상 공학과 임상재활 공학의 역사적 유래가 비슷하고, "임상적"이라는 용어가 임상 공학의 업무분야를 설명하는데 사용되고 있을 지라도, 임상 공학은 임상 현장에서 일하는 임상재활 공학자(CRE)와는 매우 다르다.

2.7 서비스 전달 과정에 공학의 통합

한번 시작하면 그 끝이 없는 서비스 전달 과정은 여러 서비스 전달 모델과 기능적 영역에서 유사하게 나타난다. 그러나 임상재활 공학자(CRE)의 역할은 다른 임상의(MD, OT, PT, SLP), 교육자, 상담가, 소비자의 역할과는 다르다. 이전에 언급하였듯이 다른 팀 구성원들의 서비스 전달 과정은 전통적으로 일대일 상호작용 시간으로 정의되는 반면에, 기술자들의 서비스 전달 과정은 프로젝트에 기반하고 있으며, 기술자의 문제해결 기술에 달려있다. 이러한 차이점은 다학제적 팀에서 나타나는 여러 난제 중 하나에 불과하다. 그러나 임상재활 공학자(CRE)의 실무는 더 직접적인 서비스 전달과 또한 복잡한 시스템의 개인적 조율을 포함하도록 확대되고 있다. 재활공학에서 마이크로프로세서 활용이 점차 증가하면서, 소프트웨어를 각 고객에게 맞춰 조율하는 것이 가능한 특징으로 나타나고 있다. 더 복잡한 프로그램에서는 임상재활 공학자(CRE)가 적절히 조종할 필요가 있게 된 것이다.

2.8 서비스 전달의 원칙

이번 장에서는, 쿡과 헛시(Hussey)가 기술한 서비스 전달 과정과 제토(Szeto)가 기술한 AT(보조기술) 평가 원칙을 이용해 재활공학을 보조기술 서비스 전달 과정에 통합시키는 틀을 개발할 것이다. 쿡 및 헛시와 제토는 모두 AT 평가의 원칙과 개입과정을 기술하였다. 세 사람 모두 매우 유사한 개념을 포괄하였으나 이번 장에서는 쿡과 헛시가 기술한 인간, 활동, 보조기술(Human Activity Assistive Techonology, HAAT) 모델에 집중할 것이다. 그들의 원칙은 다음과 같다.

1. AT 평가와 적용은 HAAT의 모든 구성요소, 즉 인간, 활동, AT, 환경 구성요소를 고려해야 한다.
2. AT 적용의 목적은 개인을 재활시키고 장애를 치료하는 것이 아니라, 개인이 기능적 활동을 수행할 수 있게 돕는 보조 기술을 제공하는 것이다.
3. AT 평가는 계속적으로 신중하게 진행되는 것이다.
4. AT 평가와 적용은 협력과 소비자 중심 접근이 요구된다.
5. AT 평가와 적용은 자료를 수집하고 해석하는 것에 대한 이해가 필요하다.

각 원칙을 개별적으로 들여다보면 서비스 전달 과정에서 임상재활 공학자(CRE)의 역할에 대한 통찰이 생길 것이다.

첫 번째 원칙은 평가와 적용 과정의 전반적인 성공에 HAAT모델 각 구성요소가 얼마나 중요한 지를 언급하고 있다. 종종 임상재활 공학자(CRE)의 관심은 보조기술(AT)이며 특히 기술적으로 정교한 장치이거나 새롭게 시장에 선보인 것일 때 그러하다. 이러한 원칙은 먼저 그들의 초점이 활동과 장비가 사용될 환경을 포함한 개인에게 맞춰 장비가 추천되도록 임상재활 공학자(CRE)를 상기시킨다. 임상재활 공학자(CRE)는

"멋있는" 장치에 딱 맞는 사람을 찾는 것이 아니다. 반대로 임상재활 공학자(CRE)는 개인의 욕구에 맞는 기술적인 추천을 하는 것이다.

두 번째 원칙은 개인이 기능적 활동을 수행하는 필요성에 초점을 맞춘다. 종종, 임상재활 공학자(CRE)는 무언가를 수리해야 한다는 생각을 지닌다. 이것이 항상 사실은 아니다. 재활공학은 문제해결 특히 개인이 특정한 활동을 수행할 수 있도록 하는 것이다. 문제를 해결하는 데에는 한 가지 이상의 방법이 있기 때문에 임상재활 공학자(CRE)는 문제를 다양한 관점에서 바라봐야 한다. 이는 업무의 목표가 단지 문제를 해결하는 것이 아니라 특정한 활동을 수행할 수 있는 더 좋은 방법을 설계하는 것이 목표인 다른 기술 분야에서와 유사한 것이다.

세 번째 원칙은 평가가 계속해서 신중하게 진행되는 것이란 사실이다. 평가는 계속 진행되는 것이라는 점을 유념해야 하는 것은 중요하다. 이전에 팀은 단순히 문제가 생겼을 때에만 임상재활 공학자(CRE)에게 요청을 하곤 했다. 이런 관점의 단점은 임상재활 공학자(CRE)가 서비스 전달 과정의 작은 부분만을 보게 되는 것이다. 임상재활 공학자(CRE)는 개인이 수행하길 원하는 활동과 활동이 이루어지는 상황을 고려하여 문제, 이상적인 해결책, 가능한 해결책을 정확하게 진단해야 한다. 이를 위해서 모든 평가 과정에 관여해야 하며, 적어도 모든 평가 과정을 알고 있어야 한다. 임상재활 공학자(CRE)는 종종 일단 문제가 해결되고 개인이 특정한 업무를 수행할 수 있게 되면 임무가 종결되었다고 생각한다. 그러나 이는 사실이 아니다. 보조기술(AT) 장비와 개인의 긴밀한 관계 때문에 보조기술(AT)이 맞춤 장비나 고객에 맞게 제작된 것이 아니라 하더라도, 임상재활 공학자(CRE)는 그 효율성을 재평가해야 할 필요가 있다.

네 번째 원칙은 동료 간의 협력, 특히 소비자와의 협력에 초점을 맞추는 것이다. 전통적인 공학적 관점에서 고객을 임상가로서 정의 내리기는 쉽다. 그러나 소비자는 고객인 반면에 임상가들은 다학제적 구조 안에서 동료인 것이다. 소비자는 항상 협력자로 포함되어야 한다. 기술자에게 지금 당장의 문제, 무엇이 필요한 지에 대한 구체적인 정보, 원하는 결과에 대한 정보를 제공하기 위해서 소비자와 작업하고 있는 임상가에 의존하는 것은 간단할 수 있다. 기술자는 그러면 소비자와 직접 접촉하지 않고서도 문제를 해결하고 임상가에게 추천을 제시할 수 있다. 하지만 이런 시나리오는 성공적인 결과를 낳기가 어렵다. 보조기술의 성공적인 적용, 훈련 및 계속적인 사용을 가능하게 하는 중요한 요소는 소비자와 다른 관계자들을 평가의 모든 과정에 포함하는 것이다. 종종 소비자와의 일대일 상호작용을 통해서만 해결될 수 있는 특정한 질문과 측정 및 시각적 단서가 있다. 게다가 초점은 소비자에게만 국한되는 것이 아니라 그의 활동과 수행에도 맞추어져야 한다. 구두로 혹은 서면, 사진, 비디오를 매개로 임상가를 통하여 전달될 수 있는 최대의 정보가 있다. 때때로 추천의 성공은 소비자와 상호작용하는 임상재활 공학자(CRE)의 능력, 즉 소비자에게 질문하고, 소비자의 답변뿐 아니라 요구와 필요사항에 귀 기울이고, 적절한 능력을 측정하고 기록하는 임상재활 공학자(CRE)의 능력에 달려 있다. 소비자에게 초점을 두고 상호작용하는 이 원칙의 중요성은 컴퓨터 기반의 추천 알고리즘(예, 추천이 위계적인 답변 목록의 예/아니요 질문에 답변함으로써 얻어진다)과 원격재활이 제한된 성공을 보이면서 조명되기 시작했다. 이러한 방법들은 기록되고 전달될 수 있는 정보의 양에 의해 제한된다.

다섯 번째이자 마지막 원칙은 자료를 수집하고 해석하는 임상재활 공학자(CRE)의 능력에 초점을 맞추고 있다. 전통적으로 임상재활 공학자(CRE)는 이러한 노력에 대해 잘 훈련 받는다. 분석적이고 수량적 훈련을 통해 임상재활 공학자(CRE)는 무엇을 측정할 수 있고, 무엇이 측정되어야 하며, 어떠한 도구들이 그 지표를 평가할 때 필요한지 결정할 수 있게 된다. 게다가 그들은 보통 정보를 분석하는 데 필요한 기술을 지니고 있다. 성과 자료를 수집하고 해석하는 데 필요한 방법들은 보조기술(AT) 성과 측정의 모든 부분에 해당한다. 성과 측정은 집단의 특성을 개발하는데 사용될 수 있다. 그러나 서비스 전달 현장에서 임상재활 공학자(CRE)는 전형적으로 개인의 능력을 평가하기 위해 설계된 성과 측정과, 능력의 변화가 보조기술(AT) 서비스의 개입으로 인해 변화하였는지 혹은 일정하게 유지되는 지에 관심이 있다.

2.9 서비스 전달 과정

보조재활공학(AT)의 서비스 전달에 대한 요약은 쿡과 헛시가 제시하였으며, 이 후에 공학의 통합을 강조하기 위한 약간의 수정이 이루어졌다. 이는 기능(장비의 유형)과는 상관없이 서비스 전달 과정의 일반적인 기초를 제공할 것이다.

서비스 전달 과정을 묘사한 쿡과 헛시의 다이아 그램은 서비스 전달 과정과 임상재활 공학자(CRE)의 역할 모두를 다루기 위해서 개정되었다(그림 2.1). 이 다이어그램은 포괄적인 세부사항을 제공하지 않으나 구성 요소의 대부분을 포함하고 있다. 서비스 전달 과정은 모든 보조기술(AT) 장비와 전문가에게도 일반화할 수 있기 때문에 세부사항은 생략되었다. 대조적으로 제토는 전체적인 서비스 전달 과정을 포함하지는 않았지만, 임상재활 공학자(CRE)의 역할에 대해서는 훨씬 더 자세한 정보를 제공하고 있다. 본 절에서는 공학 분야의 기여와 관련하여 간격을 메우면서 쿡과 헛시, 제토에 의해 묘사된 개념을 통합시키고자 한다.

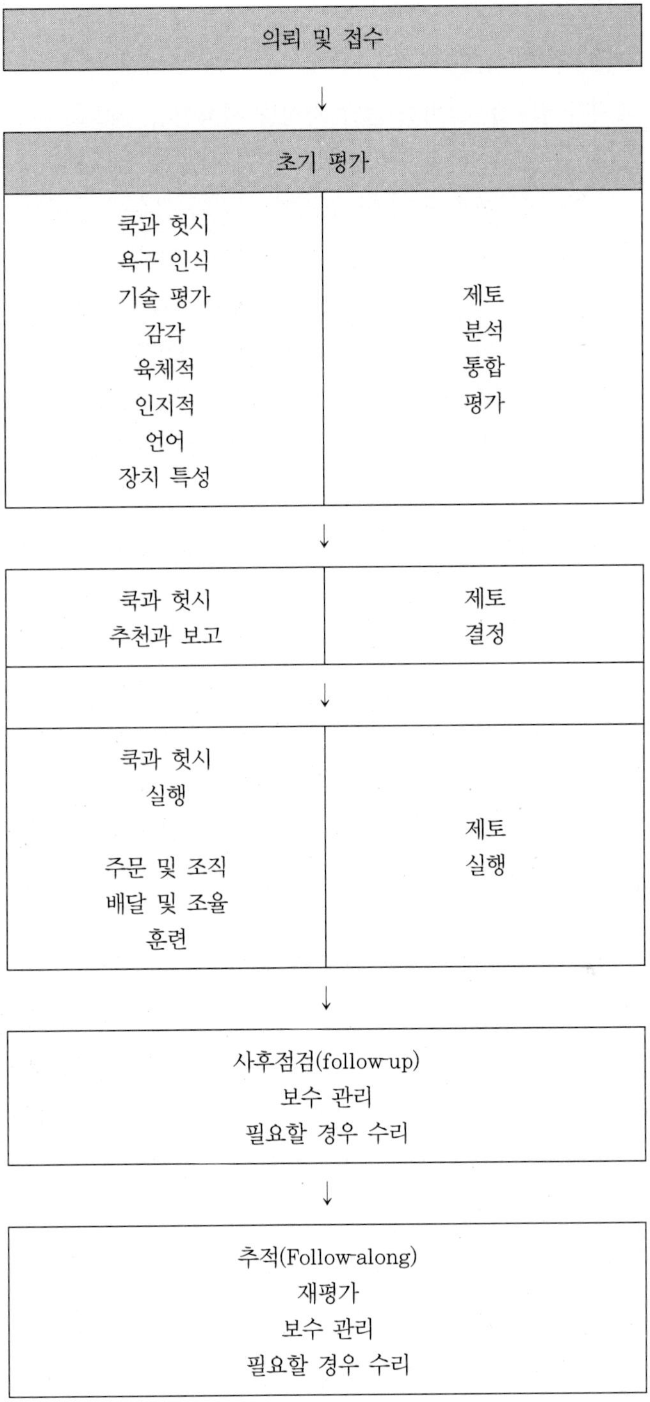

그림 2.1 서비스 전달 과정

2.9.1 의뢰와 접수

쿡과 헛시는 의뢰와 접수로 서비스 전달 과정을 시작한다. 제토는 이 구성요소를 포함하지 않았는데, 전통적으로 의뢰와 접수에는 기술자가 참여하지 않기 때문에 이해가 되는 부분이다. 그러나 임상재활 공학자(CRE)가 의뢰와 접수에 참여함으로써 의뢰 비율을 증가시킬 수 있는 기회가 많다. 임상재활 공학자(CRE)는 자신들이 제공할 수 있는 서비스에 대해서, 또한 이 서비스가 임상재활 공학자(CRE)를 포함하지 않은 다른 팀 조직에 비해 어떻게 더 나은 지에 대해서 명확하게 표현할 수 있어야 하기 때문에, 의뢰와 접수 영역은 임상재활 공학자(CRE)의 의사소통에 중요한 분야이다. 의뢰자(예, 개인, 기관, 진료실)에게 서비스를 명확하게 말함으로써, 자신과 자신이 일하는 영역을 홍보하고 따라서 의뢰 비율을 증가시킬 수 있다.

임상재활 공학자(CRE)는 접수 과정에 참여해야 하며, 직접적으로 참여할 수 없는 경우에는 접수 질문지를 개발함으로써 간접적으로도 관여할 수 있다. 접수 질문지는 분석 과정을 시작하는 데 필요한 정보를 제공하기 때문에 서비스 전달 과정을 능률적으로 만드는데 중요한 역할을 한다. 기본적으로 잘 만들어진 접수 질문지는 다양한 팀원에게 활동 범위를 알려줄 것이고, 적절한 견본 장치와 도구를 보유할 수 있게 할 것이다. 이는 소비자뿐 아니라 재활 전문가 역시 실제적인 문제에 초점을 맞추게 하고, 본래의 목적에서 벗어날 가능성을 막아준다. 이는 잠재적으로 문제를 과대평가하고 가장 기술적으로 진보한 장비를 추천하는 경향이 있는 임상재활 공학자(CRE)에게 특히 중요한 것이다.

쿡과 헛시의 모델이 의뢰와 접수 과정 동안 다루고 있는 중요한 요소는 재원 문제이다. 이는 서비스를 직접 제공하는 임상재활 공학자(CRE)의 능력에 영향을 미친다. 임상재활 공학자(CRE)는 자신이 제공한 서비스에 적절한 보상을 받게 될 것인지를 확실히 할 필요가 있다. 이를 위해서는 비용 문제는 과정 초기에 다루어져야 한다. 초기에 이러한 문제를 다룸으로써 이후의 서비스 전달 과정에서 나타날 수 있는 혼란이나 어색한 상황을 미연에 방지할 것이다.

2.9.2 초기 평가

초기 평가는 제토가 기술한 재활 공학 원칙의 분석, 통합, 평가 요소와 비슷하다. 분석과정은 접수과정 동안 시작되며 초기 평가과정 동안 계속된다. 임상재활 공학자(CRE)는 정량적인 관점으로 현재 상황을 기술하기 시작한다. 이러한 분석과정은 가장 중요한 단계이지만 특히 재활 공학 초보자들이 종종 간과하는 단계이다. 특성과 수행의 구체사항 등에 대한 분석을 통해 문제를 잘 정의하지 않고는 문제에 대한 가능한 해결책을 낼 수 없을 것이다.

인간 활동보조 기술(HAAT) 모델을 준거 틀로 사용함으로써 임상재활 공학자(CRE)는 개인(신장, 체중, 팔의 길이), 활동(빠르기, 거리, 빈도, 정확성), 보조기술(크기, 무게, 내구성, 고장)와 배경(장소, 시간, 환경에 대한 수량적 정보)을 기술할 수 있다.

이 단계에서 임상재활 공학자(CRE)의 주요 특성이자 장점은 임상재활 공학자(CRE)는 가능하면 수량적 측정을 통해 각 구성요소를 정의할 것이란 점이다. 이러한 정보는 다양한 대안들을 비교할 때나, 재정지원자에 선택의 정당성을 증명할 때 중요하다. 소비자가 최종 선택을 할 때 수량적 정보는 그 결정 과정을 도울 것이다. 제토는 임상재활 공학자(CRE)가 분석 과정에서 문제를 정의하기 위해 사용할 수 있는 다섯 가지 질문을 제시하였다. 그 질문은 다음과 같다.

1. 환경 혹은 과제 상황은 무엇인가?
2. 다른 사람들은 그 과제를 어떻게 수행하는가?
3. 환경적 제약은 무엇인가(비용, 크기, 속력, 무게, 위치, 물리적 간섭)?
4. 심리사회적 제약은 무엇인가(사용자 선호, 타인의 지원, 장치에 대한 내성, 인지적 능력과 제약)?
5. 재정적 고려사항은 무엇인가?

네 번째 질문은 기술자들에게는 대체로 낯선 것이기 때문에 임상재활 공학자(CRE)는 이러한 심리사회적 문제, 특히 사용자의 선호에 대해 의도적으로 관심을 가져야 한다. 분석 과정의 마지막은 이상적인 해결책 수행의 구체적 사항이나 기능적 속성에 대한 목록일 것이다. 대부분의 이상적인 특성은 소비자로부터 직접적으로 나온다. 다시 한 번 말하지만 성공적인 임상재활 공학자(CRE)의 필수요건은 의사소통 기술, 특히 사용자의 선호에 대한 경청 기술이다. 선택된 장비를 공학 원리에 기초하여 실생활적인 용어로 결과와 절충안을 설명하는 데에도 의사소통 기술은 중요하다. 이를 통해 임상재활 공학자(CRE)는 서비스 전달 과정의 다음 구성요소인 통합 과정으로 넘어가게 된다.

통합 과정은 전통적인 공학 교육 과정에서는 쉽게 접하지 못하는 기술을 필요로 한다.

대부분의 기술자와 임상재활 공학자(CRE)의 장점은 특정 과정에 수학적 원칙을 적용하는 것인데 통합 과정에서 임상재활 공학자(CRE)는 문제를 서면으로 작성해야 한다. 따라서 통합 과정은 문제를 적절하게 기술하고 그 문제에 대한 해결책을 제시하기 위해서 수학적 기술과 작문 기술이 모두 필요하다. 잠재적인 해결책이 통합 과정 동안에 제시되기 때문에, 수량적 정보들을 조금 더 획득하기 위해서는 분석 과정을 다시 거치게 된다. 각각의 장점과 단점을 지닌 다양한 해결책이 나오게 된다. 일반적으로 어떠한 해결책도 이상적인 해결책의 모든 요구조건을 만족시킬 수는 없다. 통합 과정은 각 해결책을 개괄하고 설명하는 것으로 끝이 난다. 통합과정은 시판된 장비에 대한 구체적 정보들을 포함하며, 어떻게 이 장비가 다른 장비들, 즉 주문제작 장비와 상호 작용할지, 개인의 특정한 요구를 만족시키기 위해서 시판된 장비를 고객에 맞추어 변경할 지 혹은 주문 제작할지를 기술해야 한다. 이 시점에서 임상재활 공학자(CRE)는 기술적인 요구사항, 이상적인 해결책과 가능한 해결책에 대해 가장 잘 이해하고 있어야 한다. 따라서 그들은 각 해결책의 장점과 단점뿐 아니라 성공적인 성과를 내기 위한 절충안에 대해서 설명할 준비가 되어야 한다.

분석과 통합 과정 이후의 평가과정은 종종 두 개 혹은 세 개의 최상 안을 선택해서 현장 적용, 컴퓨터 시뮬레이션, 세부 도면을 통해 각 해결책을 평가하는 것이다. 평가의 정도는 시간과 비용 제약뿐 아니라 문제의 복잡성에 따라 달라진다. 서비스 전달 모델에서 가장 보편적인 평가는 소비자가 가능한 해결책의 실물모형이나 시뮬레이션을 통하여 직접 평가할 수 있는 현장 적용이다. 모든 이해관계자, 특히 소비자는 이러한 과정의 일부로 참여해야 한다. 재차 강조하지만, 분석과정에서 그러했던 것처럼 평가 과정에서도 HAAT 모델의 원칙을 잊지 말아야 한다. 원래 시스템에서 가능한 해결책과 대안을 비교하는 데 필요한 양적인 정보를 모으기 위해서 이 시점에서 임상재활공학자(CRE)의 역할은 매우 중요하다. 또한 정량적 자료는 가능한 해결책들이 이상적인 해결책의 기능과 수행 특성을 충족하는지 혹은 이를 초과하는지를 결정하는 데에 중요하다. 마침내 새로운 해결책이 이러한 평가과정으로부터 개발되게 된다.

초기 평가, 특히 임상재활 공학자(CRE)의 구체적인 역할인 분석, 통합, 평가의 과정은 한 번의 만남 동안에 행해질 수도 있고, 혹은 해결책을 내기 위해 시간과 에너지가 더 필요하기 때문에 소비자와의 여러 번의 만남을 통해 행해질 수 있다. 따라서 그림 2.1의 초기 평가가 하나의 상자 내에서 이루어졌다 하더라도, 모든 이해 관계자들이 최종 해결책에 동의할 때까지는 반복 순환한다.

2.9.3 추천과 보고

쿡과 헛시에 의해 정의된 서비스 전달 과정의 세 번째 요소는 추천과 보고이다. 제토는 이를 최종 해결책이 선택되는 결정과정으로 정의하였다. 분석, 통합, 평가를 포함한 초기 평가과정이 정확하게 수행되고 필요하다면 반복되는 것에 비해, 의사결정

과정은 상대적으로 간단한 노력이 소요된다. 현장 적용과 양적 자료의 수집을 통한 최종 평가에 근거하여, 하나 혹은 두 개의 최종 해결책이 뚜렷해 질 것이다. 이렇게 되면 최종 결정은 어떤 해결책이 소비자의 욕구를 더 만족시키는 지에 대한 소비자의 선택에 달리게 된다. 이 시점에서 임상재활 공학자(CRE)의 역할은 최종 결정에 도움이 되는 수량적 정보를 신중하게 기술하는 것이다. 최종 보고서에 정보를 명확하게 진술할 필요가 있다.

보고서의 내용은 평가 과정에서의 임상재활 공학자(CRE)의 기여와 지불자의 요구사항에 따라 다르다. 둘 혹은 그 이상의 주체가 평가과정, 실행 과정과 장비에 대한 비용을 지불한다는 것을 명심해야 한다. 예를 들어, 주정부는 평가과정 비용을 지불하고, 민영 건강 보험 회사가 의학적으로 필요한 보조기술 비용을 대고, 학교 시스템은 교육적 목표를 달성하는데 필요한 보조기술 비용을 지불할 수 있다. 이 3가지 지불기관(funding source)은 최상의 실행 요구조건뿐 아니라 최종 보고서를 작성할 때도 반드시 언급돼야 한다. 일반적으로 지불기관은 개인, 현재 시스템, 장비의 사용계획, 각 제품에 대한 합리적 근거의 정보를 담은 심층 보고서를 요구할 수도 있고, 혹은 특별한 배경과 기술적인 정보 없이 단순한 직업적, 교육적, 의학적 정당 사유만을 요구할 수도 있다. 보고서 형식을 차별화 하는 것은 민간 재활공학/기술 회사에서 일하는 임상재활 공학자(CRE)에게 가장 중요한데, 보고서의 유형이 고객과 고객의 목표에 따라 다르기 때문이다. 다양한 환경에서 다양한 활동과 장비를 포괄하는 보고서는 20에서 30페이지 정도 될 수 있으며, 단일 환경(예, 고용 현장)에서 단일 장비(예, 수동 휠체어)에 대한 근거에 대해 기술하는 보고서는 5장에서 10장 이하일 수 있다. 또한, 평가에 대한 지불기관(서비스에 대한 비용을 지불하는 집단)과 임상재활 공학자(CRE)사이의 관계에 따라 보고서는 형식이 정해진 것(예, 체크 박스)이거나 표(예, 간략한 기술)일 수도 있다. 보고서는 기술적 정보와 함께 정확하게 적용하고, 개별적으로 맞춰주거나 제작하는 데 드는 비용 및 추후에 장비를 수리/교체하는 데 소요되는 비용에 대해 반드시 정확하고 명확하게 기술해야 한다. 이를 위해서 기술적 도면과 재료에 대한 청구서도 필요할 수 있다.

2.9.4 적용

재정이 일단 확보되면 임상재활 공학자(CRE)는 권고한 안을 실제적으로 적용할 수 있다. 임상재활 공학자(CRE)의 역할은 최종 해결책을 실현하기 위한 원자재와 장비를 획득하는 것이다. 대부분의 경우 임상재활 공학자(CRE)는 주문제작 장비를 제조하고 시판된 장비를 고객에 맞춰 바꾸기 위해 장비 전문가와 기계 제작공과 함께 작업한다.

마지막으로 가장 중요한 구성요소는 장비의 실제 설치이다. 이상적으로는, 보조기술(AT)이 개인이 원하는 활동을 수행하는데 도움이 되는지 확인하기 위해서 개인이 장비를 사용하는 현장에 설치하는 것이 좋다. 때때로, 장비의 사소한 변경이 필요할 수 있기 때문에 수공구는 필수적이다. 마지막으로 임상재활 공학자(CRE)는 개인과 다른 당사자들이 장비를 적절하게 사용할 수 있도록 훈련하는 데에도 참여해야 한다.

임상재활 공학자(CRE) 영역에 익숙하지 않은 사람들은 종종 장비에 대한 최종지불이 이루어지고 나면 서비스 전달 과정이 종결될 것이라 생각할 수 있다. 그러나 사후점검과 추적 과정이 이제 막 시작된 것이기 때문에, 장비의 설치는 단지 시작에 불과하다. 임상재활 공학자(CRE)가 제공해야 하는 유지 및 보수의 정도는 최종 선택의 과정에서 이루어진 맞춤형 주문과 변경의 정도에 따라 정해진다. 장비를 완전히 맞춘 경우에 임상재활 공학자(CRE)는 모든 보수 관리와 수리 문제에 책임이 있다. 독립적 재활기술공급자(RTS)에 의해 제공된 상용 보조기술(AT)의 경우, 임상재활 공학자(CRE)는 보수 관리와 수리 문제를 관심을 가지면서 RTS가 그 장비를 수리하고 관리하도록 연결해야 할 것이다.

임상재활 공학자(CRE)의 역할이 사후 점검과정에서 특히 상용 제품을 추천하였을 경우에는 제한적이다. 그러나 임상재활 공학자(CRE)는 추적 과정에서는 중요한 역할을 한다. 추적 과정은 사후점검 과정과 동시 발생적으로 진행될 수 있다. 임상재활 공학자(CRE)의 중요한 역할은 필요하다면 훈련을 제공하고, 적절한 경우 관리를 제공하고, 가장 중요하게는 개인의 욕구를 끊임없이 재평가하는 것이다. 재평가는 분석과정의 절차들을 동일하게 수행하며, 원하는 활동을 수행하는 데 필요한 개인의 능력의 주요 변화에 대한 수량적 정보를 끊임없이 조사해야 한다. 분석과정의 정량적 정보의 확보 이유는 이 시점에서 두드러지며, 양질의 정보를 수집함으로써 임상재활 공학자(CRE)는 어떠한 변화도 쉽게 문서화할 수 있고, 만약 변화가 발생하거나 보조기술이 더 이상 소비자의 기능적 요구사항들을 만족시키지 못할 때는 새로운 장비를 추천할 수 있다. 만약 인간활동보조기술(HAAT) 모델의 구성요소에 어떠한 변화가 일어난다면 새로운 평가가 시작되어야 하며, 모든 과정이 다시 시작된다.

2.10 보상

가장 어려운 영역 중 하나가 임상재활 공학자(CRE)가 제공한 서비스의 보상이다. 역사적으로 임상현장에서 임상 재활 공학 서비스는 대부분 의료분야 제3의 지불기관(공공보험 및 민간 건강 보험)에게 임상적 서비스에 대한 비용 상환을 받지 못했다. 임상재활 공학자(CRE)는 주문제작 시판된 제품의 맞춤 변경과 관련된 비용을 통해서 서비스 전달 비용의 일부를 보상 받을 수 있었다. 그러나 이 정도의 보상은 서비스 전달 과정에서의 임상재활 공학자(CRE)의 가치를 적절하게 제공해주지 못한다. 환자와 기술자의 직접적 상호작용의 비용을 보상해주려는 변화가 민영 건강 보험회사에서 일어났다.

그러나 보상은 직접적인 대면 시간에만 국한되며 연구, 설계, 제조 시간과 같은 영역은 해당하지 않는다. 이러한 문제는 임상재활 공학자(CRE)의 잠재적 재원을 근본적으로 제한하게 된다. 임상재활 공학자(CRE)의 문제 해결 기술은 시간기반 모델보다는 프로젝트기반 모델에서 빛이 날 수 있다는 것을 기억해야 한다.

제한된 수의 지불기관만이 완전한 평가에 의해 서비스별 비용 지불 근거에 따라 서비스 비용을 보상하고 있다. 이는 다양한 팀원의 시간과 전문성을 통합시킬 수 있을 것이다. 보험회사가 비용을 최소화하기 위해서 서비스별로 계약하려고 하기 때문에 행위별 진료비제도는 지속적인 흐름이 될 것이다. 게다가, HIPPA(Health Insurance Portability and Accountability Act)와 PHI(Protected Health Information)로 인해 모든 의료비 지불기관들이 의료기기 보상에 대한 의료행위절차입력시스템(HCPCS, Healthcare procedure coding system)과 서비스 전달에 대한 최신행위용어(CPT, Current procedural terminology)에 의해 형성된 코드로 이동하고 있다. 이러한 법령이 존재하고 이 법령이 임상재활 공학자(CRE)에 적용된다고 하더라도 지불기관들이 서비스에 대한 비용을 지불할 것이라는 보장은 없다.

메디케어는 아직 이러한 서비스에 대해 임상재활 공학자(CRE)를 보상해주지 않고 있고, 개별 주정부가 이러한 서비스를 개인 메디케이드 제도를 통해 변상할 지는 두고 볼 일이다. 그리고 민영 건강 보험 회사도 이러한 서비스에 대해 임상재활 공학자(CRE)들에게 비용을 지불할지도 역시 지켜봐야 할 일이다. 더 많은 민영 보험 회사가 임상재활 공학 서비스를 인정하게 되면 메디케어도 임상재활 공학자(CRE)를 인정할 것이라 기대된다.

세계의 인구통계를 보면 노년층의 비율이 점차 증가하고, 다학제적 팀 구조에서 임상재활 공학자(CRE) 서비스를 찾는 장애인이 더 많아지고 있다는 것을 볼 수 있다. 공공 및 민영 의료 지불기관의 제한으로 인해 임상재활 공학자(CRE) 서비스에 대해 접근하기는 어려울 것이며, 특히 서비스에 대해 직접 비용을 지불할 수 없는 경제적 약자들은 더욱 어려울 것이다.

2.11 자격증발급

모든 임상 전문가들은 면허증 혹은 개별 자격증을 보유하고 있다. 교육, 경험과 지식에 대한 인증은 소비자의 안전과 최소한의 기술을 확인하는 데 필수적인 요소이다. 여러 해 동안 임상재활 공학자(CRE)에 대한 면허나 자격증이 존재하지 않았다. 이러한 문제를 부분적으로 해소하기 위해서 북미재활공학협회(RESNA)는 재활엔지니어(RET) 자격증을 만들었다. RET자격증을 받기 위해서는 기술자, 임상재활 공학자(CRE)로서 수련을 받은 경험이 있고 RESNA가 주관하는 시험을 통과해야 한다. 재활보조기술공급자(ATP, Assistive Technology Provider)를 지닌 기술자나 동등한 자격의 시험을 치른 사람만이 RET시험을 볼 수 있다. ATP 시험은 보조기술(AT)의 기초와 서비스 전달 과정에 대해 시험을 본다. RET는 공학 지식과 이를 분석, 설계, 전달, 보조기술(AT) 사용 훈련에 적용시키는 것에 대해 시험을 본다. 현재, 자격증을 취득한 RET의 수는 많지는 않으나 그 수가 꾸준히 증가하고 있다. 임상재활 공학자(CRE) 서비스에 대해 보상하는 보험회사가 일단 많아지면 RET의 성장 속도 역시 극적으로 증가할 전망이다. RET와 ATP 자격증을 취득한 개인은 자격증을 유지하기 위해 보수교육에 참가하고 있어야 한다.

미국에서 공학자들은 자신들이 거주하고 업무를 보는 주의 등록된 전문 기술자가 될 수 있다. 주에서 면허를 허가하고 경험, 추천서, 시험 결과를 가지고 있으면 기술자들은 그들 스스로를 전문 기술자로 칭할 수 있다. 불행하게도, 재활공학을 위한 전문 공학 시험은 없으며, 미국에서 이 자격은 임상 서비스 전달을 위한 것이 아니다. 영국과 호주와 같은 다른 나라들은 선견을 지니고 재활 공학을 전문 공학 자격 프로그램에 포함시키고, 그 과정의 일부로써 적절한 임상 훈련을 제공하고 있다.

2.12 근거 중심 수행

과학이 끊임없이 변화하듯이 장애인을 보조하기 위한 기술도 계속 변화하고 있다. 임상재활 공학자(CRE)가 과학적, 공학적 논문들에 대한 최근의 흐름을 유지하는 것은 중요하다. 종종 임상 팀의 다른 구성원들은 임상재활 공학자(CRE)가 시의 적절하게 새로운 기술을 소개하고, 그러한 새로운 기술이 자신의 고객들에게 가져올 잠재적인 이익에 대해서 알려줄 것을 기대한다. 보조기술(AT)의 많은 영역에서 과학적인 데이터가 부족하기는 하지만, 몇몇 영역에서는 충분한 데이터와 심지어 임상 진료 지침이 있기도 하다. 클리닉과 임상가들은 자기들의 진료가 최상의 데이터에 의하여 뒷받침되고 과학적 지식 데이터베이스에 포함되도록 심혈을 기울인다. 미국 의학 도서관은 펍메드(Pubmed)란 웹 사이트 데이터베이스를 운영하며, 여기에는 많은 논문들의 초록과 원문이 있다. 이것은 특정한 주제에 대한 연구를 찾는데 뿐 아니라, 일반적인 주제에 대해서 배우는 데에도 유용한 도구이다. 대중에게 개방되어 있는 과학적 데이터베이스도 매우 많은데, 많은 국가들이 공적 기금으로 지원한 연구는 공개하도록 요구하고 있다. 그래서 공공 데이터베이스에 대해 잘 알고 있는 것은 임상재활 공학자(CRE)에게 매우 중요하다.

임상재활 공학자(CRE)가 그들의 작업 결과를 문서화하는 것은 중요하다. 이는 다양한 방식으로 행해질 수 있다. 맞춤 제작된 모든 장비들은 서류화 작업이 필요하며, 필수적인 부분에서만이라도 미리 구체화된 기준을 충족시켜야 한다. 성과측정은 서비스와 장비 모두에 대해 해당한다. 서비스는 서비스에 대한 자료를 추적하고 소비자의 의견을 수집하는 조사에 의해 측정된다. 탐지하는 측정 요소는 다음과 같다.

- 소비자와의 만남 시간
- 보고서를 준비하는 시간
- 물품 전달 시간
- 보고서/문서의 질
- 고객 만족
- 고객의 장비 사용 및 폐기
- 활동, 지역사회 참여, 건강 관련 요인의 변화

재활 공학자는 정량적 측정에도 전문가이어야 한다. 이러한 전문성은 장비를 소비자한테 전달할 때 빛이 난다. 임상재활 공학자(CRE)는 기록의 수준, 통제 장치, 시스템 선호, 사용자의 효율성을 점검하고 기록한다. 전문화된 도구들이 더욱 통용되고 있다. 압력분포측정시스템은 앉을 때의 접촉 압력을 측정하는 데 유용하다. 수적 및 도표로 표시함으로써 피부궤양의 위험 영역을 인식하고 다른 좌석 쿠션을 비교할 수 있게 된다. 수동 휠체어에서와 전동 휠체어의 입력 장치에도 유사한 정보가 존재한다. 데이터 기록 장치는 실제 사용 중인 장치에 대한 중요한 자료를 제시하고, 최적의 조정을 가능하게 하고 설계를 향상 시키는 것에 대한 유용한 정보를 제공한다. 정량적 자료가 더 보편화되면서, 실행과정에서 비교가 가능하고, 업무 수행에서의 향상을 지원할 수 있도록 컴퓨터 파일이 사용될 수 있을 것이다.

2.13 요약

임상재활 공학자(CRE)가 활동할 수 있는 많은 흥미 있는 현장들이 있다. 어디에서 일을 하든, 과학적 및 임상적 학문의 현 흐름을 알고 있는 것이 중요하다. 팀의 다른 구성원들은 새로운 기술에 대해 배우고자 하거나 친숙하지 않은 무언가의 속성에 대해 질문할 때 임상재활 공학자(CRE)를 찾곤 한다. 보다 많은 보험회사들이 그들의 독특한 기여를 인식할수록 임상재활 공학자(CRE)의 기회는 증가할 것이다.

참고문헌

Bauer S. M., Lane J. P., Stone V. I., and Unnikrishnan N., The voice of the customer — Part 2: Benchmarking battery chargers against the Consumer's Ideal Product, Assist Technol, vol. 10, pp. 51-60, 1998.

Beaumont-White S. and Ham R. O., Powered wheelchairs: are we enabling or disabling? Prosthet Onhot Int, vol. 21, pp. 62-73, 1997.

Bergamasco R., Girola C, and Colombini D., Guidelines for designing jobs featuring repetitive tasks, Ergonomics, vol. 41, pp. 1364-83, 1998.

Berry B. E. and Ignash S., Assistive technology: providing independence for individuals with disabilities, Rehabil Nurs, vol. 28, pp. 6-14, 2003.

Biomedical Engineering: A Historical Perspective, in Introduction to Biomedical Engineering, J. D. Enderle, S. M. Blanchard, and J. D. Bronzino, Eds. New York: Academic Press, 2001, pp. 1-28.

Bleck E. E., Rehabilitation engineering services for severely physically handicapped children and adults, Curr Pract Orthop Surg, vol. 1, pp. 223-45, 1977.

Bronzino J. D., Clinical engineering: Evolution of a discipline, in The Biomedical Engineering Handbook, vol. 2, J. D. Bronzino, Ed., 2nd ed. Boca Raton, FL: CRC Press LLC, 2000, pp. 167-1-167-7.

Brown R. and Wright D. K., An integrated approach to rehabilitation engineering education: the development of a new masters programme at Brunei University, Biomed Sci lustrum, vol. 28, pp. 75-80, 1992.

Comments on Warren's cost effectiveness and efficiency in assistive technology service delivery, Assist Technol, vol. 5, pp. 66-73, 1993.

Cook A. M. and Hussey S. M., Delivering Assistive Technology Services to the Consumer, in Assistive Technologies: Principles and Practice, 2nd ed. St. Louis, MO: Mosby, Inc., 2002, pp. 91-142.

Cook A. M. and Hussey S. M., Introduction and Overview, in Assistive Technologies: Principles and Practice, 2nd ed. St. Louis, MO: Mosby, Inc., 2002, pp. 3-33.

Diez C, More than just credentials: the personal and financial rewards of certification, Biomed Instrum Technol, vol. 37, pp. 69-70, 2003.

Enderle J. D., Bianchard S. M., and Bronzino J. D., Introduction to Biomedical Engineering.
New York: Academic Press, 2001.

Foort J., Comments for a new generation of rehabilitation engineers, JRehabil Res Dev, vol. 22, pp. 2-8, 1985.

Foort J., Hannah R., and Cousins S., Rehabilitation of engineering as the crow flies. Part 1- Development of the biomechanics clinic team, Prosthet Orthot Int, vol. 2, pp. 15-23, 1978.

Foort J., Hannah R., and Cousins S., Rehabilitation engineering as the crow flies. Part IV Criteria and constraints, Prosthet Orthot Int, vol. 2, pp. 81-5, 1978.

Foort J., Hannah R., and Cousins S., Rehabilitation engineering as the crow flies. Part V - a problem-solving method for rehabilitation engineering, Prosthet Orthot Int, vol. 2, pp. 157-60, 1978.

Glanville H. J., Rehabilitation and engineering, Biomed Eng, vol. 10, pp. 297-9, 310, 1975.

Goodman G., The profession of clinical engineering, J Clin Eng, vol. 14, pp. 27-37, 1989.

Hobson D. A., Rehabilitation engineering — a developing specialty, Prosthet Orthot Int, vol. 1, pp. 56-60, 1977.

Hobson D. A. and Trefler E., Rehabilitation Engineering Technologies: Principles of Applic¬ation, in The Biomedical Engineering Handbook, Vol. 2, J. D. Bronzino, Ed., 2nd ed. Boca Raton, FL: CRC Press LLC, 2000, pp. 146-1-146-9.

Hutchins B. M., The slow, slow death of clinical engineering, Biomed Instrum Technol, vol. 35, p. 289, 2001.

Iles G., Rehabilitation engineering, NZNursJ, vol. 75, pp. 7-9, 1982.

Jedeloo S., De Witte L. P., Linssen B. A., and Schrijvers A. J., Client satisfaction with ser¬vice delivery of assistive technology for outdoor mobility, Disabil Rehabil, vol. 24, pp. 550-7, 2002.

Johnson G. R., Special issue on rehabilitation engineering, Proc InstMech Eng [H], vol. 215, p. i, 2001.

Kenworthy G. and Simpson D. C, The provision of a service in rehabilitation engineering, Biomed Eng, vol. 9, pp. 515-6, 1974.

Kizer K. W. and Norby R. B., Internal practice barriers for non-physician practitioners in the veterans healthcare system, J All Health, vol. 27, pp. 183-7, 1998.

Kohn J. G., LeBlanc M., and Mortola P., Measuring quality and performance of assistive tech¬nology: results of a prospective monitoring program, Assist Technol, vol. 6, pp. 120-5, 1994.

Kohn J. G., Mortola P., and LeBlanc M., Clinical trials and quality control: checkpoints in the provision of assistive technology, Assist Technol, vol. 3, pp. 67-74, 1991.

Lane J. P., Usiak D. J., Stone V. I., and Scherer M. J., The voice of the customer: consumers
define the ideal battery charger, Assist Technol, vol. 9, pp. 130-9, 1997.

Langbein W. E. and Fehr L., Research device to preproduction prototype: a chronology, J Rehabil Res Dev, vol. 30, pp. 436-42, 1993.

Logan G. D. and Radcliffe D. R, Supporting communication in rehabilitation engineering teams, Telemed J, vol. 6, pp. 225-36, 2000.

Lowe P. J., Richardson W., and Smallwood R. H., Physical disability: the role of the physical scientist in the health service. A report of the Institute of Physical Sciences in Medicine, Clin Phys Physiol Meas, vol. 9, pp. 81-4, 1988.

Mann R. W., Selected perspectives on a quarter century of rehabil itation engineering, J Rehabil Res Dev, vol. 23, pp. 1-4, 6, 1986.

Mann W. C, Goodall S., Justixs M. D., and Tomita M., Dissatisfaction and nonuse of assistive devices among frail elders, Assist Technol, vol. 14, pp. 130-9, 2002.

Mann W. C, Ottenbacher K. J., Fraas L., Tomita M., and Granger C. V., Effectiveness of assistive technology and environmental interventions in maintaining independence and reducing home care costs for the frail elderly. A randomized controlled trial, Arch Fam Med, vol. 8, pp. 210-17, 1999.

Meanley S., Rehabilitation engineering and leprosy in Nepal: a personal view, J Med Eng Technol,vol 16, pp. 165-9, 1992.

Milner M., Naumann S., Literowich W., Martin M., Ryan S., Sauter W. F., Shein G. F., and Vcrburg G., Rehabilitation engineering in pediatrics, Pediatrician, vol. 17, pp. 287-96, 1990.

Montan K., Rehabilitation engineering — a growing part of the rehabilitation services, Prosthet Orthotlnt, vol. 2, pp. 111-13, 1978.

Nosek M. A. and Krouskop T. A., Demonstrating a model approach to independent liv-ing center-based assistive technology services, Assist Technol, vol. 7, pp. 48-54, 1995.

O'Dca T., Clinical engineering without clinical engineers, Biomed lustrum Technol, vol. 35, pp. 225-6, 2001.

Perlman L. G. and Enders A., Rehabilitation Technology Service Delivery: A Practical Guide. Washington, DC: RESNA, 1987.

Potvin A. R., Mercadante T. C, and Cook A. M., Skill requirements for the rehabilitation engineer: results of a survey, IEEE Trans Biomed Eng, vol. 27, pp. 283-8, 1980.

Reswick J. B., Rehabilitation engineering, Annu Rev Rehabil, vol. 1, pp. 55-79, 1980.

Reswick J. B., Technology — an unfulfilled promise for the handicapped, Med Prog Technol, vol. 9, pp. 209-15, 1983.

Reswick J. B., How and when did the rehabilitation engineering center program come into being? J Rehabil Res Dev, vol. 39, pp. 11-16, 2002.

Ring N., Rehabilitation engineering, Nurs Mirror Midwives J, vol. 140, pp. 61-5, 1975.

Riva G. and Gamberini L., Virtual reality as telemedicinc tool: technology, ergonomics and actual applications, Technol Health Care, vol. 8, pp. 113-27, 2000.

Rowley B. A., Mitchell D. K, and Weber C, Educating the rehabilitation engineer as a service provider, Assist Technol, vol. 9, pp. 62-9, 1997.

Scherer M. J. and Lane J. P., Assessing consumer profiles of 'ideal' assistive technologies in ten categories: an integration of quantitative and qualitative methods, Disabil Rehabil, vol. 19, pp. 528-35, 1997.

Seelman K., Aging with a disability: views from the National Institute on Disability and Rehabilitation Research, Assist Technol, vol. 11, pp. 84-7, 1999.

Selwyn D., Rehabilitation engineering: new hope for the permanently disabled, J Am Soc Psychosom Dent Med, vol. 22, pp. 114-28, 1975.

Selwyn D., Tandler R., and Zampella A. D., Engineering as a clinical tool for geriatric rehabilitation, Med lustrum, vol. 16, pp. 259-60, 1982.

Shaffer M, J., A new clinical engineering curriculum, Biomed Instrum Technol, vol. 29, pp. 448-9, 1995.

Shuster N. E., Addressing assistive technology needs in special education, Am J Occup Ther,
vol. 47, pp. 993-7, 1993.

Smith R. O., Chapter one: Models of service delivery in rehabilitation technology, in Rehabil-itation Technology Service Delivery; A Practical Guide, L. G. Perlman and A. Enders, Eds. Washington, DC: RESNA, 1987, pp. 7-25.

Staros A., Rehabilitation engineering and the growth of prosthetics/ortboties practice, Int RehabilMed, vol. 6, pp. 79-84, 1984.

Story M. F., Mueller J. L., and Mace R. L., The Universal Design File: Designing for People of All Ages and Abilities. Raleigh, NC: NC State University, The Center for Universal Design, 1998.

Szeto A. Y. J,, Rehabilitation Engineering and Assistive Technology, in Introduction to Biomedical Engineering, J. D. Enderle, S. M. Blanchard, and J. D. Bronzino, Eds. New York: Academic Press, 2001, pp. 905-41.

Szeto A. Y. J., Rehabilitation Engineers in Government Service, IEEE Eng Med Blol Mag, vol. 23, pp. 8-9, 2004.

Thacker J. G. and Kau/.iarich J. J-, Rehabilitation engineering education at the University of Virginia, J Ctin Eng, vol. 7, pp. 329-34, 1982.

Trachtman L. H., A review of practices among information resource programs on assistive technology, Assist Technol, vol. 3, pp. 59-66, 1991.

Vanderheiden G. C, Service delivery mechanisms in rehabilitation technology, Am .1 Occup Ther, vol. 41, pp. 703-10, 1987.

Vasa J. J., Electronic aids for the disabled and the elderly, Med Instrum, vol. 16, pp. 261-2, 1982.

Vitalis A., Walker R., and Legg S., Unfocused ergonomics?, Ergonomics, vol. 44, pp. 1290-301, 2001.

Volinn E., Do workplace interventions prevent low-back disorders'? If so, why?: a mcthodologic commentary, Ergonomics, vol. 42, pp. 258-72, 1999.

Warren C. G., Cost effectiveness and efficiency in assistive technology service delivery {see comments}, Assist Technol, vol. 5, pp. 61-5, 1993.

Winters J. M., Rehabilitation engineering training for the future: influence of trends in academics, technology, and health reform, Assist Technol, vol. 7, pp. 95-110, 1995.

Chapter 03

유니버설 디자인

제3장

유니버설 디자인

저자 : Linda van Roosmalen, Hisaichi Ohnabe

역자 : 정지홍 (국민대 테크노디자인전문대학원 교수)

3.1 학습 목표

이 단원을 통해 독자는 다음과 같은 내용을 학습하게 될 것이다 :

- 유니버설 디자인을 이해
- 유니버설 디자인과 고아 기술(Orphan Technology)의 차이점
- 유니버설 디자인이 어떻게 제품과 환경구축에 도움이 되는지
- 유니버설 디자인을 제품과 환경구축에 적용하기 위한 도구 선택
- 유니버설 디자인의 원칙에 따른 제품과 환경 평가
- 유니버설 디자인이 현재의 디자인표준의 어디에 적합할지

3.2 서론

우리 사회를 구성하는 제품과 시스템들을 둘러보자. 얼마나 많은 제품 및 시스템이, 노인을 염두 하고 디자인되었는가? 과연 얼마나 많은 제품 및 시스템을, 청각 장애인 혹은 휠체어 사용자들이 사용할 수 있는지?

이 단원은 유니버설 디자인과 다양한 신체적 특성과 감각 능력 그리고 지적 능력을 가진 사람들을 위한 제품 및 시스템을 디자인, 개발, 출시하려는 제품 디자이너, 엔지니어, 회사에게 유니버설 디자인의 접근방법이 어떤 조언을 할 수 있을지를 설명하고 있

다. 또한 이 단원은 유니버설 디자인의 원칙을 충족시키는 디자인 제품을 만드는데 사용될 도구에 대해 설명한다.

3.3 배경

유니버설 디자인의 창시자이자 전문 건축가인 Ron Mace는 1985년에 '유니버설 디자인은 무한한 적용 범위로 건축물뿐 아니라 제품에까지 모든 사람이 사용할 수 있도록 통합하는 디자인 접근방법이다' 라고 말했다. 또 다른 선구자인 Patti Moore는 20년 전 노인학 연구를 목적으로 할머니처럼 옷을 입고 마을을 돌아다녔는데, 그것을 통해 노인들이 부딪히는 제품, 환경, 사람들의 태도로 인한 어려움을 경험해 보기 위해서였다고 한다.

제품 및 환경을 모든 사람들이 사용 가능하게 만들 때, '모든 사람'이 과연 누구를 뜻하는 것인지에 대해 정의를 내릴 필요가 있다. McNeil은 미국 내 5천4백만으로 추정되는 사람이 어떠한 형태의 '제한'이 있음을 알게 되었다. 이 추정치는 Income and Program Participation(SIPP)라는 설문 자료에 근거한 것인데, 이 자료는 아래의 기준에 해당되는 최소 15세 이상의 사람들을 포함한다.:

1. 휠체어, 지팡이, 목발 또는 워커를 사용하는 경우
2. 한 가지 또는 그 이상의 기능적 활동(보기, 듣기, 말하기, 들기, 계단 오르내리기, 걷기, 작은 물건 집기) 수행에 어려움이 있는 경우
3. 일상생활에 있어 한 가지 이상 활동에 어려움이 있는 경우(집안 돌아다니기, 침대나 의자에 앉고 서기, 목욕, 옷 입기, 먹기, 화장실 사용)
4. 일상생활에서의 도구 사용에 어려움이 있는 경우(집 밖으로 나가기, 돈·영수증 관리, 식사준비, 가벼운 집안일, 제 시각에 알맞은 양의 처방된 약의 복용, 전화기 사용)
5. 한 가지 이상 특정한 상태를 보이는 경우(학습장애, 정신지체 등 발달장애, 치매 혹은 다른 종류의 정신적·감정적 상태)
6. 일상생활에 심각한 지장이 있는 정신적 혹은 감정적 상태를 보이는 경우(잦은 우울감·불안감이 있는 경우, 다른 사람과 어울리는 것에 문제가 있는 경우, 집중하지 못하는 경우, 일상의 스트레스를 극복하지 못하는 경우)
7. 집에서 일할 능력이 제한적인 경우
8. 직장에서 일하는 것에 어려움이 있는 경우
9. 일할 능력이 없어 정부의 지원을 받는 경우

예술성은 제품 디자인에 있어 늘 존재해 왔는데, 그것은 원시인들이 처음으로 도구를 고안했을 때로 거슬러 올라간다. 오늘날까지도, 사람들은 항상 새로운 제품에 대한 고민을 한다. 건강관리서비스의 발전, Americans with Disabilities Act(ADA)의 창설과 더불어, 지난 20년간 장애가 있는 노인의 수 또한 증가해 왔다. 노인과 장애인을 우리의 사회에 사람들과 통합하기 위해서는 적응형 또는 접근성 제품의 발전이 필요하다. 적응형 설계 및 접근성 설계 제품의 예는 건물이나 탈 것에서부터 휠체어를 이용하는 사람들이 쉽게 접근할 수 있도록 디자인된 진입로와 리프트 등이 있다. 화장실 안에 있는 핸드레일은 휠체어에서 변기로 이동하는데 도움이 필요한 사람들이나 노인들에게 안정성을 제공하고 있다. 그러나 적응형 설계 및 접근성 설계를 시도하여 장애인 시장에 접근이 쉬운 제품을 만든다고 해서, 그것이 반드시 저절로 높은 비용효율로 이어지거나 성공적인 해결책이 되지는 않는다. 특히 장애인과 일반인이 함께 사용하기 위해 개조된 제품과 시스템은 비난을 받거나 불완전하게 결합될 수 있으며, 그로 인해 대상층이 되는 일반인들과 장애인 모두로부터 거절당하는 결과를 초래하게 된다. 인간 중심 디자인적 접근은 장애인과 노인을 포함한 모든 잠재적 사용자들의 요구를 충족하는 포괄적인 환경을 디자인하는 데 사용될 필요가 있다.

2001년 George W. Bush는 '자유를 위한 조례(Freedom Initiative)'를 발의하면서 유니버설 디자인을 위한 제안을 했다. 이 발안으로서, 보조 기술의 사용을 가능하게 만들고 유니버설 디자인이 적용된 기술의 가용성을 증가시키는 것을 목표로 하는 연구 및 개발 프로그램을 위한 자금이 확보되었다. 또한 이 발안은 연구의 6가지 우선순위를 정의했다. 그 첫 번째는 물리적 환경 안에서의 접근성과 이동성을 증가시키는 것이다. 이러한 물리적 환경은 공적·사적인 건물, 도구, 일상적으로 사용되는 물건들뿐 아니라 도로와 탈 것도 포함된다. 모든 이가 환경에 접근할 수 있게 하기 위해, 유니버설 디자인을 포함하는 프로세스를 사용하기를 제안했다.

3.4 고아 기술

공공으로 사용되는 대부분의 제품을 유니버설 디자인의 접근방법에 따라 디자인하는 것은 좋은 시도이나, 모든 제품이 이러한 접근방법에 적합한 것은 아니다. 예를 들어, 어떤 사람의 욕창이 진행되는 것을 막기 위해서 특정한 목적으로 디자인된 제품이 굳이 주류 제품으로 완성될 필요도 없고, 유니버설 디자인의 접근방법에 따라 디자인될 필요도 없을 것이다. 이런 종류의 제품들은 '장애인'을 위한 시장에 있을 것이며,

이른바 '고아 기술'(OTech)이라 불리는 데에 속할 것이다.

고아 기술 또는 고아 기술을 이용한 제품은 특정 장애가 있는 사람들을 위해 특별히 디자인 되어왔다. 고아 기술은 주류의 기술과는 거리가 멀다. 또한, 그 범주 안에 들어가는 제품들은 '모두'가 사용할 수 있도록 하기 어렵다는 통념이 있다. 따라서 고아 기술의 예는 장애가 있는 사람들을 위해 자체 제작된 휠체어 쿠션, 의사소통 보완제품, 보청기를 조정하는 손목시계와 같은 제품들이다.

Seelman은 유니버설 디자인의 실행과 고아 기술(장애가 있는 사람들을 위해 사용되는 디자인 기술)의 효용성은 모두, 우리 사회 안에 존재하는 장애인의 참여를 가능하게 하기 위해 필요하다고 결론 내렸다. 기술 발전을 위한 사고방식, 교육, 시장, 정부 차원의 보상과 명령 같은 '외부적 요소들' 또한 디자인 성공을 위해 중요하다.

3.5 유니버설 디자인

3.5.1 유니버설 디자인의 기원

유니버설 디자인은 1990년대 미국에서 시작되었으며, 제품 개발 과정을 통해 장애인과 노인을 포함한 모든 잠재적 소비자들의 요구를 충족시킬 수 있는 새로운 제품을 만드는 디자인 접근방법이다. 전 세계적으로 유니버설 디자인과 유사한 개념을 담고 있는 수많은 디자인 흐름이 있어왔다. Kyoyo-Hin은 1990년대에 일본에서 시작되었다.

Kyoyo-Hin은 처음부터 디자인 하는 대신, 이미 존재하는 제품과 시스템을 다시 디자인해서 장애인과 노인을 포함하는 더욱 커다란 사용자 집단의 유용성을 실현 가능하게 하려 하였다. '포괄적인 디자인(Inclusive design)'과 '공공 디자인(Design for all)'은 유럽에서 기원하였으며 '무장애 설계(Barrier-free design)'는 UN(그림 3.1)에서 기원했다. 이러한 정의들의 공통점은, 제품과 시스템의 디자인에 초점을 맞추었다는 점이다. 그들의 관점은 대상 집단인 장애인과 노인을 포함하는 '모든 사람'에 집중된다.

우리는 디자인 프로세스 안에서 유니버설 디자인, Kyoyo-Hin, 포괄적인 디자인, 공공 디자인, 무장애 설계가 모든 잠재적 사용자들의 능력 및 장애를 반영한 제품과 시스템을 만들기 위해 집중하고 있다고 결론지을 수 있다.

시간	UN / ISO	미국	유럽	일본
1950			표준화	
1960				
1970	무장애 설계 (Barrier-free design) →		무장애 설계(Barrier-free design)	
1980				
1990		유니버설 디자인	공공 디자인(Design for all) - 포괄적인 디자인(Inclusive Design)	Kyoyo-Hin
2000	접근성 설계 (Accessible design) →		접근성 설계(Accessible design)	
2001	ISO / IEC Guide 71			

그림 3.1 시간의 흐름에 따른 유니버설 디자인의 국제적 변화

3.5.2 유니버설 디자인의 7가지 원칙

North Carolina 주립 대학교가 NIDRR의 연구자금인 유니버설디자인 재활공학연구센터(RERC) 프로그램을 수탁받았을 때, 성과측정은 소비자, 제품 디자이너, 마케터가 유니버설 디자인을 적용하는 것을 돕기 위해 개발되었다. 성과측정평가는 1999년 완성되었으며, 현재 대중적으로 사용 가능하다. 유니버설 디자인의 7가지 원칙은 North Carolina 주립 대학교에서 수행된 연구를 기반으로 개발되었는데, 이는 표 3.1에 나와 있다. 이 원칙들은 가능한 한 많은 사람들을 수용하는 제품이나 시스템에 관련한 디자인 의사결정시 활용될 수 있다.

3.5.2.1 원칙 1 : 공평한 사용

'공평한 사용'을 설명하기 위한 한 가지 예로 사람들이 쉽게 잡을 수 있도록 두꺼운 고무 손잡이 형태를 가진 EasyGrip™의 주방용품이 있다. 비록 처음에는 노인의 손잡이 사용이 목적이었으나, 이 디자인은 그보다 훨씬 더 많은 사용자들에게 편안하고 매력적으로 보였다.

3.5.2.2 원칙 2 : 유연한 사용

지렛대 형식(lever-type)의 문손잡이는 다양한 방법으로 다수의 사람들에 의해 사용될 수 있는 형태 중 하나이다. 팔꿈치, 손목, 주먹, 손가락 심지어는 손에 물건을 쥐

고도 이 문손잡이를 사용할 수 있다. 미국에서 일반적으로 사용되는 둥근 형태의 문손잡이들의 사용이 공평한가를 이전과 비교해 보면, 둥근 손잡이가 지렛대 형식의 손잡이보다 잡아 돌리기도 어렵고 유연하지 않았다.

표 3.1 유니버설 디자인의 원칙(North Carolina 주립 대학교, 1999)

유니버설 디자인 원칙	정책
원칙 1 : 공평한 사용 다양한 능력을 가진 계층의 사람들이 공평하게 사용할 수 있어야 한다는 것을 의미하는 원칙으로, 다음과 같은 디자인 지침이 고려되어야 한다.	1 a. 모든 사용자들에게 같은 사용 방법을 제공한다. : 가능하면 동일하게, 그렇지 않을 경우 그것에 상응하는 것을 제공한다. 1 b. 특정 사용자층을 차별하지 않도록 한다. 1 c. 모든 사용자들에게 동등한 수준의 프라이버시, 보안성, 안전성을 제공한다. 1 d. 모든 사용자들에게 호소할 수 있는 디자인을 만든다.
원칙 2 : 유연한 사용 광범위한 수준의 개인적 선호도 및 능력을 충족시킬 수 있도록 디자인해야 함을 의미하는 원칙으로, 다음과 같은 디자인 지침이 고려되어야 한다.	2 a. 사용 방법에서의 여러 가지 대안들을 제공하도록 한다. 2 b. 오른손잡이와 왼손잡이 모두 사용할 수 있도록 한다. 2 c. 사용자의 정확성과 정밀성을 용이하게 한다. 2 d. 사용자의 속도에 대한 적응성을 고려하여 디자인한다.
원칙 3 : 단순하고 직관적인 사용 사용자의 경험, 지식, 언어능력 또는 집중력에 관계없이 사용에 있어서의 이해가 용이하도록 디자인해야 한다는 것을 의미하는 원칙으로, 다음과 같은 디자인 지침이 고려되어야 한다.	3 a. 불필요한 복잡성을 제거한다. 3 b. 사용자의 예상과 직관에 일관성 있게 디자인한다. 3 c. 다양한 수준의 읽고 쓰는 능력 및 언어능력을 수용할 수 있도록 디자인한다. 3 d. 중요도에 따라 정보를 배열한다. 3 e. 작업 수행 중 및 종결에 대한 효과적인 피드백 정보를 제공한다.
원칙 4 : 정보의 지각성 주변 조건이나 사용자의 감각 능력에 관계없이 사용자에게 필요한 정보를 효과적으로 전달할 수 있도록 디자인해야 한다는 것을 의미하는 원칙으로, 다음과 같은 디자인 지침이 고려되어야 한다.	4 a. 중요한 정보의 중복적인 제시를 위하여(시각적, 음성적, 촉각적 방법과 같은)다른 정보제시방법을 사용한다. 4 b. 중요한 정보와 그 배경 사이에 적당한 대비(Contrast)를 고려한다. 4 c. 중요 정보의 가독성(legibility)을 최대화한다. 4 d. 묘사될 수 있는 방법에 있어서 구성요소들을 다르게 한다. 4 e. 감각 장애를 갖는 사람들에 의하여 사용되어 온 다양한 방법이나 장치들과의 양립성(Compatibility)에 모순되지 않도록 디자인한다.

원칙 5 : 오류에 대한 관용성 위험한 행위나 의도하지 않은 행위의 결과에 대한 위험성을 최소화하도록 디자인해야 한다는 것을 의미하는 원칙으로, 다음과 같은 디자인 지침이 고려되어야 한다.	5 a. 위험과 오류를 최소화하도록 구성요소를 배열한다. 즉, 가장 자주 사용되는 구성요소들은 가장 접근하기 쉬운 곳에 배열하고 위험한 구성요소는 제거하거나 분리하거나 덮개를 만들어 준다. 5 b. 위험과 오류에 대한 경고를 제공한다. 5 c. 안전장치(fail-safe features)를 제공한다. 5 d. 경계가 요구되는 작업에서 무의식적인 행위가 발생되지 않도록 디자인한다.
원칙 6 : 육체적 노력을 최소화 사용에 있어 효과적이고 안락하며 최소의 피로가 유발되도록 디자인해야 한다는 것을 의미하는 원칙으로, 다음과 같은 디자인 지침이 고려되어야 한다.	6 a. 사용자가 편안한 자세를 유지하도록 한다. 6 b. 적정한 수준의 조작력을 사용하도록 한다. 6 c. 반복행위를 최소화한다. 6 d. 지속적인 육체적 노력을 최소화한다.
원칙 7 : 접근과 사용에 대한 크기와 공간 사용자의 신체 크기, 자세, 움직임에 쉽게 접근하고, 닿고, 조작하고, 사용할 수 있도록 적당한 크기와 공간을 고려해 디자인해야 한다는 원칙을 말하는 것으로 다음과 같은 지침들이 고려되어야 한다.	7 a. 중요한 부분에 대해서는 앉거나 선 자세의 사용자가 명확히 볼 수 있도록 디자인한다. 7 b. 모든 구성요소에 대해 앉거나 선 자세의 사용자가 편안하게 닿을 수 있도록 한다. 7 c. 손과 손잡이 크기에서의 변동을 고려하여 디자인한다. 7 d. 보조 장치나 개인적 도구의 사용을 위한 적당한 공간을 제공한다.

3.5.2.3 원칙 3 : 단순하고 직관적인 사용

공항에는 여행자를 올바른 구역까지 안내하기 위한 다양한 시각적 안내물들이 있다. 이러한 안내 물들은 주로 단색의 그림문자(픽토그램) 형태이어서, 다양한 언어능력과 지적 수준을 가진 사람들도 쉽게 보고 이해할 수 있다. 픽토그램을 사용하면 집중력이 낮은 경우에도 도움이 될 수 있다.

3.5.2.4 원칙 4 : 정보의 지각성

핸드폰은 이제 개인화될 뿐만 아니라 장애를 가진 사람들에게도 유용하다. 특히 핸드폰의 바로가기 기능(Direct-Dial Option)은 사용자 대다수가 일반적으로 사용하는 기능이다. 이러한 특징은 지적 장애로 인해 핸드폰 번호를 쉽게 외우지 못하는 사람들에게도 유용하다. 게다가 진동과 소리가 결합된 시각적 신호는 어둡거나 시끄러운 환경에서도 사용자가 쉽게 인지할 수 있다. 또 다른 특징으로 환경의 소음수위에 따라 순응하는 스피커를 들 수 있다.

3.5.2.5 원칙 5 : 오류에 대한 관용성

오류의 위험을 줄이는 제품의 예는, 샤워 수도꼭지에 장착되어있는 온도 제한장치이다. 온도 제한장치가 올바르게 조절 되고 나면, 우연히 사용자가 수도꼭지를 차가운 쪽 대신 뜨거운 쪽으로 돌렸을 때 물이 갑자기 뜨거워져서 사용자에게 화상을 입히는 것을 막아준다.

3.5.2.6 원칙 6 : 육체적 노력의 최소화

1960년대, 기동성이 높은 자동차를 위해 파워스티어링이 소개된 바 있다. 신체적 노력을 줄이는 또 다른 예는 승강기의 등장이다. 많은 빌딩의 경우 승강기가 수직이동의 주요 수단이며, 계단은 오직 응급 상황에서 사용된다.

3.5.2.7 원칙 7 : 접근과 사용에 대한 크기와 공간

흔히 사용되는 여닫이문과 비교하면 미닫이문은 조립하고 사용하는데 상대적으로 적은 공간을 필요로 한다. 또한 미닫이문은 사용하기 쉽고 휠체어에 앉은 사람이 사용하기 용이하다. 즉, 앞뒤로 열고 닫는 여닫이문과 비교해 볼 때, 수평으로 움직이는 미닫이문이 왔다 갔다 하는 움직임이 더 적게 요구된다.

3.5.3 유니버설 디자인의 이점

3.5.3.1 사회적 이점

오랫동안 우리 사회는 장애 모델에 따른 재활을 제공해 왔다. 근래 들어, 사회적 모델로, 사회의 일선에 장애인을 참여시키는 것이 점점 보편화 되고 있다. 이전의 장애 모델은 환자를 치료하거나 재활시키는 것에 중점을 두고 있었던 반면, 최근 사회 모델은 장애인을 중심에 세우고 그들의 참여에 초점을 맞추고 있다. 따라서 이러한 장애 모델과 사회 모델은 서로 경쟁적이어서 통합하기가 어렵다. 재활공학은 이러한 사회 모델 안에서 하나의 역할을 맡아, 장애인 개개인의 사회 참여를 가능하게 한다.
재활공학의 목적 중 하나는 사회 '참여'에 기여하는 것이며, 재활공학의 역할 중 하나는 '장애 모델'과 '사회 모델'을 통합하는 것이다. 물론 재활공학이 사회 모델과 장애 모델의 통합에 중요한 열쇠가 되기는 하나, 이때 유니버설 디자인이 이러한 목적을 충족시키는 부가적인 역할을 한다. 재활공학만으로는 모든 사람들이 완벽하게 사회에 참여하지 못한다. (장애인과 노인을 포함한)모든 사람들이 성공적으로 사회에 참여하기 위해서는 사용자 중심 디자인 체제 안에서 환경이 새로이 디자인되고 재활 기술이 더욱 발전되어야 한다. 유니버설 디자인의 접근방법을 포함한 사용자 중심 디자인 체제만이 모두에게 안전하고 실용적이며 효과적이면서도 편안한 환경을 만드는 동시에 장애 모델과 사회 모델의 완전한 통합을 실현시킬 것이다.

3.5.3.2 개인적 이점

우리 주변의 대부분 제품은 일반인을 위해 디자인되었다. 주로, 건강하며 좋은 감각과 이동성, 인지적 능력을 가진 보통의 남성을 위해 디자인의 초점이 맞춰져 왔다. 그리하여 장애가 있는 사람들에게 유용한 제품과 환경을 구축하기 위해선, 대부분의 경우 이미 존재하는 제품을 개조하여 사용한다.

유니버설 디자인의 접근법에 의해 이익을 받을 수 있는 사람들의 예는 다음과 같다. :

- (인지적, 감각적, 이동의 제한 등의)장애를 가진 사람
- 제한된 감각, 인지적 능력, 이동성을 가진 노인
- 휠체어, 지팡이, 보행보조기, 목발과 같은 이동 보조 기구를 사용하는 사람
- 키가 작은 사람과 아이
- 키가 큰 사람 혹은 무거운 사람
- 시각 안내 견을 사용하는 시각 장애인
- 돌봐주는 사람이 필요한 장애인
- 유모차를 끄는 부모
- 시각 장애인
- 임산부
- 외국인
- 왼손잡이

어떤 제품의 경우 사회로의 통합이 아주 잘 이루어져, 제품이 있음으로 하여 이익을 얻는 장애인뿐만 아니라 다른 잠재적 사용자들에게도 유용하다. 최근에 개발된 저상버스가 "버스정류장에서 무릎을 꿇는" 것을 생각해 보자. 이러한 개발로 장애인, 노인 할 것 없이 모든 승객들이 버스를 오르락내리락 하지 않고 더 안전하고 쉽게 버스를 탈 수 있게 되었다. 또 다른 예는 보도나 거리의 턱을 낮춘 것이다. 이러한 환경상의 변경 사항은 원래 보도에서 휠체어를 사용하는 사람들에게 접근이 쉬운 루트를 만들기 위해 시도되었지만, 어린 아이들이나 유모차를 가진 가족들 또한 이러한 발전으로부터 혜택을 받게 된다.

'유니버설'하게 디자인이 된 우리 사회에서의 제품과 시스템을 개발함으로써 장애인과 노인은 더 많은 자립을 얻게 될 것이다. 장애인이 자기 활동영역을 돌아다니기 위해 사용할 수 있는 제품과 시스템을 쉽게 사용할 수 있게 되면, 이들을 위해 설치된 비싼 시설과 도와주는 시스템이 필요가 없게 된다. 덧붙여 그 제품들이 주류의 것들과 '조화가 되도록' 디자인되면, 사용하는데 거부감이 없이 제품이 잘 받아들여지게 된다.

예를 들어 휠체어를 사용하는 사람들 중에서, 전동 스쿠터가 노인 사이에 큰 인기를 끌고 있는데, 그 이유 중 하나는 휠체어는 의료 기구로 연상이 되지만, 스쿠터는 이동기구로 여겨지기 때문이다.

3.5.3.3 산업적 이점

산업계에서 그들의 기기에 유니버설 디자인의 개념을 적용하지 않는 몇 가지 이유가 있다. 가장 일반적인 이유로는 개발 프로세스를 바꾸기 위한 비용이 들기 때문이다. 또 다른 이유로는 누가 잠재적 소비자인지 그리고 그 사용자의 특성과 능력에 대한 지식이 부족하다는 것이다. 아마도 회사는 유니버설 디자인의 복잡함과 그것을 디자인하는 과정 중 어디에 적용해야 할지에 대한 혼란을 느낄 것 이다. 그러나 산업이 실제로 누구를 위해 디자인하는지, 어떻게 적용시켜야 하는 지에 대한 지식을 접하게 되면, 유니버설 디자인의 이점은 더욱 분명해진다. 그들의 개발 과정에 유니버설 디자인의 개념을 적용함에 따른 이익은 다음과 같다.

- 제품이 고객의 요구사항을 충족시키는데 더 효율적
- 제품 경쟁력 향상
- 제품 수용 고객의 증가
- 잠재적 소비자의 증가에 따라 시장이 커짐(현재 고객 + 장애인과 노인)
- 생산 증가 에 따른 생산비용 절감과 이윤 증가
- 비용-효율이 증가된 생산 과정

다음 단락은 디자인과정에 따라 제품을 어떻게 디자인 하는가에 대한 설명이다.

3.5.4 유니버설 디자인 실행의 장애

유니버설 디자인의 상업적 이득을 바로 내기에는 그 실행을 막는 몇몇의 장벽이 존재한다. 회사의 경영자는 유니버설 디자인의 채택에는 기계의 설비 재정비와, 인력의 방대한 트레이닝이 따른다고 생각한다. 더 나아가, 유니버설 디자인이 제품이 시장으로 당장 진입하기까지의 과정을 늦춘다고 생각한다. 그 이유는 사용자 조사(user research)

를 포함한 초기 기획 과정이 제품개발 이전에 또 다른 부가적인 시간을 요구한다고 생각하기 때문이다. 산업은 종종 어떻게 접근문제를 해결하고 유니버설 디자인을 실행해야 하는지에 대한 지식의 부족함을 보여준다. 회사는 일반적으로 다양한 집단에 대해 알아가는 시간이 부족하며 그들을 위해 어떻게 디자인해야 하는지에 대한 지식을 가지고 있지 않다. 또한, 많은 회사가 체계적인 디자인 구조를 적용하지 않기 때문에 그들에게 유니버설 디자인을 적용시키는 것은 어려운 일이다. 회사의 입장에서 유니버설 디자인이 아마도 그들의 생산과정에서 비용을 더하지만, 그것이 비용절감에 도움이 될 것이라는 데에는 확신을 가지지 못한다. 결국 회사는 유니버설 디자인의 잠재적 사용자 그룹을 인식하지 않게 된다.

3.5.5 유니버설 디자인 매트릭스

우리 사회의 몇몇 제품들은 '유니버설'한 디자인으로 널리 알려져 있으며 주된 시장으로 성공적으로 진입해 있다(예. EasyGrip™ / Microsoft™ Tools). 그러나 대부분의 경우, McNeil이 언급한 장애 기준에 해당되는 사람들에게는 제품이 사용하기 어렵고 다루기 불편하기 때문에 사회 안에서 그들의 참여는 제한된다.

장애인에게 있어 주류의 제품(가구, 자동차, 포장 등)이 야기하는 핵심적인 불만족 요인은, 제품 또는 시스템이 개발 될 때 이 집단의 특정한 요구사항이 디자인 과정에 포함되지 않는 데서 기인한다. 디자인 과정에서 노인 또는 장애인의 요구사항과 능력을 제외하는 것은 우리 사회 안에서 그들 개개인의 참여를 배제하는 결과를 초래할 수 있다.

유니버설 디자인 매트릭스는 제품과 사용자의 타입을 분류하는데 도움이 될 것이다.

유니버설 디자인 매트릭스는 또한, 유니버설 디자인 원리에 따라, 어떤 제품 또는 시스템이 유니버설 디자인으로 좀 더 쉽게 접근할 수 있는지, 그리고 디자인하는데 어떤 어려움이 따르는지를 구별하는데 도움을 준다. 그림 3.2의 가로선 상에는 개인, 가족 또는 공공 사용자들을 포함한 사용자 유형을, 세로선 상에는 소비재(빠른 사용), 내구재(조금 더 긴 기간 사용), 사회 또는 자본재(긴 기간 사용)의 세 층을 보여준다.

개인사용에 따른 소비재(a1)의 예로는 옷 또는 사무용품이 있으며, 내구재(a2) 예로는 보조기술, 컴퓨터, 핸드폰, 의자. 또는 자전거가 있다. 가족사용에 따른 내구재(b2)로는 냉장고, 세탁기, 또는 자동차 등의 예가 있다. 가족사용을 위한 공공재(b2)가 주택인 반면, 공공을 위한 소비재(c1)에는 공공 휴지통, 버스 정류장을 들 수 있다. 마지막으로, 공공을 위한 내구재(c2)로는 기차, 버스 또는 버스 터미널이 있고, 공공건물 또는 고속도로가 공공재(c3)가 될 수 있을 것이다.

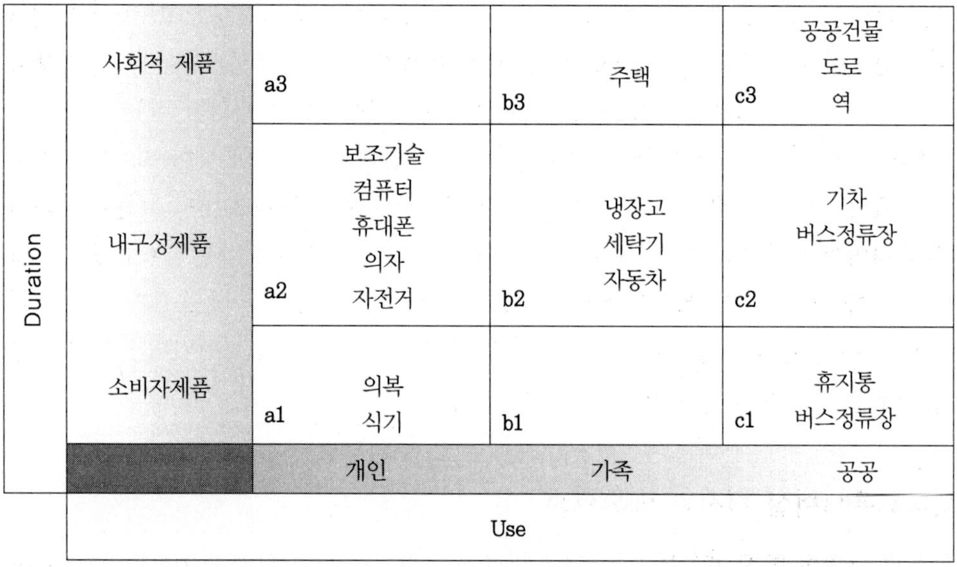

그림 3.2 보편적인 디자인 매트릭스

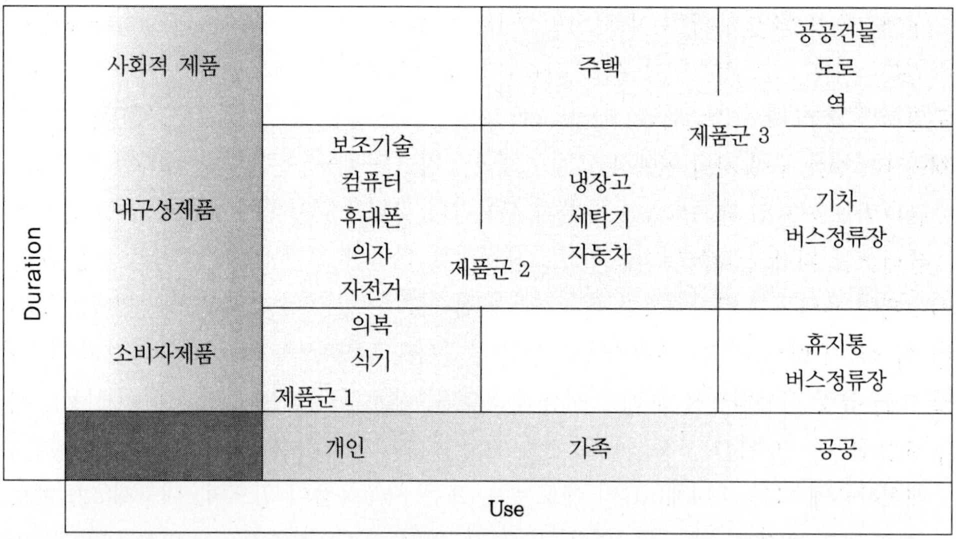

그림 3.3 다양한 제품군을 통한 보편적 설계의 확장된 모습

그림 3.3은 유니버설 적으로 디자인된 제품이, 다양한 제품유형과 다양한 사용자 유형에서 얼마나 확대될 수 있는 지를 반영한다. 기본적으로 UD(유니버설 디자인)접근이 용이할 것 같아 보이는 세 개의 그룹이 있다.

제품 군 1 : 소비재와 내구재 안에서 개개의 사용자들에 의해 만들어진 많은 개인적 제품들이 있다. 지금까지, 기성품(예 : 옷 또는 핸드폰기기)들은 장애인과 노년층이 아닌 오직 젊은 층과 비장애인들에 맞추어 디자인되었다. 유니버설 디자인을 이 카테고리 안에서 확대시키기 위해서는, 기성품과 시스템이 특별한 요구를 가진 사람들 쪽으로도 발전되어야 한다.

제품 군 2 : 이 제품군은 개인, 가족사용자들을 위한 내구재와 공공재를 포함한다. 유니버설 디자인을 이 카테고리 안에 확대하기 위해서는, 모두에게 사용가능하고 편리하도록 특별한 점들이 현 제품에 포함되어야 할 것이다. 이러한 내구재의 특징은 시간이 지남에 따라 자원낭비를 감소시킬 수 있다. 왜냐하면 이런 종류의 제품들이 보편적으로 디자인될 때, 사용자의 폭도 넓어질 가능성이 있기 때문이다.(예 : 접근성 설계 주택과 착탈 가능한 자동차 시트)

제품 군 3 : 공공재가 사용자들의 넓고 다양한 사용에 맞추도록 하기 위해서는, 다양한 목적에 맞추어 디자인 될 필요가 있다. 이 제품군은 모든 유형의 사용자들을 위해 만들어진 빌딩과 같다. 유니버설 디자인의 하나부터 열까지가 이 제품군에서는 매우 중요하다.

유니버설 디자인은 자립, 안전, 일상적 활동에의 적극적인 참여, 장애인의 삶의 질의 향상 등을 보장하는 중요한 열쇠이다. 그리고 우리의 사회와 제품이 사용할 수 없는 것이기에 고아제품의 필요가 발생하기 때문에, 유니버설 디자인 개념을 폭넓게 적용하면 값비싼 고아제품의 개발을 줄일 수 있을 것이다.

3.5.6 유니버설 디자인 적용

우리는 장애인과 노인을 포함하는 모든 사용자의 요구를 어떻게 제품에 디자인할 지에 대하여 스스로 질문해 볼 필요가 있다. 그동안 장애인을 위한 제품은 독립적으로 개발되어 왔다. 아래의 2가지가 주로 사용된 방법들이다.

1. 디자이너는 장애를 가진 개개인의 필요를 충족시키기 위해 '접근성 설계(accessible design)' 방법을 적용한다. 장애를 가진 사람들의 필요를 충족시키기 위한 이런 접근은 주변 환경이 디자인된 후에 추구된다. 이러한 디자인 접근 방식은 종종 미적인 측면과 환경적인 측면에 부정적으로 작용한다는 단점이 있다. 환경은 사용자의 편리함을 위해 추가 또는 수정하기에는 적합하지 않다. 접근성 설계의 한 가지 예로는 휠체어 사용자가 빌딩에 들어가기 위해 빌딩의 계단 옆에 설치된 또 다른 진입로가 있다.
2. 또 다른 디자인 접근 방식은 '적응형 설계(adaptive design)' 이다. 제품이 발매된 후, 장애를 가진 사람을 위해 추가된 제품을 만듦으로써, 현 제품 또는 시스템은 장애를 가진 사람들을 위해 사용 가능하게 만들어진다. 적응형 설계의 접근 방식은 제품과 시스템이 장애를 가진 사람에게 맞추어진다는 장점이 있으나, 이러한 제품의 개발에는 추가비용이 들고, 이러한 제품의 사용이 사용자에게는 불명예스러울 수 있다는 단점도 있다. 휠체어 사용자가 버스에 탑승하기 위한 버스의 휠체어리프트가 적응형 설계의 한 가지 예이다.

반대로, 장애를 가진 사람뿐만 아니라 모든 잠재적 사용자를 고려하는 유니버설 디자인의 접근방법이 있다. 이러한 사용자를 위해 디자인된 제품은 넓은 범위의 사람들의 지능적, 인지적 능력에 따른다. 비록 접근성 설계와 적응형 설계가 사용자 주도적이라고 할지라도, 그것들을 누가 사용할 것 인지에 대해 다른 견해를 가지고 있다. 접근성 설계와 적응형 설계가 오직 장애를 가진 사람들을 잠재적 사용자로 고려하는 반면에, 유니버설 디자인은 장애인뿐만 아니라 일반인(숙달된 사람들)까지도 포함한다. 사용자 지향에 대해 생각해 보자. '모든 사용자'를 위해 디자인 할 때의 핵심은 제품 또는 시스템을 개발할 때 구조화된 디자인 과정에 적용시키는 것이다. 다음 단계는 사용자의 대표집단 또는 대표집단의 특성과 함께 사용자들의 감각, 이동성, 인지적 제한에 대한 인식을 디자인개발 단계 초기부터 반영하는 것이다.

예를 들어 자동차 계기판의 디스플레이를 디자인 할 때, 디자이너는 성인 사용자의 평균적 수준의 능력에 중점을 두고 85세의 능력을 필수적으로 고려하지는 않는다. 평균 사용자의 신체적 능력만을 포함 할 때, 잠재적 사용자인 노인은 제품을 효과적이며 편안하고 안전하게 사용할 수 없게 된다.

제품의 소비자는 매우 다양한 집단으로 구성된다. 폭 넓은 사용자를 위한 제품을 성공적으로 개발하기 위해, 우리는 그들이 필요로 하는 부분을 충족시키기 위해서 다양한 사용자의 입장에 서는 것이 필요하다. '유니버설 디자인의 접근방법'으로 디자인하기 위해서는 우리의 사용자 집단이 가진 잠재적 제한에 대해서 생각하고 폭넓게 개념화하는 것이 중요하다. 처음에 디자인을 스케치하기 전이라 해도, 사용자들 혹은 목표로 한 사용자들은 반드시 고려되어야 한다. 추가적으로 디자인 요구사항의 리스트를 정리할 때, 배제된 사용자에 대해서도 생각해 보자.

3.6 디자인과 인간의 능력

사람의 능력을 정리할 때, 사용자 매트릭스가 사용될 수 있다(표 3.2). 표 3.2의 가로축은 사람의 네 가지 능력을 표현하고 세로축은 고려해야 할 일곱 가지 적용들을 나타낸다.

이 매트릭스를 사용함으로써 디자인능력과 제안하고자 하는 제품, 그 제품이 쓰일 상황 사이에서 관계가 형성될 수 있다. 예를 들어 우리가 ATM기계를 디자인 한다면 빛, 색상, 대비, 글꼴의 크기와 종류, 명확한 언어, 삭제와 같이 디자인 시 영향을 미치는 요소와 더불어 사용자의 감각적, 신체적, 인지적, 능력과 관련된 요소들이 고려되어야 한다.

표 3.2 사용자 능력과 제품수명 관점에 의한 사용자 매트릭스

제품수명 관점	인간능력			
	감각	신체	인지	알레르기
	보기	손동작	지능 / 기억	접촉 / 음식
	듣기	동작	언어 / 읽고 쓰기	호흡
	촉각	이동		
	맛 / 냄새	강도		
	균형	음성		
정보				
포장				
제질				
설치				
사용자인터페이스				
유지보수, 저장 / 삭제				
건물				

3.6.1 퍼소나(Persona)

사용자 집단을 관찰하고, 그들의 문제와 필요, 인지적, 신체적 능력을 파악하기 위

한 몇 가지 테크닉이 있다. 우리는 사람들을 인터뷰할 수도 있고, 다양한 사용자들에게 그들의 요구사항과 능력에 대한 것을 물어볼 수도 있다. 또한, 우리는 우리의 문제와 관련된 사이트를 관찰하고 사람들의 습성, 행동, 걱정에 대해서 문서화 할 수 있다.

또 다른 유용한 도구로써는 가상의 사용자 집단인 '퍼소나'를 설정하는 것이다. 이러한 집단은 아래의 개개인에 의해 구성 된다.

1. 일상생활을 위해 파워 휠체어를 사용하는 16살 소녀인 Cheryl.
2. 당뇨병 환자이며 몸무게가 2501b이상이고 중장비를 다루는 그의 업무 때문에 청각을 일부 잃은 Cheryl 의 아빠 Robert.
3. 요양원에 사는 Cheryl 의 할머니인 83세 Mary-Beth. 그녀는 기억력이 떨어지고, 최근 일어난 발작 때문에 오른쪽 몸에 이상이 생겼고 오른팔과 손, 다리의 움직임에 문제가 있다.
4. 마지막으로 시력이 나쁘며 이동할 때는 시각 안내견이 필요한 Cheryl의 삼촌 Brian. 여기에 명시된 사람들에 더하여, 사용자들이 가지고 있을 수 있는 다른 많은 제한들이 있다.

- 저시력 또는 시각장애
- 저 청각 또는 청각장애
- 미각, 후각 또는 감각장애
- 신체 장애 : 다리 그리고/또는 팔 장애
- 지각 장애 : (언어, 읽기, 이해, 기억 장애)

거의 장애가 없는 사람들을 대상으로 할 때, 디자인 아이디어는 그 효과, 안전성, 적합성, 편안함, 사용의 용이성을 바탕으로 평가 될 수 있다.

3.7 디자인 프로세스의 사용

구조화된 디자인 과정은 현존하는 문제를 해결하며, 성공적인 해결책을 체계적으로 디자인 할 수 있게 한다. 이러한 디자인 과정은 표 3.3에 정리된 단계를 포함 할 수 있다. 성공적인 유니버설 디자인 접근을 위해서는 디자인 과정에서 디자이너뿐만 아니라 경영자도 포함 되어야 하며, 구조화된 디자인 프로세스의 유용성을 받아들여야 한다.

이러한 구조화된 프로세스는 현존하는 다양한 디자인 과정을 포괄한다. 그러나 이것조차도 유니버설 디자인을 위한 특화된 디자인 단계가 무엇이며 이를 어디에 어떻게 반영해야 할지 명확하게 설명해 주지 못한다.

3.8 유니버설 디자인과 관련된 표준

우리의 환경과 제품을 모든 사람들에게 더 친근하고 안전하게 만들기 위해서 유니버설 디자인을 포함하는 표준은 다양하다. 미국은 ANSI-117과 FCC255 308조와 같이 접근성 설계와 다양한 인간공학적 표준을 위해 미국장애인 법(ADA)을 가지고 있다.

표 3.3 디자인과정에서 구현된 유니버설디자인

문제 정의	문제가 있는 사람들을 열거하고 그 문제들이 수반하는 것을 구체적으로 열거하라. 그 문제에 관계될 수 있는 기능적, 지각적 한계들을 묘사하라.
이해관계자 식별	언급된 문제에 관계된 모든 사람들을 열거하라. 그 문제에 관계될 수 있는 기능적, 지각적 한계들을 열거하라.
이해관계자의 요구 묘사	이해관계자들로부터의 정보를 갖고 그들의 필요를 열거하고 그 중요성에 따라 우선순위를 매겨라. 구체적으로 기능적 지각적 이해관계자들의 필요성들을 열거하라.
제품의 필요조건과 기술적 설명서를 묘사	이해관계자들 각자의 필요를 위해, 구체적으로 그 요구를 충족시키기 위해 제품이 따라야 할 방법들을 몇 가지 열거하라.
브레인스토밍	이와 비슷한 문제들과 그 해결책들에 기초해 아이디어를 내본다. 각 제품 또는 제품군의 필요조건에 기초해 아이디어를 내본다.
실행 가능한 아이디어 선택	제품의 필요조건과 그리고 잠재적인 실행 가능성, 실용성, 혁신성에 따라 아이디어들을 평가하라. 가능하면, 나쁜 디자인을 좋은 디자인으로 교체하라.
아이디어 정제	아이디어를 구체화하고 가장 좋은 콘셉트를 모형으로 만들어라.
콘셉트 평가	이해관련자의 요구, 제품 필요조건, 유니버설 디자인의 원칙에 따라 사회 대표적인 잠재적 최종사용자들에게 가장 좋은 콘셉트를 평가하게 하라.
마지막 디자인	이해관련자의 데이터에 기초해 최고의 콘셉트를 선택하고, 수정이 필요한 곳에 수정을 하고, 제품의 실제 모델을 만들어 보라.
마지막 제품평가	마지막 제품을 이해관계자의 요구, 제품 필요조건, 유니버설 디자인 원칙에 기초해 평가하라.

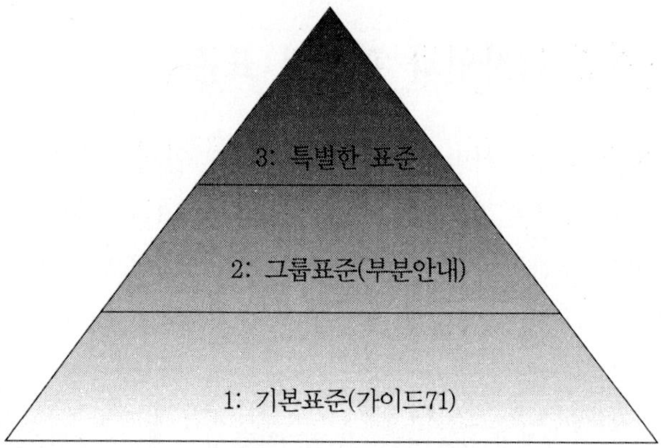

그림 3.4 가이드71 표준 계층

1990년에 처음 발표된 캐나다표준협회(CSA)의 CAN/CSA-B651-95 무장애 설계 표준(이하 CSA 무장애설계표준)에는 건물과 시설들이 신체적·감각적 장애가 있는 사람들이 이용할 수 있게 만드는데 필요한 요건들이 포함되어 있다. CAS무장애설계표준은 다양한 건물과 시설을 대상으로 국가적 기술적 표준을 위한 요구를 충족하기 위하여 개발되었으며 이 표준을 채택하는 다양한 기관들에 의해 전체적으로 혹은 부분적으로 활용될 수 있다. ISO/IEC Guide 71 표준은 기본 표준, 집단 표준, 특별표준 3가지 단계로 구성된다. 각각의 단계는 아래와 같다.

단계 1 : ISO/IEC Guide 71, CEN/CENELEC Guide 6, JIS Z8071을 포함한 일반적인 지침. 국제적으로, 노인과 장애인의 욕구를 다루기 위한 표준 개발자들의 지침인 ISO/IEC Guide 71이 사용된다. 이 표준은 어떻게 노인과 장애인의 필요를 충족하는지에 관해서 제품 및 서비스와 환경에 대한 국제적 표준의 제정자에게 방향을 제시한다. 유럽에서는 ISO/IEC Guide70에 상응하는 CEN/CENELEC Guide6을 사용한다. 표준편집지침서인 ISO/IEC 가이드71은 노인과 장애인을 위한 일본 산업표준(JIS)Z8071에 상응한다. JIS Z8071은 노인과 장애인을 위한 정보·통신 도구, 소프트웨어, 서비스를 포함한다. 이 JIS는 JIS Z8071-1 공동지침, JIS Z8071-2 정보처리장비, JIS Z8071-3 웹 콘텐츠로 구성된다.

단계 2 : 구체적인 부분을 위한 지침. 예를 들어 이 단계는 2004년부터 일본에서 사용된 JIS X8341-1 표준을 포함한다. 이것은 노인과 장애인을 위한 디자인의 지침을 포함하며 정보·통신 도구, 소프트웨어, 서비스를 위한 유니버설 디자인 지침을 포함한다.

단계 3 : 개인적 표준. 예를 들어 이 단계는 정보처리 장비와 관련되어 있는 JIS X8342-2와 웹 콘텐츠와 관련되어 있는 JIS X8341-3을 포함한다.

3.9 유니버설 디자인이 적용된 제품의 실례

이 단원에서는 제품과 환경에 적용된 유니버설 디자인의 사례연구를 설명한다.

3.9.1 리빙

다양한 활동을 위한 디자인은 유럽에서 시작되어왔다. 모든 사람들이 사용할 수 있는 공공 화장실을 위해 실제 원형 모델과 디자인 지침이 개발되었다. 이 프로젝트는 벨기에 정부로부터 자금을 조달 받아 다양한 대학과, 소비자 조직, 디자인 스튜디오의 협동에 의해 만들어 질 수 있었다. 포커스그룹, 사용자 평가, 사용성 연구는 대부분의 사용자의 필요를 충족시키는 제품을 탄생시키는데 공헌을 했다.

또 다른 접근은 일본인에 의해 시작되었다. 재활 또는 보조기기(장애인을 위한 특수 화장실 의자)에 사용된 기술은 많은 사람이 쉽게 사용할 수 있는 유니버설 디자인으로써 주류 제품에 통합되었다. 장애인의 사용을 위해 만들어진 조정할 수 있는 화장실 의자는 일반적인 화장실 의자에 통합되었다. 그림 3.5는 이런 재활기기들이 주류의 유니버설 디자인 제품으로 발전하는 단계를 보여준다.

3.9.2 패키징

한 일본 제조업체는 시각적 제한이 있는 사람들이 린스와 샴푸를 구별하기 쉽도록 샴푸 병 한 측면에 촉감을 느낄 수 있는 촉각안내선을 부착했다. 이 디자인은 샴푸 병 생산업체에게 최소한의 비용을 들인 유니버설 디자인으로 소개될 수 있을 것이다. 비록 시각장애를 가진 사람들을 위해 촉감을 느낄 수 있는 부분을 만들었을지라도, 사람들이 머리를 감는 동안 눈을 뜰 수 없을 때 이 촉감은 샴푸와 린스를 쉽게 구분할 수 있게 한다. 촉감을 이용한 포장의 또 다른 예는 그림 3.7에서 보여 진다. 시각 장애인을 위한 캔에 있는 점자는 안의 내용물이 음료가 아닌 술이라는 것을 알려준다.

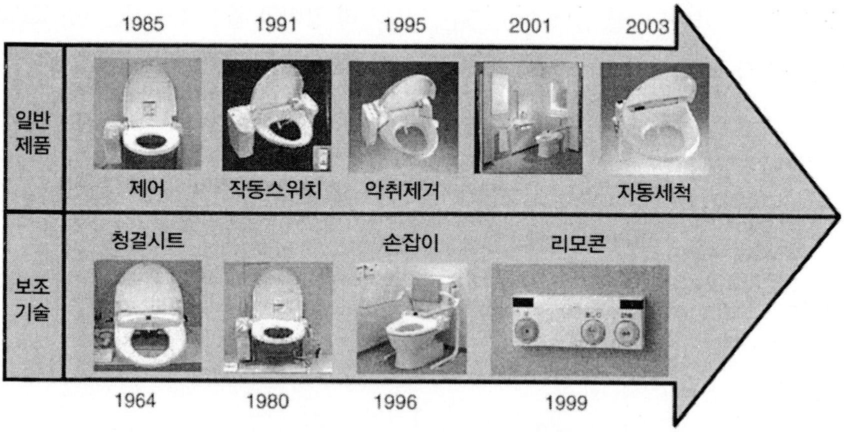

그림 3.5 보조기술의 일반기술로의 통합 개발

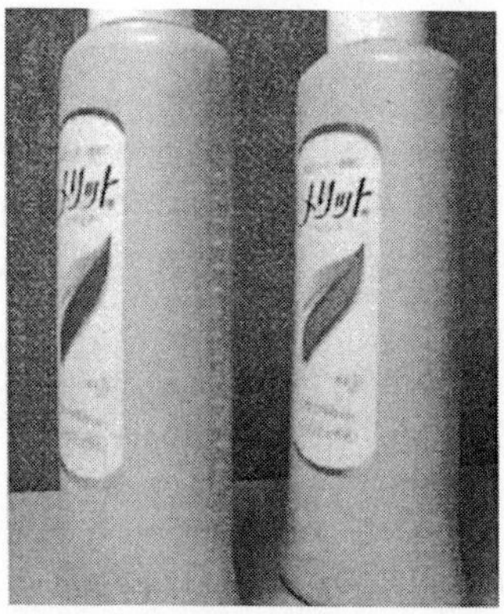

그림 3.6 촉각막대가 내장된 샴푸 병

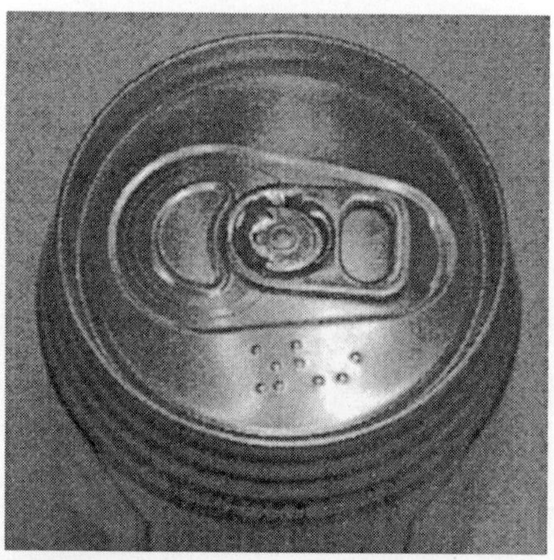

그림 3.7 음료수가 아닌 술이 들어있음을 알려주는 점자

3.9.3 교통수단

휠체어를 탄 사람이 대중교통수단을 이용할 때, 안전을 위해서 사용하는 여러 요소가 있다. 첫째로, 승강구를 보도 높이까지 낮출 수 있는 신체장애자용 버스는 휠체어를 탄 사람 혹은 노인들이 쉽게 버스를 탈 수 있도록 한다. 휠체어 사용자가 버스에 탔을 때, 버스 안의 특정 구역에 휠체어를 안전하게 위치시킬 수 있도록 지정되어 있다. 이렇게 버스로의 승·하차를 보다 더 안전하며, 쉽고, 독립적이게 하는 신기술을 'Rearward Facing Passenger Station' 이라 한다. 이 기술은 휠체어 사용자가 이동하는 동안 휠체어의 움직임을 최소화 하며 휠체어를 독립적으로 조작할 수 있게 한다.

3.10 요약

유니버설 디자인은 장애인과 노인을 위해 디자인하는 것도 매우 중요 하지만, 비용을 절감하고 많은 사람들이 유익을 얻기 위한 측면도 가지고 있다. 유니버설 디자인은 유익을 극대화하기 위해서 기기 디자인의 개념화 단계에서부터 시작할 필요가 있다.

유니버설 디자인 과정을 적용하는 방법론을 기술한 국제 표준이 만들어져 있다.

3.11 연습문제

1. 유니버설 디자인이란 무엇인가?

2. 디자인 과정을 순서대로 나열하고 유니버설 디자인의 통합이 어디에서 이루어지는지를 표시하라.

3. 유니버설 디자인과 적응형 디자인의 차이점은 무엇인가?

4. 유니버설 디자인의 사회적 이점은 무엇인가?

5. 유니버설 디자인의 개인적 이점은 무엇인가?

6. 유니버설 디자인의 산업적 이점은 무엇인가?

7. 유니버설 디자인의 성장을 막는 4가지 장애요소를 답하시오.

8. 사용자를 이해함에 있어 디자이너를 도와주는 2가지 도구를 답하시오.

9. 유니버설 디자인이 적용된 3가지 제품 또는 시스템을 답하시오.

10. ISO/IEC Guide71은 무엇인가?

11. 고아기술(Otech)이란 무엇인가?

12. 유니버설 디자인 매트릭스의 목적은 무엇인가?

참고문헌

Department of Education. NIDDR Long Range Plan for Fiscal Years 2005-2009. Federal Register : February 15, 2006, 71(31)

Giannini M.J., (2003). How the federal government is working to tear down barriers for persons with disabilities, and How Can We Use the ICF to Ensure Maximum Impact? Draft Remarks. Presented at the Ninth Annual NACC Meeting om ICF June 16, St. Louis.

ISO 159
http://www.iso.org/iso/en/cataloguedetailpage.cataloguedetail?CSNUMBER=40933&scopelist=PROGRAMME

Kose S., et al., What is Universal Design, Beyond Barrier Free, Toshi Bunnka Sha. 1998: Japan

Kyoyo-Hin Foundation, ISO/IEC Guide 71 Application Method, NIKKEI, 2002

Mace R. (1990). Definations:Accessible, Adaptable, and Universal Design, Fact Sheet #6, The Centre for Universal Design

McNeil J. (2001). Americans with Disabilities. Current Population Report: Household studies, no.1997. http://www.census.gov/prod/2001pubs/p70-73.pdf

Moore P. (1985). Disguised: A True Story. New York: Word Publishing Group.

Ohnabe H., Cooper R.A., Wheelchairs in the Aging Society, The 19th Japanese Conference on the Advancement of assistive and Rehabilitation Techology, 2004, pp.215, 216.

Seelman K.D. (2005). Universal design & orphan technology : do we need both? Disability studies Quarterly, 25.

Story M.F. Maximizing usability: the principles of universal design. Assistive Technology 10 (1988):4-12.

Chapter 04

기술 이전

제4장

기술 이전

저자 : Rory A. Cooper and Jonathan Pearlman

역자 : 정민예 (연세대학교 작업치료학과 교수), 임신영 (피츠버그대학교)

4.1 학습 목표

본장을 마치면 독자들은 다음의 내용을 이해 또는 수행할 수 있다.

- 기술이전 과정 이해
- 다양한 기술이전 방식 간의 차이점 이해
- 지적재산권이 제품에 어떻게 이득을 주는지를 이해
- 기술을 이전하기 위하여 유니버설 디자인(UD) 적용 방법의 선택과 이의 사용을 어떻게 해야 하는지를 알게 됨.
- 공급-제공과 수요-요구 과정을 이해
- 환급 서비스 구조(Reimbursement mechanisms)에 대한 지식을 획득함

4.2 서론

기술은 흔히 연구실, 연구센터 또는 개인에 의해서 개발되고, 개발에 참여한 사람들은 이 기술을 통해 혜택 받기를 원하는 사람들에게 배포되기를 원한다. 이를 가능하게 하는 몇 가지 방법이 있으며, 이 방법을 본 장에서 간단히 소개하고자 한다.

특정 국가에서 사용되는 기술들이 타 국가의 국민들에게도 도움이 될 수 있기 때문에, 국제적인 환경에서 기술을 이전하는 것은 장애를 가진 모든 사람들이 사용하는 제

품의 품질을 향상시키는 데 있어서 중요한 역할을 한다.

사업적인 측면에서 볼 때, 보조기술은 전 세계적으로 매년 50억 달러 규모의 산업으로 성장해 왔다. 비록 이러한 것이 글로벌 경제의 다른 산업 분야들만큼 큰 규모인지는 명확하지 않지만 분명한 것은 주목할 만한 가치가 있다는 것이다.

실제로 보조기술 시장은 현재 예측 가능한 것보다 한층 크게 성장할 것으로 확실시되고 있다. 이러한 예측에 대하여 주목할 만한 2가지 이유가 있다.

첫째, 대부분의 보조기술은 헬스 캐어 시스템을 활용하지 않고 개인적인 사용을 위하여 실구매자가 단순 구입하는 경우이고, 대부분의 소비자들이 장애가 있음을 밝히지 않으려고 한다.

둘째, 세계적으로 수천만 명(대략 수억 명)에 가까운 인구가 보조기술을 접할 수 없거나 이 제품을 구입하는 방법을 모르고 있는 경우로, 이러한 보조기술 잠재수요자가 많다. 따라서 중국과 인도의 경제 발전과 같이 지속적으로 발전하는 방향으로 변화하는 것이 바람직하다.

보조기술은 다양한 시장 통로를 통해서 소비자에게 접근할 수 있다. 일부는 상용 메커니즘을 통해서, 다른 경우는 이타 주의적 방식을 통해서 접근가능하다. 기술이전을 시도할 경우, 이러한 부분을 고려할 필요가 있다.

4.3 공급-제공 과정

기술 발명자 입장에서 볼 때, 상품, 제조 과정 또는 서비스에 대한 창의적인 아이디어가 있어도 제조기업 또는 유통판매자의 지원이 없이는 이 기술을 시장에 출시할 수 없으므로 이 경우, 공급주도(Supply-Push, 우선 공급하여 수요를 창출하는) 방식이 도움이 된다.

장치, 제조과정 또는 서비스는 장애인에게 상당한 영향을 미치게 된다. 한편 재활의학(medical rehabilitation)은 통상 5개 과정으로 구성된 공급-제공 방식을 통하여 이상적인 기술 개발이 가능하다.

첫 번째 과정은 설립된 회사를 괄목할 만큼 성장시킬 수 있거나 사업을 일으키기에 매우 중요한 시제품, 제조과정 및 서비스의 개발을 수행한다. 어떠한 제품이 개개인의 필요를 만족시키는 제품으로 개발되면서 동시에 대규모 인구 층에 혜택을 줄 수 있는 가능성이 있는 제품으로 개발되는 것은 흔히 있을 수 있는 일이다.

그러므로 두 번째 과정에서는 개발 중인 기술을 위한 경쟁적인 시장, 시장 규모, 시장 성장 잠재력 및 기회 측면에서 개발이 요구된다. 세 번째 과정은 대안 설계, 표준과 규제에 대한 조사 및 소비자 취향 수집 등을 포함하는 연구를 수행한다. 소비자 취향 수집은 개선을 위한 부분을 찾거나 특정 강도가 요구되는 아이템을 규명하는 소수의 소비자 그룹을 통하여 수집될 수 있다. 이 과정은 세부적인 명세, 개발될 상품 모습, 차트 및 프로토타입 등의 개발이 포함된다. 표준과 규제를 통과하기 위한 시험은 흔히 거치는 과정이다. 기술 발명은 이 과정을 여러 번 반복하면서 보완된다. 네 번째 과정은 면허가 있는 파트너를 찾거나 발명 제품을 제조하고 판매할 전략적인 제휴기업을 찾는 것이 된다. 다섯 번째 과정은 이 제품을 시장에 출시하는 것이다.

4.4 수요-요구 과정

연구와 시장 분석은 상품과 서비스를 위한 수요를 규명하는데 때때로 필요하다.

수요-요구(demand-pull) 과정은 상품이 특정 시장 요구에 부합되도록 연구개발 방법을 적용하는 수단이 된다. 이 과정의 첫 번째 단계는 관심 있는 시장 분야 조사를 실시하는 것이다. 이 과정은 서비스가 충분하지 못하거나 개발이 뒤쳐진 산업 분야를 규명하는데 도움을 줄 수 있다.

두 번째 과정은 잠재력 있는 분야의 개발을 위하여 특정 분야에 집중하는 것이다. 이 과정은 특정 분야를 더욱 명확히 하고, 목표가 달성되지 않은 수요에 대한 우선순위를 설정하기 위하여 이해 관계자(stakeholder)와의 상담을 통하여 추진된다.

세 번째 과정은 기술 및 성능 명세를 개발하는 것이다. 이는 문제를 규명하는 글(problem statement) 및 설계 표준의 형식으로 개발될 수 있다. 네 번째 과정은 비용과 타당성 분석의 단계이다. 이 과정 동안 표준,(제한적) 규정 및 지불 방식 등이 검토된다. 공급망, 제조 모델 및 분배 방식 등이 조심스럽게 검토되어야 할 뿐만 아니라 적절한 비즈니스 모델 역시 신중히 검토되어야 한다. 다섯 번째 과정은 사업 계획 수립 또는 기술이전 계약이 포함된다. 사업 계획 또는 기술이전 계약은 잠재적인 협력기관 또는 투자기관이 관련될 필요가 있다. 최종 과정은 이 상품을 시장에 도입하는 것이다.

4.5 지적 재산권

발명자들은 지적 재산권(Intellectual Property(IP))을 도출한다. 이는 이들이 만들어낸 노력의 산물이다. IP는 근본적으로 발명자들에 의하여 창조된 발명 또는 방법이다. IP는 상품의 형태가 될 필요가 없으며, 또는 그 자체가 상품일 필요도 없다.

일단 IP가 도출되면 발명자는 다음의 3가지 중 하나를 선택하게 된다. 첫 번째로 가장 일반적인 선택은 특허 또는 저작권을 신청하는 것이다. 저작권은 작성된 문서에 적용되며 이 문서의 출판 유무와 상관없이 적용된다. 또한 소프트웨어에도 적용된다.

특허는 국가 기관으로부터 공식적으로 인정된 것으로 발명자들은 고유의 IP를 창조하였으며, 이들은 특허에 명시된 기간 동안 IP를 사용할 독점권을 보유하게 된다.

개개인은 장비(예: 독특한 휠체어 설계) 또는 방법(예: 유전자의 배열과 같은 것을 제조할 수 있는 공정)에 대하여 특허를 등록할 수 있다. 특허를 신청하는 법적 규정은 국가마다 조금씩 차이가 있다. 특허를 획득하는 것은 일반적으로 특허 변리사의 도움이 필요하다. 특허 등록 비용은 비교적 고가이지만 온라인 특허 검색을 통하여 신청하게 되면 가격을 절충할 수 있다. 미국의 경우, 발명자들은 발명한 내용을 최초로 공개한 후 1년 이내에 특허를 신청해야만 한다. 그러나 국제 특허를 위한 공개 이전에 국내 특허 등록이 완료되어야 한다. 그렇지 않으면 이 특허는 인정되지 않는다. 다른 차이점은 발명 일자와 관련된 것이다. 미국 특허의 경우, 발명 일자는 발명의 초기 아이디어를 담은 최초의 문서(기술 문서 또는 아이디어 회의록 등) 작성 일자까지 추적되지만, 다른 나라의 경우,(대부분의 유럽 국가들이 이에 해당됨) 특허의 등록일이 곧 특허의 발명일로 간주된다. 그러므로 대부분의 국가에서 발명자들은 때때로 그들의 지적 재산권 보호를 위하여 특허를 등록하는 일에 많은 신경을 쓰게 되지만, 미국의 경우, 발명과 관련된 상품을 시장에 도입하기로 하거나 해당 기술 또는 방법을 라이선스할 분위기가 성숙된 경우에 특허가 등록이 된다.

특허에 대한 권한을 가지는 것은 특허권을 특정 개인 또는 하나 이상의 기관에 부여하는 것을 의미한다. 현재 수백만 건의 보조기술 관련 도구와 방법이 특허로 등록되어 있다. 이 분야를 전공하는 학생은 반드시 미국 특허와 상표권 사무소의 검색 엔진에 익숙해야하며, 다른 국가의 유사한 웹 사이트 역시 잘 알고 있어야 한다.

종종 발명자들은 그들의 연구 결과를 잘 알려진 학술 논문지에 출판하지 않는 경향이 있고 보조기술에 중요한 공헌 역시 특허 검색 없이는 놓치기 쉬운 사례도 있다. 보조기술의 특정 장비의 경우, 시장이 작고, 특허 관련 상품을 시장에 내놓아 소비자에게 전달하는 과정에 특허 등록이 장애가 될 수도 있기 때문에 특허 등록하기 전에 신중한 판단이 요구된다. 일부 회사들은 그들의 기술을 비밀로 유지함으로써 그들의 상품을 보호하는 경우가 있다. 이는 제조 과정 또는 기술이 매우 복잡하여 경쟁사들이 이 과정 또는 기술을 흉내 낼 수 없을 것 같거나 이와 유사한 제품을 제조하는 공정을 개발하는 것이 매우 고가인 경우가 된다.

4.6 미 연방정부의 재정 지원

4.6.1 SBIR/STTR 프로그램

미국 내에서 새로운 보조기술 개발에 대한 연구자금을 획득하기 위한 일반적이고 효과적인 방식은 미 정부에서 제공하는 소기업 연구자금을 신청하는 것이다. 여기에는 2가지 자금 지원 체계가 있으며, 이는 '소기업 혁신 연구'(Small Business Innovative Research(SBIR))와 '소기업 기술이전 연구'(Small Business Technology Transfer Research(STTR))이다. SBIR 지원 프로그램은 두개의 세부 프로그램으로 운영 중이다. 우선적으로 SBIR 프로그램은 기술을 시장에 도입할 것을 목표로 기술을 개발하려는 소기업에게 연구비 형태로 자금을 지원하는 프로그램이다. STTR 프로그램은 학교기관에서 소기업으로 기술 이전을 할 경우, 이를 지원하는 프로그램이다. 프로그램명대로 STTR은 대학과 소기업간의 협동연구에 초점이 맞추어져 있고, SBIR은 대학 파트너가 필요치 않다. 그러나 현실에서는 두 프로그램 지원자 모두가 형식적으로 대학파트너를 가지고 있는데 이는 극소수의 소기업만이 SBIR 연구를 자체적으로 수행할 능력이 있기 때문이다.

STTR과 SBIR을 위한 연구비 지원은 이를 지급하는 대행기관의 형편에 따라 다르다. 그러나 모든 프로그램은 1단계 연구비와 2단계 연구비를 지원하는 체계를 가지고 있다. 1단계 지원은 초기 시제품 개발과 시험 데이터를 수집하는 것을 목표로 지원하며, 2단계 지원은 1단계 지원 결과가 우수한 경우에 한하여 지원된다. 2단계 지원은 향상된 시제품이 개발되고, 광범위한 연구가 진행되기 위한 것이다. 3단계 지원은 상용화를 목표로 지원하는데 이는 소기업에게만 지원하며 소기업이 단독으로 수행하는 것을 전제로 지원된다.

SBIR프로그램의 강점은 새로운 혁신적인 보조기술을 위하여 연구비를 지원하는 것이며 또한 연구개발 비용의 환급 의무에 대한 소기업 부담이 없다는 점이다.
이는 소기업 회사가 소규모 시장을 위한 보조기술에 다소의 위험을 감수하고 투자를 할 수 있도록 도와주고 있다.

4.6.2 소규모 기업 대출 및 연구비 지원

미국 연방정부의 '소기업청'(Small Business Administration)과 몇몇 미국 주정부는 소기업들을 위하여 대출과 자금 지원을 제공하여 기업 창업 및 어려운 기업 상황을 극복할 수 있도록 도와준다. 몇몇 보조기술 중심의 회사는 이러한 프로그램을 활용하여 창업하였다. 기업 부채는 종종 소기업이 감당하기 어려운 점이 있으며, 특히 새로운 상품을 출시할 경우 더욱 그렇다. 특정 계약 조건을 만족하면 이러한 자금 지원은 환급할 필요가 없다. 대부분의 소기업은 이러한 자금 지원에서 허용하지 않는 세부 비용을 충당하기 위하여 대출이 필요하다. 소기업의 경우, 제품이 시장에 출시할 마지막 단계 또는 제품이 시장에서 거래가 되도록 대출을 운영비에 충당할 수 있다면 그 소기업은 대부분 성공하게 된다. 궁극적으로 대출금 지급과 운영비 충당을 위한 자금은 제품 판매를 통한 매출 수입금으로 가능해진다.

4.7 산업체의 재정 지원

4.7.1 기부 형식의 지원

자선단체들은 일반적으로 미국 내에서 새로 시작하는 회사가 자리를 잡도록 지원하지는 않지만, 개발도상국에 대하여 특별히 중요한 역할을 수행하기도 한다. 개발도상국의 장애인에게 보조기술을 무상으로 또는 저렴한 비용으로 제공하는 몇몇 기관이 있고, 기부 형식으로 사업 지원을 하는 모델도 몇 가지 있다. 'Micrograntsʼ는 개개인에게 사업을 시작할 수 있도록 제공되는 소규모 자금이다. 이러한 자금은 적게는 수백 달러에서 많게는 수천 달러 수준에서 제공된다. 이 자금 지원의 목적은 개개인에게 스스로 자립하여 가난으로부터 벗어날 수 있는 소규모 사업 기반 구축을 지원하는 것이다. 일부 기부 단체는 지역 주민들을 위한 소규모의 보조 기구 생산 공장 건립을 지원한다. 예를 들어 미국 캘리포니아에 소재한 'Whirlwind Wheelchairs International' 즉, '국제 휠윈드 휠체어 기구'(www.whirlwindwheelchair.org)는 개발도상국가 내에 소규모 공장을 건립하는 것을 지원하는 기구이다. 일부 기부 단체의 경우, 기부 단체의 목적이 궁극적으로 보조기술 관련 제조업체를 위한 사업기회를 모색하는 경우도 있다. 예를 들어, '휠체어 재단'(Wheelchair Foundation)은 개발도상국가의 장애인들에게 보급할 목적으로 휠체어 100만대를 구입하였다. 이를 통하여 중국에 이러한 수요에 초점을 맞춘 공장을 설립하는 계기가 되었다.

4.7.2 재단의 재정 지원

재단들은 특정 프로그램 또는 서비스를 제공하기 위하여 설립된 기관이다. 소규모 사업을 추진하는 것을 지원하거나 소규모 사업을 위한 조언과 자문을 제공하기 위하여 설립된 세계적인 재단이 다수 있다. 이 재단들을 통하여 지원을 받을 경우, 일반적으로 사업 계획, 예산 및 사전 시장 분석 시 요구되는 지원 절차가 있다. 몇몇 재단은 투자 회수를 기대하지 않고 자금과 서비스를 제공하지만, 통상적인 경우, 재단에서 실질적인 자금 지원이 집행될 때는 약간의 자금 또는 로열티 협약이 요구된다. 재단은 보조기술 관련 사업을 소기업이 새롭게 시작할 때 또는 자금 사정 상 어려움을 겪고 있는 소기업에게 바람직한 지원을 제공한다.

4.7.3 개별 투자자 지원

개별 투자자들을 흔히 '천사' 즉, 엔젤(Angels)이라 부른다. 이들은 전형적으로 몇 가지 조건을 전제로 자금을 제공한다. 이들은 투자 시 회사의 지분을 보통 50% 때로는 90% 이상까지 요구하는 것이 관례로 되어있다.

엔젤은 보통 수년 내로 단기간 대규모의 투자회수를 기대한다. 투자자들은 사업에 대한 그들의 아이디어 가치를 과도하게 높게 평가하는 경향이 있다. 사실상 이 아이디어 또는 시제품은 일반적으로 사업에 대한 잠재적 가치의 약 10%정도로 평가된다. 그러므로 개별 투자자들은 투자 대상 회사가 기존의 사업 성공 경험이 없을 경우, 제품을 시장에 출시하는 것을 지원할 관리팀 선정을 요구하는 경향이 종종 있다.

4.7.4 벤처 자산가 지원

벤처 자산가 즉, 벤처 캐피탈리스트는 사업 초창기에 회사 지분을 회수할 목적으로 투자를 하는 부유한 개개인 또는 기관을 의미한다. 엔젤과 마찬가지로 벤처 자산가들은 회사의 경영권의 전부는 아니지만 상당 부분을 요구한다. 벤처 자산가들은 회사의 상세한 사업 계획, 시장 분석, 지적 자산권에 대한 방어 전략, 회사 규정에 대한 배경 정보 등이 포함된 더욱 형식적인 과정을 요구한다. 벤처 자산가로부터 투자를 받는 것은 매우 경쟁적이지만 어떤 회사가 이러한 투자를 성사시키면, 벤처자산가는 그 회사가 성공적으로 성장하도록 자금과 사업 관리의 형태로 막대한 지원을 하게 된다.

4.8 기술이전에 따른 지불 모델

보조기술의 지불을 위하여 2가지 기본적인 모델이 있다. 가장 일반적이고 총 매출 규모 중 가장 큰 부분은 소비자 직거래이다. 소비자 직거래는 종종 간과하기 쉬운 부분이 있다. 그 이유는 이러한 형태의 거래의 경우, 일반인을 대상으로 하는 상점에서 이러한 소비 제품을 같이 취급하고 있으며, 대부분의 고객은 자신이 장애가 없다고 생각하기 때문이다. 예를 들어 안경의 경우, 수백만 명이 이를 사용하고 있으나 극소수만이 이 안경이 보조기기라고 생각하고 구매한다. 다른 장비로는 손잡이(grab bars) 또는 글자 크기를 변화시켜주는 소프트웨어 등이 이러한 부류에 속한다. 이는 가격을 낮추고 활용도를 높이는 효과를 제공하지만 동시에 대부분의 보조기술 제품들은 3자 지불 시스템에 의하여 환급이 불가능하게 된다.

미국의 경우, 보조기술 제품의 환급은 종종 보험회사에 의하여 처리되며 연방정부 기구, 주정부 및 지방 정부 등 다양한 3자 지불 기관에서 환급을 지원해 준다. 일반적으로 간주되는 보조기술 제품인 휠체어, 의지보조 기구와 같은 제품들은 3자 지불 기관에 의하여 대부분 지불이 지원된다. 3자 지불 기관을 통한 보조기술 기구의 환급은 시장에 3가지 중요한 영향을 미친다.

첫째, 장비들은 지불받기 위하여 등록과 평가를 받아야 하며, 이는 환급을 위한 타당성뿐만 아니라 지불해야 될 보조기술 제품에 대한 규제를 설명하는데 활용된다.

둘째, 3자 지불 기관에 의한 환급은 종종 소비자–공급자 관계가 바뀌게 하여 3자 지불 기관에 의하여 설정된 규정에 의해 도움이 되는 소비자 선택과 옵션이 생겨나기도 한다.

셋째, 환급은 개발을 지연시키는 역할을 할 수 있다. 왜냐하면 3자 지불 기관은 종종 제품의 시장 진입에 장벽 역할을 하기도 한다. 당연히 장애인들이 필요로 하는 제품과 서비스를 받기 위하여 환급 제도는 장애가 있는 소비자를 위하여 필수적이다. 이러한 제도는 보험회사와 선진 국가들의 기반이 되기 때문이다.

소비자에 의한 구입과 그에 대한 환급은 장애인에게 도움이 되는 제품과 서비스가 가능한지를 3자 지불기관이 확실히 할 필요가 있으며, 이러한 제품과 서비스가 지속적으로 개선될 것이라는 것도 확실히 할 필요가 있다. 그러나 이는 적절한 균형 즉, 제품 공급과 매출에 대한 이득 간의 균형을 무너뜨리는 결과가 되기도 하다. 새로 탄생한 소기업은 판매 모델을 연구할 필요가 있으며, 그들의 제품을 위하여 어느 것이 가장 좋은지를 결정해야 한다.

4.9 제조

보조기술 제품을 제조하기 위한 기본적인 모델이 2가지 있다. 전형적인 모델은 제품을 제조하기 위하여 필요한 부품의 대부분 또는 전부를 생산하고 조립하는 기능을 보유한 제조 공장의 설립에 의지하는 모델이다. 이는 종종 상당한 자금 투자를 요구하며 창업하는 회사에 막대한 부담이 될 수 있다. 그러나 제조 공정과 제조에 대한 비용 통제를 더욱 효과적으로 관리할 수 있으므로 일부 회사들은 판매와 제품 배포가 증가함에 따라 이러한 제조 모델로 전환하기도 한다. 그러나 보조기술 제품을 사업 대상으로 도입한 소규모 회사들을 위하여 가상 기업 및 외주 용역이 일반적인 흐름이 되었다.

다른 회사들을 위하여 부품을 만들고 조립하는 과정에 전문성이 있는 회사가 세계적으로 존재하며(이를 때때로 가상 제조라고 함), 요즘은 대부분의 제조 공정을 전부가 아니더라도 대부분 외주로 해결하는 것이 용이하게 되었다. 전자 회로 기판(PCB) 제조 및 PCB설치의 경우, 인터넷 또는 전화를 이용하여 주문하면 며칠 만에 우수한 품질과 안정성 있는 기술 수준으로 제조되어 배달 가능하다. Computer-Aided Design(CAD) 즉, 컴퓨터 기반 설계와 Computer-Aided Manufacturing(CAM) 즉, 컴퓨터 기반 제조의 광범위한 사용으로 인하여 지금은 설계 기사들과 제조 기사들이 가까운 거리에 있을 필요가 없게 되었다. 설계에서 제조에 이르는 공정은 '단기 시제품 제작'(Rapid Prototyping)이라는 것을 통하여 더욱 용이하게 되었다.

'단기 시작품 제작'은 CAD로 제작 중인 모델의 해당 파일을 이용, 3차원 프린터와 같은 장비를 통하여 즉석에서 제조가 가능하다. 이러한 기술들 덕분에 설계 주기가 더욱 단축되었으며 대체적으로 환급 체계가 갖추어 지기 몇 년 전에 혁신적인 제품이 시장에 더욱 신속하게 출시될 수 있게 되었다.

4.10 배포 모델

효과적인 배포 모델이 몇 가지 있다. 3자 지불 기관을 통하여 환급하는 대부분의 전형적인 보조기술 장치들은 판매망 또는 판매 대리인을 이용한다. 보조기술 제품 시장의 흥미로운 측면은 극소수의 독점적인 대리 판매자들이 있다는 것이다. 대부분의 보조기술 제품 공급자(즉, 판매자)는 다수의 제품을 판매하며 대부분의 경우, 경쟁사 제품도 같이 판매한다. 이는 공급자가 소비자의 수요에 가장 부합되는 제품을 위하여 다수의 선택 사양을 소비자에게 제시할 수 있는 장점을 제공한다. 일부 제조사들은 단일 제품 판매를 대표하기 위한 독점 공급 망을 보유하기도 한다. 이는 공급자가 그들의 제조 협력업체에 계속 전념할 수 있게 한다. 또한 공급자가 제품 라인에 대하여 깊은 지식을 획득하고 유지하는 것을 더욱 쉽게 해준다.

직판 모델은 독점 공급 망과 유사하지만 판매망의 소유 측면에서 차이가 있다. 직판 모델 환경에서는 제품 공급 대표자는 제조사에 소속된 직원이며, 반면 독점 공급망의 경우, 공급 망에 대한 소유권과 운영권은 제조사와 독립적이다. 직판 매는 제조사가 소비자와 대면 거래를 하지 않고도 가능할 수 있다. 이는 제품 소개전단, 인터넷과 전화 판매를 통하여 가능할 수 있다. 필수품, 표준화된 제품 및 부품의 판매 경우, 직판매가 가장 효과적이다. 매우 식견 있는 소비자만이 개별 방문을 하는 동안 전문가의 도움 없이 휠체어와 같은 복잡한 제품을 구매할 수 있다. 대부분의 제조사는 비독점적인 제품 공급 망과 공장 판매(factory sales) 대리인과 계약하는 복합적인 모델을 채택한다. 공장 판매 대리인은 지역 영업권을 가지게 된다. 이 영업권 지역 내에서 이들은 가맹된 공급자들에게 지원과 교육을 제공하며 또한 재활 전문의들과 계약을 유지한다. 공장 판매 대리인은 제품에 대한 지식이 깊고 의학적 전문성이 있을 때 가장 효과적으로 판매할 수 있다. 이들 업무의 대부분은 공급자들과 의사들에게 제품의 장점과 잠재 고객이 얻는 이득을 교육하는 것이 된다.

가장 적절한 배포 모델을 결정하는데는 정해진 공식이 없다. 회사와 제품은 그들만의 독특한 시장 수요를 가지고 있다. 배포 채널을 최적화하기 위해 시장, 지불 방식 및 사업 자원에 대한 주의 깊은 연구가 요구된다. 물론 이러한 접근은 제품에 따라 각기 다르며 회사의 연혁에 따라 다르다. 유연성과 시장 응답성이 성공의 열쇠라고 할 수 있다.

4.11 기술이전 구조

소규모 보조기술 제품 사업의 성공과 관련된 적절한 요소들에 근거한 개별 모델 간의 비교를 할 경우, 기술이전과 관련한 중요한 요소를 설명하는데 필요한 정의들이 다음과 같이 사용된다.

입력(input) : 단위 사업을 수행하는데 필요한 재정 및 기술적 요구사항

지속성(sustainability) : 초기 투자를 받은 후 지속적인 외부 입력 없이 제품 생산을 할 수 있는 사업 능력을 의미한다. 이와 관련된 사업 및 기술(예를 들어 직업 개발, 지역사회의 주 수입원 역할, 직원 교육을 통한 교육적 이득 등)로 인하여 지역 사회에 창출된 경제적 가치도 포함할 수 있다.

타당성(Appropriateness) : 보조기술 제품이 고객의 문화적, 육체적, 심리적 환경하에 얼마나 고객의 요구에 부합되는지를 설명하는 수치이다. 이는 제품의 평균 기능유지 연한, 제품의 폐기율, 지역 사회의 참여에 대한 변화 및 기기 보수율 등에 의하여 측정될 수 있다.

효과(Impact) : 특정 기간 동안 제품의 생산 및 판매된 건수와 사용자의 생활을 위하여 변경된 건수가 해당된다.

이러한 용어는 각각 4가지 요소(입력, 지속성, 타당성 및 효과)가 보조기술 산업의 성공 여부 측정(효과, 타당성 및 지속성)과 특정 분야 산업의 개시 여부평가(입력)에 중요한 척도가 되기 때문에 사용된다. 이러한 수치를 조합함으로써 예를 들어 우리는 각 기업 간 판매되는 휠체어에 대한 가격(효과를 입력으로 나눔)을 비교할 수 있다. 같은 방식으로 우리는 지역 경제 효과를 위한 수치를 개발할 수 있다. (즉, 지속성을 입력으로 나눔, 즉, 발굴된 직업을 입력 비용으로 나눔)

4.12 요약

기술 이전과 산업 개발은 사업적 통찰력과 기술적 전문성을 요구하는 복잡한 과정이다. 신기술을 시장에 도입하려는 모든 수단을 강구하는 동안 사업, 기술 및 시장 전문가와 함께 진단을 하는 것이 최선의 방법이다. 새로운 개념을 제품으로 전환하는 방법에는 여러 가지 수단이 있기 때문에 최선의 선택은 경험이 부족한 사업가에게는 명확하지 않을 수 있다.

4.13 연습문제

1. 기술의 공급-주도 과정을 간단히 설명하시오.

2. 기술의 공급-재공과 수요-요구 과정 간의 주요 차이점을 설명하시오.

3. 지적 재산권을 보호하는 3가지 수단의 명칭을 쓰시오.

4. 상업적 제품을 위한 기술이전 방식의 3가지 다른 메커니즘의 특징을 설명하시오.

5. 보조기술을 위하여 도입한 지불 모델간의 차이점은 왜 발생하는가를 설명하시오.

6 그리고 이러한 차이점이 소비자와 공급자간의 관계에 어떻게 영향을 미치는가?

7. '가상 제조'란 무엇인가?

8. 보조 장비를 판매하기 위한 분배 모델을 설명하시오.

9. 제조업체의 대표자 역할은 무엇인가?

10. 보조기술의 개발과 전수와 관련하여 미 정부가 투자하는 이유는 무엇인가?

11. 기술 이전 구조의 4단계 기본 절차를 설명하시오.

참고문헌

ALIMCO, Artificial Limbs Manufacturing Corporation of India 2003 Annual Report, Indian Government: Kanpur, India, 2003.

Boonzaier D.A., Ten Years of Rehabilitation Technology in a Developing Country: A Review 1980-1990, *RESNA 13th Annual Conference*. Washington, D.C., 1990.

Donald A., Political Economy of Technology Transfer,BM/, 319: pp. 1-3, 1999.

HHIM, Hope Haven International Ministries, 2004.

Hot' H., Hotchkiss R., and Pfaelzer P., Building Wheelchairs, Creating Opportunities: Collaborating to Build Wheelchairs in Developing Countries, *Technology and Disability*, 2, 1993.

Hotchkiss R., Independence through Mobility, *Assistive Technology International*, 1984.

Hotchkiss R., Ground Swell on Wheels: Appropriate Technology Could Bring Cheap, Sturdy Wheelchairs to Twenty Million Disabled People, *The Sciences*, 1993.

Hotchkiss R., Putting the Tools in the Hands That Can Use Them: Wheelchairs in the Third World, *RESNA 10th Annual Conference*, San Jose, CA, 1987.

Hotchkiss R. and Knezevich J., Third World Wheelchair Manufacture: Will It Ever Meet the Need? *RESNA 13th Annual Conference,* Washington, D.C.: RESNA, 1990.

Hotchkiss R. and Pfaelzer P., Measuring Success in Third World Wheelchair Building, *RESNA International*, 1992.

Jeserich M., Building Appropriate Chairs for the Developing World, *AT Journal*, 2003.

Kim J. and Mulholland S.J., Seating/Wheelchair Technology in the Developing World: Need for a Closer Look, *Technology and Disability*, 11: pp. 21-27, 1999.

Krizack, M., Discussion Regarding Estimated Number of Wheelchairs Produced by Whirlwind Wheelchair Affiliated Workshops, Editor: Pearlman J., Pittsburgh, 2004.

Lane J., Understanding Technology Transfer, *Assistive Technology*, 11: pp. 5-19, 1999.

Leavitt, R.L., *Cross-Cultural Rehabilitation: An International Perspective*. London; Philadelphia: W.B. Saunders, p. 413, 1999.

McCambridge M., Coordinating Wheelchair Provisions in Developing Countries, RESNA 2000, 2000.

Pfaelzer P., Whirlwind Network News: Advancing Wheeled Mobility Worldwide 98, *Wheelchair Production in Developing Countries: Some Observations*, Whirlwind Wheelchair International: San Francisco State University, 1998.

Prabhaka M. and Thackker T., A Follow-Up Program in India for Patients with Spinal Cord Injury: Paraplegia Safari, *The Journal of Spinal Cord Medicine*, 27: pp. 260-262, 2004.

WCF, Wheelchair Foundation Website. The Wheelchair Foundation, 2003.

Werner D., Thuman C, and Maxwell J., *Nothing About Us Without Us*, Palo Alto: HeathWrights, p. 350, 1998.

WFH, Wheels for Humanity Web site, 2004.

WFW, Wheels for the World Web site, 2004.

Chapter 05

보조기술 표준

제5장

보조기술 표준

저자 : Douglas Hobson, Rory A. Cooper 및 Martin Ferguson-Pell

역자 : 김종배 (국립재활원 재활연구소), 임신영 (피츠버그대학교 재활보조기술과), 장경배 (국립재활원 재활연구소 재활보조기술연구과)

5.1 학습 목표

본 장을 마치면 독자는 다음을 이해할 수 있다.

- 보조기술 표준의 역사
- 보조기술 표준의 실질적인 응용
- 보조기술의 표준 개발 과정
- 보조기술 표준에 공학이 기여한 부분
- 보조기술 표준의 미래 요구에 대한 지식

5.2 서론

5.2.1 산업 표준 개요

장애인을 위한 제품 특히, 그들의 일상 활동을 수행하기 위하여 의존하는 제품은 설계, 기술적 성능, 비용 효율(이득), 신뢰도 및 안전 측면의 높은 기대치가 있다고 전제한다. 1980년 이전에는 휠체어 사용자, 제품 처방자, 건강보험회사에게 제품 구매 전에 무슨 제품이 실질적으로 그들의 욕구와 기대를 충족시키는가에 대한 체계적인 결정 방법이 전무하였다. 이 시기에는 낮은 신뢰도, 사용 시 부상 발생이나 때로는 사용자 사망 사고에 대한 보고가 발견되기도 하였다. 미국 원호처(VA)와 유럽의 국립보건기관들과 같은 대규모 구매기관들은 국가 재정 지출을 위하여 이러한 기관들이 관리하는 '승인된 제품 공급업체 명단'을 위한 제품 선정 기준을 위하여 이들의 결정에 근거가 될 객관적인 정보가 필요하였다.

예를 들어, 욕창발생 방지 및 피부조직의 건강을 유지하기 위한 설계 사양과 연계된 휠체어 방석 쿠션에 대한 다년간의 연구에도 불구하고 객관적 시험이 없었으며 타제품과의 효능을 차별성을 보여주는데 도움이 될 기준 설정도 되어있지 않았다. 욕창은 인간을 매우 쇠약하게 하며, 치료비용도 많이 요구되며, 때로는 생명에 위협이 되기 때문에 이러한 제품의 성능은 기능적 특성뿐만 아니라 중요한 의학적 특성을 가지게 된다. 객관적 시험 정보를 제공하는 산업 표준의 부재 속에서 모든 제조업체는 쿠션제품에 대한 성능이 우수하다고 주장할 수 있다.

객관적인 사전 판매 정보는 재활전문의 및 사용자에게 그들의 제품 선택을 위한 결정 과정을 지원하는 측면에서 결정적으로 중요하다. 보험회사들은 제품 성능의 질적 수준과 보험료 지급수준 간의 관계에 대하여 합당한 사유를 제공하며 보험료 지급체계의 근거가 될 수 있는 객관적인 시험정보가 또한 필요하다.

1970년대 후반부에 국제표준기구(ISO)의 후원 하에 작업을 하면서, 유럽 각국의 대규모 국가건강관리 프로그램(스웨덴, 네덜란드, 영국)에 자극을 받아 기술위원회(TC-173) 내에 휠체어 소위원회(SC-1))를 구성하였다.

표준의 합리적 근거 또는 목적 - 자발적 산업 표준의 개발을 위한 근거는 다음과 같이 요약할 수 있다.:

- 모든 제조회사가 달성해야할 품질 및 안전의 최소한의 공통기준의 제시
- 기존 제품에서 발생된 문제 또는 발생 가능한 문제에 대한 향상된 안전성 촉진
- 서비스 제공업자, 제품 사용자 및 보험회사의 의사결정 시 사용될 수 있는 객관적인 시험 정보에 근거한 표준화된 제품 정보의 제공
- 세계적인 규모의 재활공학제품의 판매 장벽 해제를 촉진
- 세계적인 재활공학 제품의 품질 및 안정성을 증진시키기 위한 기술적, 과학적 및 임상적 지식 강화

5.2.2 국가 표준 및 국제 표준 개발의 미국 참여에 대한 역사적 개관

1970년대 후반 미국에서는 '보건산업제조업자협회('Health Industry Manufacturers Association'(HIMA))'가 새롭게 제정되는 "ISO TC 173-SC-1" 조직 내에 미국 휠체어 제조업체의 이해를 대변하기 위하여 '미 국립표준연구소(American National Standards Institute(ANSI))'를 위한 '기술지원그룹(Technical Assistance Group(TAG))'으로 참

여하였다. 케이스 로드웨이(Everest and Jennings, Inc의 기술이사)는 HIMA의 대표자로 초기의 ISO TC-173/SC-1 회의에 참석하였다. HIMA는 ISO 활동의 의미있는 관여를 위해 필수적인 '휠체어 표준 분야의 다양한 전문가로 구성된 미국전국워킹그룹'의 구성을 위해 필요한 자원(지원 포함)을 지속적으로 제공할 수 없었다. 1981년에는 'Roadway'가 '재활공학 및 보조기술 북미지역협회(RESNA)'내에 포럼을 구성하여, 미 휠체어 제조업체들이 1978년 시작된 ISO 표준화 활동에 공식적으로 참여할 수 있도록 하고, 이를 통하여 자발적인 휠체어의 산업성능표준을 개발하는 것을 제안하였다.

RESNA 이사회에서는 이 제안을 승인하였고, 수년 후 RESNA는 ANSI에 의하여 장애관련 제품을 위한 미국을 대표하는 표준개발기구로 그리고 동시에 미 공식 피지명자(TAG)로 관련 ISO 활동(TC-173/SC-1)에 참석하게 되었다.

그 이후부터 다수의 매우 긍정적인 활동이 있었다. 예를 들면, 원호보건국(Veteran's Health Administration(VHA)) 및 마비퇴역군인회(PVA)로부터 직접적인 재정지원을 받고, 산업계 및 연방정부 예산으로 연구소에 지원한 예산(대부분은 교육부의 NIDRR 예산임)을 비간 접적으로 지원받아 현재는 휠체어와 착석에 대한 30개 이상의 RESNA 자체 표준을 보유하게 되었다. 이 표준 시리즈는 설계 및 성능 요구사항, 시험 방법 및 정보 공개 요구사항 등을 포함한다. 미국 내에서 제조 판매 중인 휠체어 제품들은 RESNA와 ISO 표준 요구사항을 대부분 준수하고 있다. 소비자 및 제조업자 모두에게 수출 및 수입에 대한 장벽을 최소화하기 위하여 대부분의 미국 표준은 그에 상응하는 캐나다 및 ISO 표준과 호환이 된다. '첨부 A'의 '테이블 1'은 공표되었거나 현재 표준 논의가 진행 중인 ISO 표준 목록을 포함하고 있다.

착석된 휠체어가 어떤 자동차에서는 좌석으로 사용된다. 자동차 엔지니어 협회(Society of Automotive Engineers(SAE)) 산하 '적응형 도구 위원회(Adaptive Devices Committee)'와 협력하여 SAE는 1996년에 시험 실행 문서(practice document)로 'SAE J2249-휠체어 묶음 끈 및 탑승자 안전벨트 시스템(WTROS)'을 권고하였다. 이 문서는 자동차에서 운행 중 탑승한 휠체어에 적용할 WTROS를 위한 요구사항을 설명하였다. 북미지역에 'WTROS' 마크가 있는 모든 휠체어는 실질적으로 SAE J2249 권고 시험 실행을 충족하고 있다. RESNA의 휠체어 표준에 대한 그동안의 노력과 ANSI 및 ISO와의 장기적인 접촉으로 SAE 표준화 작업은 RESNA로 이동하여 '휠체어 및 교통 소위원회(Subcommittee on Wheelchair & Transportation(SOWAT))'을 결성하였고, 이후 소위원회는 '휠체어 및 교통소위원회(Committee on Wheelchair & Transportation(COWHAT))'으로 발전하였다.

2000년 5월 SOWHAT은 자동차 내의 좌석으로 사용될 용도의 휠체어에 대한 최초의 자발적인 표준을 완성되었다(ANSI/RESNA WC-19 및 ANSI/RESNA, 2000). 이러한 노력은 휠체어회사, 학교버스 협회 및 연방정부의 예산 지원 등이 연계된 결과로 인해 가능하였으며, 이는 연구소들 간의 컨소시엄에 의해 관리되고 지원되었다. 이와 같이 4년간 WC-19 표준 개발에 소요된 비용은 약 35만 달러가 집행되었다. 뿐만 아니라 이러한 활동은 유사한 표준화사업인 ISO WG-6의 활동에 기폭제가 되었으며, 2001년에는 'ISO 7176-19' 표준으로 완성되었다.

1998년 6월에는 RESNA의 기술권고위원회(Technical Guidelines Committee)는 '휠체어 좌석 표준위원회(Committee on Wheelchair Seating Standards)' 및 3개 관련 작업반이 자발적인 휠체어 좌석 표준 작업을 시작하도록 승인하였다. 이에 ISO와 병행하여 작업한 WG-11은 빠르게 만들어질 수 있었다. 이 장의 뒷부분에 자세히 언급하겠지만, 현재로는 세계적인 수준의 휠체어 관련 제품의 품질과 안전의 발전에 대하여는 자발적인 산업 표준 프로그램 이외에 다른 활동 또는 개발 등이 전무하다고 할 수 있다.

5.2.3 자발적 산업 표준 vs 규제적 산업 표준

예를 들어 강제 표준 준수 요구사항이 포함된 미국의 'Federal Motor Vehicle Safety Standards(FMVSS)' 즉, '연방 자동차 안전표준'과는 상이하게 현재까지의 모든 휠체어 및 휠체어 좌석 표준 개발 노력은 산업체에 의한 '자발적 표준'에 기반 한다. 이러한 접근방법의 주된 장점은 강제 준수 사항이 아닌 논쟁의 여지가 있는 문제에 대하여 의견일치를 보다 용이하게 도출할 수 있다. 반면 이러한 접근 방법의 단점으로는 제조업체들이 이러한 표준의 요구사항에 대한 모든 부분의 준수 여부가 불투명한 점이다.

각 국(國)은 법과 규제에 의해, 정부기관들은 다양한 수준으로 요구조건을 준수하게 하는 결정권을 가질 수 있다. 유럽, 일본 그리고 미국에서 휠체어는 의료기기로 간주되어진다. 유럽에서 휠체어 제품은, CE마크를 포함 모든 의료기구 관리요건 들을 규정하는 유럽연합 법령을 따른다. 대부분의 경우에서, ISO 자발적 산업 표준규격들은 휠체어관련 기술의 요구사항에 대한 기저를 형성할 것이다. 그래서 ISO 표준규격 중 유럽연합이 채택한 한 부분들을 법에 의해 의무화하여 규제하게 된다. 아이러니한 것은 만일 정부기관들이 규제 또는 장비분류 그리고 가격억제를 위한 필요성에 적합하게 표준을 선택적으로 사용한다면, 결국 그것이 미래 제품의 개발을 방해 할 수 있는 결제 시스템을 구동하게 된다는 것이다. 최악의 경우, 그것은 오히려 향상이 아니라 더

저조한 임상적 결과를 야기할 수 있다. 미국과 같은 산업국가에 의한 자발적 승인에 의존된 환경에서는, 이러한 표준규격과 정부기관에 의한 규약과 지불목적을 위해 선택적으로 강요되던 관련 실험방법들은 십중팔구 표준의 나머지는 모두 무시될 위험을 안고 있는 허위 산업표준이 될 것이다.

미국에서는 FDA가 ANSI/RESNA와 ISO 표준규격을 새로운 휠체어 제품에 대한 510K 허가를 위한 안전성 승인의 검사필로서 선택적으로 인정해 왔다. 더욱이 최근 들어, Medicare와 Medicaid Service(CMS)의 연방정부센터는 휠체어 및 휠체어 착석 제품들을 지불을 위한 자금코드가 할당되는 목록으로 분류하기 위한 선택적으로 참고하는 실험방법들을 결정해왔다. 제조업자가 CMS시스템을 통하여 휠체어 및 휠체어 착석 제품이 지불받는 자격이 되도록 원하는 만큼, CMS가 참고하는 이들 테스트방법을 준수하는 것은 의무적이다. 이는 고무적인 면도 있지만, 실험 데이터의 제한성과 적용성에서 문제점이 될 수도 있다.

비록 이러한 새로운 정책 결정을 따라잡은 경험이 거의 없지만, 잠재적인 문제들은 기다리고 있다. 예를 들어, 휠체어 착석 쿠션 제품들의 경우에서는 CMS는 쿠션들을 6개 지불 코드로 분류하기 위해 지침서를 발간해 왔다. 또한 같은 문서는 이러한 지불코드를 위한 다른 사용자 집단의 자격을 상술하고 있다. 비록 새로운 코드의 도입은 폭넓게 지지를 받지만, CMS가 초안표준규격의 선택적 사용을 선택하는 태도와, 결과적 임상적 성과(그리고 미래 제품개발)가 자금 조성의 공식(코드)에 의해 결정된다는 사실에 관해 우려가 있다. 불행하게도, CMS는 착석 쿠션을 분류하는 수단으로써 상대적 최고압력 실험결과를 좁고 시기상조적으로 사용하기 위해 선택해왔다. 초안 표준규격의 이후 버전에서는 이러한 실험들이 여러 실험실들에서의 반복적인 결과, 그리고 서로 다른 압력-맵핑 시스템들 사이에서 비교할 수 있는 결과를 얻어내기가 어렵기 때문에 철회되어왔다. 필요한 것은 폭넓은 사용자에게 적용할 수 있는 다양한 쿠션 요소들 사이에서의 균형이다. 표준규격에 의해 의도되듯이, 이러한 접근은 기술적인 판단이 필요한 임상의들이 고객을 보면서 원하는 임상결과를 얻도록 하는데 필요한 기술적인 특성들을 공개하게 할 것이다.

유사한 단계들이 전동휠체어의 코딩을 위하여 산업 표준규격으로부터 RESNA 실험방법을 선택적으로 참고하기 위하여 CMS에 의해 채택되어져 왔다. 여러 가지 문제점과 확실치 않은 이유들로 인해서 CMS는 제조업자들이 명시할 수 있는 대로 휠체어에서 아무런 규격지수 테스트나 사용을 허가함으로써 연구실간의 실험의 중요한 원칙 중 하나를 무너뜨렸다. 원래는 표준시험지수들이 실험결과를 통해서 제품들을 비교할 수 있도록 요구되어왔다. 이것은 처방 자와 사용자 양측 모두에게 매우 중요한 정보이다. 또한 몇몇 최악의 경우에 대한 실험은 본래 표준 실험에서는 행해지지 않는다. 예를 들어, 자동차를 최대한의 승객을 태우고 최고의 속도로 벽에 충돌시키는 식으로는 테스트하지 않는다. 더군다나, 현재 휠체어 산업에서는 우선적으로 훨씬 제한된 CMS 요구 실험들에 초점을 맞추고, RESNA자발적 표준규격의 나머지 부분들은 대개 무시할 수 도 있다. 제조업자들은 소송에서 국가적으로 인증된 자발적 표준규격을 충분히 준수하지 못함으로 인해서 상해가 발생했다고 효과적으로 증명하려면 높은 비용이 발생하므로, 위험부담을 안고 이러한 것들을 행할 것이다. 요점은 정부기관이 요구하는 것만 충족시키며 산업 표준규격을 부분적으로만 채택하는 것은 매우 주의해서 행하여야 할 것이다. 그렇지 않으면 표준 개발 과정의 중요한 부분이 급속도로 무너질 수 있다.

5.3 국가 및 국제 산업 표준의 제정

여러 단계의 검토와 투표를 거쳐 새로운 표준이 채택되는 구조와 과정에 대해 이해하는 것은 매우 어려운 업무로 보일 수 있다. 이 섹션에서는 그 업무를 최대한 단순화해 보려고 한다.

5.3.1 표준 개발 과정의 간략한 소개

ISO 표준이 세계적으로 가장 잘 맞고 많은 국가가 참조하고 있으므로, 아래의 설명은 ISO 표준규격에 맞췄다. 준비 단계의 작업 아이템(Preliminary work item : pwi)에서부터 국제표준의 최종 제품 출판된 국제표준(IS)에 이르는 여섯 단계의 영역에 대한 짧은 개요를 소개하겠다. 한 단계에서 그 다음 단계로 향상하기 위해서는 특정 표준규격 개발 과정에 참여하기로 선택된 회원국 70%의 승인 회신(응답)이 필요하다.

-준비 단계의 작업 아이템(pwi): 연구 그룹이 비공식적으로 안건을 통합하고 새 표준의 초안을 준비하는 초기 단계. 이 시기의 가장 중요한 목표는 표준화의 목적 범위 내에서 동의를 구하는 것이다. 이 활동을 시작하기 위하여 준비 단계의 새 작업 아이템 제안서가 만들어지고 분과위원회(SC)의 승인을 구하게 된다.

–새로운 작업 아이템(New work item, nwi): 새로운 항목 제안서가 모든 참여 회원국에 회람되어 승인을 위한 표준 제안의 안건의 초안이 완료되는 시기로서, 공식적인 절차를 밟는 첫 단계이다. 승인을 받은 후 국제 표준화 기구(ISO)는 시간이 계산되기 시작하면서 추진을 위한 각 단계의 시간표가 만들어지는데 대게 국제 표준화 최종 초안(FDIS)투표까지 36~40개월 안에 완성을 목표로 한다.

–위원회 초안(Committee draft, CD): 투표 결과 새로운 작업 아이템(NWI)으로 승인이 되면 이제 다음 단계로, 연구 그룹의 활동이 본격적으로 시작한다. 이 시기에는 실험 방법(절차)이 완전히 개발되어 그 적합성이 확인되어야 한다. 위원회 초안의 검토와 투표를 준비하는 과정에서, 용어와 그 정의가 통일되고, 여러 개의 수정 편집이 이루어지고, 각종 도표와 문서가 ISO 규정에 맞게 정리된다. 이 시점에서 표준의 초기 양식이 만들어지고, 여러 군데의 실험실에서 실험 방법들이 평가된다. 작업 그룹 구성원들에 의해 실험 방법과 요구 사항이 타당하고 합리적이라고 판단하면, 위원회 초안은 국가 단체 투표(national body voting)에 올려진다.

–국제 표준 초안(Draft international standard, DIS): 위원회 초안 버전이 승인되면, 초안 투표 과정에서 나온 비평들을 반영하여 여러 개정(수정) 안건들이 수집되는 단계를 밟는다. 작업 그룹은 각각의 안건에 대해 조치를 취해야 하며, 수용하지 않고자 할 때에는 그 이유를 설명하게 된다. 개정(수정) 시, 다시 제안된 DIS로 국가단체투표에 붙여진다. 이 단계는 투표 과정을 스위스 제네바에 위치한 ISO 중앙 사무국이 진행한다. 이 시기에 이르기까지 모든 단계에서, 투표 시에 제시되는 안건들이 기술적인(technical) 부분에 치중하게 되면, 다음 단계로 넘어갈 수 있는 충분한 자격이 된다 하더라도 넘어가지 않고 개발 과정을 계속 유지해나간다. 또한 시간적인 스케줄이 적절히 맞지 않게 되면, ISO는 개발 과정을 종료시키며 작업 그룹이 새로 그 과정을 시작하게끔 요청한다.

–최종 국제 표준 초안(Final draft international standard, FDIS): DIS 단계에서 투표 결과가 성공적일 때, 문서가 최종 단계의 바로 앞 단계에 있으므로 투표 시의 비평과 제안들은 소멸되고, 변경해야 할 것에 대한 제안들이 편집을 위한 해설로 남겨진다. 더 이상의 비평과 제안은 받아들여지지 않으므로 이 단계의 국제 투표는 "찬성"이나 "반대" 중 하나로 진행된다. 작업 그룹의 작업은 끝나고, 만약 FDIS가 결렬되는 경우 과제 수행 리스트에서 삭제된다.

–국제 표준(International standard, IS): ISO 위원회에서 최종 승인을 받는 최종 단계이다. 제네바에서 ISO 양식에 맞게 최종 편집되고, 불어로 번역되고 영어와 불어로

발간되는 것으로 표준화가 완성된다. 그리고 ISO 웹사이트에 올려진다. 표준화 작업을 준비한 작업 그룹도 ISO 발행의 최종 국제 표준 본을 구입하지 않는 한, 발간된 IS 표준을 결코 볼 수 없다.

5.3.2 전형적인 ISO 산업 표준의 정밀분석

표준규격 설치의 중심부로서, ISO는 문서의 출판과 입안을 위한 매우 세밀한 서식을 가지고 있다. 다음 내용을 통해 전형적인 레이아웃과 어떤 내용이 전형적인 ISO 표준규격 각각의 중요한 섹션을 나타내는지에 대한 설명을 살펴보기로 하자. 예시들은 휠체어 관련 기술에 대한 현존하는 ISO 7176과 ISO 10254 총서에서 발췌된 것이다.

서문 : 이 부분은 ISO에 관한 정보, 지적 소유, 타 국제 표준기관들과의 협력관계, 적용되고 수정된 ISO 규칙들, 일의 책임을 맡은 기술 위원회(TC) 와 SC, 그리고 다른 모든 ISO 7176 부분들의 목록을 포함한다. 한 서문의 예는 아래와 같다.

> 서문: ISO(the International Organization for Standardization)는 전 세계 국가 표준 단체(ISO소속 단체를) 의 국제 연합이다. 국제 표준을 마련하는 일은 보통 ISO 기술 위원회를 통하여 이루어진다. 어떠한 주제에 대해 관심 있는 각 참여 단체는 그 주제에 대해 기술 위원회가 설립되면 그 위원회에 대한 대표권을 갖는다. 국제기관들은 국가기관이든지 비 국가 기관이든지, ISO와 연계하여 그 일에 참여한다. ISO는 국제 전기 기술 위원회(IEC) 와 모든 전기 기술의 표준화에 대하여 긴밀하게 협력한다. 국제표준은 ISO/IEC 지시사항 파트3에 주어진 규정들에 따라 초안이 작성된다. 기술 위원회에 의해서 채택된 국제표준 초안은 회원 단체들에게 전해져 투표하도록 한다. 국제표준이 출판되려면 투표수의 75%이상의 찬성이 요구된다. 주의할 사항은 이 파트의ISO 7176 중 몇 요소는 특허권에 관한 것이 될 수도 있다는 것이다. ISO는 그러한 특허권들의 어떤 일부나 전체를 파악할 책임을 지지 않는다. 국제표준 ISO 7176-2는 ISO/TC 173(장애자를 위한 기술시스템 & 보조), SC 제1소위원회(휠체어)에 의해서 마련되었다.
>
> 본 제 2개정안은 기존의 제 1안(ISO 1716-2:1990) 을 기술적으로 수정하여 대체한 것이다.
>
> ISO 7176 은 포괄적인 제목 '휠체어' 아래에 다음에 나열된 부분들로 구성된다(이하에 7176 시리즈 모든 부분 목록을 나열함)(ISO, 2001)
>
> 출처: ISO 7176-2, 전동 휠체어의 고정 안정성에 대한 판단, 2001.

도입 : 이 부분은 짧은 개요로 길이는 한 페이지 미만으로 하고, 이 분야에서 표준화를 통해 해결하고자 하는 문제점을 기술한다. 또한 해당 표준에서 택한 방향성과 표준에서 다루는 특정한 기술에 대한 개요를 제시한다. 다음은 도입 부분의 한 예이다.

도입: 휠체어와 휠체어에 관련된 의자 및 지지기구들을 제공하고 선택하는 것은 이 기구들과 관계된 정보에 대한 명확한 의사소통에 의해 좌우된다. 오랫동안 많은 용어와 그 정의가 발전되었다. 불행하게도, 이러한 과정으로 인해 어떤 용어들은 명확한 의미가 결여되기도 하고 또 다른 용어들은 중복되어 때로는 상충되기도 한다. 예를 들어, 기울어짐(tilt)과 눕혀짐(recline)은 때때로 상호 대체적으로 사용되기도 하지만, 보통은 아주 다른 의미를 지니고 있다. 잘못 사용된다면, 전혀 부적절한 휠체어가 명기되고 구입될 수도 있다. 이 부분의 ISO 7176은 용어의 명명과 정의를 제공하여 휠체어와 휠체어 의자 분야에서의 명확한 의사소통의 기초를 수립하고 있어 중복이나 부적절한 용어 사용을 제거하는 것을 목표로 한다. 이와 같은 명명체계는 이 분야에 있어서 문서들이나 전문가들에 의해서 사용된 것들을 조사함으로 이루어진다. 그러나 영어에서의 일상 언어, 의료, 기술 분야에서 이미 적절히 규정된 용어들은 제외한다. 본 표준은 의미의 중복 성으로 인하여 본 표준에 의해서 명명된 용어들로 대체되어야 할 현재 사용되고 있는 여러 용어들이 있음을 인식하고 이를 전제로 한다. 사람들이 공통적인 한 용어를 사용 하는 방향으로 진행하는 것을 돕기 위해, 본 표준에서 권장하는 용어와 함께 일상적으로 상용되지만 권장하지 않는 용어들도 참조하도록 포함한다.
휠체어 표준의 적용 및 발전은 분명하고도 일관성 있는 용어와 정의에 달려있다. 그래서 ISO 7176의 많은 부분이 ISO 휠체어 표준에 특별히 관계된 한 개 이상의 ISO표준에서 사용된 용어와 정의를 포함한다. ISO 7176, 10542, 16840 시리즈, 7193 등이 이에 해당한다. 이들 ISO시리즈들 표준은 가능한 항상 본 문서의 용어 정의를 인용하여 일관성을 유지하게 될 것이다.
본 ISO 7176파트는 순순히 용어를 명시하고 정의하는 것을 그 목표로 삼는다. 휠체어나 휠체어 의자의 장치 그룹으로 분류하는 시도는 하지 않는다. 그런 작업은 ISO 9999의 목적에 해당하기 때문이다. 부록 A는 휠체어들의 특징을 설명하는 일련의 표준화된 어휘를 나열한다(ISO, 2004).

출처: ISO DIS 7176-26-휠체어—제 26장: 어휘, 2004.

범위 : 이는 본 표준에서 가장 중요한 섹션일 것이다. 이 부분에서 본 표준이 어디에 적용되는지 또는 어디에는 적용되지 않는지 을 간결 명확하게 규정하는 것을 그 목적으로 한다. 아래의 범위의 한 예가 제시되고 있다.

범위: 본 국제 표준은 모든 수동 또는 자동 휠체어와 이동수단의 기능에 대하여 차량의 탑승자 정면 방향 의자로서의 기능을 가진 스쿠터를 포함한다. 또한 본 표준에서 요구하는 한 가지 이상의 필수 요건을 충족하도록 고안된 첨가부품이 있는 휠체어에도 적용된다.
본 표준은 휠체어의 디자인 및 작동 필수 요건과 그와 관련된 검사 방법들 그리고 휠체어 라벨 부착 판매 관련 문서, 사용자 설명서 및 경고문의 공개에 대한 요건들도 명시한다. 이 필수사항들은 ISO10542-1 과 10542 에 구속을 받는 휠체어 고정 장치에 의해서 안전하게 고정되도록 설계되는 휠체어들에 적용된다(ISO,2000).

출처: ISO 7176-19: 휠체어—7176-제19장: 전동차에 사용되는 바퀴 달린 이동장치들, 2000.

표준참조 : 이 부분은 본 표준을 적용할 때 고려해야 할 모든 다른 표준들을 열거하여 참조할 수 있게 한다.

> 표준 참조: 다음에 제시된 표준문서에는 이 본문의 언급을 통해 본 ISO7176 조항들을 구성하는 조항들이 있다. 날짜가 명기된 참조 문들에 대해서는 이 모든 출판물에 뒤이은 개정안들이나 수정안들이 적용되지 않는다. 그러나 본 ISO 7176에 근거한 합의 당사자들이 아래 표시된 가장 최근의 표준화 문서의 적용 가능성을 먼저 조사 할 것을 권장한다. 날짜가 표시되지 않은 내용들에 대해서는 가장 최근에 언급된 표준화 문서가 적용된다. ISO 와 IEC 단체들은 현재 유효한 국제 표준(ISO,2000)의 기록을 유지한다.
>
> 출처: ISO 7176-19: 휠체어—7176-제19장: 전동차에 사용되는 바퀴 달린 이동장치들, 2000.

용어와 정의 : 이는 본 표준에 사용된 용어 중 일반적으로 사용하는 의미와 다른 모든 용어의 정의를 제공한다.

> 용어와 정의: 이 문서는 목적에 따라서 ISO 6440에 언급된 용어와 정의와 함께 다음에 제시된 용어들과 그 의미가 적용된다.
>
> 3.1 가동 중 브레이크(Running brake): 휠체어를 멈추거나 속도를 감속시키는 장치
> 3.2 조정 장치(Control device): 사용자가 전동 휠체어의 속력이나 방향을 원하는 데로 전환하는 장치.
> 3.3 주차 브레이크(Parking brake): 휠체어를 움직이지 않도록 유지시켜주는 장치
>
> 출처: ISO/FDIS 7176-3 휠체어—제3장: 브레이크의 효율성에 대한 판단, 2002.

설계 필수요건 : 생산품이 따라야 할 최소한의 설계 요건이다. 이 요건들은 어떤 장치나 개발 중인 제품 설계에 있어 특정한 요구사항들이 제품의 안전 혹은 수행능력을 위해 요구된다고 위원회가 결정할 때 적용된다. 설계 필수요건은 제품의 독창성을 제한하고 장치를 설계 하는 과정에서 설계자의 능력을 제한할 수 있기 때문에 꼭 필요한 때만 명시되어야 한다. 아래에 한 예를 제시한다.

> 설계 필수요건: 휠체어는 다음과 같이 설계되어야 한다.
>
> 4.1.1 휠체어는 ISO 10542 규정에 따라 하나이상의 휠체어 고정 장치에 의해 전동차의 사용자가 정면을 보고 앉을 때 안정될 수 있도록 설계되어야 한다.
> 4.1.2 부록 B에 명기된 사항들을 만족시키는 최소 4개(앞에 둘, 뒤에 둘) 의 안전 지점이 있어야 한다(ISO, 2001).
>
> 출처: ISO 7176-19: 휠체어—7176-제19장: 전동차에 사용되는 바퀴 달린 이동장치들, 2000.

제품 ID, 제품정보, 사용설명서 필수요건 : 이 부분은 상품의 영구적 라벨, 사용자를 위한 설명서, 필요한 경우 설치 설명서 등에 대해 제조/판매자가 구매자에게 제공해야 할 내용을 명시한다. 아래는 그 한 예이다.

> 제품 ID 및 상품 라벨:
>
> WTORS(휠체어 탑승자 안전고정 시스템) 과 교체 부품에 지워지지 않는 명확한 글씨로 다음의 내용을 명기하여야 한다.
>
> 제조자 이름, 상호
> 제조 년 월 과 리콜이 있을 경우 그 제품을 구분할 수 있는 다른 모든 ID 방식
> WTORS(휠체어 탑승자 안전고정 시스템)가 ISO 10542-1의 규정을 준수한다는 표시
>
> 조립/설치 자를 위한 설명서:
> WTORS 의 제조자들은 제품이 판매되는 국가의 공식 언어(들)로 쓰인 조립/설치 설명서를 제공하여야 한다. 설명서에는 다음의 내용들을 포함해야 한다.
>
> WTORS는 정면을 향한 휠체어로 조립되어야 한다는 내용
> WTORS 부품이 포함된 낱개로 포장된 패키지 개수
> WTORS 가 ISO 10542-1규정을 따른다는 내용
> 벨트가 복부를 압박하지 않도록 골반이나 허벅지 상부를 가로질러 낮게 착용한다는 내용
>
> 출처: ISO 10542-1:휠체어 고정과 승차자 안전 시스템 제1장: 모든 시스템의 필수요건 및 테스트 방법, 2002.

제품성능 필수요건 : 제품성능 필수요건은 본 표준에 포함된 테스트 방법에 따라 시험할 때 제품의 성능이 어떠해야 함을 명기한 부분이다. 이는 장치 사용자의 안전을 보장하기 위하여 최소한의 제품 성능 수준을 정하는 것을 목적으로 한다.

> 정면충돌 실험:
> 휠체어는 부록 A의 규정에 따라 역학적 테스트를 받는다. 테스트에는 ISO 10542를 준수하는 네 지점 안전띠를 사용한다. 그러나 다른 안전장치를 사용하여 시험할 수도 있다. 다음의 필수요건은 각각 테스트 실시 중 혹은 실시 후에 충족되어야 할 사항이다.
> 보조기구나 휠체어의 충돌 이동판에 대해서 수평 흔들림(excursion)은 표3에 제시된 범위를 초과해서는 안 된다.
> 무릎의 흔들림 크기(X무릎)는 휠체어 지점 P의 흔들림(X휠체어)을 다음 공식에서 보여 주는 것처럼 초과한다.
>
> X무릎/X휠체어 ≥ 1.1

> 주의: 이 요건에 따르게 되면 휠체어가 무거운 수평적인 압력을 휠체어 탑승자에게 가하는 것을 막을 수 있다.
> 휠체어 등 보조기의 머리 부분이 뒤 방향으로 흔들리는 정도는 표3에 규정된 한도를 넘어서는 안 된다(ISO, 2000).
>
> 출처: ISO 7176-19: 휠체어—7176-제19장: 전동차에 사용되는 바퀴 달린 이동장치들, 2000.

테스트 결과보고 : 테스트 결과 보고 편은 제조자가 어떤 내용을 테스트 결과보고서에 포함하고 파일로 보관하여야 하는 지를 규정한다. 정보공개 부분에 포함된 정보만 제조자의 판매 문서에 공개한다. 그러나 통제기관은 보통 모든 시험 결과를 심사한다. 다음의 예를 참조하라.

> 테스트 결과보고는 다음의 내용을 포함해야 한다.
>
> ISO 7176 중 이 부분에 대한 언급
> 테스트를 실시한 기관의 이름과 주소
> 휠체어 제조업체의 이름과 주소
> 테스트 결과 보고 날짜
> 휠체어 타입, 시리얼 및 벳치(batch) 번호
> 충격 시험에 사용된 인형의 사이즈, 사람이 직접 탑승하였다면 사용자의 크기(부피)와 몸무게
> ISO 7176-22에 명시된 시험장치 설치와 조정과정 등을 포함하는 휠체어 시험 설치 세부 사항
> 테스트 과정에서 설치된 휠체어의 사진
> 테스트를 받은 주차브레이크에 대한 설명-브레이크 작동 방법 포함(손가락/손/발 이용여부, 수동, 전동, 자동 등의 구분)
> 휠체어를 시험 준비시키는 과정에서 브레이크를 작동하는 힘(6b 에 명시됨)을 측정할 필요가 있었는지 여부-뉴턴(newton) 단위로 표시되는 이 힘은 테스트 도중 브레이크를 작동하는 데 요구되는 힘을 말한다.
> 7.2에서 결정된 주차브레이크 테스트 결과(ISO 2002)
>
> 출처: ISO/FDIS 7176-3 휠체어—제 3장: 브레이크의 효율성에 대한 판단, 2002.

정보공개 : 정보공개 섹션에는 의료관계자와 사용자를 위한 제품 관련문서에 공개되어야 할 내용을 명시한다. 다음이 한 예이다.

> 7176 제15장의 필수요건에 더하여 휠체어 제조업체의 판매 시 제공문서에 포함되어야 할 정보는 다음과 같다.

> 휠체어가 전동이동수단에서 의자로 사용될 때 정면을 향하도록 설계되었다는 것과 ISO 7176/19-20XX 규정을 따른다는 사실 휠체어에서 사용하기 적합한 안전고정 장치 타입들 - 4지점 방식, 띠 형태, 클램프 고정방식, 특별도킹방식 휠체어 접근성, 조정용이성은 휠체어 크기와 회전반경에 의해 크게 좌우되고 작은 휠체어와 회전반경이 작은 휠체어가 비교적 정면방향위치에 대하여 접근성과 조정성이 용이하다는 내용 휠체어에 고정된 탑승자를 고정하는 장치가 있고 또 테스트를 통과했다는 내용(ISO, 2000)
>
> 출처: ISO 7176-19: 휠체어—7176-제19장: 전동차에 사용되는 바퀴 달린 이동장치들, 2000.

테스트 방식 : 디자인 수행능력 필수요건이 충족되었는지를 확인하기 위해서 실험실 테스트를 실시한다. 규정된 테스트는 표준을 따르려면 필수적으로 따라야 함을 의미한다. 정보제공용 부록은 정보와 안내만을 위한 것이다.

> 부록A(규정화됨): 브레이크 레버를 작동하는 힘의 세기를 결정하는 방법
>
> a) 다음 중 레버의 부분 중 힘이 가해지는 곳을 선택하라(도형A.1) 단 선택의 우선순위는 아래 순차적으로 나열된 것 가운데 첫 번째 것에 있다.
>
> 레버가 일반적으로 둥근 손잡이에 장착되면 힘을 손잡이의 중앙에 가한다.
>
> 갈수록 가늘어지는 레버는 그 레버의 가장 넓은 단면이 중앙선을 가로지르는 지점에 힘을 가한다.
>
> 손 전체로 잡아야 하는 형태의 레버는 힘을 레버의 중앙선을 통과하게 하고 끝으로부터 12mm 아래를 잡는다.
>
> 만약 브레이크가 막대형이나 패드 형으로 되어 밀거나 잡아당기는 방식으로 작동하는 것이면 중심에 힘을 가한다.
>
> 레버가 평행 형 이거나 그 밖에 다른 모양이면 일반적으로 중앙 그리고 끝에서 15mm되는 지점에 힘을 가한다.
>
> 레버가 접히거나 연장 손잡이가 부착되는 경우 가장 길게 펼쳐진 끝으로부터 15mm되는 지점에 힘을 가한다.
>
> b) 5.8에 명시되고 도형A.1에 예시된 되로 가해지는 힘을 측정하는 기구를 통하여 힘을 가하여 브레이크를 작동하는 장치를 설치한다.
>
> c) 힘을 측정하는 기구로 브레이크에 힘을 최대한도까지 가하고 가장 가까운 뉴턴 단위를 기록한다.
>
> d) 위 c)를 세 번 실시하고 실시할 때마다 해당 바퀴를 번갈아 가면서하고 가장 가까운 뉴턴 단위의 평균 측정값을 계산한다.(ISO, 2002)
>
> 출처: ISO/FDIS 7176-3 휠체어—제 3장: 브레이크의 효율성에 대한 판단, 2002.

참고문헌 : 본 표준에 사용된 연구 문헌들의 출처를 제공한다.

5.3.3 국내적 및 국제적 노력들의 관계

많은 나라들이 국가 내 사용법의 표준규격을 발전시키려는 노력을 하는 단체나 기구들을 갖고 있다. 국내적 표준화 단체들은 중요한 정보들을 제공하고 종종 표준규격과 관련된 떠오르는 이슈들을 다룰 것을 제안한다. 그러나 국가 내 단체들은 그들이 다수의 나라들과 함께 연구할 때 보다는 더 제한적인 정보자원들을 가진다. 또한, 국제적 표준화 단체들은 더 많고 다양한 경험사례들이 있으며, 몇몇 다른 국가들이 직면한 독특한 문제에 대해 보다 신속하게 해결할 수 있다. 본질적인 정의에 의하면, 국내적 표준규격의 범위는 지역적으로 생산되거나 분배되는 제품들에 제한되어 있다. 수입 상품은 국내적 규격표준화가 세계적 규격표준과 조화되지 않을 때, 국가적 규격표준 개발활동들은 다수의 국가의 정보, 국제적 생산업체와 수많은 감독기관들도 불러 모은다.

이것은 더 많은 데이터, 넓게 적용 가능한 데이터들, 그리고 잠재적으로 존재하는 국가끼리의 장벽을 미리 다루는 장점을 가진다. 국제적 규격표준의 단점은 규격표준의 성능이 최저 허용 수준을 향해 이끌려 갈 가능성이 있다. 국제표준은 광범위한 합의를 통해 이루어졌지만, 어떤 국가에서는 국가 표준으로 엄격하게 정하지 않기도 했다.

예를 들면, 어떤 국가들은 비용절감을 통해 특별한 시장에 진입을 원할지도 모르지만, 이미 설립된 시장을 갖고 있는 국가들은 더 높은 규격표준화에 도달하길 원한다. 그러나 국제적 규격표준은 다수국가의 시장 진입을 가능하게 하고 더 많은 선택사항을 만들어 줌으로써 소비자에게도 혜택을 준다.

ISO 는 표준화 발전에 매우 엄격하고 ISO 진행의 본질은 최소한의 수준 이상에서 장비를 안전하고 효과적으로 제공하려는 도움을 통해 그들의 규격표준이 인정받게 만드는 것이다.

5.3.4 미국의 표준 규격 개발 단체

미국에서 대부분 보조기구들의 표준규격은 RESNA산하에서 개발 되었다. RESNA는 ANSI에 의해 표준규격 개발단체로써 인정받는다. RESNA의 표준규격개발 과정은 기본적으로 ISO와 대부분 다른 국가들의 모범이 된다. RESNA는 기술표준이사회(TSB: Technical Standards Board)를 후원한다. TSB는 다양한 표준규격 소위원회들의 의장들과 몇 명의 미국 전주(全州) 대표자들로 구성되어 있다. TSB는 ANSI 표준개발과정이 적절하게 지켜지는지 확인하는 책임을 지고 있으며 새로운 작업 아이템의 선정을 위한 우선순위를 확정짓는 책임도 맡고 있다. TSB는 필요에 따라 소위원회를 창립하기도 하고 해체하기도 한다. 실제로 표준규격은 개발과정이 수년이 걸리기 때문에 소위원회들은 일반적으로 수명을 연장해 왔다. RESNA TSB는 휠체어, 휠체어 착석, 레크리에이션 기술, 시력이 안 좋은 사람들이나 보이지 않는 장애를 가진 사람들을 위한 보조기구들을 다루는 소위원회가 있다. 어떤 소위원회들은 여러 가지 표준 규격을 위한 책임을 지고 있기도 한다. 특별한 표준규격에 대해 집중된 전문성을 확보하기 위해 소위원회들은 워킹그룹을 설립한다. 이 워킹그룹들은 표준규격을 만드는 실질적인 많은 일을 한다. 이 워킹그룹들은 초기 테스트 방법을 개발하고 인준 테스트를 구성하고, 표준의 초안을 만든다. 대부분 RESNA워킹그룹들은 가능한 한 가장 큰 조화를 이루기 위해서 같은 성격의 ISO워킹그룹에 활발하게 참여한다. 일단, ISO 표준규격이 달성되면, 일반적으로 ANSI/RESNA 국내 표준규격으로써 채택과 발표를 위해 TSB에 의해 FDIS단계로 간주된다. 이 과정은 일반적으로 미국과 ISO 표준규격들 사이에 아주 작은 정도의 차이만을 만들어낸다.

5.3.5 사용자 응답 개발 모델

표준규격은 제조업체, 감독기관들, 구입자들, 장애인, 임상전문가들에게 도움이 되기 위해 개발 된다. ISO의 과정은 보조기술(AT)의 표준규격 개발에 이들의 참여가 보장되도록 하는 의도를 가지고 설계되었다. 각국은 적절한 소위원회에 관한 공식적인 전문가를 제안한다. 그러나 이 워킹그룹에 참가는 이 과정에 기여하고 싶은 누구나 에게 열려 있다. 이것은 표준규격이 ISO소위원회가 한 지역의 그룹에 치우치지 않도록 보장하는 비판적 위치에 있게 한다. 모든 워킹그룹과 소위원회의 회의들의 회의록은 문서화되어 있어야 한다. 회의록은 모든 참가자들의 이름과 그들의 소속을 기록해야 한다. 투표의견이 개진될 때, 한 나라 안에서는 한 목소리로 일치된 의견을 내게 된다. 하지만 한 국가 내 투표로써 의견을 낸 개인들이나 그들의 소속은 반드시 기록되어야 한다. 모든 투표의견은 그것이 채택되던 기각되던 간에 토론이 되어야 하며, 만약 거절 됐을 땐, 그 당위성이 제시되어야 한다. 이것은 워킹그룹의 공정한 대표성과 업무 진행과정의 투명성을 확보하는데 필요하다. 그러나 소비자들은 거의 제조업체와 같이 재정적 수단을 갖고 있지 못한다. 따라서 소비자의 의견은 종종 반영되지 않는다. 보조기술의 표준규격 개발을 방해하는 또 다른 문제는, 표준규격 개발을 뒷받침한 인적, 재정적 자원의 부족이다. 25년 이상 휠체어 표준규격 개발연구가 지속되어 왔지만, 오직 50명 정도의 자원봉사자들이 모든 업무를 수행해 왔다. 표준규격이 그것이 필요한 모든 사람들의 필요를 책임질 수 있게 하려면 정부의 지원이 증가되어야 할 것이다.

5.3.6 지난 수십 년간의 과정 요약

일반적으로, RESNA는 ISO표준규격이 완성된 것으로 발표되면 아주 작은 수정만으로 그 ISO표준규격을 채택한다. 요새는 대략 30개의 휠체어, 휠체어 좌석, 휠체어 운송기술에 관련된 산업 표준규격이 있다. 표준개발 단체들은 모든 표준규격이 5년 단위로 심의될 것을 요구하는데, 이는 계속적인 심의와 개정을 위한 기회를 제공하게 된다.

5.3.6.1 사용자, 임상전문가, 산업, 그리고 의료보험회사에 끼치는 이득

의심할 여지도 없이 표준규격은 휠체어 기술을 향상시켜 왔으며 표준규격 개발이 진행되면서 모든 관계인들이 이득을 보게 되었다. 일반적으로 보조기술을 사용하는 사람은 더 안전하고 더 신뢰적이고 더 실행능력이 높은 제품을 이용할 수 있게 되었다. 표준규격은 신뢰할 수 있는 정보 취득의 수단을 제공함으로써 AT의 사용자와 임상전문가를 돕는다. 표준규격은 무역 장벽을 없애고, 더 넓은 시장을 구축하고, 상품 접근성을 높이면서 모든 관계인들을 도와왔다.

어떤 이들은 표준규격이 새로운 보조기구들의 개발 비용을 증가시킨다고 반론할 수도 있지만, 이것은 작은 단점일 뿐이다. 표준규격이 없다면 제조업체들은 다양한 전문성과 검정의 유익 없이 자체 테스트 수단들과 수행기준을 개발해야 한다.

임상 전문가들은 AT 표준규격 개발에 아주 중요한 역할을 일관되게 해왔다. 표준규격 개발에 관련된 특별한 도전은 공용으로 쓸 수 있는 전문 용어에 대하여 합의를 도출하는 것이었다. 이것은 규격 표준과 제품 관련 문헌연구나 제품에 관한 인쇄물을 명확하게 하는 언어의 정확성을 향상시키는데 도움이 된다. 표준규격은 또한 다양한 교육을 받은 여러 전문가들 사이의 의사소통을 효율적으로 하는데 도움이 된다. 지불자도 마찬가지로 표준이 보조기기의 품질, 안전, 신뢰성 등의 향상을 통하여 비용을 절감하게 함으로 이득을 얻게 된다.

제조업체들은 표준규격으로부터 큰 이득을 얻는데, 이전에 언급했듯이, 표준규격은 국경을 넘나드는 무역을 용이하게 하고, 제조물 책임을 줄이고, 감독기관의 승인을 편하게 하고, 디자인 윤곽에 도움이 된다. 제조업체들은 능동적으로 국내와 국제적 표준규격 개발에 참여한다. 그들 중 어떤 제조업체는 방어적인 자세로 참여하고, 또 다른 업체들은 장비의 안전성과 신뢰성, 적절한 수행능력을 보장하는데 진지한 관심을 갖고 참여한다.

5.4 표준규격 개발에서 재활공학의 역할과 기여

표준규격 개발과 응용 과정에 있어 재활공학의 특정 역할과 기여에 대해 알아보기 전에, 과학과 공학이 필요한 주요 활동들을 먼저 알아보자.

5.4.1 테스트 수단들의 개발과 비준

표준규격의 성공적이고 시기적절한 개발은 지식의 확립된 실체와, 제품들 간에 그리고 여러 실험실 간에서 검사 결과의 재현성을 보장하기 위한 공학적 원칙과 방법론의 사용에 달려있다. 우리가 배워온 경험에 의하면, 시계가 돌기 전에, 새로운 작업 아이템(NWI)에 적용함으로써, 테스트 방법들이 검토되고, 동료전문가들이 심사한 학술지에 게재되고, 테스트 하려는 제품과 관련된 대부분의 주요 기업들의 식견 있는 기술자들로부터 승인을 받을 필요가 있다. 대부분 주요 기업들은 테스트 하는 제품의 안전성, 실행능력, 질적 보장을 목적으로 테스트 방법 개발에 적극적으로 투자한다는 것을 기억할 필요가 있다. 비록 그들의 발전된 기술들 중 일부는 재산권이 있다 하더라도, 그들은 국제적 표준규격 개발자들에게 흥미 있을 것 같은 정보를 기꺼이 공유하려고 한다.

5.4.2 테스트 방법 도구와 장비의 개발

표준에 적혀있는 테스트 방법들을 지원하기 위해 사용되는 테스트 장비 개발에 수반되는 중요한 원칙이 있는데 다음과 같다.

- 테스트 장비는 언제나 국제표준에 대응하는 측정을 제공해야 한다. 테스트 수단들은 제품 개발자들에게 공감이 되는 비용에 한해서 개발되어야 한다. 특히, 테스트 수단을 수행하기 위해 장비가 아주 특별하게 제작되어야 한다면, 장비의 비용은 테스트의 최종비용을 결정하는데 중요한 요소이다. 테스트 수단과 장비의 비용을 최소로 유지하는 것은 새로 창업한 기업들과 개발도상국 기업들이 발표된 표준규격들에 의해 상업적 불이익을 받지 않도록 보증한다.
- 테스트 장비가 한군데 이상의 상용 업체에서 이용할 수 있는 것은 표준규격이 가능한 많은 곳에서 인정받는 중요한 요소가 된다.
- 표준규격은 특정 테스트 장비 회사들에게 상업적 이점을 제공해서는 안 된다. 작업은 현존하는 테스트 장비가 테스트 수단을 실행할 때 그에 상응하는 결과들을 가져온다는 것을 보여줘야 하는 책임이 있다.

• 특허와 다른 지적 소유권 보호 수단들에 의해 보호 받는 테스트 장비는 명시해도 좋다. 그러나 ISO 규정은 개인들이 표준규격 테스트 용도로 지적 소유권을 지나치게 남용하지 말 것을 요구한다.

5.4.3 표준규격테스트의 시설의 체계화와 운영

보조기술(AT) 테스트 실험실은 다소 비용이 비쌀 수도 있다. 그 투자비용의 대부분은 특수화 장비, 정밀 설비, 그리고 운영되어 지는 인적자원 훈련에 대한 비용으로 쓰인다. 각 표준규격은 결과를 기록하고 테스트를 수행하기 위해 테스트 장비의 특별한 세트를 필요로 한다. 예를 들면, 자동 이동 수단으로써의 휠체어의 적합성을 테스트하기 위해, 빠른 속력의 움직임의 감지뿐만 아니라, 미끄러짐의 용이성 테스트가 필요하다. 기본적인 휠체어를 테스트 할 때조차 이중 드럼 테스트기와 커브 드럼 테스트기 같은 기계들은 크기가 $2\times2\times2m^3$에 이른다. 전자기장의 적합성을 테스트하기 위해서는, 거의 백만 달러 정도의 테스트 장비가 필요하다. 장비의 비용과 특별한 인적자원 때문에, 수많은 휠체어 표준을 완벽하게 테스트할 만한 실험실이 전 세계에 단 하나도 없으며, 모든 보조기구 표준규격들이 방치되고 있다. 테스트 및 측정 장비에 더해, 테스트 설비를 구축하는 데에는 기계공작실 시설에의 접근이 요구된다. 테스트와 측정 장비 또한 표준규격에 맞추어 조정할 필요가 있는데 이것은 대개 적어도 1년에 1번 행해진다. 여러 테스트 공학자들은 다양한 AT표준규격들을 수행할 것이 요구되며, 측정, 전자, 소재 및 높은 수준의 역학에 대한 지식도 요구된다. 이것이 테스트 설비가 특화되게 하는 원인이기도 하다.

5.4.4 표준규격에 재활공학의 역할과 기여

일반적으로, 표준테스트 방법은 테스트 결과의 여러 제품들에 대한 재현성을 보장하는 공학 원리와 방법론들의 사용을 포함한다. 테스트 데이터의 목적은 특정 제품의 신뢰성과 안전성이 기대치에 도달하는 것을 확인하는 것에 더하여, 2개의 제품 중에서 하나를 선택해야 하는 임상적 의사결정에 사용되는 데이터를 제공하는 것이다. 그러나 테스트 데이터는 그 데이터가 생성된 실험 과정의 이해가 없는 휠체어 사용자나 임상학자에게는 별 의미가 없다. 그러므로 임상적 재활 공학자는 특정상황과 관련하여 테스트 데이터가 어떤 것을 의미하는지 이해시키고, 기술을 잘 모르는 임상학자 동료들을 도와야 하며, 예를 들면, 소비자가 특정 휠체어와 휠체어 좌석 상품을 선택할 때 테스트 데이터가 갖는 장점을 이해시켜야 한다. 국내적이나 국제적 단계 양쪽 모두에서 일하고 있는 다양한 표준규격 개발 위원회들에서는 기술적-임상적 입장을 표준규격개발 도표에 전달할 수 있는 참가자들을 항상 필요로 한다. 이것은 임상 재활 공학자들이 전 세계적으로 제품개발의 큰 발전을 이룰 수 있는 가치 있는 기여임을 다시 한 번 강조한다. 이것은 또한, 표준규격 개발 과정을 발전시키기 위해 필요한 질문에 답하도록 설계된 연구 프로젝트를 수행하는 능력이 있는 재활 공학자들에 의한 기여를 위한 훌륭한 포럼이다. 임상 공학 연구자는 특히, 학문에 기초한 임상 범위 내에서 작동하는 실험 연구 과정에 기여할 수 있다.

5.4.5 참여방법

참여방법은 아주 간단하다. 주요 관심분야의 위원회 회장에게 연락하여 회의 참석을 예약하고, 활동과 회원이 될지 결정하고, 공식적으로 한 워킹그룹의 멤버로 가입하는 것이다. 미국의 ANSI에서는 다양한 분야에 걸쳐 분포된 참가자들(연구원들, 임상학자들, 사용자들 그리고 제조업체)이 하나의 위원회의 투표권이 있는 회원으로써 구성될 것을 요구 한다. 그러나 투표하는 회원으로 인정되지 않더라도, 회의참석은 항상 환영받으며, 전자 원격 회의를 통한 참여도 인정된다.

5.5 산업 표준규격 개발에 참여하기 위한 숨겨진 근거

5.5.1 새로우면서 놀라운 다학제간 모델

자발적 표준규격 개발을 위해 발전해 온 모델은 모든 논리를 무시한다. 과연 어떤 다른 성공적인 모델이, 참가자들 3~5년간의 참여를 위해 자체경비를 써야하고, 제명이라는 위협적인 엄격한 규율을 준수하고, 참가를 위해 멀리 여행해야하고, 공공연하게 그들의 재량과 학식을 자발적으로 제공해야하며, 그리고 최종 제품의 소유권을 주관기관에게 양도해서 그들이 이익창출을 위해 팔 수 있도록 포기하겠는가? 이렇게 지식 있고 재능 있는 사람들로 하여금 비논리적으로 행동하게 하는 데는 분명히 뭔가 숨은 이득이 있음에 틀림없다. 이번 섹션은 이러한 숨겨진 이득들을 탐구하고자 한다.

5.5.2 목표의 중요성과 최종결과의 잠재적 영향

이러한 행위에 가담된 사람들(연구자, 공학자, 전문직종사자 그리고 소비자)은 개인에 의한 이루어질 수 있는 것보다 더욱 크게 목표를 설정하는 단체조직의 한 일원으로써 작업의 장래성에 의해 동기를 부여받는다고 볼 수 있을 것이다. 명기된 시간 안에서 목표를 실현하는 것이 세계적인 차원으로 기술의 질과 안전성에 영향을 미칠 수 있다는 전망이 높은 설득력을 갖게 된다.

5.5.3 전 세계 지식의 통합

이론적으로 연구과정은 엄격한 과학적 방법론에서 유래된 새로운 지식이 주로 전문학술지를 통해 체계적으로 이전 지식에 체계적으로 추가되는 과정이다. 연구되고 있는 초기의 질문 또는 가설은 사실상 추구하는 학문에서의 결여와 관련이 있다는 것이 기본적인 가정이다. 현실에서 이러한 과정은 재활공학 분야의 진보를 느리게 했었다. 한 가지 문제는 연구자들이 독립적으로 그들의 연구 질의를 선택하고 그것의 해답을 찾기 위해 제한된 연구자금을 획득하는 것이 보장되어 있지 않다는 것이었다. 표준 포럼에서는 표준의 목적(범위)을 규정하기 위하여 연구자들, 임상의들, 산업 대표인들과 사용자들이 그들의 쌓아놓은 경험들을 합치게 된다. 그 다음에는 표준을 발전시키기 위해 필요한 해답을 제시하기 위해 수행해야 할 연구를 규정짓는 것이다. 이것은 문제에 대한 국제적인 지도자들을 통합하게 하는데, 이들은 협력 연구를 수행하고, 연구 결과물을 다른 연구자, 의료인과 생산 공정의 기술 인력들로부터의 비평에 부친다. 타당성이 입증되면, 긍정적인 발견은 설계나 실행의 요구조건과 관련된 실험방법형식으로 즉각 표준에 반영된다. 지적재산권 이슈는 가라앉고(안정되고), 질적으로 높은 학술지에 결과가 출간된다. 이것은 세계적인 규모에서 제한적인 연구 자원에 집중하는데 매우 비용 효율이 높은 모델이며, 그 과정에 참여하는 이들은 전문적으로도 가치가 있는 일이라 여긴다.

표준 활동의 부재로 인해, 선행 연구자와 의료진, 상업 개발자들 간의 확장된 개념의 협력 기회는 실제로 존재하지 못했다. 물론, 새로운 실험 방법을 개발하는 실무 그룹에서 나온 세부적인 심층 토론은, 연구 발행물이나 컨퍼런스에서 나오는 전통적인 보급 메커니즘의 환경(정황)에서는 앞뒤가 맞지 않는다. 표준워킹그룹은 실존하는 정보를 조합하고 미래의 주도권(initiatives)에 집중하며 제한된 시간 안에 성과물을 낼 수 있는 이상적인 환경이다. 초급 연구자나 보조기술 입상자가 표준 개발에 참여한다는 것은 그를 강력한 지도자로 이끌어주며 새로운 기술 개념으로 인도하게 된다.

5.5.4 조직 네트워크의 개발

의학적 기술의 조직에서는 보조기술은 작은 기업체이다. 연례 학술대회에서는 새 동료와 기존 동료들 간에 만남과 서로 정보를 공유할 수 있는 기회를 제공하고 있다. 하지만, 이런 집단들이 연간 모임의 사이에 더욱 폭넓은 커뮤니케이션을 조장하는 그룹 활동에 참가하지 않는다면, 이러한 상호교류가 확실한 동료관계를 구축하도록 역할을 하지 못한다. 또한, 자기의 연구관심 분야가 좁게 초점이 맞추어진다면, 공통관심사인 아이디어와 개념을 의논할 수 있는 같은 생각을 가진 동료들을 찾는데 어려움이 있을 것이다.

5.5.5 산업 표준의 임상 및 사용자 적용

특히, 임상의와 제품 사용자들을 위한 표준규격에서의 실험방법에 의해 생성된 정보의 적용에 대한 기대효과인 또 다른 유력한 동기부여요소는 임상적 의사 결정 모델과 클라이언트 결과의 질을 향상시킬 것이다. 많은 뛰어난 휠체어 및 휠체어 착석 임상의들(치료사, CREs 그리고 RTSs)은 임상 실무에서의 표준 적용에 대한 지침서를 만들어 동료들에게 보여주고 하는데 수많은 시간을 기여해 왔다. 이와 같이 큰 기술적 정보에 대한 이해와 지식을 가지면 되는 동료들에게 지도자의 위치에 있는 것으로 비치게 되고, 그들은 그들이 택한 이 전공에 자신들이 분명하게 기여하고 있음을 알게 된다.

5.5.6 산업에 대한 직접적인 보상

아마도 가장 큰 보상들은 보조기술 제품들을 생산하고 판매하는 제조업체의 품질관리 기사와 설계 기사로부터 나오게 된다. 대부분의 산업체 종사자들은 연구 방법론 또는 그들 제품들에 대한 임상적용 분야에서의 배경지식에 대한 교육이 거의 되어있지 않다. 최고 수준의 임상의와 연구 공학자들로 구성된 워킹그룹에서 파트너가 되는 것은 정말 가치 있는 일이다. 그들은 제품의 안전성과 유용성 실험에서의 직접적인 중요성에 대한 정보를 개방적으로 공유한다. 시험장비가 어떻게 구축되고 인증되는지에 대한 시야를 얻는 것과 그런 장비의 사용법과 비용에 영향을 미치는 것은 동일하게 중요하다. 결국, 표준개발 포럼은 제조업자들이 산업 공모를 제한하는 법 위반에 대한 위협 없이 제한된 재산권 이해관계 안에서 가능한 정도로 개방적으로 만나고 정보를 교환하는 몇 안 되는 자리이다.

5.6 앞으로의 기회

5.6.1 보조기술의 다른 분야에서의 표준 개발

주로 공적보험기관의 비용 측면에서 휠체어 및 휠체어 착석 제품의 전통적으로 차지하는 크기 때문에, 이 분야의 보조기술이 표준 개발에 있어 최초의 관심사로 떠오르게 되었다. 하지만, 그러한 모델이 매우 효과적인 것으로 성공적으로 논증됨에 따라, 다른 보조기술 분야들 또한 표준 개발에 기회가 무르익게 되었다. 확실한 몇 가지만 언급하자면, 전신 받침기구(매트리스), 시각 및 청각장애를 위한 보조도구, 컴퓨터 접근기술, 보완대체 의사소통, 레크리에이션 기술 등이다. 몇몇의 경우, 이러한 활동들이 양육되고 번창할 수 있게 하는 ISO전문위원회 또는 소위원회들이 이미 존재한다. 또한, 인터넷통신수단의 급속한 발전은 이와 같은 새로운 보조기술 분야의 표준 개발에의 참여를 촉진시킬 수 있도록 국제적인 규모로 부족한 역량과 자료들의 통합을 크게 촉진시킬 것이다.

5.6.2 연구 및 개발 자원

보조기술 표준을 지원하는 대부분의 연구는 정부자금에서 나왔다. 보조기술 표준 개발에 활발하게 참여한 대부분의 국가들은 직접적 혹은 간접적으로 입증된 시험방법을 만들기 위한 필수적인 연구를 위한 후원을 제공해왔다. 어떤 경우에서는 그러한 지원이 경쟁적 공모 또는 계약을 통해 왔고, 반면에 다른 경우는 정부 출연 연구실에 의해 직접적으로 할당된 자금으로부터 왔다. 유효하고 의미 있는 표준 개발을 위한 연구자금을 구하는 노력은 끊임없이 지속되고 있다. 표준을 지지하는 연구라는 도전은 전통적인 연구모델과는 들어맞지는 않는다. 그리고 몇몇 지원기관들은 지속적인 장기 연구나 특히, 현존하는 표준의 개정에 관심이 있어왔다. 하지만, 표준 개발은 정부, 소비자 그리고 산업체를 위한 멀리까지 미치는 긍정적인 효과를 가지고 있다. 이상적으로, 표준의 개발 비용을 지원하기 위해서는 민관 파트너십이 개발되어야한다. 이러한 것은 산업협력단이 표준 작업과 정부와 비용을 분담하는 파트너를 지원하는데 도움이 되는 다른 산업에서 이루어지고 있다.

5.6.3 표준규격의 임상 및 사용자 적용에 대한 장벽(장애) 해결

임상의들과 보조기술 사용자들 사이에서는 보조기술 표준의 적용에 대한 심각한 2가지 장벽이 있다. 첫 번째 장벽은 표준 그 자체의 개발에 참여하는 것에 대한 지지 부족이다. 표준 개발에 충분히 참여하기 위해서는 임상의와 소비자들이 실무회의 및 전자회의(인터넷포럼)에 참여할 필요가 있다. 소비자와 임상의들에 의한 더욱 큰 참여는 그들의 필요성에 만족하는 표준에 대한 타당성(관련성)을 증대시키고 임상의와 소비자들이 더욱 접근하기 쉬운 언어를 만드는데 도움을 줄 것이다. 이것은 특히 용어, 정의, 그리고 성과치에 중점을 둔 표준들에 있어서 중요하다.

두 번째 장벽은 표준의 배포와 관련이 있다. ISO와 국가 표준들은 대개는 판매되고 있다. 표준 복사본의 시장이 소규모이기 때문에, 표준 한 세트의 비용은(예. 휠체어 표준) $1000을 초과하기도 한다. 또한 그 표준들은 대단히 전문적이며 그것들을 사용할 수 있으려면 전문적인 학식이 요구된다. 대부분 임상의와 소비자들은 사실상 그 표준규격들을 읽을 필요가 없다. 그들은 단지 그들의 사용을 위해 결과를 해석하고 실행할 수 있으면 충분할 것이다. 이것은 표준규격에 관해서 정보를 출판물과 워크숍에 포함시키고 사용에 관한 임상가이드 문서를 준비함으로써 이루어 질 수 있다. 참가 중인 임상 자들은 그들의 임상 동료들을 위해 이러한 자료들을 준비하고 교육기회를 제공함으로써 이러한 필요를 자연스럽게 채울 수 있다. 참가하는 연구자들은 제조업체들, 특히 개발과정에서 직접적으로 참여할 수 없었던 업체들 대개는 연구개발 예산이 매우 제한적인 소기업들이 채택할 수 있도록 촉진할 시험방법에의 적용 자료들을 준비 할 수 있다. 이러한 모든 활동들은 광범위한 표준의 채택과 전파를 더욱 용이하게 할 것이며, 따라서 창시자들과 헌신적인 워킹그룹에 의해 의도되었던 궁극적인 영향이 일어나게 되는 것이다.

5.7 요약

이번 장에서 우리는 표준 개발 과정을 논의하고 보조기술 표준의 기본구조를 제시하여 보았다. 우리는 보조기술에 적용될 수 있는 각각의 표준을 기술하는 것은 시도하지 않았다. 이러한 것은 다소 빠르게 그 요소들이 시대에 뒤떨어진 것이 되고 말 것이기 때문이다.

표준들은 최소한의 품질을 보증하고 객관적인 성능 비교에 있어서 결정적인 역할을 한다. 더욱 세밀하게는, 이번 장은 아래와 같은 정보를 제공했다.

- 산업 표준을 위한 목적과 이론적 원리(근거)
- 국내 및 국제적 표준 개발에 있어서 미국 참여의 역사적 개요
- 국내 및 국제적 산업 표준의 기관 및 단체
- 과거 몇십 년에 걸친 발전 과정에 대한 요약
- 사용자, 임상의, 산업체 그리고 건강보험기관을 위한 영향과 이점
- 표준 개발에 있어 재활공학의 역할과 기여
- 산업 표준 개발에 있어 참여를 위한 중요한 이론적 원리
- 지속적인 진보를 위한 미래의 요구와 기회

5.8 연습문제

- 보조기술을 위한 자발적 산업 표준 하에 있는 이론적 원리가 무엇인가?
- 각국의 자체 표준과 대조되는 통합된 국제적 표준을 위한 이점은 무엇인가?
- 다음 단계로 넘어가기 위한 ISO-DIS가 승인되기 위해서는 참여국가의 몇 퍼센트가 투표해야 하는가?
- 표준의 "용어와 정의" 섹션의 목적은 무엇인가?
- 수행 표준과 실험방법에서의 차이점은 무엇인가?
- 제조업자에게 있어 보조기술 표준의 이점은 무엇인가?
- 임상의와 보조기술 사용자에게 있어 보조기술 표준의 이점은 무엇인가?
- 보조기술 표준의 실용성과 적용에 따른 몇몇 장애요소를 서술하시오.
- 표준의 "기업공개 개시"에 따른 목적은 무엇인가?
- 누가 보조기술 표준을 개발하는 워킹그룹에 참여해야 하는가?
- 하나의 표준이 국제적 표준으로 출판되기 전에 거쳐야하는 과정 5단계를 간략히 서술하시오.
- ISO의 현 운영 절차 하에서, 국제 표준이 개발되고 출판되는데 얼마나 시간이 소요되는가?
- 전형적인 ISO 표준의 중요 부분들을 나열하시오.
- 공학자들이 표준 개발 과정에 참여할 수 있는 5가지 방법을 나열하시오.

- 하나의 표준에서 규정된 실험방법을 지지하기 위해 사용된 실험 장비를 개발할 때 준수해야 하는 중요한 3가지 주의(主義)들을 나열하시오.
- 재활공학사로서 표준규격 개발과정의 참여과정을 토의하시오.
- 보조기술에서 필요한 산업 표준의 새로운 3가지 분야를 나열하시오.
- 표준 개발 과정에서의 그들의 재능과 시간을 기여한 사람들에게 동기부여가 될 수 있는 간접적인 5가지 보상방법을 나열하시오.
- 효율적인 표준 개발을 용이하게 하기 위해 극복해야 할 필요가 있는 3가지 장애요소들을 나열하시오.

감사의 글

미국에서 보조기술 표준 개발은 1980년 초에 그것이 시작한 이후 많은 기관과 조직들에 의해 지지되어왔다. 초창기 지지자들은 Paralyzed Veterans of America(PVA)와 Department of Veterans Affairs(VA) 이었다. 휠체어 이동과 에서의 RER에 의해 파생된 휠체어에 관한 NIDRR/RERC와 휠체어교통안전에 관한 RERC와 VA-HERL과 같은 정부프로그램을 통한 간접적인 지지는 맨 처음 시작 때부터 RESNA와 ISO 실무회의에 참석하려는 연구자의 간접적인 연구와 여행에 대한 후원을 제공해왔다. 또한, 이러한 연구 자금들은 미국과 ISO의 수많은 지도자들의 노력을 지원해왔다. 유익한 디자인은 수많은 자발적 통솔력과 표준 관리 서비스 특히, 미국의 프로그램들에 기여를 해왔다. ANSI/RESNA 19파트- 차량에서 사용을 위한 휠체어, 전국의 학교 교통 기관들은 미국에서 이러한 연구를 시작하기 위해 연구자금을 확보했다. 이들은 National Congress on School Transportation(NCST), the National Association of State Directors of Pupil Transportation(NASDPTS), National Association for Pupil Transportation (NAPT) 그리고 National School Transportation Association(NSTA) 등이다. 물론, 휠체어 및 휠체어 고정 장치 산업들은 표준의 초안에 대해서 논평하고, 재검토하고, 회의를 위해 전문 인력을 파견하고, 또한 실험실의 유효성 검사를 실행함으로써 지원해 왔다. 이 작업은 이 감사의 글에 포함하기에 너무 많은 기관의 기여들에 더하여 앞에서 언급한 기여들이 없이는 이 만큼 발전할 수 없었을 것이다.

참고문헌

ANSI/RESNA Wheelchairs, Volume 1, 2000, Requirements and test methods for wheelchairs (including scooters). Section 19: Wheelchairs used as seats in motor vehicles, RESNA, 1700 N, Moore St, Suite 1540, Arlington, VA, 22209-1903.

Durable Medical Equipment Regional Carriers (DMERC), December 3, 2001, Wheelchair seating, Draft Medical Review Policy No. WCS.

Ferguson-Pell, M. et al., The role of wheelchair seating standards in determining clinical practices and funding policies, *Assistive Technology*, 17, 1-6, 2005.

International Standards Organization (ISO), 1999, General requirements for the competence of testing and calibration laboratories, ISO/IEC 17025, Geneva, Switzerland.

International Standards Organization (ISO), 2000, Technical systems and aids for disabled or handicapped persons – wheelchair tiedown and occupant restraint systems – Part 1: Requirements and test methods for all systems, ISO FDIS 10542-1, Geneva, Switzerland.

International Standards Organization (ISO), 2001-1, Technical systems and aids for disabled or handicapped persons — wheelchairs – Part 19: Wheeled Mobility Devices for Use in Motor Vehicles, ISO 7176-19, Geneva, Switzerland.

International Standards Organization (ISO), 2001-2, Technical systems and aids for disabled or handicapped persons — wheelchairs – Part 3: Determination of effectiveness of brakes, ISO 7176-3, Geneva, Switzerland.

International Standards Organization (ISO), 2004, , Technical systems and aids for disabled or handicapped persons — wheelchairs – Part 26: Vocabulary, ISO DIS7176-26, Geneva, Switzerland.

Raflo, B., 2002, A code of one's own, May 1st Homecare.

Chapter 06

착석 생체역학 및 시스템

제6장

착석 생체역학 및 시스템

저자 : Mark Schmeler, Bent Engstrom, Barbara Crane, and Rosemarie Cooper

역자 : 김윤혁 (경희대 기계공학과 교수)

6.1 학습 목표

이 장을 공부함으로써 독자는 아래와 같이 할 수 있을 것이다.

- 착석 생체역학을 이해한다.
- 착석시스템에 관련한 최신 이론을 알게 된다.
- 착석 생체역학의 실제 응용을 이해한다.
- 자세 받침 원리를 이해한다.
- 미래 착석 기술의 지식을 가진다.

6.2 서론

좌석에 앉은 인체의 자세 개념은 간단해 보이지만 사실 복잡하다. 왜냐하면 인체는 적어도 오랫동안 같은 자세로 앉아 있도록 구성되어 있지 않기 때문이다. 인간이 활동을 하거나 쉬고 있을 때, 하고 있는 일에 따라 눕거나 앉거나 또는 서 있는 자세를 자주 바꾼다. 몸이 불편하여 걸을 수 없거나 바퀴와 의자가 장착된 장치에 의존해야 하고 그런 장치를 사용해야 하는 사람들에게는 앉아 있는 것이 필요하고 특별한 요구에 대한 가장 효과적인 착석 장치를 결정하는 것이 어렵고도 중요한 일이다. 이 장의 목표는 착석 생체역학 원리를 고찰하고 인간의 선호도, 신체 기능, 사회적 및 신체적 환경 요구를 기반으로 특정 요구사항을 만족할 수 있도록 착석 장치의 구성을 공부하는 것이다.

인체는 다양한 자세에서 여러 가지 수행하도록 설계된 동적인 구조물이다. 누워 있는 자세에서도 인체는 자주 위치를 바꾼다. 서 있거나 앉아 있을 때에도 마찬가지이다. 선 자세에서 인체는 발과 상체의 상대적 위치나 운동에 따라 자주 인체의 지지 부분을 바꿀 수 있다. 앉자 있을 때에도, 골반과 대퇴부가 지지대 역할을 하고 고관절이 굽힌 상태로 있게 되어 잠재적으로 불안정한 지지 역할을 하게 된다. 앉은 자세에서 골반은 여러 방향으로 움직일 수 있어서 궁극적으로 척추, 팔, 다리를 포함한 신체의 위치와 자세에 영향을 줄 수 있다(그림 6.1).

또한 인체는 특정 상항에서 압력이나 변형을 줄이기 위한 편한 자세나 좀 더 안정적인 자세를 찾기 위해 위치를 바꾸게 된다. 착석과 위치에 대하여 쉽게 생각해 보려면 일상생활이나, 컴퓨터 작업을 할 때, 또는 자동차나 항공기 안에서 오랫동안 앉아 있게 되는 상황을 생각해 보면 된다.

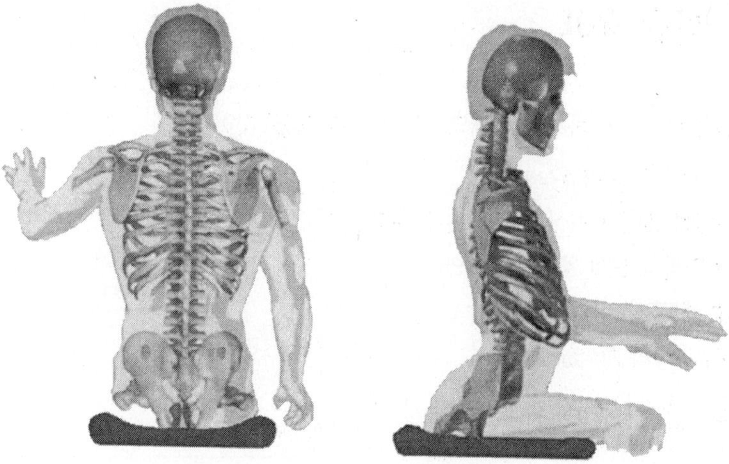

그림 6.1 후면 및 측면방향에서의 안정된 착석 자세

6.3 착석 및 일반 병리학

인체는 복잡한 신경근육 시스템과 뼈, 인대, 연골, 힘줄과 같이 관절을 지탱하는 조직들에 의해 균형을 유지한다. 척수 손상이나 경직에 의한 근 활동의 감소나 관절염에 의한 관절 운동범위의 감소, 또는 뇌성마비나 뇌손상에 의한 근 긴장, 사지 절단과 같은 상황이 발생했을 때, 착석한 인체의 균형이 무너지거나 다른 문제들을 일으키게 된

다. 이러한 신체 조건을 지닌 사람들이 잘못 설계된 착석 시스템에서 오랫동안 착석하게 되면 병이 생기게 된다. 앉기는 욕창, 요통, 관절경직, 자세변형, 부종 등의 2차 질병과 연관되어 있다. 따라서 이러한 신체가 부자연스러운 사람에게 착석장치는 더욱 중요하다. 휠체어나 바퀴와 의자가 달린 기구는 사용자의 주요 운동성 도구이다. 따라서 일상생활을 영위하면서 오랫동안 같은 착석 시스템을 이용하게 된다.

인체 시스템의 주어진 구조와 기능 아래에서 앉기와 같은 일상 자세가 있다. 부정확한 자세는 치료나 예방이 필요한 강직이나 변형을 장기적으로 일으키게 된다. 가장 일반적인 경우는 골반의 후방회전으로 꼬리뼈 앉기(sacral sitting), 요추 굴곡, 후만증 등이 발생하는 것이다. 척추제어 능력이 부족한 사람들에게는 천추 앉기 자세가 몸통 안정성을 유지하기 위하여 필요한 자세이다. 그러나 과도한 미저골(coccyx) 및 천추 압력이나 척추 몸통의 무너짐과 같은 문제들로 인하여 결과적으로 호흡이나 소화 등의 내부 장기 활동에 영향을 미치는 문제들이 발생하게 된다(그림 6.2, 6.3). 또한 골반이 좌우로 회전하여 척추가 반대 방향으로 틀어지게 되어 척추 측만증이나 측면 굽힘 등이 일어난다(그림 6.4). 골반이 전방으로 회전하게 되면 요추전만증으로 알려진 요추 굽힘이 발생하게 된다(그림 6.5). 이 현상은 고도비만인 경우 복부질량이 앞으로 몸체를 밀어내게 되거나, 근위축증 환자의 척추근 약화에 따른 새로운 균형 위치를 찾는 과정에서 발생하게 된다.

골반은 좌우 방향으로도 회전할 수 있어서 한쪽 다리가 안쪽으로 휘고 반대쪽 다리가 바깥쪽으로 휘는 "바람맞는 기형(Windswept deformity)" 등의 질환도 발생하게 된다.

6.4 착석 평가

착석장치에 대하여 논하기 전에, 사람의 능력과 요구에 대한 기본적 이해를 얻기 위하여 근력, 관절운동범위, 협응, 균형, 자세, 긴장, 지구력, 착석자세, 인지 및 지각 등과 같은 신체 운동능력 평가가 필요하다. 이러한 평가는 휠체어 착석 및 이동 장치에 대한 지식과 훈련 및 자격을 획득한 전문가에 의해서만 이루어져야 한다. 물리치료사들은 이동성에 관련된 신체 능력이나 제한을 평가하는데 적절하다. 작업치료사들은 기본적 및 기구를 이용한 일상생활을 영위하는데 기능적 능력이나 기능장애를 평가하는데 적절하다. 기능 장애가 있을 때 어떻게 사람들이 일을 수행하고 휠체어나 착석시스템이 일의 수행능력을 증대하기 위하여 장애를 보상하여 주는지 이해하는 것이 중요하다. 재활공학자들은 제품 설계 및 제작을 도와주기 위한 다양한 기술의 응용과 용량을 이해하는데 중요한 일을 한다. 검증된 제품 공급자들도 사용 가능한 기구와 문제 해결 방법에 대하여 익숙하기 때문에 중요한 팀 구성원이 될 수 있다. 기구의 최종 사용자, 가족, 도우미가 가장 중요한 팀 구성원이 된다. 적절한 평가는 사용자의 요구, 걱정, 기구의 사용 목적을 경청하는 것에서 시작한다. 실질적인 목표는 어떤 기술이 가능하고 어떤 기술이 가능하지 않는 가에 대한 논의를 불러 일으켜야 한다.

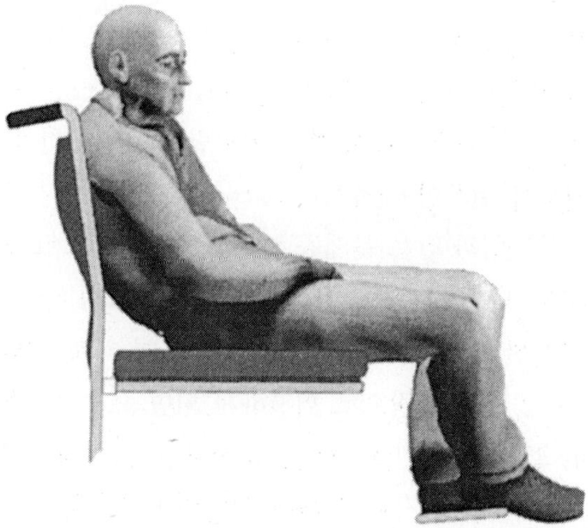

그림 6.2 꼬리뼈 앉기(sacral sitting) 에서 수그려 앉은 자세

신체 운동능력 평가는 착석시스템이나 착석 자세에서 사람의 자세를 관찰하는 데에서 시작한다. 이것이 사람이 취하는 앉은 자세의 기본정보를 제공한다. 사람이 특정한 자세로 앉은 것을 주목하는 것은 그 사람의 선호도나 제약 또는 착석 시스템의 설계와 연관이 있으므로 중요하다. 그래서 사용자를 기존 장치에서 벗어나 치료매트와 같은 받침이 없는 평평한 바닥에 앉게 하여 자세받침이 없을 때의 자세를 관찰하는 것이 필요하다. 이 과정은 사용자의 자세능력과 요구사항을 결정하는 도구가 된다. 골반과 척추의 정렬상태를 잘 관찰해야 한다. 사용자가 매트테이블에 앉아 있을 때, 검진자는 손을 이용하여 적당한 힘을 주어 골반과 척추에 어떤 관찰된 변형이 고정된 것인지 아니면 유연한 것인지를 파악해야 한다. 고정된 변형은 착석 시스템에 의해 교정되지 않고, 시스템에 의해 적응되어야 한다.

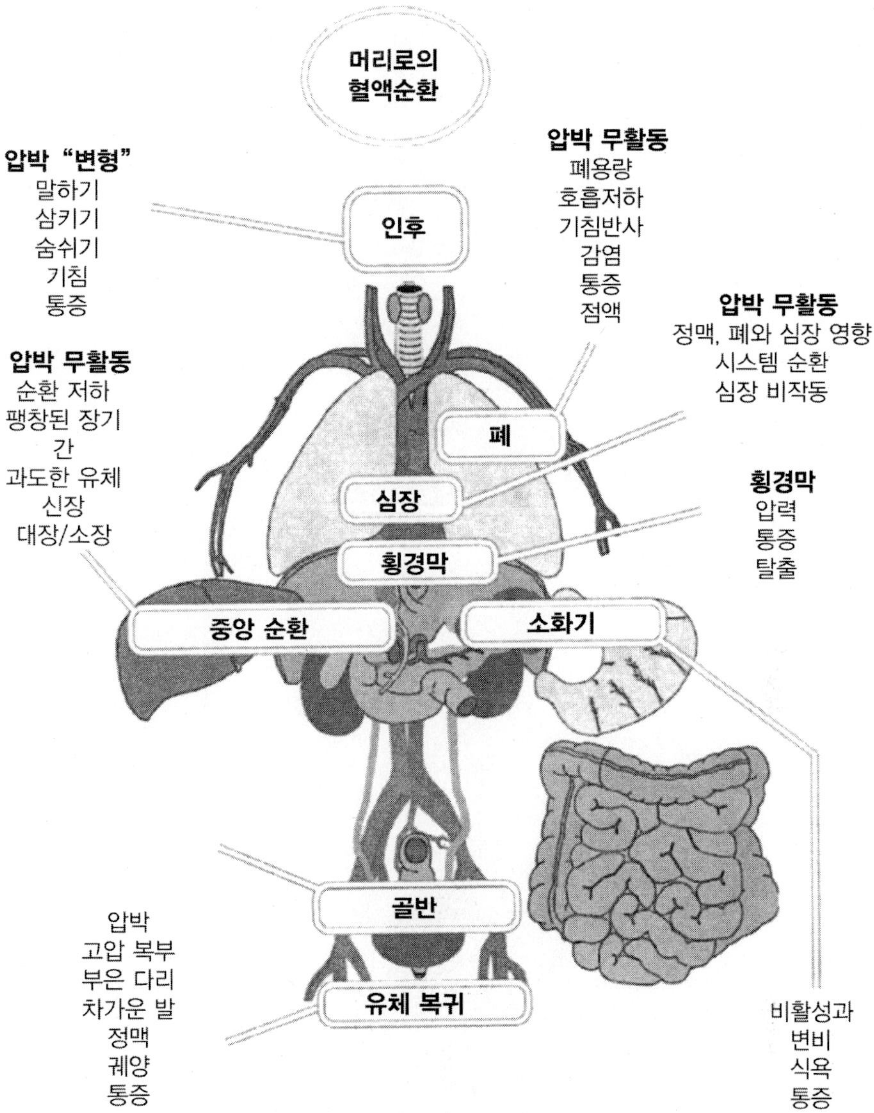

그림 6.3 오랫동안 수그려 앉은 자세에서 장기에 미칠 수 있는 영향

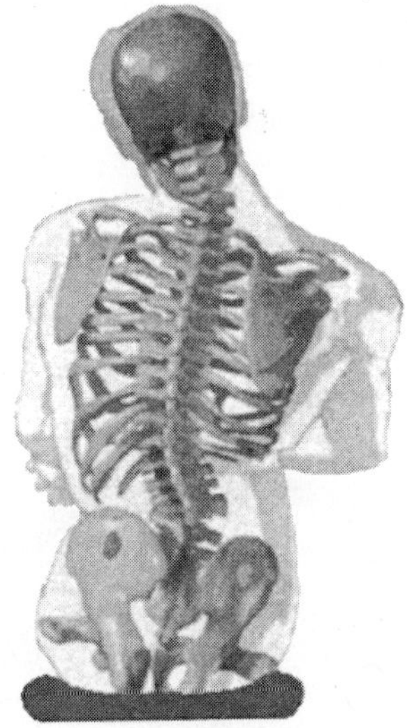

그림 6.4 척추 측만

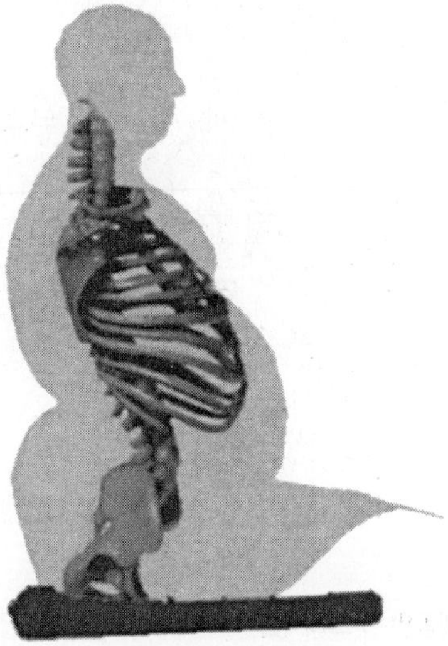

그림 6.5 척추 전만

유연한 변형은 정도에 따라 다양한 각도로 교정될 수 있고, 착석 시스템에 의해 지지될 수 있다. 그런 다음 인체의 다른 평면에서 중력 작용에 의해 골반이나 척추가 재교정될 수 있도록 사용자에게 누운 자세로 움직여 보도록 해야 한다. 이 자세에서 고관절과 슬관절의 운동범위가 평가되어야 한다. 고관절의 굴곡각도 제약은 착석 시스템의 시트와 등판 사이 각도에 영향을 미친다. 고관절이 굴곡 되면 슬관절과 고관절에 연결된 슬와부근(hamstring muscle)에 의해서 슬관절의 운동범위를 평가하게 되고, 이 과정에서 최적의 발의 위치 및 다리 각도를 결정하게 된다. 앉거나 누운 자세에서 상체의 운동범위와 힘은 일반적으로 채택된 측정 과정을 통하여 검진될 필요가 있다.

이러한 교정 과정 중에서, 경직, 경련, 떨림, 반사 등의 근협응과 관련된 운동의 질을 관찰하는 것이 필요하다.

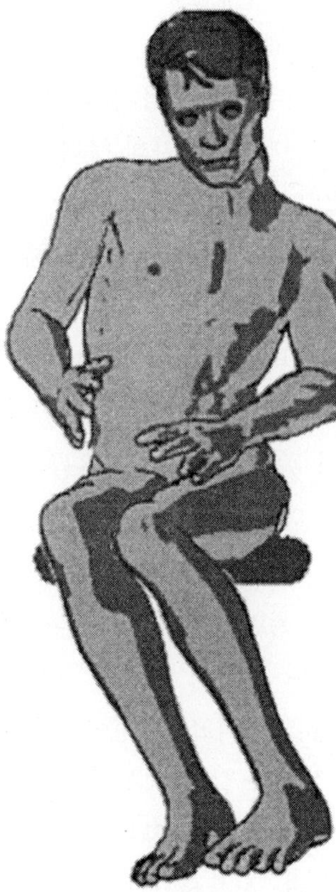

그림 6.6 바람맞는(windswept) 기형

6.5 문제해결수단: 착석 시스템

착석 시스템은 사전제조, 모듈형 또는 조작형, 그리고 맞춤형 시스템의 3가지로 구분할 수 있다. 모든 사용자에게는 사용자의 의학적, 기능적, 개인적 선호에 의한 요구조건에 맞도록 설계된 착석 시스템이 주어져야 한다. 의학적으로 시스템은 연부조직의 관리, 안락감, 정형 외과적 변형, 장기 활동 용량 유지 등의 문제들을 다루어야 한다. 기능적으로는, 시스템은 사용자가 물체에 접근하거나 이동(transfer)하거나 테이블에 앉는 것과 같은 일상생활 활동을 수행할 수 있도록 유지해 주거나 지지해 주어야 한다. 이것은 의자의 치수가 인체에 맞추거나 사용자의 능력 및 사용하고자 하는 의지를 세심하게 맞추어 주도록 요구해야 한다. 사용자의 목적이나 우선권은 주요 고려사항이다. 예를 들면 사용자는 압력감소나 안락감을 포기하고, 높은 안정성을 제공하고 이동(transfer)을 위해 사용자를 좌석으로부터 이끌어지게 해주는 좀 더 딱딱한 시스템을 선택할 수 있다.

미리 제작한 좌석시스템의 가장 간단한 형태는 선형 착석 시스템이다. 선형 착석 시스템은 고정된 각도로 된 평면 시트와 등받이로 되어 있다. 이런 종류의 시스템은 훌륭한 지지를 제공하지는 못하지만 좀 더 운동의 자유를 원하는 사용자나 성장기에 있는 청소년에게 더 적당하다. 두 번째는 등고선이 있는(contoured)시스템으로 적당한 자세지지가 필요한 사용자나 일반적인 윤곽선에 인체 형상이나 치수가 맞는 사용자에게 적당하다. 모듈형 시스템은 척추측면 지지나 대퇴부 가이드 등의 특별한 자세 요구사항을 만족하기 위하여 조절되거나 착탈이 가능한 부품으로 구성되어 있다. 이러한 시스템들은 경화증과 같이 상태가 악화되고 오랫동안 자세도움이 필요한 환자들에게 이상적이다. 또한 뇌졸중이나 뇌질환과 같이 병세가 호전될 수 있는 환자들을 위하여 사용된다. 모듈형 시스템은 특정한 날이나 특별한 행위를 위해 구조물을 변경해야 하는 경우에도 이상적이다. 예를 들면, 사용자가 하루가 끝나가면서 피로해 지고 척추측면 지지가 등받이에 추가할 필요가 있으나 휠체어 바깥으로 몸을 옮기거나 손을 뻗는데 간섭이 일어나기 때문에 이러한 지지대를 제거할 필요가 있기도 한다. 맞춤형 제작 및 등고선이 있는 시스템은 설계하거나 임상적으로 적용하기는 보다 어렵다. 이런 시스템은 척추 변형이나 골반 뒤틀림, 하지의 바람맞는 기형 등의 심하게 고정된 자세 변형을 지닌 사용자를 위한 시스템이다. 맞춤형 좌석의 단점은 좌석이 인체 형상에 맞춰져 있기 때문에 인체 기능이나 움직임에 제한을 줄 수 있다. 또한 이 시스템은 계절에 따라 옷의 두께가 달라지거나, 성장기에 있는 사용자, 체중이 감소하거나 증가하는 사용자에게도 문제가 발생할 수 있다. 맞춤형 좌석 시스템은 액체의 폼, 몰딩, 컴퓨터 이용 설계/제작(CAD/CAM) 등의 여러 기술을 이용하여 설계된다. 착석 시스템은 자세변형을 과도하게 교정하면 안 되고, 앉기가 편안하도록 자세변형을 조정해야 한다. 자세변형이나 관절경직을 감소시키거나 교정하는 것은 수술이나 통제된 수동 스트레칭, 보장구 등을 이용하여 실현할 수 있다.

착석 시스템은 좌석 받침이나 등 받침 등의 여러 부품으로 구성되어 있다. 또한 팔걸이나 다리받침, 머리 받침 등의 부품도 포함된다. 기울기조절 등받이나 경사장치, 좌석 승강 장치, 기립 시스템과 같은 조절기능 장치들도 있다. 이러한 부품들에 대해서는 다음 절들에서 다루어질 것이다.

6.5.1 좌석 받침

좌석은 골반의 안정성과 정상적인 압력분포를 제공하고 동시에 개개인의 적절한 운동성과 기능성을 허용해야 한다. 좌석은 상체를 지지하는 골반을 지지하는 기반이다.

좌석은 밑에 단단한 기반을 가진 지지대를 제공해야 한다. 일반적으로 기본형 수동 휠체어에서 볼 수 있는 슬링좌석(sling seat)은 자세의 지지하는데 제한적인데 이는 휠체어를 쉽게 접을 수 있도록 하는 것에 초점이 맞춰져 있다. 슬링의 천은 시간이 지나면서 늘어나거나 구부러져서, 고관절의 내회전이나 내전, 골반의 후방 비틀림이나 척추 후만증 등을 발생시킨다. 좌석의 각도나 형상은 골반의 안정성에 영향을 미친다.

안정성이 없으면 골반은 후방으로 회전되어 둔부가 좌석 앞으로 미끄러지는 경향을 보인다. 이것은 둔부의 전단력을 발생시켜 구부러진 자세를 일으키는 척추가 무너져 내리는 결과를 가져오게 된다. 좌석을 후방으로 기울이거나 좌석을 쐐기모양으로 만들거나 또는 쿠션 모양을 좌골형태로 설계하는 등의 방법으로 골반 안정성을 높이거나 균형을 도와줄 수 있다. 그러나 이러한 방법들이 항상 이상적인 것은 아니다. 이 방법들은 좌석 앞으로 나가기 위해 미끄러지기 어렵고, 좌골융기(ischial tuberosity)나 미저골(coccyx) 부위에 압력을 증가시키거나, 등지지가 충분하지 않은 경우 골반의 후방틀림이 더 심해진다. 후방기울임은 스스로 발로 일어나려고 하는 사용자에게도 적당하지 않다. 앞에서 말한 것처럼, 항상 좌석에 바른 자세로만 앉아 있으면 피로해지는 것처럼, 사용자들이 때때로 좌석에서 앞으로 미끄러지기를 원하고 구부린 상태로 쉬거나 하루 중에 다양한 자세를 취하기를 원한다는 것을 이해하는 것이 중요하다.

6.5.2 등 받침

앞에서 언급한 것처럼, 휠체어 사용자는 척추 후만증이나 측만증과 같은 만성 척추 변형 문제에 노출되어 있다. 이러한 문제들은 호흡이나 다른 주요 장기 기능에 영향을 미치게 되고, 적절하게 등 받침을 제공한다면 이 문제들을 완화시킬 수 있다. 등 받침은 형상과 높이, 강성에 따라 구분된다. 이상적으로, 사용자는 후방이나 측면을 지지하지만, 수동 휠체어를 구동하거나 팔 뻗기(reaching)와 같은 행위에 필요한 몸통과 상지의 운동의 자유를 제한하지 않는 등 받침을 원한다. 곡선형 등 받침은 사용자의 넓이에 맞춰지고 척추의 자연스러운 곡선을 따를 수 있어서 움직임이나 기능을 제한하지 않고 충분한 몸통을 지지할 수 있게 하여준다. 일반적인 슬링-등받침(슬링-좌석의 천과 같이) 천 역시 시간이 지나면서 변형이 생기게 되어 골반의 후방 뒤틀림이나 척추 후만에 영향을 미치게 된다. 평평한 등받침은 자연스러운 운동을 허용해 주지만 측면 안정성이나 척추의 곡선을 만들어주지 않는다. 높은 등받침은 척추를 더욱 안정하도록 도와주지만 몸통의 회전이나 어깨의 움직임을 방해할 수 있다. 견갑골 아래까지만 있는 등받침은 보다 자연스러운 운동을 허용해 주지만 오래되면 척추의 변형을 일으킬 수도 있다. 천으로 된 등받침은 현재 수동 휠체어에 보편적으로 사용되고 있고 딱딱한 등받침보다 가볍고 다양한 요구와 형상에 조절할 수 있다. 그러나 이러한 등받침은 시간이 지나면 늘어지게 되고 충분한 안정성을 제공하지 못한다.

현재 등받침 설계의 경향은 흉요추 부위에 높고 측면 곡선이 있고, 척추 지지를 위해 견갑골 지지부를 제거하면서도 어깨의 운동을 허용해주는 방향이다. 또한 과거의 설계 문제를 보완하기 위하여 등받침의 소재를 유연하면서도 내구성이 좋은 탄소복합재료를 사용하는 방향으로 집중된다.

6.5.3 팔걸이

팔걸이는 팔을 편하게 하여 주고, 척추의 측면 안정성을 제공하며, 상지가 체중의 일부를 지지해 주어 둔부에 걸리는 압력을 경감시켜 주며, 한 팔을 뻗을 때 다른 한 팔로 지지할 수 있도록 도와주고, 휠체어에 앉거나 일어날 때에 체중의 이동을 용이하게 하여 준다. 팔걸이는 또한 대퇴부가 정렬되도록 대퇴부와 골반을 유지시켜 주고 수동 휠체어의 바퀴로부터 피부나 옷이 접촉하는 것을 막아 준다. 그러나 팔걸이는 수동 휠체어의 중량을 증가시키고, 휠체어의 추진력을 얻기 위해 바퀴를 미는 곳에 놓여 있는 문제가 있다. 따라서 많은 수동 휠체어 사용자들은 팔걸이를 사용하고 있지 않다. 만약 팔걸이가 사용된다면, 휠체어의 바퀴를 밀거나 테이블에 앉거나 또는 휠체어의 옆으로 이동할 수 있도록 분리가 되거나 회전이 되면 이상적이다.

6.5.4 발과 다리받침

발과 다리받침은 무릎과 발 사이의 각도에 따라 구분된다. 일반적인 스윙어웨이(swing-away) 발걸이는 휠체어 회전바퀴와 충돌하지 않도록 60-70도의 무릎 굽힘 각도로 사용자의 발을 유지시킨다. 이 자세는 골반의 후방기울임을 일으키고 슬와부근(hamstring)을 잡아당겨 구부정한 자세를 유발하는 등, 자연스러운 착석위치를 만들어 주지 못한다.

발걸이를 높게 하는 것은 더 큰 문제를 일으킨다. 높이 조절형 발걸이의 목적은 하지의 부종을 막는데 도움을 주기 위해서이다. 그러나 고관절이 굽혀지고 슬관절이 펴진 수직 앉은 자세는 발과 다리가 적어도 심장보다 높게 있지 않는 한 부종에 큰 도움이 되지 않는다. 발과 다리가 심장보다 높게 있으려면 등 받침이 뒤로 기울여지고 좌석이 기울여져야 가능해진다. 위와 같은 상황이 아닌 높이 조절형 발걸이는 슬와부근을 더욱 당기고, 구부러진 자세를 가속시키며, 슬관절의 신전이 제한된 사용자들에게 매우 심각한 문제를 일으키게 된다.

활발한 수동 휠체어 사용자처럼 일부 사람들은 무릎을 90도로 굽혀진 상태로 앉는 것을 선호하고, 휠체어의 조작성을 향상시키기 위하여 길이를 단축시키거나 향상된 자세안정성을 얻기 위하여 좌석 아래로 발을 굽혀 무릎을 더욱 굽히기도 한다. 이 자세는 또한 발이 앞쪽 회전 바퀴와의 충돌하는 것을 피하기 위하여 발걸이를 앞쪽으로 좁아지도록 해주기도 한다. 전동 휠체어에서는, 앞 또는 중간바퀴의 모양이 90도의 슬관절을 유지하도록 발이 놓일 수 있도록 허용해 준다. 일부 활동적인 휠체어 사용자들은 보다 단단하고 내구성을 증가시키기 위하여 발 받침이 단품 구조로 고정된 것을 선호한다. 그러나 분리되거나 회전되는 발 받침은 발로 수동 휠체어를 추진하거나 휠체어로부터 일어나야 하는 사용자들에게는 반드시 필요하다.

6.5.5 머리 받침

머리는 사이즈의 차이와 경추 또는 목의 운동 때문에 위치를 결정하기에 복잡하다. 머리 움직임 제어가 힘든 사용자에게는 머리 받침이 있어야 한다. 머리의 위치를 결정하기 전에, 골반과 척추의 지지와 균형이 먼저 선행되어야 한다. 왜냐하면 머리는 몸통의 말단에 연결되어 있고 몸통의 움직임에 따라 위치가 결정된다. 머리 받침은 휠체어에서 휴식을 취해야 하는 사용자에게도 필요하다. 또한 자동차 내에서 휠체어가 좌석으로 사용하는 사용자에게 충돌 시에 머리를 잘 받쳐 주기 위하여도 권장된다.

다른 모든 착석 부품처럼, 머리 받침은 다양한 요구와 선호에 따라 형상과 크기가 달라진다. 일부 사용자들은 머리 받침이 머리의 움직임을 방해하고 시야를 가리게 되어 머리 받침이 없는 것을 선호한다. 평평한 머리 받침은 단순히 머리를 기댈 수 있는 면을 제공하는 반면 곡선의 머리 받침은 약간의 측면 안정성도 제공한다. 넓은 머리 받침은 머리가 놓이는 위치가 넓어지는 반면 시야를 가릴 수도 있기 때문에 좁은 머리 받침을 선호하는 사용자들도 있다. 머리의 측면과 후두아래(suboccipital)받침을 추가하면 근위축성 축삭 경화증(amyotophic lateral sclerosis)처럼 머리 움직임의 제어가 힘든 사람들에게 큰 도움이 된다. 머리 받침은 조절가능한 장치로 착석 시스템에 장착되어 받침이 움직이고, 조정되거나 제거도 가능해야 한다.

6.5.6 경사프레임(tilt frame) 및 기울기조절 등받이(reclining backrest)

오랜 시간동안 한 자세에 앉아 있는 것이 부자연스럽기 때문에 경사프레임과 기울기조절 등받이 시스템은 스스로 움직이거나 자세를 잡지 못하는 사람들에게 큰 도움을 준다. 이들 장치들은 압력을 재 분포시키고, 자세와 근 수축을 조절해주며, 안락성을 제공하고, 개인별 개호 활동을 도와준다. 이들 장치들은 자동 및 수동 휠체어에 모두 사용 가능하며 수동이나 파워장치를 이용하는 휠체어 사용자에 의해 작동된다(그림 6.7). 경사(tilt)는 고관절과 슬관절이 동일한 자세를 취하면서도 착석 시스템을 후방으로 회전시키도록 하여준다. 이것은 등과 둔부의 압력을 재분포 시킨다. 또한 오랜 시간동안 앉아 있는 사람들에게 구부러진 자세나 앞으로 미끄러지는 경향의 자세를 바로 잡도록 하는데 유용하다. 경사진 위치에서 몸통은 펴지게 되고, 척추 후만이 바로잡히게 되며, 잠재적으로 몸통과 척추 변형의 진행을 감소시키거나 완화시켜 준다.

기울기조절 등받이는 대소변을 처리하거나, 옷을 입거나 이동하는 행위를 할 때 고관절의 굽힘 각도가 펴질 수 있도록 허용해 준다. 그러나 기울기조절 등받이는 종종 사용자가 착석 시스템에서 아래로 미끄러지게 되어 등과 좌석에서 전단하중이 발생한다. 경사조절 장치를 추가하면 아래로 미끄러지는 문제를 방지할 수 있기 때문에 기울기 조절 장치를 사용할 때에는 Tilt-in-space 장치의 추가를 잘 고려해야 한다.

경사프레임과 기울기조절 등받이 모두 사용자가 휠체어에서 침대로 이동되지 않고도 쉴 수 있도록 허용해 준다. 연구결과들에 의하면 최적의 압력 재분포를 가능할 수 있도록 하기 위하여 경사프레임과 기울기조절 등받이를 결합하여 사용하는 것이 가장 좋은 것으로 지지된다.

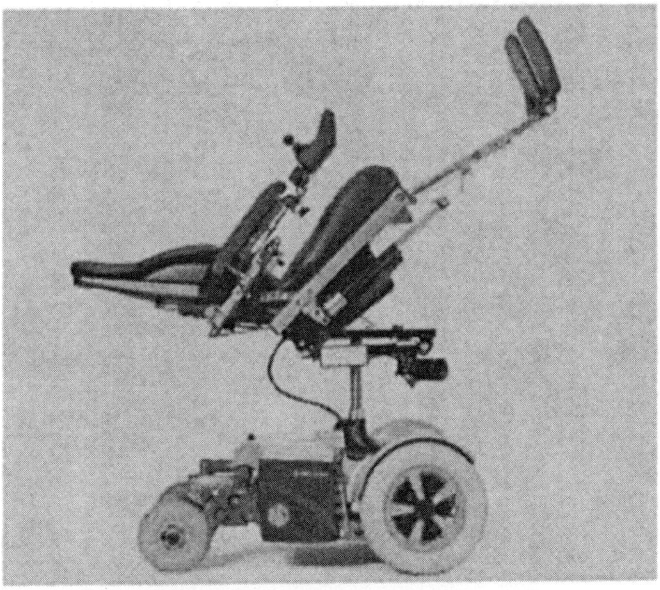

그림 6.7 조절 가능한 전동 회전, 기울임, 승강 가능한 다리받침, 좌석 승강기

6.6 기립 시스템

사람을 수동적으로 설 수 있게 해 주는 휠체어는 전형적으로 기립을 할 수 없는 사용자들에게 혜택을 준다(그림 6.8). 수동기립 시스템은 골다공증 예방, 방광염 감소, 하지경련 감소 등의 효과를 줄 수 있다. 또한 기립 자세의 기분과 눈을 마주칠 수 있다는 점, 그리고 높은 위치에 있는 물체에 접근할 수 있는 기능적 장점들로 인하여 심리적인 장점도 있다. 기립 시스템의 사용을 고려하기 전에 사용자의 자세나 운동범위를 세심하게 다루어야 한다. 왜냐하면 운동범위가 제한되거나 자세변형이 있는 일부 사람들은 기립할 수 없기 때문이다. 오랫동안 기립을 하지 않은 사람들에게는 기립성 저혈압(orthostatic hypotension)과 같은 문제들이 발생할 수 있기 때문에, 기립 휠체어를 사용하고자 하는 사람은 의사나 전문가의 세심한 도움을 받아야 한다.

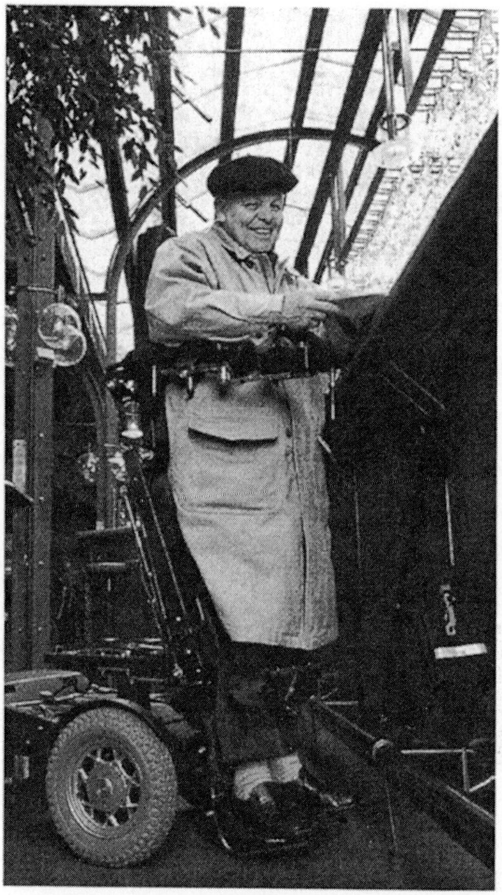

그림 6.8 수동 기립 휠체어

6.7 좌석 승강 시스템

높은 위치의 물체에 다가가거나 눈높이를 서 있는 사람들과 맞출 수 있는 것과 같이, 기립 시스템으로부터 얻을 수 있는 혜택은 좌석 승강 시스템을 사용함으로써도 가능하게 된다(그림 6.9). 이 장치는 전동 휠체어에서만 사용이 가능하다. 좌석을 승강하는 것은 때때로 보다 안전하고 효과적으로 사용자를 이동시키는데 꼭 필요하다. 미끄러짐 판이나 측면이동을 해야 하는 사용자에게, 좌석 승강기의 사용은 높은 위치로 이동시키는 것에 비하여 상지에 발생하는 변형을 감소시킬 수 있는 아래 방향으로 이동을 가능하게 한다. 좌석 승강기는 낮은 좌석에서 일으켜 이동시키기 힘든 사용자들을 쉽게 이동시킬 수 있도록 해준다.

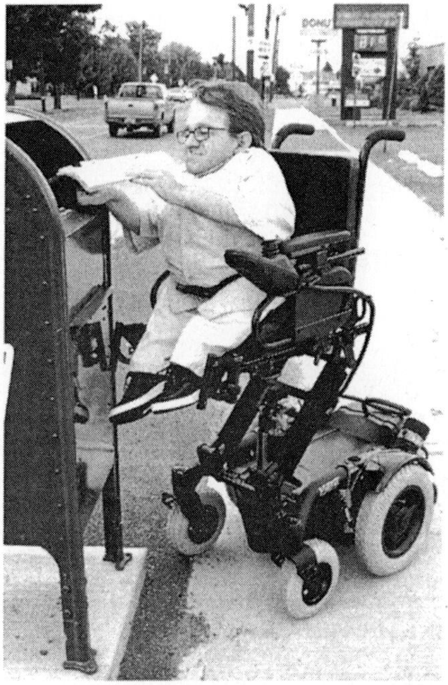

그림 6.9 좌석 승강기

6.8 요약

지난 십년간 혁신적인 착석 기술의 급속한 발전이 이루어졌다. 성공적인 착석은 체계적인 평가 방법, 평가 결과의 적절한 해석, 평가 결과를 개인의 필요에 어떻게 접목시킬 것인가에 대한 예리한 이해가 요구된다. 현재 가능한 착석 시스템, 시스템의 의도된 응용, 그리고 어떻게 이 시스템이 개인의 좌석 및 위치 변수와 연결되는가 하는 것에 대한 지식도 매우 중요하다. 개별 사용자의 의학적, 신체적, 기능적인 좌석 및 운동 목표, 기구와 착석 시스템이 사용될 환경, 휠체어와 착석 기술에 대한 지난 경험, 그리고 비용 등을 고려하는 것도 중요하다. 적절한 맞춤 조정, 훈련, 및 후속조치가 개별 사용자와 착석 시스템 사이에 편안하고, 만족스럽고, 성공적인 맞춤을 이루는데 매우 중요하다.

다학제적 평가 팀은 전문성과 자격을 가진 검증된 전문가들로 구성해야 한다. 팀 구성 원에 대한 훈련은 북미 재활공학 및 보조 기기기술학회(RESNA), 국제착석심포지엄(Internatonal Seating Symposium), Medtrade와 같은 회의에 참석하여 받을 수 있다. RESNA는 보조기술사(ATP), 보조기술 제공자(ATS), 재활공학 기술자(RET)를 위한 자격증을 제공하고 있다.

6.9 연습문제

1. 신체의 3가지 자세 변형

2. 자세 보조 없이 사람의 앉기 능력에 영향을 미치는 3가지 인체 시스템 손상

3. 자세 보조의 3가지 목표

4. 척추에 대한 골반의 3가지 운동

5. 일반적인 착석 시스템에 사용하기 위한 2가지 사용 조건

6. 모듈형 착석 시스템을 사용하기 위한 2가지 사용 조건

7. 맞춤형 형상 착석 시스템을 사용하기 위한 1가지 이유

8. tilt-in-space 착석 시스템의 사용 조건

9. 낮은 높이 등받이를 사용하면 얻을 수 있는 기능적 장점

10. 낮은 높이 등받이의 단점

참고문헌

American Physical Therapy Association (2001) Physical Therapy, 81, 9-744.

Cook, A.M., and Hussay, S.M. (2002) Assistive Technologies: Principles and Practice, Mosby, Inc., St Louis, MO

Cooper R.A., Schmeler, M.R., Cooper, R. and Boninger, M.L. (2000a) Rehab Management: The Interdisciplinary Journal of Rehabilitation, 13, 58.

Cooper R.A., Schmeler, M.R., Cooper, R. and Boninger, M.L. (2000b) Rehab Management: The Interdisciplinary Journal of Rehabilitation, 13, 60.

Dewey, A., Rice-Oxley, M. and Dean, T. (2004) British Journal of Occupational Therapy, 67, 65-74.

Dunn, R.B., Walter, J.S., Lucero, Y., Weaver, F., Langbein, E., Fehr, L., Johnson, P. and Riedy, L. (1998) Assistive Technology, 10, 84-93.

Edlich, R.F., Nelsdon, K.P., Foley, M.L., Buschbacher, R.M., Long, W.B., and Ma, E.K. (2004) Journal of Long Term Effecdts of Medical Implants, 14, 107-130.

Engstrom, B. (2002) Ergonomic Seating: A True Challenge When Using Wheelchairs, Posturalis Books, Stockholem.

Geyer, M.J., Brienza, D.M., Karg, P., Trefler, E. and Kelsey, S. (2001) Adv Skin Wound Care, 14, 120-129; quiz 131-132.

Goemaere, S., Van Laere, M., De Neve, P. and Kaufman, J.M. (1994) Osteoporos Int, 4, 138-43.

Harms, M. (1990) Physiotherapy, 76, 266-271.

Hobson, D.A. (1992) J Rehanil Res Dev, 29, 21-31.

Janssen, W.G.M., Bussmann, H.B.J. and Stam, H.J. (2002) Phys Ther, 82, 866-79.

Kaplan, P.E., Roden, W., Gilbert, E., Richards, L. and Goldschmidt, J.W. (1981) Paralegia, 19, 289-293.

Lacoste, M., Weiss-Lambrou, R., Allard, M. and Dansereau, J. (2003) Assistive Tecnology, 15, 58-68.

Lange, M.L. (2000) OT Practice, 5, 21-22

Pellow, T.R. (1999) Canadian journal of Occupational Therapy, 66, 140-149.

Schmeler, M.R., Boninger, M.L., Cooper, R.A., and Cooper, R. (2004) Rehab Management: The Interdisciplinary Journal of Rehabilitation, 17, 38.

Sprigle, S. and Sposato, B. (1997) orthopaedic Physical Therapy Clinics of North America, 6, 99-122.

Vachon, T., Weiss-Lambrou, R., Lacoste, M. and Dansereau, J (1999) In RESNA '99 Annual Conference: Spotlight on Technology (Ed. Sprigle, S) RESNA Press, Long Beach, CA, pp. 221-223.

Vaisbuch, N., Meyer, S. and Weiss, P.L. (2000) Disability and Rehabilitation, 22, 749-755.

Wang, Y.T., Kim, C.K., Ford, H.T., 3rd and Ford, H.T., Jr. (1994) Percept Mot Skills, 79, 763-766.

Chapter 07

피부건강관리

제7장

피부건강관리

저자 : David Brienza, Yihkuen Jan and Jeanne Zanca

역자 : 김동아 (국립재활원 소아재활과 과장)

7.1 학습 목표

- 피부 건강 관리에 대해 이해한다.
- 피부 건강 유지의 최신 원칙을 안다.
- 피부 건강 관리의 실제 적용을 이해한다.
- 다양한 방석의 원리를 이해한다.
- 피부 건강의 생물학적 측면에 대한 지식을 갖는다.

7.2 서론

견갑골, 천골, 대퇴전자, 좌골결절, 발뒤꿈치 등뼈가 돌출된 부위의 피부와 피하조직에는 압력이 집중되기 쉬우며, 이로 인해 발생한 최고 압력과 그 주위의 압력 기울기는 그 부위의 연조직 파괴를 가져올 수 있다. 특히 자세를 변경할 수 있는 능력이 없고 접촉면의 감각소실이 있는 휠체어 사용자들의 경우 욕창 발생의 위험이 매우 높다.

그러나 높은 압력이 욕창 발생의 충분한 원인은 아니다. 연구들에 의하면 압력에 의한 조직 파괴는 압력의 정도와 기간 모두와 관계된다. 간단하게 말해서 사람의 피부는 짧은 시간이라면 높은 압력에도 잘 견딜 수 있다.

이 장에서는 지지면의 특성-압력 분포, 마찰, 온도 조절, 습도 조절-이 욕창 방지에 미치는 효과에 대해 설명할 것이다. 또한 elastic, viscoelastic, fluid-filled, low-air

-loss, air-fluidized, alternating-pressure support surfaces 등 5가지 종류의 방석의 상대적 차이를 비교 평가할 것이다.

7.3 욕창

7.3.1 원인

뼈 돌출부에 오랫동안 압력이 가해지는 것이 욕창 발생의 일차적 원인이며 그 이외의 원인으로는 마찰력, 전단력, 온도, 습기 등이 있다. 이러한 원인들은 각각 그 사람이 사용하고 있는 지지면의 특성에 의해 영향을 받을 수 있으며, 이러한 외부적 요인 외에도 피부의 내적 요인, 지지구조, 혈관분포, 림프계 등에 의해서도 영향을 받을 수 있다.

지지면의 특성은 지지면의 종류(elastic, viscoelastic, fluid-filled, low-air-loss, air-fluidized, alternating-pressure support surfaces)에 따라 다르다. 지지면을 이렇게 다섯 가지로 분류하는 것은 National and International standard committees의 분류 방법을 따른 것으로 본 장에서는 이 분류에 의해 설명하겠다.

7.4 욕창의 단계

7.4.1 위험도 평가

접촉면의 압력이 지지면의 기능을 평가하는 가장 흔한 방법이기는 하지만, 사실 접촉면의 압력과 욕창 발생률의 상관관계에 대한 연구는 없다. 뼈 돌출부에 장시간동안 높은 압력이 주어지는 것이 욕창발생의 가장 중요한 원인이다. 그러므로 피부의 압력 접촉면의 압력을 측정하는 것이 이 중요한 요인을 평가하는 합리적인 방법이다.

그러나 접촉면의 압력을 평가하고 그 결과를 적용하는 것에는 여러 요인이 작용한다. 접촉면의 압력평가는 접촉면의 물질적 특성과 매우 밀접하게 연관된다. 접촉면의 압력평가는 변동성이 매우 크다. 또한 접촉면의 압력과 피하조직의 압력사이의 상관관계는 피하조직의 구성과 특성에 따라 달라진다. 이러한 여러 가지 문제점들에도 불구하고 많은 임상 가들과 연구자들은 지지면의 특성을 평가하기 위해 접촉면의 압력을 측정한다.

사람에 따라 조직의 내성이 차이가 너무 크기 때문에 연구자들은 일반적으로 욕창이 발생되지 않을 압력의 기준치가 어느 정도인지 밝혀내기 어렵다. 보통 한계치로 인용되는 수치가 32mmHg인데, 사실 이 수치는 근거가 없다. 이 수치는 1930년대 Eugene Landis가 손톱 밑의 모세혈관에서 측정한 혈관압력에서 기인한 것으로, 그는 정맥의 압력이 12mmHg, 세동맥의 압력이 32mmHg이라고 하였다. 그러나 이 수치는 압력의 조직에 대한 감수성과는 아무 연관이 없다.

연구자들은 개개인의 욕창 발생의 위험을 평가하고자 접촉면의 압력을 평가해왔다. 예를 들어 우리는 잘 조직된 nursing facility의 욕창발생빈도와 둔부와 방석 접촉면의 압력의 상관관계에 대해 조사하였는데, 욕창이 발생한 군의 지지면의 압력이 발생하지 않은 군에 비해 높았다. 즉 욕창 발생군의 최고압력의 평균이 114∓46mmHg인 반면에 욕창이 발생하지 않은 군은 77∓22mmHg였다. 그러나 이는 소규모의 연구로 이 결과를 모든 대상자에게 적용하기는 어렵다.

다른 연구팀은 최고 압력이 60mmHg이상인 나이든 휠체어 사용자들에게서 욕창발생률이 높다는 것을 알아냈다. 1993년 Conine은 163명의 나이든 휠체어 사용자들에게서 Jay 방석의 욕창방지효과를 연구한 결과 “최고 압력이 60mmHg이상인 나이든 휠체어 사용자들에게서 욕창발생률이 유의하게 높다”고 하였으며, 욕창이 발생한 환자의 40%에서 60mmHg이상의 최고압력을 보인 반면, 욕창이 발생되지 않은 환자에서는 19%만이 60mmHg이상의 최고압력을 보였다고 하였다. Scimedics Evaluator(Next Generation Co., Temecula, CA)가 5군데의 뼈 돌출부(양측 좌골 결절, 양측 전 자부, 천미골)에서의 최고압력을 측정하기 위해 사용되었다.

위의 두 연구는 결과가 일치하지는 않는데 이는 각기 다른 압력 측정기구를 사용하였기 때문이다. 그러므로 압력이 높으면 욕창발생의 가능성이 높은 것은 사실이지만, 욕창이 발생하지 않을 압력의 기준치를 제시할 수는 없다. 많은 전문가들은 접촉면의 압력측정이 적당한 방석을 선택하는 기준을 제시하기 보다는 부적절한 방석의 문제점을 해결하는데 도움이 된다고 말한다. 다시 말해서, 지나치게 압력이 부과되는 상황을 해결하는 데에 압력측정을 사용해야지, 방석 또는 매트리스 선택의 유일한 기준으로 압력측정을 사용해서는 안 된다. 또한 적당한 방석이나 매트리스를 선택하고자 할 때에는 단지 정적인 상태의 압력만을 고려해서는 안 된다. 예를 들어 휠체어 방석을 선택하고자 할 때에는 이동, 자세, 휠체어밀기, 편안함, 안정성 등을 같이 고려해야 한다.

일반적으로 압력 분포도(pressure mapping)는 압력분포를 한눈으로 볼 수 있게 제시해주는 도구이지만, 위험도가 높은 부위는 좀 더 주의해서 평가하여야 한다. 예를 들어 휠체어 방석 위에 앉은 사람을 평가할 때는 좌골결절과 대전자부의 압력을 측정하고 “이 부위의 최고압력이 너무 높은가?”와 “이 부위가 주변 부위에 비해 압력 기울기가 심하게 높은가?”를 확인하여야한다. 평가 결과 만약 “그렇다”라면 다른 방석을 사용하도록 고려해야 할 것이고 “아니다”라면 압력 분포가 대칭적인지와 방석의 다른 특성들(온도조절, 열 발산 능력. 수분발산능력) 등을 고려하여야 한다.

압력 분포도는 환자가 자신의 상태를 관리하는데 도움이 된다. 예를 들어 휠체어 사용자가 자신의 휠체어 등받이를 45도 뒤로 기울였을 때에 둔부의 압력이 얼마나 감소하는지를 눈으로 본다면, 그는 자신의 앉아 있는 습관을 고치게 될 것이다. 또한 압력 분포도는 왜 특수한 앉은 자세 보조도구가 필요한지를 보험회사 담당자 등에게 설명하는데도 도움이 된다.

7.4.2 대체 평가 방법과 연관 요소

Dodd와 Gross는 외부의 압력이 어떻게 피하조직으로 전달되는지에 대해 연구하였다. 장골 날개에 압력을 주는 동물실험 결과 체간 액으로 전달되는 외부의 압력의 양이 해부학적 부위에 따라 다르다는 것을 알아냈다. 장골날개와 극상돌기의 등 쪽 면에서 각각 28%와 43%의 압력이 체간액으로 전달되었다. 이들은 피부 밑의 뼈의 모양이 체간 액으로 전달되는 압력의 양을 결정하는 열쇠라고 생각하였다. 이들은 다리의 뼈 주위 조직에 대해서도 같은 실험을 진행하였는데, 앉아 있는 사람의 대퇴부 뒤쪽에서는 접촉면 압력의 100%가 체간액으로 전달되는 것을 밝혀냈다.

Sangeorzan등은 TcPO2를 측정하여 접촉면의 압력이 피하조직의 압력과 산소포화도에 미치는 영향을 연구하였다. TcPO2는 외부 압력에 대해 피부나 혈액관류가 어떻게 변하는지를 알려주는 지표로써 널리 사용되고 있다. Sangeorzan은 TcPO2, 접촉면 압력, 피하조직 압력, 피부변형 등을 같이 측정하는데, 뼈 돌출부위에서는 근육부위에 비해서 적은 접촉면 압력으로도 TcPO2가 zero까지 낮아졌고, TcPO2가 zero일 때의 피하조직의 압력은 뼈 돌출부와 근육부위에서 현저한 차이를 보였다. 즉 피하조직의 압력과 TcPO2는 뼈 돌출부인지 근육부인지에 따라 달라졌다. 따라서 피부접촉면의 압력을 측정하고 이를 임상적으로 적용하고자 할 때에는 피부 및 피하조직의 특성도 고려하여야한다. 또한 이 결과는 뼈 돌출부의 외부 압력은 연조직이 많은 부위의 외부 압력보다 더 위험하다는 것을 시사한다.

Dodd와 Gross, Reddy, Sangeorzan의 연구들은 피험자간, 측정부위간에 다양하게 나타나는 접촉면 압력, 피하조직 압력, 그리고 피부의 산소포화도의 상관관계의 차이가 조직의 두께 및 구성에 의해 영향을 받는다는 것을 시사한다.

7.5 방석 및 매트리스의 분류

7.5.1 탄성 폼(Elastic foam)

탄성 물질은 가해진 하중에 비례하여 변형된다. 하중이 많을수록 모양에 있어서 더 큰 변화가 일어난다. 복원성 폼(resilent foam)으로 만들어진 방석은 이러한 종류의 탄성 반응을 보인다.(만약 시간이 하중과 변형성에 대한 요인이라면 반응은 점탄성이라 간주된다. 이것은 다음에 논의될 것이다)

폼으로 만들어진 방석은 2가지 기본적인 종류의 폼(개방형 셀 폼과 폐쇄형 셀 폼)으로 구성되어있다. 폼은 원래의 모양과 두께로 되돌아가려는 성향이 있기 때문에 “기억(memory)”를 가지고 있다고 말한다. 침대 매트리스는 밀도가 최소한 1.3-1.6 Ib/ft3은 되어야 한다. 폼의 두께는 가장 낮은 부위가 4inch이상 되어야지 적절한 압력감소 효과를 가질 수 있다.

폼 방석들은 전형적으로 여러 가지 밀도의 폼층으로 구성되어 있거나 겔층과 폼층의 조합으로 되어 있거나 또는 물이 채워진 주머니와 폼으로 구성되어 있다. 물이 채워진 주머니와 탄성 폼의 조합으로 만들어진 방석의 장점은 탄성이 있는 구조로 인해 어느 정도 자세의 안정성을 제공할 수 있다는 것과 액체 또는 점성-액체로 채워진 층이 피부를 보다 더 잘 밀착해서 감쌀 수 있다는 것이다.

탄성 폼 방석은 접촉면의 압력을 낮게 유지하기에는 너무 높은 반작용힘(memory)이 없어야 하며, 동시에 하중을 최대로 가할 때 생기는 높은 압력에 저항 할 수 있어야 한다(바닥에 꽉 붙어버리지(bottom out) 않아야 한다). 오랜 시간 동안 여러 번 사용함에 따라 폼은 붕괴되고 물렁물렁해지며, 이로 인해 접촉면 압력이 증가되게 된다.

매트리스는 보통 3년 이내에 닳아버려서 압력이 폼 아래의 지지구조로 전달되게 된다. 즉 매트리스가 bottom out된다.

폼은 그 단단함과 두께 때문에 침투성(immersion)과 봉합성(envelopment)에 제한이 있다. 부드러운 폼은 딱딱한 폼에 비해 이러한 능력이 더 우수하지만 bottoming out을 피하기 위해서는 두께가 보다 더 두꺼워야 한다. 폼 방석은 그 기능을 좀 더 강화하기 위해 윗면을 인체에 맞게 곡선화할 수 있다(contoured). 이렇게 처리된 방석은 둔부와 방석이 보다 잘 맞아 접촉 면적이 증가하게 되며 이는 평균 압력의 감소를 가져온다. 또한 곡선처리는 침투성과 봉합성을 더 좋게 하여 최고압력을 감소시킨다. 폼은 피부의 온도를 상승시키는 경향이 있다. 그것은 폼의 물질과 그 안에 들어있는 공기가 열을 잘 전도하지 못하기 때문이다. 폼 매트리스의 열전도율은 정상 생리학적 열소실률보다 낮다. nonstretch and two-way stretch cover를 씌운 매트리스의 열전도율은 커버가 없는 매트리스에 비해 거의 절반 수준이다.

작은 구멍이 뚫린 커버를 사용하면 사용하지 않을 때에 비해 폼 매트리스의 습기가 많이 증가하지 않는데, 이것은 커버의 open-cell structure가 열과 습기의 발산통로가 되기 때문이다. 수분증발률은 폼 매트리스에 nonstretch and two-way stretch cover를 사용할 때 절반 이상 줄일 수 있다.

7.5.2 점탄성 폼

점탄성 폼 방석은 온도에 민감한 점탄성 개방형 셀 폼으로 구성되어 있다. 점탄성 폼은 체온과 비슷한 온도에서 보다 부드러워지기 때문에 신체와 접촉되는 층의 봉합성이 증가하여 고탄성 폼에 비해 압력 재분포가 우수하다. 점탄성 폼은 시간에 따라 탄성이 감소하기 때문에 스스로 곡선화 되는(self-contouring) 표면처럼 작용한다. 온도와 시간에 대한 민감성으로 인한 단점은 주위의 온도가 지나치게 낮을 때에는 문제가 되지 않는다. 점탄성 폼의 성질은 매우 다양하므로, 방석이나 매트리스를 사용하는 환자의 특수한 필요성에 맞추어 선택되어야 한다. 고형 겔의 경우도 점탄성을 갖고 있으나, 본 장의 설명에는 포함시키지 않겠다.

점탄성 폼의 경우 접촉하는 피부에서 2.8°C의 온도 상승이 있다고 보고되고 있다. 반면에 겔 방석들은 일정한 피부 온도를 유지시키거나, 경우에 따라 일시적으로 피부 온도를 낮추기도 한다. 겔 패드는 겔의 특성 때문에 폼에 비해 열전도가 높다. 그러나 한 연구에서 사용 2시간 후에 열전도율이 감소되는 것이 보고되었다. 이는 2시간 이상 앉아있는 경우 피부의 온도가 상승할 수 있음을 시사한다. 더욱이 이 연구에서는 사용한지 1시간 만에 습도가 22.8% 증가하였다고 하였는데, 소공이 없는 겔 패드의 특성을 고려하면 피부의 상대 습도는 더욱 증가될 것으로 생각된다.

7.5.3 유체 방석(Fluid-filled product)

유체 방석은 공기, 물, 혹은 다른 물질(실리콘이나 폴리비닐 등)로 채워진 크거나 작은 챔버로 구성되어 있다. 챔버에서 챔버로의 유체의 흐름, 또는 챔버 안에서의 흐름은 동력에 의한 것이 아니라 움직임에 의해 수동적으로 일어나는 것이다. "공기부양(air flotation)"이라는 용어는, ROHO사에서 나온 방석과 같이 서로 연결된 여러 개의 챔버를 가진 방석을 설명할 때 사용되는 용어인데, 적절한 압력 감소를 위해 부양의 적절한 정도를 유지시킬 때 얻어질 수 있다. 저부양은 bottoming out을 일으키고 과부양은 접촉면 압력의 증가를 가져온다. Jay방석과 같은 점탄성 유체 방석에 있어서, 점액물질을 주의 깊게 관찰하여야 하며, 이 물질이 뼈 돌출부가 아닌 부위로 이동하였을 때에는 다시 제자리로 돌려놓아야한다.

대부분의 유체 방석은 높은 침투성을 갖는다. 이러한 방석은 표면이 뼈 돌출부의 모양에 순응하기 때문에 몸이 방석 표면 속으로 가라앉게 된다. 이러한 작용은 압력이 분산되는 영역을 넓히게 되고 이로 인해 접촉면의 압력이 감소하게 된다.

air-fluidized(Clinitron, Hill-Rom, Inc.), low-air-loss(Therapulse, Kinetic Concepts International), RIK 매트리스(a fluid-filled product)를 직접적으로 비교한 결과 앞에서 설명했던 기술들만큼 압력 감소효과가 있었다.

피부온도는 지지면 을 구성하고 있는 물질의 비열에 의해 영향을 받는다. 공기는 비열이 낮고 물은 비열이 높다. RIK 매트리스 안에 있는 점성 물질 또한 비열이 높아서, 이를 사용할 경우 피부 온도의 감소가 두드러지게 나타난다.

유체 방석의 외피로 사용되는 물질은 매우 다양하기 때문에, 습기를 조절하는 능력을 일반화하기는 어렵다. 그러나 일부 유체 방석에 이용되는 고무나 플라스틱 재질의 절연효과는 발한작용에 의해 상대적 습기의 증가를 초래한다.

7.5.4 공기 순환 침대(Air-fluidized bed)

공기 순환 침대는 1960년대부터 사용되어져 왔는데 원래는 화상 환자들을 위해 고안되어졌다. 이는 외피 안에 들어 있는 고형입자(보통 75내지 150mm의 유리)로 구성되어 있다. 이들 고형입자는 가압된 공기가 주어지면 마치 유체와 같은 성질을 나타낸다. 대변이나 기타 체액은 시트를 통과할 수 있기 때문에 박테리아의 감염을 막기 위해서는 지속적인 가압이 필요하며, 각각의 환자가 사용한 후에, 그리고 한 환자가 계속 사용하는 경우는 최소 1주일에 한번 시트를 소독해야 한다.

공기 순환 침대는 전단력을 줄이는 동시에 침투성의 원리에 의해 압력을 감소시키는 유체 기술이다. 공기 순환 침대는 굉장히 높은 침투성을 보이므로 매트리스의 표면이 뼈돌출부를 완전히 감싸게 된다. 또한 신체의 3분의 2이상이 매트리스 아래로 침투되므로 압력분포영역을 감소시켜 결국 접촉면의 압력감소를 일으킨다.

이 매트리스의 가압된 공기는 일반적으로 28~35C 정도로 따뜻하게 해서 사용하는데, 이는 환자의 특성에 따라 도움이 되거나 반대로 해를 끼칠 수도 있다. 예를 들어 다발성 경화증 환자에게 해가 될 수 있지만, 통증이 있는 환자에게는 도움이 된다. 어떠한 경우이든 열은 조직의 대사를 증가시키기 때문에 이를 잘 고려하여야 한다.

또한 이 시스템은 수증기 투과도가 높기 때문에 체액 조절에 매우 효과적이다. 그러나 심한 화상의 환자의 경우 공기 순환 침대를 사용하면 탈수가 유발될 수 있다.

7.5.5 적은 공기 손실 시스템(Low-air-loss System)

적은 공기 손실 시스템은 외피의 작은 구멍을 통해 공기가 나오는 방석이나 매트리스를 말한다. 외피는 보통 수증기 투과도가 높은 특수한 나일론이나 폴리테트라플루오로에틸렌으로 만들어지고 내부는 공기방석으로 구성되어 있다. 이 방석은 환자의 키, 체중 그리고 체중분포에 따른 부하를 지탱할 수 있을 만큼의 압력을 갖도록 공기가 채워진다. 공기펌프는 외피의 구멍으로 소실된 공기를 재공급하여 지속적으로 공기를 순환시킨다. 방석의 팽창압력은 환자의 체중분포에 따라 달라진다. 어떤 제품은 머리, 몸통, 골반, 하지 부위에 각각 따로 작용한다. 적은 공기 손실 시스템방식과 교대부양식 방법을 같이 사용하는 것이 가능하다.

적은 공기 손실 시스템의 표면은 헐렁한 방수 외피로 덮여있는데, 이 방수 외피는 작은 구멍을 통해 공기가 빠져나갈 수 있도록 설계되어 있고, 수증기 투과도가 높은 특수한 나일론이나 폴리 테트라플루오로에틸렌으로 만들어진다. 생산자들은 외피 구멍의 숫자, 크기, 모양을 조정함으로써 피부의 탈수 문제를 해결하려고 노력해왔다. 이러한 외피의 재질은 부드럽고 마찰계수가 낮고 세균 불투과성이 있으며 세척하기 쉽다.

적은 공기 손실 시스템 침대는 침투 이론(priciple of immersion)에 의해 압력을 분산시키기 위해 순환 기술을 사용한다. 신체가 방석이나 매트리스에 깊이 파묻힐수록 접촉면이 더 커져서 압력분산이 잘된다. 적은 공기 손실 시스템을 적용한 대부분의 방석이나 매트리스는 공기팽창정도를 조절해서 매트리스에 파묻히는 정도를 증가시키고 압력분산이 잘 되도록 하며, 큰 재생력이나 전단력 없이 중간내지 큰 정도의 변형을 일으킬 수 있다.

신체 전체 혹은 신체 일부의 침투를 늘리거나 줄이기 위해 공기의 양을 조절할 수 있다. 헐렁한 외피는 신체접촉면을 감싸고 마찰을 감소시킨다. 그렇기 때문에 사실 환자를 침대에서 이동시킬 때 환자가 매트리스 밖으로 미끄러지지 않도록 주의가 필요하다.

다른 유체방석에서와 마찬가지로 피부의 온도는 유동물질의 비열에 의해 영향을 받는다. 공기는 비열이 높지 않다. 더욱이 매트리스 내의 공기가 뜨거워진다하더라도 지속적으로 공기가 순환되고 증발되기 때문에 피부가 과열되지는 않는다.

적은 공기 손실 시스템을 사용할 때 환자의 피부는 항상 외피와 접촉하고 있다. 외피와 방석 구성물질의 수증기 투과도, 외피와 방석구성물질의 공기흐름과 기공도, 외피의 열절연력에 따라서 피부의 국소환경이 달라진다. 따라서 지나친 체온저하를 방지하기 위한 높은 열절연력, 피부의 과도한 수분이 축적되는 것을 막기 위한 높은 수증기 투과력, 그리고 피부가 과열되지 않도록 하기 위한 적절한 공기순환 이 3가지 요소가 모두 충족되는 것이 이상적이다. 한 연구에서 이러한 변수들의 표준화된 비교에 기초하여 적은 공기 손실 시스템의 외피 물질들이 평가되었다. 그 결과 나일론과 많은 공기 손실 고어텍스 라미네이트 물질로 만들어진 외피와 방석의 조합이 가장 높은 점수를 받았다. 이 조합은 피부-외피 사이의 공간에서 선호할 만한 국소 환경을 가장 잘 조성할 것으로 기대된다.

7.5.6 교대부양식(Alternating-pressure technology)

교대부양식이란 압력의 분포가 주기적으로 변화하는 지지면의 특성을 의미한다. 이러한 특성이 적용되는 대부분의 지지면 은 공기가 채워진 챔버와 실린더가 길이방향으로 정렬 또는 서로 교차되는 등 기타 여러 가지 다른 방식으로 배열되어 있으며, 챔버가 팽창되거나 축소되어 접촉 압력의 위치를 변화시키기 위해서 주기적 간격으로 공기가 불어 넣어진다.

조직 괴사를 방지하기 위한 교대부양의 개념은 새로운 것이 아니다. Kosiak은 1961년 "오랜 기간에 걸쳐 모든 압력을 완전히 제거하는 것은 불가능하기 때문에 허혈 조직에 순환이 되도록 하기 위해서 자주 압력을 제거해 주는 것이 절대 필요하다."고 결론 내렸다. 한 부위로부터 다른 부위로 교대로 압력을 이동시키는 동적인 기구는 "욕창의 발생을 적절하게 방지하기 위해 제공된 선택이다." 라는 1969년 Houle의 결론은 수년에 걸쳐 다른 사람들에 의해 지지되었다. 침투성과 봉합성을 통한 분포에 의해 표면 면적을 증가시키는 대신 교대부양기구는 체중을 다른 표면 접촉 면적으로 이동시킴에 의해서 압력을 분산시킨다. 이것은 팽창 기간 동안에 그 부위의 압력을 증가시킬 것이다. 교대부양식 지지면에 의한 피부조직의 반응에 대한 충분한 연구가 없기 때문에 이러한 형태의 지지면에 관해서는 해결되지 않은 많은 질문들이 남아 있다. 예를 들어, 지지면의 이상적인 특징은 무엇인가?(표면의 기하학적 특성[셀의 크기나 모양, 셀 간의 간격], 구성 물질, 깊이, 조성, 지지구조의 형태) 또한, 교대 주기의 이상적인 특성은 무엇인가?(부풀어 오르는 시간, 정지하고 있는 시간, 전체 주기의 지속기간, 공기가 다시 차오르는 양식)

교대부양기술은 다른 유체지지표면(fluid-fiiled support surface)과 같이 접촉면의 온도에 영향을 주는 비슷한 가능성을 가지고 있으며 올바른 수준의 팽창을 유지하기 위해서 주의를 기울여야 한다. 또한 이의 피부습도 조절과 온도 조절 능력은 외피와 구성 물질의 특성에 따라 다르다.

7.6 요약

방석이나 매트리스에 대한 기술들은 욕창의 형성에 연관된 기계적인 요인(압력, 전단, 마찰)과 부가적인 요인(습도와 온도)을 감소시키기 위해 설계되었지만, 사실 대부분의 방석이나 매트리스의 비교는 오로지 접촉면 압력의 측정에만 의존해 왔다.

예전의 연구들은 욕창은 외부압력만의 결과라고 추정하여 왔지만, 최근의 연구들은 조직과 그들의 상호작용의 생리학적, 생화학적, 생역학적 특성들에 초점을 맞추고 있다. 이러한 결과는 접촉면 압력을 욕창의 발생의 유일한 기준으로 사용하는 것에 대한 한계점을 반영하고 있다. 비록 개개인의 상대적인 반응에 기초한다고 해도, 접촉면 압력의 측정은 그 개인에게 가장 좋은 방석 또는 매트리스를 선택하는데 효과적으로 도움이 될 것이다. 그러나 접촉면 압력만으로는 특별한 도구나 도구의 등급의 효율성을 평가하기에 부족하며, 많은 요인들 때문에 방석이나 매트리스에 관한 연구 결과를 비교하는 것 또한 어렵다. 하지만 반복적인 조직 반응에 대한 측정으로 욕창 발생이 감소하는 것은 사실이다.

7.7 연습문제

1. 욕창 발생의 가장 흔한 3가지 요인을 기술하시오.

2. 사용자의 앉아있는 능력에 영향을 미치는 방석의 3가지 유형을 기술하시오.

3. 피부건강의 3가지 목표를 기술하시오.

4. 방석을 위한 3가지 피부건강의 원칙을 기술하시오.

5. 온도를 조절하기 위한 2가지 방법을 기술하시오.

6. 점탄성 방석의 2가지 적응 증을 기술하시오.

7. custom-contoured cushion을 사용하는 이유를 기술하시오.

8. active cushion system의 적응 증을 기술하시오.

9. 방석의 안정성이 갖는 기능적 장점을 설명하시오.

10. fluid-filled cushion의 단점을 1가지 기술하시오.

참고문헌

Bennett L., Kavner D., Lee B.Y., Trainor F.S., Lewis J.M. Skin stress and blood flow in sitting paraplegic patients. Arch phys med rehabil 1984;64;189-90.

Brienza D.M., Iñigo R.M., Chung K-C., Brubaker C.E Seat support surface optimization using force feedback. IEEE Trans Biomed Eng 1993;40:95-104.

Brienza D.M., Kang P.E., Brubaker C.E. Seat cushion design for elderly wheelchair users based on minimization of soft tissue deformation using stiffness and pressure measurements. IEEE Trans Rehabil Eng 1996;4;320-8.

Brienza D.M., Kang P.E., Geyer M.J., Kelsey S., Trefler E. The relationship between pressure ulcer incidence and buttock-seat cushion interface pressure in AT-risk elderly wheelchair users. Arch phys Med Rehabil 2001;82:529-33.

Brienza D.M., Kang P.E. Seat cushion optimization : a comparison of interface pressure and tissue stiffness characteristics for spinal cord injured and elderly patients. Arch Phys Med Rehabil 1998;79:388-94.

Brienza D.M., Pratt S., Sprigle S. Measurment of interface pressure - research versus clinical applications. proceedings of the 21st International Seating Symposium, Orlando, FL, January 20-22, 2005, pp. 65-6.

Bryant R. Acute and Chronic Wounds Nursing management. St louis: Mosby-Year Book; 1992

Chow W.W., Odell E.I. Deformation and stresses in soft body tissue of a sitting person. J Biomed Eng 1978;100:79-87.

Clark M., Rowland L/ Preventing pressure sores : matching patient and mattress using interface pressure measurements. Decubitus 1989;2:34-9

Conine T.A., Daechsel D., Hershler C. Pressure sore prophylaxis in elderly patients using slab foam or customized contoured foam wheelchair cushions. The Occupational Therapy Journal of Research. 1993;13:101-17.

Daniel R., Priest D., Wheatly d. Etiologic factors in pressure sores : an experimental model. Arch Phys Med Rehabil 1981;62:492-8.

Dodd K.T., Gross D.R. Three-dimensional tissue deformation in subcutaneous tissues overlying bony prominences may help to explain external load transfer to the interstitium. J Biomech 1991;24:11-19.

Exton-Smith A.N., Overstall P.W., Wedgwood J., Wallace G. Use og the "air wave system" to prevent pressure sores in hospital. Lancet 1982;5:1288-90.

Fisher S., Szymke T., Apte S., Kosiak M. Wheelchair cushion effect on skin temperature. Arch Phys Med Rehabil 1978;59:68-72.

Flam E A new risk factoe analysis: a comparison of cutaneous interface envirnments of low air-loss beds. Ostomy Wound Manage 1991;33:28-34.

Gunther R., Brofeldt B. Increased lymphatic flow: effect of a pulsating air suspension bed system. Wounds 1996;8:134-40.

Holzapfel S. Support surfaces and their use in the prevention and treatment of pressure ulcers. J ET Nurs 1993;20:251-60.

Houle R. Evaluation of seat devices designed to prevent ischemic ulcers in paraplegic patients. Arch Phys Med Rehabil 1969;50(10):587-94.

Kokate J., Leland K., Held A., et al. Temperature-modulated pressure ulcers: a porcine mode. Arch Phys Med Rehabil 1995;76:666-73.

Kosaik M. A mechanical resting surface: its effect on pressure distribution. Arch Phys Med Rehabil 1976;57:481-5.

Kosaik M. Etiology of decubitus ulcers. Arch Phys Med Rehabil 1961;42:19-28.

Krouskop T., Randall C., Davis J., Garber S., Williams S., Callagham R. Evaluating the longterm performance of a form-core hospital replacement mattress. J Wound Ostomy Continence Nurs 1994;21:241-6.

Landis E. Micro-injection Studies of capillary blood pressure in human skin. Heart 1930;15:209-28.

Levine S.P., Kett R.L., Brooks S.V., Cederna P.S. Electrical muscle stimulation for pressure sore prevention: tissue shape variation. Arch Phys Med Rehabil 1990;71:210-15.

Mak A.F., Huaug L., Wang Q. A biphasic poroelastic analysis of the flow dependent subcutaneous tissue pressure and compaction due to epidermal loadings:issue in pressure sores. J Biomech Eng 1994;116:421-9.

Nicholson G.P Scales J.T., Clark R.P., de Calcina-Goff M.L. A method for determining the heat transfer and water vapour permeability of patient support systems. Med Eng Phys 1999;21:701-12.

Noble P., Goode B., Krouskop T., Crisp B. The influence of environmental aging upon the load-bearing properties of polyurethane foams. J Rehabil Res Dev 1984;21:31-8.

Patel S., Knapp C., Donofrio J.C., Salcido R. Temperature effects on surface pressure-induced changes in rat skin perfusion:implications in Pressure ulcer development. J Rehabil Res Dev 1999;36:189-201.

Peltier G., Poppe S., Twomey J. Controlled air suspension: an advantage in burn care. J Burn Care Rehabil 1987;8:558-60.

Reddy N., Cochran G., Krouskop T. Interstitial fluid flow as a factor in decubitus ulcer formation. J Biomech 1981;14:879-81.

Reswick J., Rogers J. Experiences at Rancho Los Amigos Hospital with devices and techniques to prevent pressure sores. In: Kenn야 R., Cowden J., Eds. Bedsore Biomechanics, London: University Park Press;1976, pp.301-10.

Reuler J., Cooney T. The pressure sore: pathophysiology and principles of management. Ann intern Med 1981;94:661-66.

Sangeozan B., et al. Circulatory and mechanical responses of skin to loading. J Orthop Res 1989;7:425-31.

Seymour R., Lacefield W. Wheelchair Cushion effect on Pressure and skin temperature. Arch Phys Med Rehabil 1985;66:103-8.

Souther S., Carr S., Vistnes L. Wheelchair Cushions to reduce pressure under bony prominences. Arch Phys Med Rehabil 1974;55:460-4.

Sprigle S.H., Chung K-C., Brubaker C.E., Reduction of sitting pressure with custom contoured cushions. J Rehabil Res Dev 1990;27:135-40.

Stewart S., Eng M., Palmieri V., Van G., Cochran B. Wheelchair cushion effect on skin temperature, heat flux and relative humidity Arch Phys Med Rehabil 1980;61:229-33.

Sulzberger M., Cortese T., Fishman L., et al Studies on Blisters produces by friction. I. results of linear rubbing and twisting techniques. J Invest Dermatol 1966;47:456-65.

Weaver J., Jester J. A clinical tool: updated readings on tissue interface pressure. Ostomy Wound Manage 1994;40:34-43.

Wells J., Karr D. interface Pressure, Wound healing and satisfaction in the evaluation of a non-powered fluid

mattress. Ostomy Wound Manage 1998;44:38-54.
West J.,Hopf H., Suski M., Hunt T. The effects of a unique alternating-pressure mattress on tissue perfusion and temperature. Paper presented at the European Tissue Repair Society, Panova, Italy, 1995.
Yarkony G. Pressure ulcers: a review. Arch Phys Med Rehabil 1994;75:908-17.

Chapter 08

휠체어

제8장

휠체어

저자 : Alicia M. Koontz, Jonathan L. Pearlman, Brad G. Impink, Rory A. Cooper and Matthew Wilkinson

역자 : 정동훈 (나사렛대학교 재활공학과 교수), 홍은경 (피츠버그대학교 재활보조기술과)

8.1 학습 목표

이 장을 마친 독자는 다음의 지식을 획득할 수 있다.

- 기본적인 수동 휠체어 구성요소, 적합한 처방 그리고 추진 기술을 이해할 수 있다.
- 기본적인 전동 휠체어 구성요소, 조종, 그리고 제어 시스템을 이해할 수 있다.
- 하이브리드 휠체어의 기본 제어시스템을 이해할 수 있다.
- 휠체어의 내구성, 신뢰성, 그리고 안전성을 확보하기 위해 휠체어 표준 시험 방식과 그 절차를 배우고, 비용효과를 평가할 수 있다.

8.2 서론

오늘날, 이동수단, 특히, 휠체어와 스쿠터는 보조기구 중에서 중요한 부분을 차지한다. 인구 노령화 증가, 장수, 전쟁과 관련된 부상의 발생률 증가, 만성질병에 대한 보다 효과적 치료로 인하여 휠체어 시장은 지속적으로 성장할 것으로 예상하고 있다. 또한 점점 많은 수동 휠체어 사용자들이 수동 휠체어를 이용하기 위해 필요한 근력이 부족하기 시작하면서 전동 휠체어를 구입하고 있다. 그러므로 개개인이 그들의 필요에 적합한 기능이 제공되는 가장 적당한 이동기구를 받을 수 있도록 휠체어 기술의 지속적인 발전에 대한 요구와 숙련된 재활 공학자, 공급자, 임상자(Practitioner)의 요구가 증가하고 있다.

8.3 개요

이 장의 첫 부분은 수동 휠체어의 간단한 역사를 시작으로 전형적인 사용자의 추이, 기본적인 구조와 구성요소, 그리고 휠체어에서 사용자의 자세와 추진력 기술에 대하여 논한다. 그 다음은 전동 휠체어의 간략한 역사, 그에 따른 전형적인 사용자 추이, 기본적인 구성요소, 동력/전력 및 조종 시스템 그리고 제어 알고리즘에 대해 소개한다. 사용자들이 이동할 때를 가정할 경우, 임의의 장벽(예, 방지 턱과 계단)과 지대(예, 울퉁불퉁한 지대, 경사지대)를 넘나들 수 있게 하는 전동 휠체어 기술의 최근 발전과 하이브리드 휠체어(수동 휠체어와 전동 휠체어 모드를 하나의 휠체어 플랫폼에서 혼용하여 운영)가 소개된다. 휠체어 안전성, 내구성, 신뢰성은 휠체어 설계에 있어 중요한 요소이다. 표준화 된 기능검사는 휠체어와 스쿠터가 내구성, 신뢰성, 안전성의 최소한의 조건을 따르는지 확인하기 위해 적용된다. 현재 휠체어 표준기준들은 이 장의 뒷부분에 거론된다. 이 장은 휠체어 개발, 검사, 규정 그리고 미래 휠체어 기술 방향에 있어서 재활공학자들의 역할로 결론을 맺는다.

8.4 수동 휠체어

8.4.1 역사개요

인류의 초기발명품 중 2가지 즉, 의자와 바퀴는 기원전 4000년에 발명되었다. 의자와 바퀴의 결합에 대한 가장 오래된 기록은 기원전 1300년 중국에서 부챗살이 달린 바퀴로 움직이는 마차라고 할 수 있다. 3세기에 중국인들은 아프거나 장애인들을 이송시키기 위해 일륜차를 개발하였다. 최초로 기록 된 휠체어는 서기 525년 중국인들에 의해 발명되었다. 우리에게 익숙한 모습의 휠체어는 1500년 후반에 최초로 선보였다. 스페인 왕 필립 2세(Philip II)는 장애가 있어서 그를 위한 이동 수단이 필요했다. 환자용 이동 의자(Invalid chair) 라고 하는 바퀴가 달린 특별한 의자는 왕의 이동을 위한 방법을 향상시키기 위해 설계 되었던 것이었다. 그 의자는 매우 육중한 나무로 만들어졌으며 다리받침대는 현재의 모습과 비슷한 형태를 가지고 있었다. 그러나 필립 2세 스페인 왕은 혼자 이동수단을 움직일 방법이 없었으며 반드시 누군가가 밀어주어야만 했다. 이러한 문제점은 1655년 하반신 마비가 있는 시계 제조인 스테판 팔퍼(Stephen

Farfler)에 의해 최초로 자가 추진이 가능한 휠체어 개발을 추진하는 계기가 되었다.

그의 휠체어 설계는 수동식으로 동력이 전달되는 금속 톱니바퀴의 사용이 포함되었다. 1677년까지 많은 휠체어들은 다리받침대나 캐스터 같은 다른 액세서리뿐만 아니라 톱니바퀴를 사용한 휠체어용 바퀴를 사용했었다. 18세기까지는 두 개의 큰 뒷바퀴와 하나의 작은 앞바퀴로 구성된 휠체어가 일반적으로 사용되었다. 더 나아가 휠체어의 발달은 사용자의 편안함을 고려하기 시작했다. 휠체어를 뒤로 젖힐 수 있는 등받이와 조절이 가능한 발 받침을 사용하기 시작했다. 19세기에는 나무에서 금속재료로 전환하였고, 그에 따라 속이 빈 고무 타이어의 사용과 같은 확연한 변화를 보여주었다.

19세기 후반이 되어서 바퀴살이 있는 바퀴가 대부분의 휠체어에 적용되었으며, 휠체어 바퀴를 손으로 밀 수 있는 바퀴 테에 설치된 손잡이(Pushrim)는 사용자들이 휠체어를 직접 추진할 수 있도록 휠체어 바퀴 옆에 부착되었다. 가벼운 휠체어들을 만들려는 시도들은 있었으나 성공적이지 못했다. 예를 들어, 나무를 대신하여 인도의 갈대를 이용하여 만들었으나 하루도 견디지 못하고 부서졌다. 1912년에는 1.75마력 모터를 환자를 위한 삼륜차에 부착되었으며, 1916년 런던에서 최초로 전 동화 된 휠체어가 제작되어 1900년대 초반에 전동 휠체어가 처음으로 개발되었다. 1932년에는 최초로 현재의 휠체어와 가장 비슷한 좀 더 가벼워지고 철제로 만들어진 접이식 휠체어가 'Everest and Jennings'회사의 해리 제닝스(Harry Jennings)와 허버트 에버레스트(Herbert Everest)에 의해 만들어 졌다. 그 휠체어는 강철관으로 만들어졌으며, 접이식이 가능하여 접어서 자동차로 운반하기 쉽게 제작되었다. 이러한 휠체어는 산업계에 혁명을 가져왔으며, 휠체어 발전에 막대한 영향력을 주었다. 이러한 기본적인 설계는 일상생활에서 휠체어 사용자들이 더욱 독립적으로 생활하기 위하여 한층 가볍고 튼튼한 휠체어를 생산하도록 설계 변화를 적용함으로써 오늘날과 같은 휠체어 모델이 다수 개발되었다.

8.4.2 수동 휠체어 사용자 프로파일

수동 휠체어는 일상생활 속에서 사용하기 위하여 필수적인 상체의 힘, 기능, 지구력이 있는 사람들에 의해 주로 사용되었다. 수동 휠체어는 종종 (1)흉추1이나 그 이하의 척추손상 그리고 간혹 경추6혹은 경추7척추 손상, (2)척추파열, (3)다발성 경화증의 초기단계, (4)하지 절단, (5)하반신만 영향을 받은 소아마비, (6)관절염, (7)뇌졸중, (8)노령화 및 (9)심장질환을 가진 사람들에 의해 사용되었다. 과도한 체중증가, 상지의 과도사용, 장애상태에서의 장기 생활, 좋지 않은 건강상태와 영양상태 같은 합병적인 상황들은 수동 휠체어의 독립적인 사용을 제한할 수 있다. 그러한 사람들은 전동 휠체어를 사용하므로 좀 더 기능적인 활동을 할 수 있다. 중증 장애사용자가 휠체어의 안전문제나 물리적으로 움직일 수 없는 경우, 전동 휠체어를 사용할 수 없는 사람들은 수동 휠체어를 처방 받아 도우미 또는 동반자에 의해 이동이 가능해진다.

8.4.3 기본적 구조 구성요소

개개인은 신체 체중뿐만 아니라 휠체어의 무게까지 감당할 수 있는 상체의 힘을 필요로 하기 때문에 이러한 부분은 수동 휠체어 사용자의 이동에 있어 설계 시 결정적인 요소이다. 표준형 휠체어는 전형적으로 병원과 사설 요양소에서 사용되고 있으며, 크고 무겁고 통일된 크기로 사용되는 경향이 있다. 이러한 휠체어들은 접이식으로써 이동과 보관이 용이하다는 장점이 있다. 좌석과 등받이는 피복물 커버로 아주 약간의 편안함을 제공하지만, 압력경감에 있어 큰 도움이 되지 못한다. 무게와 제한적인 편안함 덕분에 표준형 휠체어는 장시간 사용에 부적절하며 하루에 몇 시간 이하의 일시적인 사용에 적절하다. 장시간 사용을 요구하는 사용자에게 있어서 튼튼하고 가벼운 휠체어가 설계 되었다. 이러한 휠체어는 사용자에게 보다 편안하고 보다 나은 이동성을 제공하는 맞춤 조절이 가능하다. 표준형 휠체어에 사용되는 무거운 강철보다는 알루미늄이나 티타늄 같은 재료를 사용하는 것이 일반적이다.

몇몇의 경우에 이전에 언급했던 휠체어들은 사용자의 요구를 충족시키는 것이 하나도 없었다. 예를 들면, 과체중이나 비만이 있는 사람들은 체중을 지지하기 위해 보다 크고 강한 휠체어가 필요하다. 이러한 종류의 휠체어는 과체중 및 비만형 휠체어라고 부른다. 비만형 휠체어들은 300파운드에서 1000파운드에 해당하는 사람들을 지지할 수 있다. 더욱 특별한 설계가 요구되는 사용자 집단은 '아동'이다. 아동용 수동 휠체어는 전체적인 좌석 크기나 무게를 줄이고 아이들에게 보다 더 적합하도록 설계 되어진다. 그리하여 아동이 쉽게 움직일 수 있도록 한다. 아동용 수동 휠체어는 성장에 따라 변형시킬 수 있도록 조정가능 하거나 탈부착이 가능한 하드웨어를 가지고 있다. 다른 종류의 휠체어에는 스포츠를 위해 설계 된 휠체어도 포함된다. 스포츠용 휠체어들은 매우 가볍고 기동성이 좋게 만들어 진다. 스포츠용 휠체어의 높은 기동성은 차축 위치와 캠버 각도 조정에 따라 이루어진다.

이후의 내용은 수동 휠체어의 기본적인 모든 구성들과 사용자의 편안함과 이동성을 위한 구성들의 중요성에 대해 소개할 것이다. 그림 8.1에 설명된 것처럼, 휠체어 구성은 좌석높이, 넓이, 그리고 깊이(다리 길이), 등받이 높이, 좌석과 등받이의 각도, 뒷바퀴의 캠버

그리고 자축 위치가 포함된다. 경량휠체어가 제한된 조절을 가지고 표준형 휠체어가 조절이 불가능하다는 것에 반하여 초경량 휠체어에서는 이러한 많은 구성품의 조절이 가능하다.

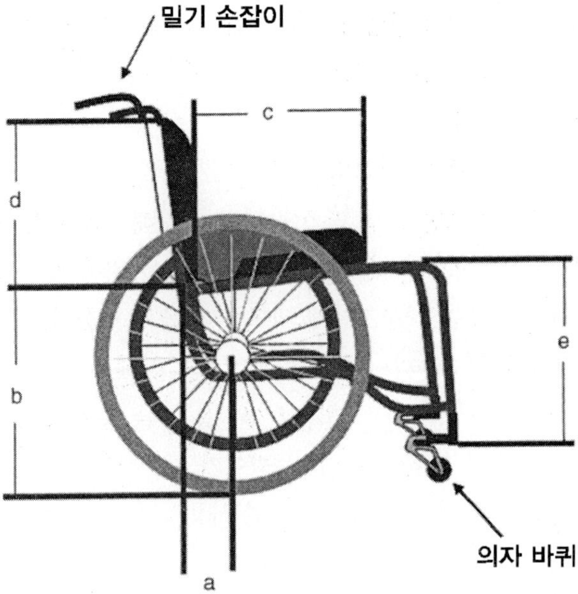

그림 8.1 초경량 휠체어의 몇 가지 중요한 규모:
(a) 자축 위치, (b) 좌석 높이, (c) 좌석 깊이, (d) 등받이 높이, (e) 발 받침 길이

Frame 구조 : 과거에는 휠체어구조를 위해 사용 가능한 재료는 오직 스테인레스/강철이였다. 현재의 구조들은 크롬, 알루미늄, 철관, 타이타늄(티탄), 그리고 또 다른 가벼운 합성 재료로 만들어 진다. 재료의 선택은 전체적인 휠체어의 무게에 더하여 강도와 내구성에 큰 영향을 갖는다. 또한 구조형식은 내구성, 이동성 및 보관성에 영향을 준다. 예를 들어 '가로 구조'(접이식 휠체어)는 보관을 위해 휠체어의 중간을 접을 수 있는 반면에 고정식 휠체어는 탈부착이 가능한 바퀴와 이동과 보관을 위한 접이가 가능한 등받이를 가진 하나의 구성요소이다. 몇몇의 구조들은 전반적으로 매끄러운 휠체어 사용과 충격과 진동의 감소를 위한 완충장치 부품이 장착되어 있거나 탈부착이 가능하게 되어 있다.

Seat height 좌석 높이 : 장애물 통과를 위한 발 받침 밑의 적당한 공간을 남겨둠과 동시에 다리길이가 조정될 수 있도록 좌석이 위치할 수 있다. 이상적으로 좌석의 높이는 개개인이 테이블, 조리대, 싱크대 등의 아래로 무릎이 통과할 수 있는 정도의 공간을 충분히 유지할 수 있도록 한다.

Seat depth 좌석 깊이 : 좌석 깊이는 개개인의 허벅지/대퇴를 보조한다. 부적절한 깊이는 다리에 압력 증가를 초래한다. 깊이가 얕은 좌석은 허벅지와 좌석 사이의 부족한 접촉면으로 인해 앉은 자세에서 엉덩이 부분의 압력을 증가시키고 허벅지와 좌석 사이의 부족한 접촉면은 전체적인 압력 분포를 감소시킨다. 깊은 좌석은 종아리와 무릎 뒤에 압력을 증가시킬 수 있다.

Seat width 좌석 넓이 : 휠체어 좌석의 넓이는 개개인의 둔부 보다 아주 조금 커야만 한다. 만약 좌석이 너무 좁으면 둔부 옆쪽에 압력이 가해지고 이것은 욕창을 야기 시킨다. 만약 좌석이 너무 넓으면, 사용자는 휠체어 추진을 위해 팔을 더 외전한 상태를 유지해야 하며 이러한 상태는 사용자에게 과도한 힘을 요구한다.

Back height 등받이 높이 : 등받이 높이는 편안함과 자세 유지에 필요한 양 만큼 사람마다 다양하다. 이상적인 등받이는 휠체어 추진을 하는 동안에 팔이 움직이는 범위에 방해되지 않도록 충분히 낮아야 한다. 등받이가 너무 낮으면 필요한 자세 보조를 갖지 못하는 것에 반하여 등받이가 너무 높으면 사용자는 바퀴 손잡이(pushrim)를 잡기가 불가능해진다.

Seat and back angles 좌석과 등각도 : 좌석 각도는 좌석과 수평선 사이의 각도로 정의 되며, 등각 도는 등받이와 수직선 사이의 각도로 정의 되어진다. 좌석 각도와 등각도 모두 특정 사용자를 위해 최고의 편안함과 지지를 제공하기 위해 조정이 가능하다. 좌석덤프/기울기(seat dump) (좌석 뒤쪽 아래로 경사진)는 체간 조절 능력이 감소된 사람들의 골반과 척추의 안정화를 도울 수 있고 이것은 휠체어 추진 능력을 향상시킨다. 반면에 너무 많은 기울기는 앉은 자세의 압력을 증가시키고 휠체어에서 안과 밖으로의 이동을 더욱 더 어렵게 만들 수 있다. 등각도의 증가는 사용자의 편안함 확보의 또 다른 방법이다. 만약 어떤 사람이 고관절 굴곡에 어려움이 있다면 등받이는 불편함을 방지하기 위해 눕혀질 수 있다. 반면에 눕혀지는 각도가 커지면 중력의 중심이 뒤쪽으로 옮겨지면서 휠체어를 불안정하게 만들 수 있다.

Armrest and footrest 팔 받침과 발 받침 : 특별한 사용자들을 위해 맞춤형이 될 수 있도록 다양한 팔 받침 길이와 스타일이 존재한다. 팔 받침대의 위치는 반드시 편안한 높이여야 하고 그에 따라 팔이 팔 받침위에 있을 때 팔이 땅과 평행이 되도록 한다. 팔 받침이 너무 높거나 너무 낮으면 사용자의 목과 어깨에 불편함을 야기한다. 많은 경량 휠체어 사용자들은 팔 받침을 선호하지 않는다. 그 이유는 팔 받침은 휠체어의 전체적인 넓이를 증가시킬 뿐 아니라 추진하는 동안 팔의 외전을 더 이야기시키고 어떤 책상

이나 테이블에 접근할 때 방해가 되기 때문이다. 경량 휠체어 사용자들은 또한 이동과 압력조절을 위해 다른 부분의 휠체어(예를 들어, 구조나 바퀴)를 사용하는 것이 안전하고 편안하다. 고정형 휠체어는 휠체어 구조에 발 받침이 고정되어 있는 것에 반하여 '가로 구조'(cross-brass-frame)의 휠체어는 전형적으로 발 받침을 위 아래로 움직일 수 있거나 옆으로 돌려 치우거나 각도 조절이 가능하거나 탈부착이 가능한 발 받침을 가지고 있다. 발 받침은 정상적으로 탈부착이 가능하지는 않지만 다양한 다리 길이에 맞춰서 약간의 변형이 가능하다.

Wheels and tires 바퀴와 타이어 : 전형적인 휠체어는 4개의 바퀴를 가지고 있다. 두개의 큰 뒷바퀴와 캐스터라 불리는 두개의 작은 앞바퀴이다. 이러한 캐스터 바퀴는 전형적으로 딱딱한 고무지만 플라스틱, 공기타이어, 혹은 혼합한 것이 될 수 있다. 캐스터 바퀴의 크기는 지름 2에서 8인치까지 다양하며 휠체어의 종류와 사용자의 선호도에 따라 달라진다. 표준기준의 뒷바퀴는 차바퀴 살이 달린 24인치(0.6096미터)공기타이어이다. 고체 삽입 타이어, 반기체, 레이디얼 타이어(radial tires)와 같은 다른 종류의 타이어들도 가능하다. 게다가 바퀴 덮개와 비포장도로에서 사용되는 바퀴들 같은 다른 종류의 바퀴들도 특수한 휠체어 용도를 위해 구입될 수 있다. 대부분의 휠체어는 보관과 이동을 위하거나 바퀴 교환을 쉽게 할 수 있도록 신속하게 탈부착이 가능한 바퀴(quick-release wheels)가 있다.

Rear-wheel camber 뒷바퀴 캠버 : 후방 차축은 수평과 수직 모두로 조정이 가능하다. 수평조정은 뒷바퀴가 팔과 관련하여 적정한 위치에 놓일 수 있도록 한다. 이 자세는 추진능력과 기술에 큰 영향을 줄 수 있다.후방으로의 차축 움직임은 사용자가 손을 뻗어 손잡이(pushrim) 잡는 양에 한계를 주는 반면에 전방으로의 차축 움직임은 사용자가 추진하는 동안 바퀴를 더 많이 움켜쥘 수 있게 한다. 비록 전방으로의 차축 움직임은 사용자가 바퀴에 더 발돋움하게 하지만, 휠체어가 뒤로 넘어갈 가능성을 증가시킨다. 어느 정도 전방을 향한 차축 움직임은 휠체어 사용자가 휠 리(뒷바퀴로만 있는 상태)하는 것과 장애물을 보다 쉽게 넘어가게 하는데 유용하다. 휠체어가 뒤로 넘어가는 것을 예방하기 위해, 후방 지지대(anti-tipper)가 휠체어 뒷부분에 부착될 수 있다. 그리하여 휠체어 사용자가 기대치 이상으로 뒤로 넘어가는 위험 없이 손잡이에 더 발돋움하는 이득을 가질 수 있다. 전방차축의 부가적인 이익으로는 추진을 위한 노력의 감소와 함께 휠체어 수동 동작(젓기) 횟수를 감소시킨다. 수직 차축 조정은 비슷한 추진 장점들을 제공할 수 있다. 사실상 좌석과 관련하여 상향으로의 차축 조정은 휠체어의 좌석 높이를 낮추는 것이다. 좌석 높이를 낮추는 것은 안정성을 증가시키지만 너무

낮으면 외전 되는 팔로 인해 부적절한 추진 형식을 야기할 수 있다. 적절한 위치의 차축은 매일 휠체어 추진의 결과로 이차적 손상의 위험을 감소시키는 것을 도울 수 있다.

8.5 휠체어 추진

앞에서 말한 것과 마찬가지로, 휠체어의 다양한 구성 요소들은 사용자의 전체적인 추진 능력에 영향을 줄 수 있다. 몇몇 중요한 요소는 휠체어 무게와 자세에 있다. 많은 연구자들은 가장 적절한 휠체어 구성요소를 결정하고 향후의 휠체어 발전을 위해 새로운 설계 기준을 정립하기 위한 휠체어 추진형태에 대한 조사에 관심을 가진다. 휠체어 추진과 관련된 연구는 크게 2가지(운동학과 동역학)로 나뉜다.

운동학은 신체질량이나 신체의 역학적 활동을 고려하지 않는 즉, 몸의 움직임에 대한 연구이다. 이러한 경우, 흥미로운 신체는 팔과 체간이다. 운동학적인 변수는 각변위, 속도와 가속력으로 구성된다. 운동학적인 변수를 얻기 위해서는 관심 있는 신체의 자세에 대한 지식이 필요하다. 자세에 대한 자료는 전형적으로 해부학적 경계표나 사지 질량의 중심으로 부터 얻어진다. 3차원 입체적인 자세에 대한 자료는 '움직임 기록시스템'(motion-capture system) 사용으로 흔하게 얻어진다. '움직임 기록시스템'의 특정한 마크들은 상체에 부착된다. 개인이 휠체어를 추진하는 동안 마크들의 위치는 시스템에 의해 기록되고 추후 사용을 위해 저장된다. 이 자료들은 상체의 관절각도, 속도 그리고 가속력을 계산하기 위해 사용된다.

동역학은 신체의 움직임에 있어서나 신체의 시스템에 있어서의 힘의 영향력에 대한 연구이다. 휠체어 추진력에 있어서, 상지가 손잡이에 닿을 때의 순간과 힘에 대한 관심이 집중되어진다. 추진하는 동안 힘에 대한 정확한 정보를 얻기 위해서는 변형 측정이 가능하거나 부하 측정이 가능한 특별하게 설계된 바퀴가 요구 된다. 특별한 기능이 장착된 바퀴는 손잡이에서만의 매우 유용한 힘과 그 순간의 정보들을 제공한다. 하지만 보다 더 흥미로운 것은 개개인 관절의 힘과 순간의 정보들이다. 운동학 정보와 혼용한 역동역학 모델을 사용한 손잡이에서의 힘은 상지로 변형될 수 있다. 최종결과는 팔(팔목, 팔꿈치 또는 어깨)의 각 관절에 부과되는 힘과 그 순간의 정보로 산출 될 것이다. 추진 분석은 일반적으로 추진의 효율성, 상체 통증 및 손상에 대해 이해하고, 추진을 위한 수고를 줄이고 통증과 손상을 유발하는 관절을 보호하기 위한 중재(예를 들면, 휠체어 조립의 변형, 설계, 기술)의 발전을 위해 필요하다.

8.6 전동 휠체어

8.6.1 역사개요

1900년대 초에 최초의 전동 휠체어가 발전 되었지만 1940년대까지 개인에 의해 창안되어진 것이었다. 가장 최초의 모델은 자동차 배터리와 시동기의 원동력에 의존되었지만 그것들은 비효율적이고 신뢰할 수 없는 것이었다. 전자제품의 발전은 전력과 구동장치에 중요한 진보를 이끌었다. 전동 휠체어의 신뢰도와 효율성이 수십 년에 걸쳐 향상되는 동안 전동 휠체어가 장애인을 위한 신뢰가 높은 이동수단의 형태가 되는 것은 1970년대 후반 1980년대까지 이루어지지 못했다. 1970년대 후반에는 신뢰도가 증가하고 전동 휠체어를 위한 균형 잡힌 제어장치의 사용을 가능케 하는 견고한 구성요소가 등장하였다. 주된 변화는 드라이브 모터를 켜고 끄는 스위치인 중계도구에서 '산화막 반도체 전기장 효과 트랜지스터(MOSFET)'의 사용이다. 이러한 발전 이전에는 제어장치(bang-bang contoller)를 사용하여 작동하는 전동 휠체어는 전동장치의 전환을 지연시키고, 신뢰성을 떨어 드려서 결국에는 이동성을 저하시켜 외부 활동에 제한을 주었다. 1980년대, 극소연산처리장치는 보편화 되었고 전동 휠체어의 핵심 제어장치로 사용되었다. 제어장치를 기반으로 한 극소연산 처리장치는 보다 많은 제어 알고리즘과 프로그램 능력을 전동 휠체어에 제공하였다. 이러한 기술들은 휠체어 사용자들(조이스틱, 들숨과 날숨에 의한 스위치 등)에 의해 사용되는 더 많은 제어장치도구를 조정할 수 있게 했고 또한 의사소통 보완 및 대체 장치나 환경제어장치(집에서 문이나 전등 제어) 같은 보조시스템까지 제어할 수 있게 했다. 이러한 독립현가와 같은 구동렬 진보 덕분에 현존의 전동 휠체어는 장애인에게 상당한 독립성을 제공하는 효율적이고 효과적인 이동기구이다. 시장 및 개발 단계에서 전동 휠체어의 기술적 수준은 두 바퀴에 전동 휠체어 균형을 조절하고 움직임을 추적하며 휠체어 경로를 제한하거나 지정하는 주변공간의 정보를 사용할 수 있는 복잡한 제어 기능을 통합한 모바일 로봇으로 고려된다.

8.6.2 전동 휠체어 사용자 프로파일

전동 휠체어는 다양한 종류의 장애인들에 의해 사용된다. 감각운동이 심하게 손상된 사람들은 전동 휠체어가 유일한 이동수단이 된다. 이것들의 예로 사지 마비환자, 진행성 다발성 경화증, 혹은 중증 뇌성마비를 들 수 있다. 이러한 장애로 인한 감각운동손상은 신체 움직임 조절에 제한을 줄 수 있다. 이러한 경우, 전동 휠체어는 손상되지 않은 운동능력을 이용하여 맞춤화된 제어장치를 사용한다. 마이크로 스위치 〈고감도 스위치를 이용한 자동제어 장치〉 방법은 제어장치의 사용이 가능한 입(들숨과 날숨)이나 몸의 다른 부분(발, 머리 등)에 의해 작동될 수 있다. 전동 휠체어는 낙상에 위험이 있는 사람이나 보행에 통증이 있는 사람 그리고 수동 휠체어 사용자 중에 추진 시 불안전하거나 효과적으로 움직일 수 없는 사람들에 의해 사용된다. 이러한 사용자들에게 전동 휠체어는 안전하고 통증 없는 이동수단으로 표현된다. 모든 사용자를 위한 전동 휠체어의 목적은 독립성과 삶의 질 향상을 제공하는 것이다. 전동 휠체어가 점점 공학적으로 진보됨에 따라 더욱 다양한 종류의 장애인들이 독립성과 삶의 질을 향상할 수 있었다. 장애인들이 독립성을 확보하기 위한 다양하고 복잡한 요구사항들이 있기 때문에 조정 가능한 전동 휠체어는 더 많은 장애인들에게 영향을 끼칠 수 있다. 제어장치 프로그램, 특수 좌석시스템, 통합조정장치(의사소통 보완장치, 환경조정장치 등)의 진보는 많은 장애인들에게 독립성을 부여하였다.

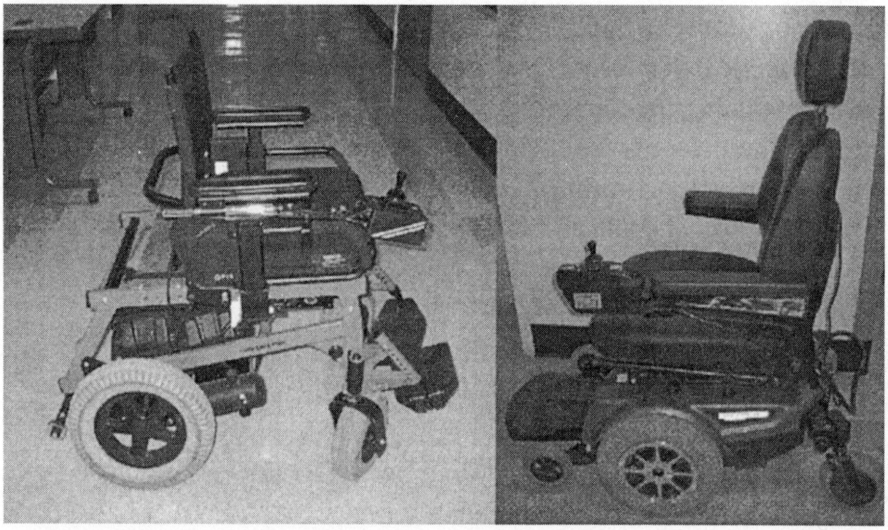

그림 8.2 전통적인 스타일(좌측)이나 동력을 바탕으로 한 스타일(우측)의 전동휠체어의 예

8.6.3 기본적 구조 구성요소

전동 휠체어의 구조 상태는 2가지 유형으로 나뉜다. 전통적인 스타일(수동 휠체어를 바탕으로 한 설계)이나 동력을 바탕으로 한 스타일(그림 8.2). 수동 휠체어는 전동 휠

체어 보다 앞서 개발되었기 때문에 전동 휠체어의 초기 설계는 수동 휠체어에 간단하게 동력을 붙인 것과 같다. 이러한 전동 휠체어는 특히 용이하게 조립이 가능하여 이동성을 강조한 전동 휠체어를 위해 여전히 존재하지만 주로 동력을 바탕으로 한 스타일이 존재한다. 진부한 구조의 설계는 전동 휠체어 발전에 있어서 초창기 진보였다.

그러나 특수 좌석 형태(의자 각도조절-tilt and recline etc.)는 휠체어를 무겁고 불안정하게 만들었다. 이러한 부가적인 기능들을 장착하기 위해 전동 휠체어는 동력을 기반으로 하여 두 부분으로 나뉘는 스타일로 다시 설계 되었다. 동력의 밑 부분은 배터리와 전동기를 포함하며 대부분의 경우에 제어장치를 포함한다. 좌석 구성요소는 동력장치에 쉽게 연결되어 사용자에게 필요하고 적합한 모든 좌석시스템으로 전환이 가능하다. 좌석, 동력 및 제어장치의 분리에 대한 두 번째 장점은 사용자의 좌석 기능을 독립적으로 사용할 수 있다는 것이다. 그 결과로 동력을 중점적으로 강조한 설계는 복잡한 완충장치, 낮은 무게중심의 위치, 이동성을 포함하여 빠른 속도로 발전하였다. 동시에 좌석 교정기술은 더 많은 사용자의 필요를 충족시키는 발전을 하였다.

전동 휠체어 좌석 시스템은 “captain’s chair”스타일의 좌석처럼 낮은 수준의 기술 또는 전원으로 작동되는 복잡한 기술이 될 수 있다. 전원으로 작동되는 복잡한 기술을 사용하는 전동 휠체어는 다음과 같은 움직임을 가진다. : tilt(수평으로 전체 좌석의 각도가 변하는 것), recline(좌석받침을 기준으로 등받이 각도가 변하는 것), elevating leg rests(다리받침이 좌석을 기준으로 각도가 변하는 것), seat elevator(좌석의 높이가 변하는 것), standing mechanism(기립자세로 세워주는 것). 사용자의 압력 조절의 필요와 근 골격계의 상태에 따라 앞에서 언급된 움직임의 조합들이 처방된다. 좌석의 tilt는 둔부에서 등으로 압력을 이동시키는 압력의 분배가 가능하기 때문에 가장 많이 사용하는 기능이다. 이것은 감각손실이 있는 휠체어 사용자들에게 흔히 있는 욕창 방지에 도움을 준다.

8.6.4 전원 및 드라이브 시스템

시장에 나와 있는 대부분의 전동 휠체어는 최근에 24볼트 전원과 드라이브 시스템을 이용하고 있다. 두개의 12볼트를 가진 습식이나 겔셀 배터리는 드라이브 모터에24볼트를 제공하는 시리즈에 연결된다. 전형적으로 제어장치는 12볼트 배터리 중에 하나만 사용한다. 배터리의 암페어 시간 정격은 주어진 시간(평균 20시간)동안 배터리가 제공하는 암페어의 숫자를 말한다. 그래서 100A h 배터리는 5A/h를 20시간 넘게 제공할 수 있다. 전동 휠체어의 이론상의 범위(R km)는 정해진 거리(D 미터)를 이동하는 동안 배터리의 용량(C 암페어 시), 배터리의 소모량(E 암페어 시)을 구하는 것으로 다음의 수식과 같이 계산될 수 있다.

$$R = \frac{C * D}{E * 1000} \tag{8.1}$$

간단히 얘기하면, 구동렬의 효율성을 증가(lower E)시키거나 높은 용량의 배터리 사용(higher C)은 전동 휠체어의 범위를 증가 시킬 것이다. 1980년대에는 전동 휠체어의 이동 반경이 좁아서 사용자의 이동성을 제한시켰다(Woods and Watson, 2003). 연구에 의하면 사용자는 평균 8.35 킬로미터(표준편차 7.07 킬로미터)를 5일 동안 다닐 수 있었고, 휠체어의 이론상 이동거리 R은 25에서 32킬로미터 범위로 실제 이동 거리보다 확연하게 길게 나타났다. 따라서 최근의 전동 휠체어는 대부분 사용자들이 재충전 없이 하루 종일 사용할 수 있다. 새로운 배터리도 마찬가지이지만 시간이 지남에 따라 배터리의 용량은 재충전 되는 횟수에 따라 감소가 된다. 전형적으로 전동 휠체어의 배터리 주기(재충전하는 횟수)는 50에서 300회 정도 된다. 그리하여 매일 배터리를 충전하여 사용하는 휠체어는 일 년에 한번 배터리 교체를 예상할 수 있다.

두개의 직류영구 자석 전기모터는 전동 휠체어에 사용된다. 각 모터는 기어나 벨트 시스템을 통해 구동 바퀴에 연결되어 있다. 1970년대에 사용되었던 드라이브 모터를 켜고 끄는 스위치인 중계도구는 MOSFET bridges로 교체되었다. 전원의 양방향 전환은 네 개의 MOSFET와 H-bridge의 사용으로 달성된다. M1과 M4 가 켜진 상태는 모터가 앞쪽으로 회전을 하고 M2와 M3이 켜진 상태에서는 모터가 반대로 회전한다. M1과 M4 모두를 전환하면, 모터에 최대 전력을 공급하게 된다. 반면에 조절장치는 전형적으로 M2나 M4로 방향 선택 시 변환된다. 그리고 모터로 유입되는 전류를 조정하는 M1과 M3을 규칙적으로 보내게 된다. 그리하여 속도를 조정한다. 제어장치의 출력은 다양한 입력에 따라 MOSFET를 규칙적으로 내보는 것이다.

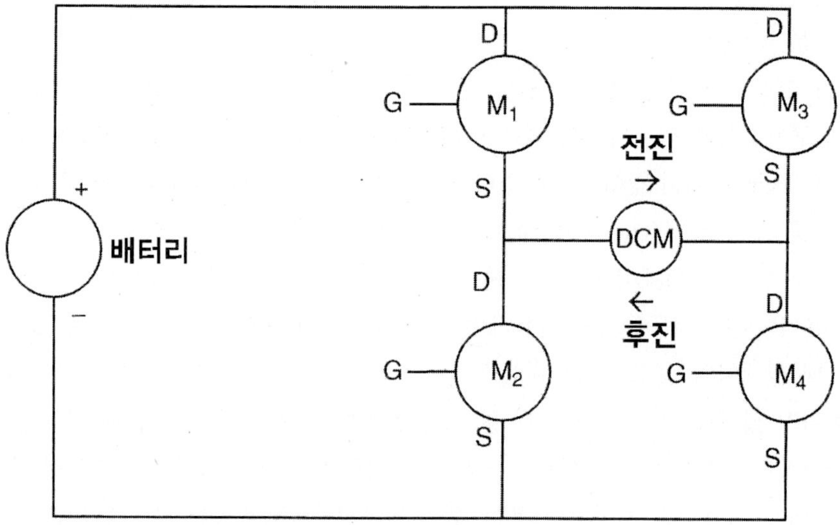

그림 8.3 양방향 모터제어를 위한 H-bridge MOSFET
(S=Supply, D=drain, G=gate, M_1 - M_4 = MOSFETS, DCM = DC drive motor).

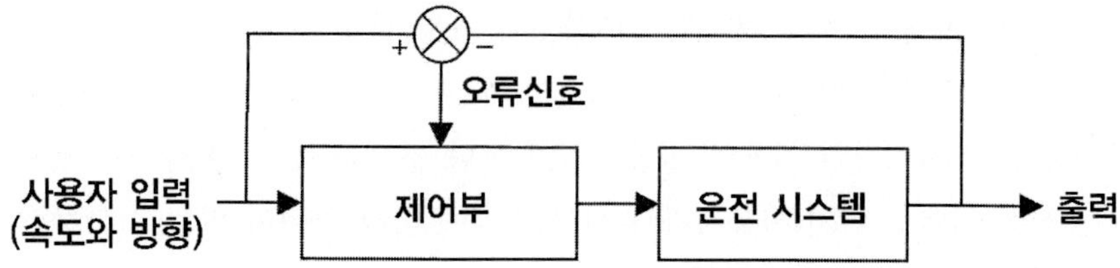

그림 8.4 전동 휠체어 제어 시스템의 기본 블록 다이어그램

8.6.5 제어 시스템

극소 연산 처리 장치는 전동 휠체어 제어 및 다른 기구 등에 사용가능한 프로그램 능력과 다양한 입력 및 출력 채널 제공 기능 때문에 현재 전동 휠체어의 표준으로 사용된다. 휠체어 제어장치의 기본적인 작업은 전형적인 조이스틱 통합형 사용자 입력을 오차신호(원하는 속도와 방향 대비 실제 구동된 결과 간의 차이)와 함께 전동 휠체어를 원하는 만큼 움직이게 만들기 위해 통합시키는 것이다. 조이스틱의 변위 즉 사용자 입력은 원하는 방향의 입력으로 해석된다. 가속 량은 전형적으로 제어장치에 프로그램 가능하며, 광학 인코더나 전동기의 기전력을 바탕으로 한 반응은 원하는 속도를 성취

하기까지 오류정정을 위해 사용되어진다. 제어 시스템을 위한 전체적인 도식은 그림 8.4에서 볼 수 있다.

사용자 입력과 적절한 출력을 생성하는 오차신호가 효과적으로 통합하는 제어장치를 위해 구동장치와 휠체어 원동력을 이해해야한다. 휠체어의 역학 방정식에 대한 모든 정보는 다른 곳에서 찾아 볼 수 있다(참고문헌 참조). 유도 제어를 위해 좀 더 많은 입력채널을 고려한 복잡한 제어장치가 현재 개발 중이고 이는 다른 도구들도 제어할 수 있다. 현재 전동 휠체어에 있는 전동좌석기능은 전동 휠체어 제어장치와 함께 흔하게 제어된다. 일반 전동장치를 사용하여 좌석 시스템이 정적 또는 동적으로 불안정한 자세일 때 휠체어의 속도를 제한하는 안전 기능을 프로그램 할 수 있다. 사용자가 뒤로 기울어져 있거나 서 있는 자세가 될 때 불안정한 자세가 흔하게 나타난다. 전동 휠체어 제어장치는 부가적으로 사용자가 환경 제어장치(출입문 열기나 조명조정장치)나 보완 및 대체 의사소통 기구를 사용할 수 있도록 다른 보조기술 시스템과 함께 균형있게 사용될 수 있다.

전동 휠체어 속도와 방향 조절을 위하여 가장 일반적으로 사용하는 입력도구는 비례제어 조이스틱이다. 앞에서 설명한대로 조이스틱 변위는 방향과 속도를 표현한다. 운동감각 손실이나 강직운동은 몇몇 장애인들에게 있어서 기존의 조이스틱 사용을 불가능하게 한다. 이러한 경우, 몇 가지 대안들이 가능하다. 강직운동에 있어서는 입력장치에서 원하는 신호(방향과 속도)를 이끌어 내는 지역 주파수 필터링 기구의 사용은 불가능하다. 조이스틱의 사용이 성공적이지 못한 경우와 낮은 운동 감각 능력을 가진 경우는 직접 선택 스위치(사용자가 원하는 방향에 따라 나뉘어 있는 스위치를 누름)나 스캐닝 방법의 단일 스위치가 사용될 수 있다. 스캐닝 방법은 순차적으로 일정기간이 지나면 하이라이트 되는 커서의 설정(특정한 방향을 나타냄)을 사용한다. 제한된 운동감각 능력이나 근육 경직이 있는 사용자는 단일 스위치를 사용하여 원하는 방향이 하이라이트 될 때를 선택하여 휠체어를 제어할 수 있다. 비록 가속 프로파일이 갑작스런 움직임을 최소화하도록 제어 장치에 프로그램이 작성될 수 있지만 근본적으로 제어 장치는 bang-bang 제어 장치를 모방한 것이다. 이러한 사용자나 인지나 시각에 제한이 있는 사람들은 전동 휠체어 안내를 돕는 환경 입력(자세와 장애물) 센서를 사용하는 차세대 전동 휠체어 제어장치의 후보가 될 것이다.

8.7 동력 보조 휠체어

동력 보조 도구는 휠체어 외부에 장착할 수 있는 독립형 전원장치를 포함하고 있고 사용자는 휠체어에 부착되어 있는 조향장치나 입력 기구를 가진 전동 도구나 휠체어 중심부에 모터가 달린 휠 손잡이 활성화 시스템(PAS)에 의존하게 된다. PAS는 수동 휠체어 작동과 매우 흡사하지만 적은 힘으로 움직일 수 있다. PAS는 상체관절의 퇴화나 운동능력의 감소 및 낮은 상체 체력이나 낮은 지구력 을 가진 사람들에게 적당하다.

PAS 중 하나는 선형 압축 스프링 그리고 휠 손잡이와 중심축 사이의 움직임을 감지하는 간단한 전위차계 신호를 이용하여 휠 손잡이의 힘을 측정한다. 극소연산 처리 장치는 뒷바퀴에 부착되어 있는 영구자석 직류모터를 제어하기 위해 이러한 신호를 사용한다. 각 모터는 27대 1의 기어 감속의 결과를 가지고 있는 링 기어와 연결되어 있다.

PAS 제어장치는 관성을 재현하고 두 바퀴 간의 회전 상의 불일치를 보정하는 것을 통하여 전형적인 수동 휠체어의 느낌을 갖게 하고 자동 속도 제한과 회생 제동의 사용을 통한 제동 시스템으로 사용자의 안전을 증가시킨다. 동력은 니켈 카드뮴 전지나 니켈수소 전지를 통해 제공된다.

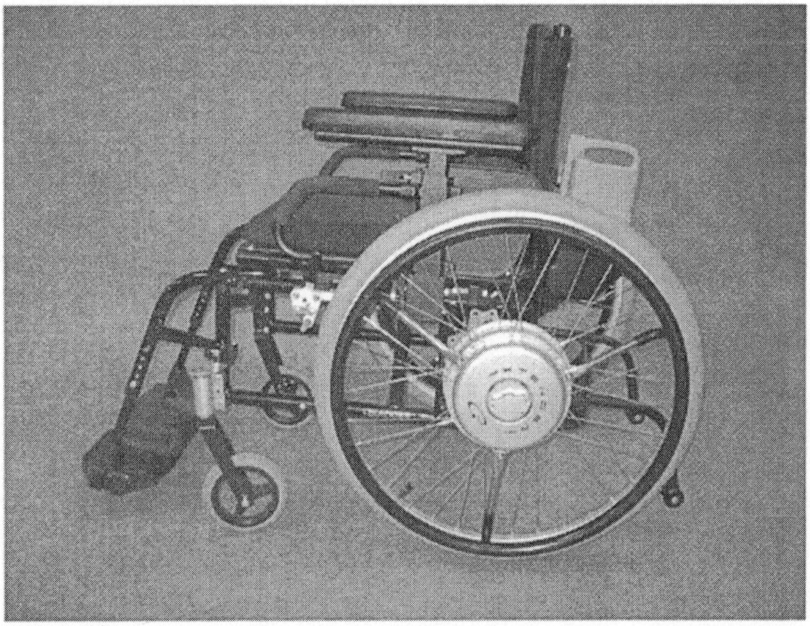

그림 8.5 휠 손잡이 활성화 시스템

8.7.1 동력보조 휠체어 제어 알고리즘

수동 휠체어 추진은 사용자가 각각 휠 손잡이에 가하는 회전력에 의한 좌우 측간 불연속 활동이다. 손에서 휠 손잡이 결합과 그것을 수반하는 토크는 손이 휠 손잡이에 접촉하는 순간의 속력에 따라 달라질 것이다. 최적의 결합과 분리가 일어 날 때 PAS의 휠 손잡이 토크는 숙련된 수동 휠체어 사용자들의 형태와 비슷하지만 진폭은 적게 나타난다. 이것을 가능하게 하려면, 다음과 같이 PAS 제어 시스템은 간단한 스케일링 접근 방식으로 시작한다.

$$k_w k_g k_m i(t) = k_w k_g \tau_m(t) = u = k_w k \tau_p(t) \qquad (8.2)$$

모터 토크는 $\tau_m(t)$로 표시하며, 이는 모터 전류 $i(t)$와 모터 토크 상수(k_m)의 곱에 비례한다. 여기서 k_w는 휠 기어 비율, k_g는 변속기어 비율이다. 휠체어가 추진력을 받는 동안 제어신호 u는 휠 손잡이 토크 $\tau_p(t)$가 되며, 이 값 u는 상수(k_m)의 곱이 된다. 바퀴로 전달되는 토크 출력은 모터 토크와 변속 기어 비율(k_g) 및 휠 기어 비율(k_w)의 곱에 비례한다. 원하는 효과를 얻기 위하여 비례 제어장치에 대한 특정기준은 만족되어야만 한다. 예를 들어, 수식 8.3에 정의되고 있는 사각지대를 지정하여 센서 잡음에 의한 의도하지 않은 휠체어의 움직임은 제거된다.

$$\begin{aligned} u &= 0, \quad |\tau_p(t)| < \varepsilon \\ u &= k_w k \tau_p(t), \qquad |\tau_p(t)| \le \varepsilon \end{aligned} \qquad (8.3)$$

휠 손잡이와 토크센서의 결합은 손과 휠 손잡이의 결합과 분리로 인해 변화되지 않도록 표준형 휠체어 휠 손잡이와 비슷한 강성을 가져야만 한다. PAS의 반응 시간은 사용자의 근골격계보다 빨라야만 하고 그렇지 않은 반응지연은 토크진동을 유발한다.

휠체어의 속도는 휠 손잡이를 놓는 순간 기하급수적으로 감소하게 되고, 이것은 이동기구의 효과에 중요한 역할을 한다. 휠 손잡이의 토크가 제거되었을 때 추진력 없이 단순비례 조정 장치는 빠른 속도로 모터 토크가 제로가 된다. 약 27대 1의 변속기 기어 비율과 함께 이것은 PAS의 갑작스런 정지를 이야기시킨다. 그러므로 회복과정에서는 휠체어에서 손을 떼기 전까지 생성된 값($\tau_p(t_r)$)으로 부터 선형적으로 휠 손잡이 토크가 감소하는 모델에 대한 제어 법칙으로 PAS가 전환한다. 타성으로 움직이는 것처럼 시뮬레이션 하는 동안 식 8.2에 나타나는 제어법칙은 식 8.4와 같이 수정되어야 한다.

$$
\begin{aligned}
&u=\tau_p(t_r)(t_c-mt), \qquad |\tau_p(t)|<\varepsilon, \qquad |\tau_p(t)|<\varepsilon, \\
&u=0, \quad |\tau_p(t)|<\varepsilon, \qquad \text{and } (t_c-t)\le 0 \\
&u=k_w k\tau_p(t), \qquad |\tau_p(t)|\ge\varepsilon
\end{aligned}
\tag{8.4}
$$

휠 손잡이를 놓기 직전의 시간 t_r은 휠 손잡이 토크가 사각지대의 임계값으로 상당한 근접을 시작할 때로 정의된다. 손실 시간 t_c는 제로 토크까지의 시간으로 정해지며 감속속도는 m으로 정의된다. 전동 휠체어는 흔히 전방 및 후방으로의 속도와 가속도뿐만 아니라 편각 속도와 가속도의 한계를 조정한다. 속도와 가속도에 대한 값의 제한은 도구와 사용자에 따라 다양하다. 식 8.5에서 PAS속도 제한은 최대속도 임계값이 구한 뒤 회생 제동을 적용함으로써 구한다.

$$
\begin{aligned}
&u=\tau_p(t_r)(t_c-mt), \qquad |\tau_p(t)|<\varepsilon, \qquad \text{and } (t_c-t)>0, \quad \text{and } v(t)\le V_{thresh} \\
&u=0, \quad |\tau_p(t)|<\varepsilon, \quad \text{and } (t_c-t)\le 0, \quad \text{and } v(t)\le V_{thresh} \\
&u=k_w k\tau_p(t), \quad |\tau_p(t)|\ge\varepsilon, \quad \text{and} \quad v(t)\le V_{thresh} \\
&u=(F_f+\tau_b), \quad v(t)>V_{thresh}
\end{aligned}
\tag{8.5}
$$

여기에서, 변속장치와 바퀴마찰은 F_f로 표현되고 τ_b로 표현되는 제동토크는 제동상수 k_b와 휠체어 속도 v에 비례한다. 최대속도임계값 V_{thresh}은 일반적으로 6km/h로 정해져있다.

$$\tau_b=k_b v(t), \; v(t)>V_{thresh} \tag{8.6}$$

PAS는 지면, 사용자의 능력, 구성 요소 변경(예, 전동기)에 의한 부하를 균형 잡기 위해 단일 극소연산처리장치와 제어 알고리즘과 모든 지시, 제어, 피드백 신호들 간의 인터페이스를 가지고 있다. 사전에 정의된 서로간의 임계치 내에서 원하는 경로(즉, 휠 손잡이로부터 구한 입력값)가 주어진 경우, 동일한 경로로 두 바퀴의 구동 토크가 사용될 수 있도록 부하 보상 알고리즘을 식 8.7에 제시하고 있다.

$$u = \tau_p(t_r)(t_c - mt), \qquad |\tau_p(t)| < \varepsilon, \qquad \text{and } (t_c - t) > 0, \quad \text{and } v(t) \le V_{thresh}$$

$$u = 0, \quad |\tau_p(t)| < \varepsilon, \quad \text{and } (t_c - t) \le 0, \quad \text{and } v(t) \le V_{thresh} \tag{8.7}$$

$$u = k_w k \tau_p(t), \quad |\tau_p(t)| \ge \varepsilon, \quad \text{and} \quad v(t) \le V_{thresh}$$

$$u = (F_f + \tau_p), \quad v(t) > V_{thresh}$$

$$\begin{cases} \tau_{\mathrm{P}}(t) = \dfrac{(\tau_{\mathrm{pl}}(t) + \tau_{\mathrm{pr}}(t))}{2} & |\tau_{\mathrm{pl}}(t) - \tau_{\mathrm{pr}}(t)| < \Delta\tau_{\mathrm{p}} \\ \tau_{\mathrm{P}}(t) = \tau_{\mathrm{P}}(t) & |\tau_{\mathrm{pl}}(t) - \tau_{\mathrm{pr}}(t)| \ge \Delta\tau_{\mathrm{p}} \end{cases}$$

식에서, $\Delta\tau_P$는 왼쪽과 오른쪽의 휠 손잡이 토크(각각 τ_{Pl}과 τ_{Pr}) 사이에서 임계값의 차이를 말한다. 이 변수는 센서의 편차를 보상하는 것처럼 토크를 제공하는 사용자의 능력에서 좌우의 차이점을 보상하기 위해 사용된다. Cooper et al.(2001)은 추진 활성화 휠체어〈pushrim-activated wheelchair〉의 사용이 수동 휠체어 사용과 비교할 때 휠체어 추진력을 위한 생리학적 요구가 현저하게 감소하는 결과를 발견했다.

Pushrim Activated Power Assist Wheelchair(PAPAW)는 손목과 어깨의 연부 조직 부상 발생률을 감소시키는 것과 상체 움직임의 범위도 감소시킨다. 동력 보조 도구는 수동 휠체어 규격보다 길이나 넓이가 약간 커진다. 약 40에서 50파운드의 장비 무게가 휠체어에 추가되기 때문에 수동 휠체어 운반이 훨씬 어렵지만 전동 휠체어 보다는 상당히 가볍다.

8.8 다기능 휠체어

다기능 휠체어는 환경적인 변화에 적응하여 제어상태가 변화될 수 있는 도구를 말한다. 이것의 예는 두 바퀴 결합으로(Cluster) 설계된 iBOT4000 transporter이다. (그림 8.6) 이러한 설계는 4종류의 다른 운전방식을 iBOT이 제공하도록 한다. : 표준형, 4바퀴형, 균형형, 층계형 표준형 기능에서의 운반 장치는 앞쪽의 구동바퀴가 들리고 맨 앞쪽의 캐스터가 표면에 닿으므로 후륜 구동 휠체어와 비슷하다. 4바퀴형 구동상태에서는(그림 8.6b) 4개의 모든 구동 바퀴가 땅에 모두 접촉하고 맨 앞쪽의 캐스터는 표면에서 떨어진다. 이러한 환경 설정은 사용자가(127mm 높이의)턱을 넘을 수 있도록 하며 울퉁불퉁하고 경사진 지대를 가로 지를 수 있도록 한다. 층계를 오르는 능력(그림 8.6c)은 무게 중심의 위치를 근거로 결합의 순환을 조절하는 것으로 이루어진다. 휠체어는 장애물과 시스템에 가해지는 힘에도 불구하고 무게중심의 위치를 언제든지 바퀴와 접촉되는 땅보다는 위에 그리고 앞바퀴와 뒷바퀴의 사이에 유지하기 위해 힘쓴다. 자이로스코프와 함께 기록되는 상하운동과 회전운동은 폐쇄 회로 서보 제어(servo-control) 알고리즘에 의해 사용된다(그림 8.7). 조종 장치는 의도하지 않은 편향을 방지하기 위해 층계 오르는 동안 비활성화 된다. 사용자는 휠체어에 있는 기능들을 시작할 수 있고 층계 손잡이를 잡아서 안정성을 유지시키거나 보조인이 보조 손잡이를 통해 등반속도를 조절할 수 있다. 사용자가 전방이나 후방으로 기대거나 보조인이 휠체어에 기대어 무게중심을 이동시킬 때 휠체어는 바퀴결합을 돌게 하여 층계를 올라가거나 내려가게 한다. 제어장치는 각 층계를 올라 갈 때마다 휠체어가 다음바퀴 결합이 될 때까지 몇 초간 유지 시켜주어야 한다. 몇 초 동안 휠체어가 층계에서 떨어지는 것으로 부터 보호한다. 층계형 기능은 가정집, 공공건물 그리고 바깥공간에서 표준 높이, 넓이, 깊이를 가진 오르내림 층계에서 잘 수행된다.

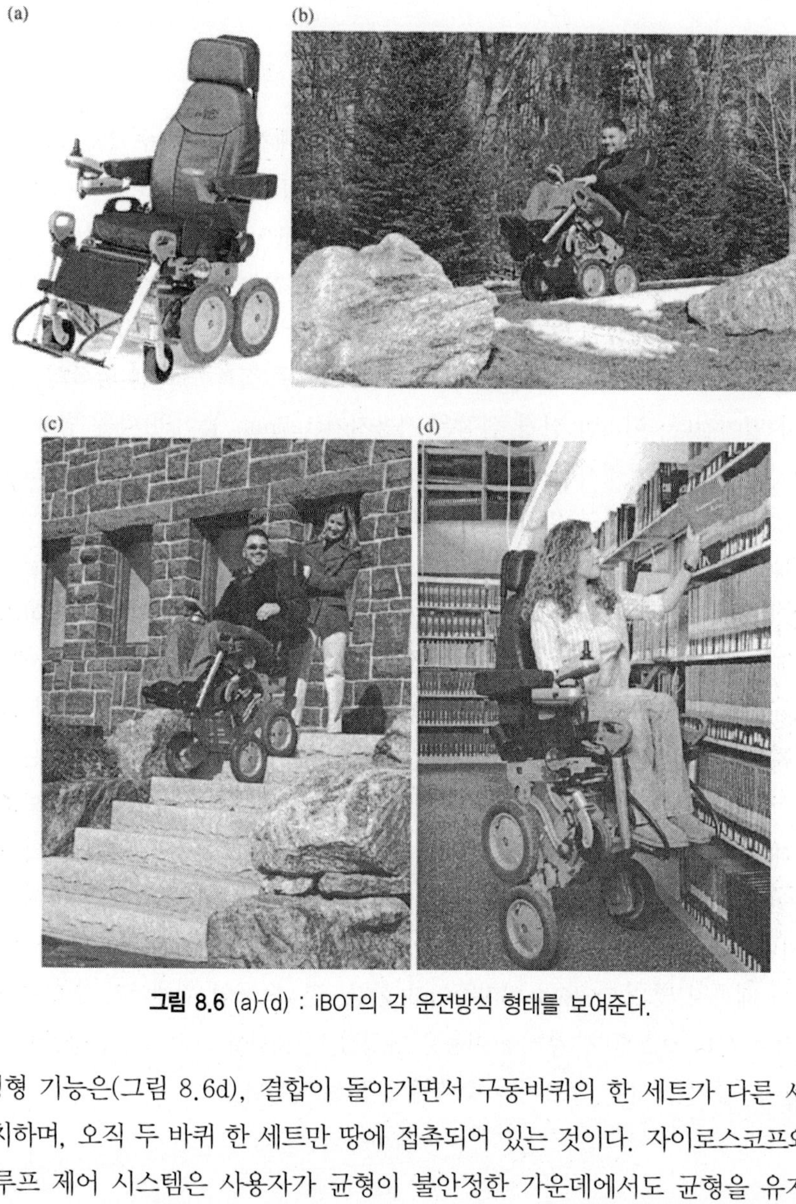

그림 8.6 (a)-(d) : iBOT의 각 운전방식 형태를 보여준다.

균형형 기능은(그림 8.6d), 결합이 돌아가면서 구동바퀴의 한 세트가 다른 세트 위에 위치하며, 오직 두 바퀴 한 세트만 땅에 접촉되어 있는 것이다. 자이로스코프와 폐쇄회로 루프 제어 시스템은 사용자가 균형이 불안정한 가운데에서도 균형을 유지할 수 있도록 해준다. 예를 들면, 사용자가 선반에 있는 무언가를 잡기 위해 무게가 전방으로 옮겨진다면 transporter는 바퀴를 전방으로 옮겨가는 것으로 사용자의 무게 중심의 변화에 따라 균형을 유지시킨다. 움직이면서 이러한 자세로 유지되는 것이 가능하다. 이는 균형형의 주된 목적인 비장애인과 눈높이를 맞추고 접근할 수 있는 높이를 증가시키는데 있다. iBOT은 트랙 기반의 설계를 사용하지 않은 것으로 시장에 처음 출시된 층계를 오르내릴 수 있는 도구이다. 트랙 기반의 층계용 휠체어의 주된 장점은 간단한 작동과 불균형한 층계에서의 견고한 작동이다. 반면에 단점으로는 층계 끝부분에 높은 압력이 가해지는 것이고 일상생활의 휠체어로 사용하는데 어려움이 있다는 것이다(예 - 크고 무겁고 기동성이 떨어지는 경향이 있음).

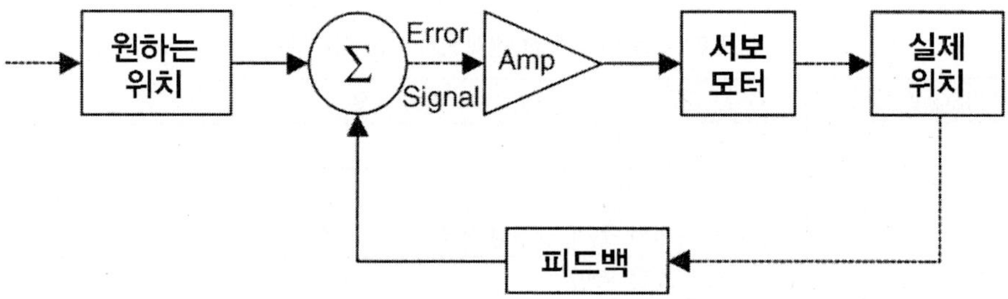

그림 8.7 폐쇄 회로 서보 제어의 간단한 블록 다이아 그램

그리스 문자는 입력 신호와 반응신호의 문자이다. 초기에, 체계는 실질적인 자세와 함께 원하는 자세가 비교된다. 만약 이것들이 대등하지 않으면, 피드백 회로는 전동기에 의해 차례로 교정되어질 오류신호나 다른 점을 만들어낸다. 그러한 순환은 실질적인 자세가 성취될 때까지 지속되어지며 새로운 원하는 자세가 요구되어진다.

8.9 휠체어 표준 기준

휠체어 표준 기준은 사용 제품의 내구성, 강도, 안정성, 비용효과를 객관적으로 비교하기 위한 방법을 제공하기위해 발전되었다. 휠체어 표준기준은 유효한 휠체어의 품질을 향상시키고 사람들이 휠체어 선택에 대한 정보를 가질 수 있도록 돕기 위해 설계 및 구현되었다. 휠체어 표준 기준은 모든 종류의 휠체어 및 스쿠터에 적용하는 시험방법으로 구성되어 있고, 수년간 연구 검증 및 중재를 통하여 발전되었다. 미국에서는 휠체어 표준기준은 자발적인 것이지만 시험 결과는 시중에 기구의 판매를 허가하는 식품의약품 국에 의해 받아들여진다. 대부분 나라에서는 휠체어 표준기준을 지속적으로 개발하고 수정하는 국제표준화 기구를 채택하고 있다. 미국은 미국 규격협회와 RESNA가 국제표준화 기구의 회원조직이다. ANSI/RESNA 휠체어 표준기준은 안전, 성능, 크기의 균일성을 다루는 서로 다른 22개의 실험으로 구성되어 있다. 필요한 시험 건수는 평가 대상이 되는 휠체어 유형에 따라 달라진다. 전동 휠체어는 수동 휠체어가 받는 모든 실험 외에 전력 및 제어 시스템과 배터리와 관련된 일련의 시험을 통과해야 한다. 이러한 시험은 배터리 수명과 완전 충전 이후의 여행 거리, 전기 회로 연결, 자동 제동 시스템 운영, 제어 장치에 대한 기후 영향이 포함된다. 모든 표준 기준 시험은 표 8.1에 나열되어 있다. 몇몇 시험들을 다음에 설명하였다.

표 8.1 휠체어를 위한 현재 ISO 7176표준기준

ISO 번호	문서제목
00	명명법, 용어 및 정의
01	정적 안정성 확인
02	전동 휠체어의 동적 안정성 확인
03	브레이크 효과 확인
04	전동 휠체어의 예상범위 확인
05	전체 크기, 무게, 및 선회공간 확인
06	전동 휠체어의 최대속도, 가속도, 지체 정도 확인
07	좌석 및 치수 확인
08	정적, 동적, 피로강도시험
09	전동 휠체어의 환경시험
10	전동 휠체어의 장애물 등반 능력의 확인
11	휠체어 시험 모형
13	마찰계수 시험표면의 확인
14	전동 휠체어의 전원 및 제어장치 시험
15	정보 공개에 대한 지침
16	난연성 특성
17	시리얼 인터페이스 호환성(다중 장치와 다중 종속장치)
18	층계형 휠체어 시험
19	휠체어 잠금장치와 탑승자 제약사항
20	입식 휠체어 시험
21	전동 휠체어를 위한 전자석의 호환성
22	시험을 위한 휠체어설치 절차
23	배터리 시험

8.9.1 피로강도시험

가장 파괴적인 시험은 장기간 도구의 성능을 평가하는 것이다. 이 시험은 가장 파괴적이기 때문에 휠체어 시험 중 가장 마지막 단계에서 이루어진다. 시험은 더블 드럼 테스팅(그림 8.8a)과 커브 드립 테스팅(그림 8.8b)의 두 부분으로 나뉘며 더블 드럼

테스팅을 먼저 한다. 더블 드럼 테스터는 문턱을 넘는 것, 갈라진 틈, 방해물을 넘나드는 것을 가정한 1센티미터 높이의 조각이 각각 롤러에 부착되어 있는 두 개의 롤러로 구성되어 있다.

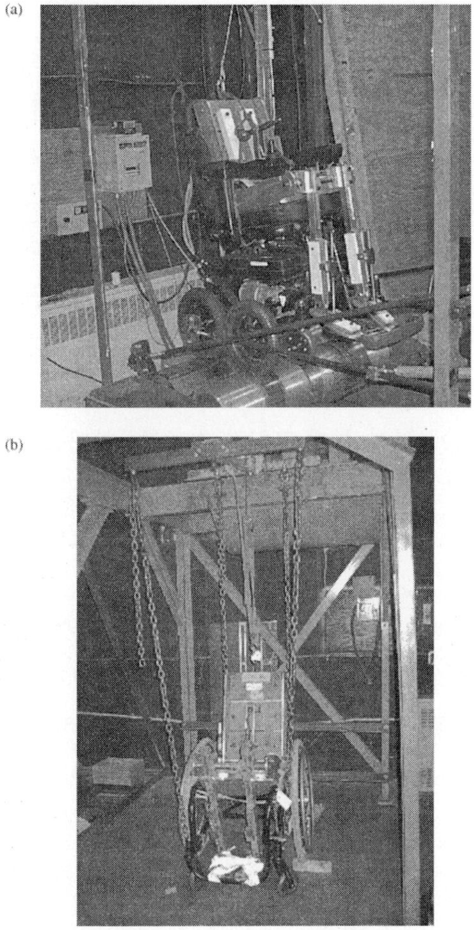

그림 8.8 (a)더블드럼 기계장치, (b)커브드랍 기계장치

테스터의 전동기는 전동 휠체어의 조정 장치에 따라 같은 속도로 작동하는 것에 반하여 수동 휠체어를 위해서는 뒤쪽의 롤러가 1m/s에 상응하는 속도로 작동한다. 앞쪽의 롤러는 뒤쪽보다 5%에서 7% 정도 더 빠르게 돌아가는데 이것은 한쪽이 다른 한 쪽보다 치우치지 않도록 하기위해 휠체어에 불균일하게 하중이 전해지도록 하기 위한 것이다. 휠체어는 안정성을 위해 뒤차 축에 움직임이 가능한 고정대와 함께 롤러위에 균

형이 맞추어진다. 더블 드럼 테스팅의 목적은 휠체어가 하루 동안의 휠체어 사용과 비슷한 수준의 스트레스인 낮은 수준의 스트레스를 오랫동안 접하게 하는 것이다. 커브 드랍 장치는 작은 커브에서 내려올 때 휠체어가 갖는 반복적인 하중을 모의실험 하는 형태로 설계되어있다. 시험 기계는 휠체어를 5cm를 들어 올렸다가 딱딱한 표면에 떨어지게 한다. 국제 표준화 기구 표준 규격 7176-08에 의하면 각 휠체어는 200,000바퀴를 더블 드럼 테스터에서 평가되어야 한다. (1바퀴 = 롤러의 역회전 1회) 휠체어에 맞게 적당한 신체사이즈에 맞추어 두 종류의 실험 모두 표준화 되어진 25, 50, 75, 100 kg사람의 형태를 갖춘 실험모형이 부하되어진다. 최근에는 250kg 실험모형이 비만형 휠체어를 평가하기 위해 만들어졌다.

만약 휠체어가 위험성이 큰 실패 없이 시험을 마친다면 커브 드랍 테스터에 옮겨지며 6666번에 걸쳐 표면에 떨어지게 된다. 위험성이 큰 실패는 영구적인 손상, 변형, 휠체어 작동에 있어서 두드러지게 영향을 주거나 사용자의 안전에 영향을 주는 상태를 말한다. 위험성이 적은 실패는 사용자의 안전에 영향을 주지 않는 한도 안에서 주의를 요하며 사용자나 전문가에 의해 쉽게 고쳐질 수 있는 상태를 말한다. 예를 들면 느슨해진 볼트 및 나사, 바람 빠진 타이어, 느슨한 바퀴살을 말한다. 두 종류의 위험성이 낮은 실패가 발견될 경우, 실험은 끝까지 지속이 되지만 휠체어는 시험에 실패한 것으로 판정된다. 위험성이 큰 실패가 일어나는 순간, 휠체어 시험은 즉시 종결된다. 휠체어의 초기비용을 고려할 때 비용 효율성의 측정이 확인될 수 있다. 휠체어의 수명주기 비용은 초기 구입비용에 위험성이 높은 실패가 일어나기까지에 상응하는 횟수를 나누는 것에 의해 계산되어진다. 전체 횟수(실패가 일어나기까지에 상응하는 횟수)는 실패 이전까지의 더블 드럼 횟수와 커브 드랍 횟수의 비율을 바탕으로 계산되어진다.

$$\text{전체 횟수} = (\text{더블 드럼 횟수}) + 30 \times (\text{커브 드랍 횟수})$$

8.9.1.1 예

휠체어 1(WC 1): 표준형 휠체어1은 위험성이 큰 실패가 더블 드럼 시험 114,000회에서 일어났다. 휠체어는 200,000 사이클을 견디지 못하여 커브 드랍 시험까지 이루어 질 수 없었다.

휠체어 2(WC 2): 초경량 휠체어 2는 위험성이 적은 실패가 더블 드럼 시험 157,000회에서 일어났지만 200,000 사이클을 견디어내었다. 그리하여 커브 드랍 시험이 진행이 되었고 부가적인 실패와 함께 요구되는 횟수를 완수하였다. 좀 더 정확한 비용 분석을 위해 200,000바퀴의 더블 드럼 시험과 6,666번의 커브 드랍 시험을 교대로 지속하였다. 초경량 휠체어는 세 차례의 더블 드럼과 커브 드랍 테스를 견디었다. 네 번째의 더블 드럼 시험 중 122,300회에서 위험성이 높은 실패가 일어났다.

표준형 휠체어의 가격이 $350이고 초경량 휠체어의 초기 비용이 $3,200일 때 두 휠체어의 수명 주기 비용을 결정하라.

수명주기 비용

$$\mathrm{WC1} = \frac{350}{114{,}000 + (30 \times 0)} = \$\,0.00307/\text{단위횟수}$$

$$\mathrm{WC2} = \frac{3200}{722{,}300 + (30 \times 19{,}998)} = \$\,0.00242/\text{단위횟수}$$

초경량 휠체어는 초기 비용은 높지만 실패가 일어나기 쉬운 많은 시험을 견뎌낸 점으로 볼 때, 결과적으로 더 나은 투자 결과를 보여주었다.

8.9.2 정적 강도 시험

표준 기준의 또 다른 구성 요소는 팔 받침, anti-tipper lever, 손잡이, 발 받침의 정적 강도 시험이다. 정적 강도는 표준 기준에 명시된 지속적인 힘이나 무게를 가지고 시험이 진행된다. 휠체어의 각 위치에 따라 힘의 강도가 달라진다. 일부 경우에는 해당 위치가 힘을 견뎌내는 것을 확인하기 위하여 기대하는 것보다 더 큰 힘을 가해도 변화가 없음을 확인하기도 한다. 이것의 예는 팔 받침이 될 수 있다. 혈액순환을 위해 휠체어 사용자의 전체적인 무게가 거의 수직으로 팔 받침에 가해지게 된다. 휠체어로부터 이동할 때의 힘은 다른 각도로 가해진다. 시험을 위한 팔 받침에 가해지는 힘의 강도를 정하는 수식은 다음과 같다.

$$F = \frac{\mathrm{mgS}}{2\cos 15^\circ} \qquad (8.8)$$

F 는 가해지는 힘이고, mg/2는 팔 받침이 지지해주는 “사용자”의 무게정도, S 는 안정요소, $\cos 15^\circ$ 는 예측되는 힘의 각도를 말한다.

보다 더 큰 비중이 있는 안전 시험을 위해서는 힘을 1.5배까지 증가시킨다. "사용자"의 무게는 휠체어에 해당하는 실험모형 최대 크기의 무게에 상응되게 정해진다. 표준기준은 좌석, 등받이, 바퀴, 앞바퀴, 손잡이, 팔 받침에 대한 충돌시험도 포함된다. 이 시험은 전형적으로 충격이 가해지는 휠체어 부분에 일격이 가해지는 진자(pendulum)가 사용이 된다. 예를 들면 휠체어 사용자가 등받이에 부딪힐 때나 발 받침대, 앞바퀴 등이 장애물에 충돌하여 충격을 받은 경우를 의미한다.

8.9.3 정적 및 동적 안정

정적 및 동적 안정 시험은 휠체어 사용자의 안전을 위한 평가방법 중의 하나이다.

뒤로 넘어 가거나 앞으로 굴러 떨어지는 것은 휠체어와 관련되어 심각한 부상의 주된 원인이 된다. 그래서 휠체어 제조업자들이 안정성을 설계의 중요한 기준으로 고려하는 것이 중요한 일이다. 이러한 부분과 관련하여 표준기준에 의하면 휠체어는 딱딱한 표면에서 전방과 후방 모두에서 브레이크를 사용했을 때와 사용하지 않았을 때의 정적 안정성을 평가받게 된다. 딱딱한 표면은 천천히 바퀴가 밑바닥과 떨어질 때까지 기울어진다. 기울기의 각도를 기록하여 표준 기준에 표기된 최소한의 각도와 비교한다. 표준기준에 맞게 선정된 실험 모형은 실질적으로 휠체어에 가해지는 무게를 가정하여 정해진다.

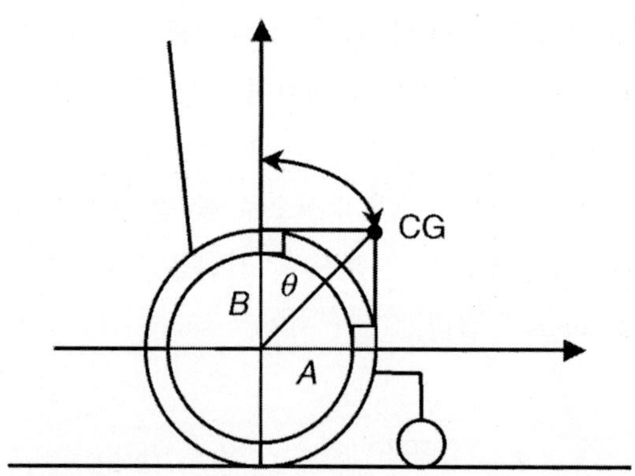

그림 8.9 휠체어 사용자 시스템의 기하학적 모형. 무게 중심이 식θ = arctan(A/B)으로 계산되는 θ의 각도를 통해 변형될 때 휠체어는 뒤로 넘어 간다. A와 B는 무게중심으로 부터 회전축으로의 수평적 및 수직선 거리들이다. (바퀴 고정 장치가 분리되어 있을 때 뒷바퀴의 축 중심)

Majaess et al.(1993)은 휠체어에서 사용자 자세가 미치는 영향을 이해하기 위해 컴퓨터 모델들을 개발하였다. 또한 Kirby et al.(1996)은 휠체어 사용자 시스템의 정적 안정성에 관하여 휠체어의 여러 부분에 무게를 가하는 연구를 했다. 휠체어의 간단한 기하학적 모형-무게 중심의 변화가 안정성에 어떻게 영향을 주는지 시각적으로 보이는 시스템은 좌석과 관련하여 차축의 위치 변환에 어떻게 되는지 그림 8.9에서 보여진다.

좌석이 전방 쪽으로 움직여 질 때 휠체어 사용자의 무게 중심은 앞으로 옮겨지며 그것은 전방 안정성을 감소시키는 반면에 후방 안정성을 증가시킨다. 동적 안정성 시험은 전동 휠체어를 위한 것으로 특정한 표면에서 전방, 후방, 측면의 안정성을 평가한다.

시험은 오르막길에서 가속할 때, 오르막길과 내리막길에서 순간적인 제동, 비탈진 표면에서 수평잰 표면으로 이동, 오르막/내리막 비탈진 표면에서 회전할 때, 턱이 진 곳을 오르고 내릴 때 한쪽이 턱이진 위쪽에 있을 때의 안정성을 관찰하는 것이다. 테스터는 1~4까지의 단계로 관찰하여 기록한다. 4=no tip(적어도 오르막길에서 있는 바퀴가 시험 면에 머물러 있는 상태)에서 0=full tip(휠체어가 확실하게 떨어진 상태)

8.9.4 수동 휠체어 성능

초경량 휠체어는 표준형 휠체어 보다 운용성에 있어서 약 13배 오래 견디고 약 3.5배 정도 저렴한 비용이 드는 것을 보여주고 있다. 경량 휠체어와 비교하면, 초경량 휠체어는 경량 휠체어에 비해 약 5배 오래 견디고 대략 2배정도 적은 비용이 든다. 시험과정에서 초경량 휠체어는 경량 휠체어와 표준형 휠체어와 비교하여 고장 발생 시점까지 가장 긴 생존율을 보여주며, 보다 덜한 심각한 고장이 발생되었다. 휠체어의 조기 고장은 사용자를 부상 위험에 처하게 할 수 있다. 초경량 휠체어는 사용자에게 더 안전하며 동시에 내구성과 비용효과가 있다. 휠체어 구조 혹은 캐스터에 완충 장치 요소가 통합되어 있는 초경량 휠체어의 휠체어 시험 결과는 내구성과 비용효과에 관하여 경량 휠체어와 비슷한 성능을 보여준다.

8.9.5 전동 휠체어 성능

전동 휠체어 사용자에게 발생하는 부상의 40%에서 60%의 책임은 부품의 오류와 공학적인 요소에 책임이 있다. 수동 휠체어와 마찬가지로, 전동 휠체어도 표 8.2에 나열되어 있는 것처럼 등급이 나뉜다.

표 8.2 휠체어 표준기준의 시험을 통한 전동 휠체어의 3분류

등급	설명
A	전통적인 전동 휠체어 : 저비용 전동 휠체어, 기본적인 좌석, 비프로그램형
B	개별적인 기능과 요구에 따라 가속, 감속, 선회속도, 브레이크와 진동감소의 조정이 가능한 프로그램형 실내외 겸용의 전동 휠체어
C	몸무게가 250파운드 이상 되는 사람들이나 특수 기능(예, tilt, recline, elevation)이 필요한 사람들 실외에서 활동적인 사람들 혹은 인공호흡기 부착을 위한 공간을 필요로 하는 사람들을 위한 특수한 기능이 있는 Heavy-duty 전동휠체어

등급과 함께 휠체어 제조업체 및 모델별 차이점이 나타나 있으며, 전체적인 등급 C의 휠체어들이 내구성(피로도 검사를 거친 기계들 전체를 대상으로 수행한 시험주기)에 있어서 다른 등급에 있는 휠체어보다는 성능이 좋으며, 등급 A의 휠체어들은 여러 분야(불충분한 내구성과 신뢰성, 동적 불안정, 배선 실패의 경향)에서 가장 최악의 성능을 보여준다. 수동 휠체어와 비교하여 볼 때, 전동 휠체어는 내구성에 있어서 초경량 휠체어와 비슷한 성능을 보여준다. 만약 전동 휠체어가 시험 중에 실패할 경우는 전형적으로 피로도 검사를 거친 기계에서 요구되는 주기 내에 있는 휠체어 운용성에 미치지 못하는 것이다. 반면에 수동 휠체어는 캐스터의 파손, 좌석과 구조의 결함, 고치기 어려운 결함 같은 사용자의 운용성 및 안정성에 영향을 주는 실패가 발생되는 경향이 있다. 전동 휠체어는 초경량 휠체어와 경량 휠체어에 비해 값 비싼 것이지만 표준형 휠체어에 비해 지속성과 수리 횟수와 가격을 고려하면 보다 경제적 가치가 있다. 스쿠터 성능에 대한 시험 결과는 보고된 것이 거의 없다. 보고에 따르면 세 바퀴가 있는 스쿠터는 전동 휠체어와 수동 휠체어에 비해 측면방향에 있어서 안정성이 떨어진다고 한다.

8.10 요약정리

재활공학자들은 휠체어 공학의 설계, 발전, 안전, 평가, 제공에 공헌한다. 많은 재활공학자들은 휠체어 제조회사에 고용되어 직접적으로 (1)사용자 선호도를 바탕으로 설계 사양을 파악, (2)새로운 휠체어 설계의 설계, 개발 및 제작, (3)원형 용기 시험, (4)시험결과를 바탕으로 초기 제품 개량 및 (5)상업화를 위한 최종 결과물의 준비 등을 지원한다. 또한 재활공학자들은 휠체어 클리닉에서 휠체어와 관련된 평가, 가능성 있는 도구 파악, 휠체어의 성능과 체격에 맞도록 조정, 보수 관리를 위한 교육, 안전예방

조치 및 작동, 지속성 있는 사후관리와 기술지원과 함께 보조기술팀을 지원하는 것 등의 중요한 역할을 한다.

미래의 전동 휠체어 설계는 혁명적으로 변화할 것으로 보인다. 수동 휠체어와 전동 휠체어에 대한 균형적인 활용 능력을 가진 사람들을 위한 PAS와 같은 혁신적인 도구들이 중요한 진보로 대두되는 것과 함께 전동 휠체어의 발전으로 부터 이익을 얻는 사람들은 훨씬 더 많게 된다. 장애인과 노인들은 독립과 이동의 유지나 증가에 대한 요구를 휠체어에 좀 더 의존하게 될 것이다. 이러한 것들은 주변 환경에서 고르지 않은 지형을 지나가고, 계단을 가로지르고, 장애물을 인지할 수 있는 기술의 연구를 통하여 가능하게 될 것이다. 스쿠터와 전동 휠체어는 점점 더 유사해지고 있다. 휠체어처럼 보이지 않으며 실내외에서의 이동을 제공할 수 있는 전동 이동 기구에 대한 요구는 기술제품 시장에서 혁신을 창조하는 것이 될 것이다. 우수한 실내 이동성을 제공하며 가볍고 직관적인 사용이 가능한 중(mid)륜 드라이브 스쿠터 즉 전동모터가 휠체어 중앙에 위치하여 나타나게 될 것이고, 가볍고 좀 더 운반이 가능한 전동 기구들이 소개 될 것이다. 향후 모듈러 유형의 설계는 바퀴가 있는 이동 시스템이 사용자와 활동을 위해 형성될 수 있도록(예를 들면, 자축거리, 트랙넓이, 조정 인터페이스) 발전시킬 것이다.

8.11 연습문제

1. 기술 표준 보고서는 최근의 실험에서 초경량 휠체어는 894,500에 상당하는 사이클을 견뎌냈고 경량 휠체어는 187,370에 상당하는 사이클을 견뎌냈고 표준형 휠체어는 56,139에 상당하는 사이클을 견뎌 냈다고 한다.

(a) 이러한 분류가 어떻게 가능한지를 설명하라.

(b) 만약에 초경량 휠체어가 3500달러에, 경량 휠체어가 1500달러에, 표준형 휠체어가 500달러에 구입되었다면 어떠한 종류의 휠체어가 환자에게 최고의 가치를 제공하는가?

2. 당신이 장기간 사용의 목적으로 수동 휠체어를 지정하게 된다면 어떠한 종류의 휠체어를 선택하겠는가? 그 이유는?

3. 환자가 당뇨병을 가지고 있으며 수동 휠체어를 이동수단으로 사용하고 있다. 휠체어 사용 몇 년 후 당뇨가 심해진 결과로 순환기 계통의 기능 저하로 결국에는 슬관절 위로 두 다리를 절단하게 되었다. 우리가 그의 휠체어를 변경하지 않고 그 휠체어를 그대로 사용하려고 할 때 우리는 어떠한 상황을 예측하게 되나? 안전한 이동수단을 위해 어떠한 변경이 필요한지 설명하라.

4. 113kg의 무게를 가진 전동 휠체어가 경사면에 있다. 휠체어의 무게 중심은 드라이브 휠의 회전 중심에서 수평으로 13cm, 수직으로 20cm의 위치에 있다. 72kg의 시험 더미가 이러한 휠체어에 놓여 있다. 더미의 무게 중심은 드라이브 휠 축의 회전 중심에서 수평 23cm 수직 5cm에 위치하였다. 플랫폼이 경사도 20도까지 서서히 올라가고 있다. 이 각도에서 플랫폼이 계속 안정적일까?

5. 추진 활성화 휠체어〈pushrim-activated wheelchair〉의 제어장치가 어떻게 휠체어/사용자 관성과 추진력을 모방하는지를 설명하라.

6. (a) 아래와 같은 상황에서 t=4초일 때 추진활성화 휠체어제어장치 출력정보(M)를 도출하라. t_c=5초, t_r은 0으로 초기화 되어 있고, 임계값 토크는 1Nm, 손잡이를 놓는 순간의 휠 손잡이 토크는 10Nm, 휠체어는 임계값 속도보다 낮은 속도로 움직인다.
   (b) t=0.5일 때와 t=6일 때의 제어장치 출력정보는 무엇인가?

7. 각 휠체어 형태에 대한 결과를 설명하라.
   좌석 깊이가 너무 짧은 경우
   좌석 넓이가 너무 넓은 경우
   좌석 뒤쪽 부분의 각도가 너무 깊은 경우
   등받이가 너무 높은 경우
   팔 받침이 너무 높은 경우
   바퀴의 각도가 큰 경우
   뒤쪽의 바퀴가 수평선상에서 가장 뒤쪽으로 자리 잡은 경우

8. 좌석시스템이 전동 기본전원으로부터 분리되어 있을 때에 가지는 장점을 설명하라.

9. E= 13, 상수는 3, 기어비율은 7:1일 때 PAS를 위한 모터 토크의 최소한의 속도는 무엇인가?

10. 전동 휠체어가100A h 배터리를 사용하여 평평한 표면에서 2km를 다니고 난 후 2.3 A h 을 사용하였다면, 이 휠체어의 이론적인 운행 범위는 무엇인가? 이러한 범위는 실질적인 운행 범위와 비교해서 어떻게 다르고 배터리가 충전이 될 때, 운행 범위가 어떻게 변화되는가? 그 이유는 무엇인가?

11. 손이 경직된 장애인의 편의 도모를 위해 전동 휠체어의 입력장치(조이스틱)를 수정하는 방법을 토의하고 설명하라. 경직이 2 Hz로 자주 사용하는 오른손에서 지속적으로 나타난다고 가정한다.

참고문헌

Arva J, Fitzgerald SG, Cooper RA, Boninger ML. 2001. Mechanical efficiency and user power requirement with a pushrim-activated power assisted wheelchair. Med Eng Phys 23:699-705.

Boninger ML, Cooper RA, Robertson RN, Shimada SD. 1997. 3-D pushrim forces during two speeds of wheelchair propulsion. Am J Phyx Med Rehabil 76:420-426.

Boninger ML, Cooper RA, Baldwin MA, Shimada SD, Koontz AM. 1999. Wheelchair pushrim kinetics: body weight and median nerve function. Arch Phys MedRehahil 80:910-915.

Boninger ML, Baldwin MA, Cooper RA, Koontz AM, Chan L. 2000. Manual wheelchair pushrim biomechanics and axle position. Arch Phys Med Rehabil 81:608—613.

Cooper RA. 1995. Rehabilitation Engineering Applied to Mobility and Manipulation. Bristol, UK and Philadelphia, PA: Institute of Physics Publishing.

Cooper RA, Robertson RN, Lawrence B, Heil T, Albright SJ, VanSickle DP, Gonzalez J. 1996. Life-cycle analysis of depot versus rehabilitation manual wheelchairs../ Rehabil Res Dev 33:45-55.

Cooper RA, Gonzalez J, Lawrence B, Renschler A, Boninger ML, VanSickle DP. 1997. Performance of selected lightweight wheelchairs on ANSI/RESNA tests. American National Standards Institute-Rehabilitation Engineering and Assistive Technology Society of North America. Arch Phys Med Rehabil 78:1138-1144.

Cooper RA. 1998. Wheelchair Selection and Configuration. Demos Medical Publishing, Inc., New York, NY.

Cooper RA, Fitzgerald SG, Boninger ML, Prins K, Rentschler AJ, Arva J, O'Connor TJ. 2001. Evaluation of a pushrim-activated, power-assisted wheelchair. Arch Phys Med Rehabil 82:702-708.

Cooper RA, Thorman TT, Cooper R, Dvorznak MJ, Fitzgerald SG, Ammer W, Song-Feng G, Boninger ML. 2002. Driving characteristics of electric powered wheelchair users: how far, fast, and often do people drive. Arch Phys Med Rehabil 83:250-255.

Cooper RA, Boninger ML, Cooper R, Dobson AR, Kessler J, Schmeler M, Fitzgerald SG. 2003. Use of the Independence (TM) 3000IBOT (TM) transporter at home and in the community. J Spinal Cord Med 26:79-85.

Corfman TA, Cooper RA, Boninger ML, Koontz AM, Fitzgerald SG. 2003. Range of motion and stroke frequency differences between manual wheelchair propulsion and pushrim-activated power-assisted wheelchair propulsion. J Spinal Cord Med 26:135-140.

Fass MV, Cooper RA, Fitzgerald SG, Schmeler M, Boninger ML, Algood SD, Ammer WA, Rentschler AJ, Duncan J. 2004. Durability, value, and reliability of selected electric powered wheelchairs. Arch Phys Med Rehabil 85:805-814.

Fitzgerald SG, Cooper RA, Rentschler AJ, Boninger ML. 1999. Comparison of fatigue life for three types of manual wheelchairs. Arch Phys Med Rehabil 82:1484—1488.

Gaal RP, Rebholtz N, Hotchkiss RD, Pfaelzer PF. 1997. Wheelchair rider injuries: causes and consequences for wheelchair design and selection. J Rehabil Res Dev 34:58-71.

Kirby RL, Ackroyd-Stolarz SA. 1995. Wheelchair safety — adverse reports to the United States Food and Drug Administration. Am J Phys Med Rehabil 74:308-312.

Kirby RL, Ashton BD, Ackroyd-Stolarz SA, MacLeod DA. 1996. Adding loads to occupied wheelchairs: effect on static rear and forward stability. Arch Phys Med Rehabil 11:183-186.

Kwarciak AM, Cooper RA, Ammer WA, Fitzgerald SG, Boninger ML, Cooper R. 2004. Fatigue testing of selected suspension manual wheelchairs using ANSI/RESNA standards. Arch Phys Med Rehabil 86:123-129.

LaPlante MP, Carlson D. 1996. Disability in the United States: Prevalence and Causes. Washington, D.C., National Institute on Disability and Rehabilitation Research.

Majaess GG, Kirby RL, Ackroyd-Stolarz SA, Charlebois PB. 1993. Influence of seat position on the static and dynamic forward and rear stability of occupied wheelchairs. Arch Phys Med Rehabil 74:977-982.

Masse LC, Lamontagne M, O'Riain MD. 1992. Biomechanical analysis of wheelchair propulsion for various seating positions. J Rehabil Res Dev 29:12-28.

Pearlman J, Cooper RA, Karnawat J, Cooper R, Boninger ML. 2005. Evaluation of the safety and durability of low-cost nonprogrammable electric powered wheelchairs. Arch Phys Med Rehabil. 86:2361-2370.

Rentschler AJ, Cooper RA. 1999. A comparison of the dynamic and static stability of power wheelchairs versus scooters. Proceedings of the First Joint BMES/EMBS Conference, Atlanta, GA, October 13-16, p. 613.

Simpson R, LoPresti E, Hayashi S, Guo S, Ding D, Ammer WA, Sharma V, Cooper RA. 2005. A prototype power assist wheelchair that provides for obstacle detection and avoidance for those with visual impairments. J Neuroeng Rehabil 2.

Ummat S, Kirby RL. 1994. Nonfatal wheelchair-related accidents reported to the National Electronic Injury Surveillance System. Am J Phys Med Rehabil 73:163-167.

van der Woude LHV, Veeger DJ, Roz.endal RH, Sargeant TJ. 1989. Seat height in handrim wheelchair propulsion. J Rehabil Res Dev 26:31-50.

Woods B, Watson N. 2003. A short history of powered wheelchairs. Assist Technol 15:164-180.

Chapter 09

기능성 전기 자극(FES)

제9장

기능성 전기 자극(FES)

저자 : Songfeng Guo, Karl Brown, Emily Zipfel, Yusheng Yang, Jue Wang, Tong Zhang and Elizabeth Leister

역자 : 김승재 (MIT 기계공학과)

9.1 학습 목표

이번 장을 통하여 독자들은 다음의 내용을 배우게 된다.

- 기능성 전기 자극(FES)의 기초이론
- 기초 전기 생리학(electrophysiology)
- FES의 응용
- 어떻게 FES가 재활에 사용되는가?

9.2 서론

치료의 용도로 전기를 이용했던 때는 고대로 거슬러 올라간다. 새로운 기술들과 혁신적인 제품들의 발달은 전기를 재활 치료에 이용할 수 있는 새롭고 흥미로운 전망을 가져다주었다. 전기 자극 치료는 외부의 전기적 에너지를 피부를 통해 전달하고, 이런 자극은 생체의 반응을 유도한다. 생체 반응의 정도나 종류는 전기 에너지의 방식, 양과 질, 그리고 자극하는 신체부위에 따라 달라진다.

전기 자극으로 생기는 생체의 반응들은 경련의 완화, 근육 수축, 엔도르핀 생성의 증가, 근육 섬유소의 증가, 순환기 자극, 내망 세피계(reticuloendothelial) 반응의 향상 등이 있다. 전기 자극을 이용한 치료들에는 통증 처치, 경련 조절, 뇌졸중, 척수 손상, 혹은 말초 신경의 손상으로 생긴 마비된 근육 기능의 회복을 위한 근육의 자극, 심장 박동 조율기, 피부 재생, 기능적 활동의 향상, 그리고 신경과 끊어져있는 근육 자극 등이 있다. 전기 자극의 응용 분야로 가장 전망이 밝은 분야 중 하나는 신경 근육 질환 환자들의 손실된 사지기능을 향상 시켜주는 재활 분야이다.

9.3 FES 역사

고대 그리스, 이집트, 그리고 로마에서는 전기뱀장어가 통증 치료를 위해 쓰여졌다. 약 서기 50년대에 로마의 저술가였던 스크리보니우스 라르구스(Scribonius Largus)는 전기메기로 통증, 두통, 그리고 통풍을 치료하는데 성공적이었다고 기록했다. 한편 고대의 다른 저술가들은 이런 전기 자극 기술이 관절 통증, 편두통, 우울증, 그리고 간질 치료에 유용하다고 기술하기도 했다.

1745년, 전기를 저장할 수 있도록 라이덴 병(Leyden jar)이 개발사용 되었고, 이 시대에 갈바니(Luigi Galvani, 1737-1798)는 유명한 실험을 하게 된다. 약 1780년, 갈바니는 개구리의 척추에 전기를 가했을 때 근육이 움직인다는 사실을 발견하고, 그는 처음으로 신체에는 전기가 흐르고 있다는 사실을 발견했다. 이 발견으로 신경(nerve)은 전기가 흐르는 도선이라는 가설을 낳게 되었다. 갈바니의 연구는 그의 동료인 알레산드로 볼타(Alessandro Volta, 1745-1827) 연구에 중요한 발판이 되었는데, 볼타는 1800년대에 처음으로 건전지를 발명하게 되었다. 발명된 건전지는 일정한 전류를 공급해 줄 수 있는 가장 처음 발명된 전지였고, 이런 전지의 기술로 말미암아 전기를 이용하여 더 정밀한 실험을 할 수 있게 되었다.

갈바니 와 볼타의 발견들로 여러 전기 장치들이 고안되었고, 기욤 뒤센(Guillaume Duchenne, 1806-1875) 같은 의사나 과학자들은 병을 치료하기 위해 이런 고안된 전기 장치를 사용하여 실험하게 되었다. 결국 이러한 연구와 노력들은 "전기 요법" 이라는 분야를 낳게 되었는데, 19세기에 이르러 전기 요법은 통증이나 마비를 위한 치료 의학 분야의 한 부분으로 부각되기 시작했다. 볼타 전지와 1840년 마이클 페러데이(Michael Faraday, 1791-1867)의 유도 코일의 개발 이후로, 전기를 임상에 사용하는 시대가 19세기말부터 시작 되게 되었는데, 이때를 "의학용 전기의 황금시대"라고 한다.

전기 생리학과 신경학의 아버지로 알려진 뒤센은 마비 환자의 근육에, 심지어 막 사망한 사람의 근육에 전압을 가하는 실험을 했는데, 근육이 움직이는 것을 확인하게 되었다. 1840년대에는 페러데이가 발명한 유도 코일을 사용하여 뒤센은 유도 코일을 근육의 가까운 피부에 연결하는 방법의 실험을 했는데, 사람이 만들어내는 움직임은 하나의 근육이 아닌 여러 근육들의 집합적인 작용을 통해 생겨난다는 결론을 이끌어 내었다. 또한 뒤센의 이러한 유도 코일을 이용한 실험은 마비 환자가 마비된 근육을 다시 움직일 수 있도록 도움을 주기도 했다.

마비나 류머티즘(rheumatism)으로 요약되는 다양한 질병은 전기 생리학의 주요한 분야가 되었다. 1836년에 런던에 위치한 Guy's 병원은 전기 생리학 열렬한 지지자였던 골딩버드(Golding Bird)의 지도하에 전기학과를 개설했다. 그의 연구로 인해, 전기 생리학은 마비를 치료하는 널리 행해지는 방법 중의 하나로 인정받기 시작했다. 또한, 전기 생리학은 통증을 완화 하는 목적의 방법으로도 연구되어졌다.

20세기에 이르러서 학자들이 정지된 심장, 횡격막, 청각신경, 근육계, 시각피질, 그리고 중추 신경계에 미치는 전기 요법의 영향들을 연구하면서, 치료의 요법으로 전기를 사용하는 방식은 다양한 양태로 폭발적으로 증가하게 되었다. 그림 9.1은 20세기 동안 FES의 중요한 업적을 표로 나타내었다.

다이오드, 삼극진공관, 트랜지스터, 그리고 집적회로의 발견과 같은 기술의 진보는 학자들에게 전기가 신체에 미치는 영향을 연구할 수 있는 엄청난 발판을 가져다주었다. 심장박동기를 개발하는 동안에는, 학자들은 표피(transcutaneous)전극을 통한 전기 자극이 피부에 화상을 입힐 수 있다는 것을 발견했다. 나중에는 피부를 통과해야하는 전극의 전기선 때문에 심각한 염증이 발생한다는 것도 발견했다. 1960년에 이르러서는 개선된 생체 적응 재료 덕분에 처음으로 심장 박동 기를 10명의 환자들의 몸 안으로 완전히 이식할 수 있게 되었다. 무선 주파수(radio frequency) 유도 방법을 이용하여 횡격막을 자극 구동하는 시술은 1960년 말에서 1970년대 초에 이르러 보편화되기 시작하였고, FES을 이용하여 하수족(drop foot)을 치료하는 시도는 1961년 리벌슨(Liberson)과 공동연구자들이 종아리(peroneal)신경을 전기 자극하여 발목의 뒤굽힘(dorsiflexion), 외번(inversion), 내번(eversion)을 유도해냄으로써 시행 되었다.

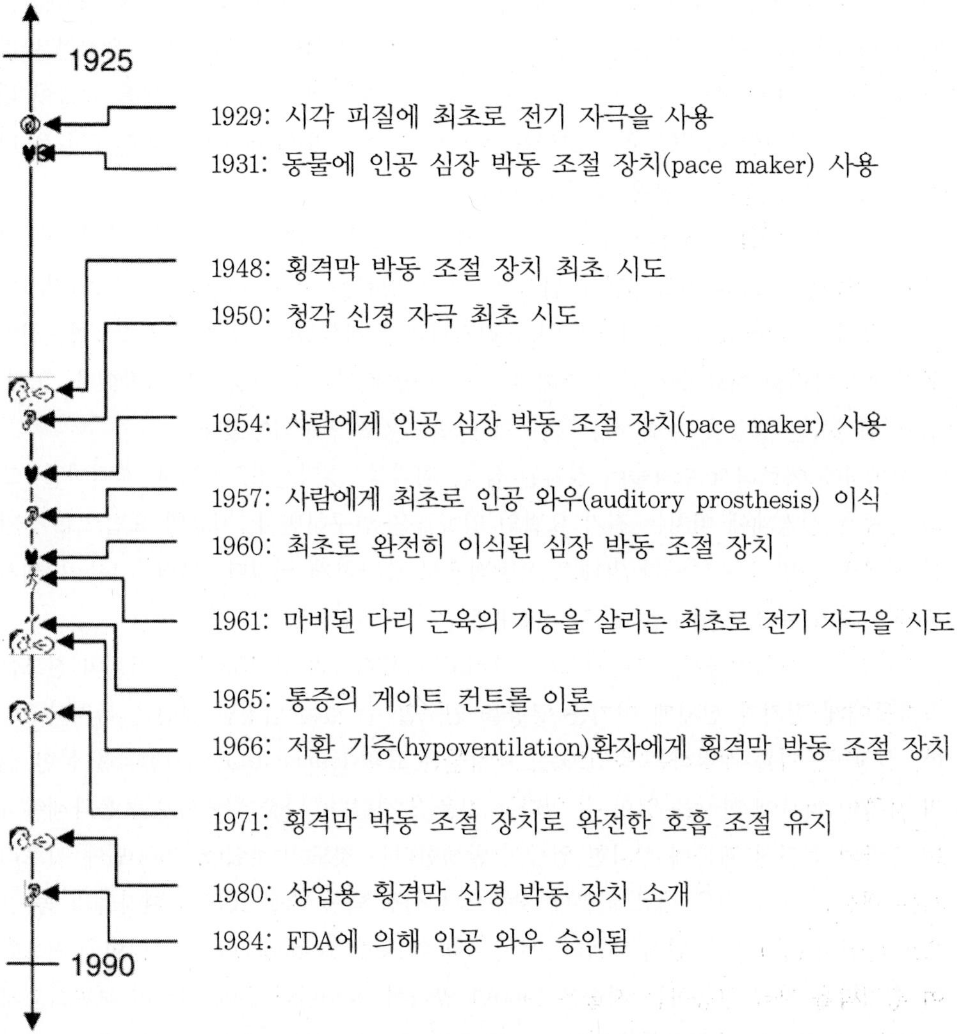

그림 9.1 FES의 20세기 동안에 일어난 발견들의 역사.

9.4 FES의 임상적 고려 사항

9.4.1 위축된 근육의 신경-근육 자극(NeuroMuscular Stimulation: NMS)

신경 손상으로 신경 자극이 전달되지 않는 근육은 위축이 진행되고, 수축력이 줄고,

근육 피로가 높아지게 진다. 이런 근육을 전기적으로 자극하면, 수축력이 거의 없고 있더라도 수축력은 근육 피로 때문에 금세 감소하고 만다. 이러한 근육은 FES로 이용되기 전에, 정기적인 전기 자극을 통해 근육을 발달시켜야 한다. FES로 효과를 얻기 위해서는, 근육 자극 이외에도 물리 치료를 통하여 환자들은 신체 전반의 지구력을 향상시켜야 한다.

9.4.2 NMS에 대한 운동 패턴 변경

뇌졸중이나 척수 손상으로 인해 보행은 어느 정도 가능하나 반신불수가 된 사람들은 밀어내기(extensor) 동작은 강하지만 굽힘(flexor) 동작은 약해서 보행이 느려지게 된다. 따라서 목발이나 보행 보조 장치들이 필요하다. 이러한 환자들에게 전기적인 근육 수축은 근육의 저항을 향상시키도록 사용될 수 있고, 또한 환자들의 자발적인 움직임과 맞추어 근육을 자극시키면 보행에 도움을 줄 수 있다.

9.4.3 다리와 손목의 떨어짐(Foot Drop & Wrist Drop)

다리나 손목의 떨어짐 증상은 뇌졸중, 외상으로 인한 뇌손상, 또는 척수 손상을 입은 환자들에게 종종 나타난다. FES는 특히 이런 증상들의 치료에 유용하게 사용될 수 있다. 왜냐하면 이러한 증상들 대부분은 주변 근육단들은 정상인데 비해 하나의 근 육단 손상으로 인해 발생한 것이기 때문이다. 따라서 한 개의 근 육 단 만을 전기적으로 자극하여 주변의 근 육단들의 자발적인 움직임과 조화를 이루어 움직이도록 해주는 것은 비교적 쉽게 구현할 수 있다.

9.4.4 척수손상환자를 위한 FES

하반신 마비와 전신 마비 환자들 그리고 연구자들은 FES의 기술이 마비 환자들의 정상적인 보행의 가능성을 열어 주기를 희망해 왔지만, 아직은 이루어지지 않았다. 보행은 복잡하고 어려운 과제인데, 왜냐하면 보행은 많은 다양한 근육들의 빠른 수축 이완의 작용을 필요로 하기 때문이다. 대부분의 FES 시스템은 단지 6개의 채널을 사용한다(양쪽 사두근(quadriceps)에 하나씩, 종아리 신경(peroneal nerve)의 양가지에 하나씩, 양쪽 대둔근(gluteus)에 하나씩). 더 적은 수의 전기 자극 채널을 이용해서 환자들을 일어서게(stand) 할 수 있지만, 적은수의 자극 채널로 보행 움직임을 발생시키다 보면 보행의 패턴은 부자연스럽고 짧은 시간에 근육의 피로가 쌓인다. 더구나 다리의 움직임과 위치는 부목(braces)의 사용을 통해 제어 되어야 하므로 FES 시스템은 개별적으로 사용되기보다는 보행기나 다른 보행 보조 장치들과 함께 사용되어야 한다.

연구된 바에 의하면 환자들은 FES 시스템을 사용하여 치료받는데 걸리는 시간, 장치를 부착할 때의 불편함과 장치를 부착함으로써 생기는 외관상의 어색함 때문에 FES 시스템을 사용하기를 꺼려한다고 한다. 그러나 FES를 이용하여 서 있게 되는 것과 재활 훈련이 가져다주는 유익을 알게 되거나, 앉아있을 때 하지 못했던 일들을 일어섬으로써 할 수 있다는 것을 알게 되면 환자들은 FES 시스템을 사용하게 된다고 한다.

여러 연구 자료에 의하면, 보행이 가능한 척수 손상 환자들의 경우에 FES을 장기간 사용하게 되면, 전기 자극을 주지 않아도 향상된 운동 기능(motor function)을 보여준다. 그러나 회복된 기능의 범위는 극히 작다. 따라서 이러한 전기적 치료가 소량의 기능적 향상만을 가져다 줄 수 있다는 것을 환자들은 이해해야 한다.

연구자들은 FES를 대상으로 하는 환자들을 선별해야 한다는 점, FES를 사용하기에 앞서 근육의 상태를 조절해야 하는 필요성, 그리고 척수 환자들이 FES를 통해 일어서거나 운동함으로써 정신적인 건강에 도움이 된다는 점들을 알고 있다. 여러 연구 자료들은, FES를 이용하여 많은 환자들이 일어서고, 어느 정도 보행이 가능하고, 몇몇 경우에는 계단을 오르거나 옆으로 움직일 수도 있음을 보여준다.

9.5 전극

전극은 자극 기기와 신체 조직 사이의 전기적 연결을 시키는 접촉을 제공해준다. 이것을 통하여 자극 기기로부터 나온 전자의 흐름들이 생체 조직 내의 이온들의 흐름으로 바뀌게 된다. 전기 자극의 효과 및 성능은 전극-전해질 접촉(interface) 상태, 전기 흐름의 패턴, 조직의 전기적 저항, 전극에 사용된 물질, 크기, 위치들에 따라 달라진다.

전기 자극에 사용되는 전극에는 두 종류가 있는데, 피부위에 부착시키는 표피성(transcutaneous)전극과 피부 내에 부착시키는 피하성(subcutaneous)이나 경피성(percutaneous)전극 두 종류가 있다(그림 9.2). 피부위에 부착하는 전극이 더 일반적인데, 자극 반응(excitatory response)이 필요한 목표부위 위에 부착시킨다. 목표 부위라 하면 근육, 관절들, 활액낭(bursae), 상처 부위나 혈점(acupuncture point) 등이 될 수 있다. 피부 내에 부착시키는 전극들은 일반적으로 보행 시스템에 이용되는데 근육 조직에 직접 삽입한다.

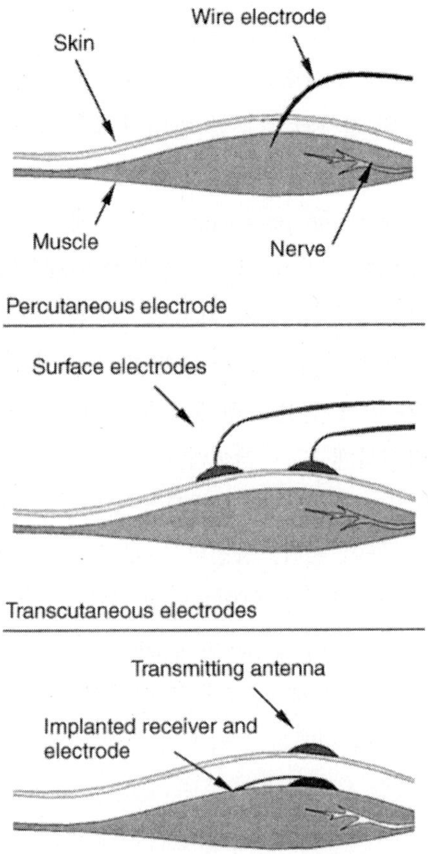

그림 9.2 전기 자극에 사용되는 두종류의 전극들. 피부 표피에 장착하는 표피성(transcutaneous) 전극과 피부 안에 위치하는 경피적(percutaneous) 혹은 이식형 전극이 있다.

9.5.1 전극-전해질 인터페이스

원자 수준에서의 전기 자극은 이온들의 교환에 의해 발생한다. 살아있는 조직에는 이온들이 풍부하게 존재하며 전극과 접촉하여 전해질 역할을 한다. 전극 전해질 접촉에서는, 전극은 이온들을 전해질 용액 속으로 방출하는 역할을 하고 용액내의 이온들은 전극과 화학적으로 화합한다.

이온들이 세포막을 드나들면서, 전기적 전류를 형성하게 되는데, 전류는 양전하의 흐름으로 정의되며, 전류는 전위가 높은 곳(positive)에서 낮은 곳(negative)으로 흐른다. 생체 조직 안에 이온 전류를 발생시키기 위해서는 전극은 극이 반대인 전하를 방출해야 한다. 즉, 전자가 풍부한 전극(음전극 혹은 캐소드, cathode)은 음전기로 충전이 되고 따라서 생체 조직으로부터 양이온들을 끌어당긴다. 전자가 부족한 전극은(양전극 혹은 애노드, anode)생체 조직으로 부터 음이온들이나 자유 전자를 끌어당긴다.

양이온들은 음전하나 자유 전자의 흐름과 반대의 방향으로 흐른다. 이온들에 의한 전류의 밀도는 전극 가까이에서 가장 높다. 그래서 전극 부위의 근육 섬유나 신경돌기의 세포막 전위(resting membrane potential)는 전극에 충전된 전하들의 양에 큰 영향을 받게 된다. 음전극 부위에서는 세포나 신경 돌기의 세포막 전위는 하강하거나 소극(depolarized)된다. 양전극에서는 반대로 세포막 전위는 증가하거나 양극화(hyperpolarized)된다. 만일 음전극에 흐르는 전류가 충분히 커서 음전극 주위에 있는 세포나 신경 돌기의 세포막 전위가 어느 일정한 한계 값(threshold)이하로 낮아지면, 활동 전위(action potential)가 발생하게 되는 것이다.

음전극은 소극 작용(depolarization)을 발생시키므로, 활동(active)전극이라고 하고, 자극이 처음으로 느껴지는 곳이 된다. 양전극은 때때로 중립(indifferent)전극이라고도 하는데, 양전극 부근에서는 집중된 양이온들이 세포를 양극화(hyperpolarize)시키기 때문에, 소극 작용으로부터 영향을 덜 받게 된다.

전극을 피부에 잘 부착시킨다고 해도, 전극은 반드시 신체의 전해질과 접촉이 되어야 하므로, 언제나 좋은 전기적 결합을 시켜주지는 않는다. 전해 젤(electrolytic gel), 용액, 연고 등을 전극과 피부 사이에 발라주면, 전자 이온의 교류를 도와줄 수 있다.

그러나 전도체 물질을 전극과 피부 사이의 전기적 통로를 위해 사용해서는 안 된다.

왜냐하면 이런 물질은 전극과 피부 사이를 벌어지게 하고 피부 바깥으로 전류의 흐름이 발생될 수 있기 때문이다.

9.5.2 전기 전류

전기 자극은 전극을 통해 흐르는 전기 전류의 3가지 대표적인 형태(직류, 교류, 그리고 펄스(pulse))에 따라 분류될 수 있다. 직류는 전자가 한 방향으로 계속적으로 흐르는 것을 말한다. 1초 이상 한 방향으로만 전류가 흐르면 직류라고 구분될 수 있다.

기본적인 직류 전류의 형태는 회로나 전지를 차단할 때까지 지속하는 사각파이다.

만일 전류 크기를 점진적으로 증가하거나 감소하게 하고 싶다면, 사면(ramp) 기능을 추가할 수 있다. 점진적으로 증가 감소하는 주기는 0.5초~수초사이로 정한다.

교류는 전류 흐름의 방향이 주기적으로 바뀌는 전류의 형태로써 전류 흐름이 양방향(bidirectional)이다. 만일 전류 파형이 대칭적이고 양상(biphasic)이면 자극으로 인한 감각은 위치에 상관없이 두 개의 전극(활동 전극과 중립 전극)에 똑같이 나타난다. 비대칭적인 파형인 경우에는, 전달되는 전하의 양은 신호의 극성에 따라 달라지는데, 그래서 어느 한 전극에서 전기 자극이 더 세게 느껴지게 된다. 전형적인 교류 파형은 대칭적이고 여러 다양한 형태를 가진다(삼각신호파, 사각파, 삼각파, 사다리꼴파). 교류 파형은 일반적으로 가전제품들에 사용되지만, 말초 신경의 자극과 같은 전기 자극에는 사용되지 않는다.

펄스 전류는 짧은 폭의 신호로 전달되는데, 펄스폭은 몇 밀리 초(ms)단위이거나 마이크로초(us)단위에 불과하다. 펄스 전류(pulse current)는 단상(monophasic) 혹은 양상(biphasic)으로 정해진다. 단상 파형은 음(-)이나 양(+)극성의 단방향 전류의 펄스만을 가지는데, 장기간의 사용 시에 전극의 파손과 피부에 자극을 주는 단점이 있다. 짧은 폭의 펄스에도 불구하고, 단상 펄스는 이온들의 분배를 교란하여 극성을 발생시키기에 충분하므로 피부를 상하게 하거나 화상을 입게 할 수 있다. 양상 펄스는 한 펄스 내에 두 반대 방향의 상(phase)이 있다. 펄스는 대칭적인 양상 펄스가 될 수도 있고 비대칭적인 양상 펄스로 이루어질 수도 있다. 비대칭적 양상 펄스일 경우, 한쪽 상의 펄스는 일반적으로 신경 세포를 소극(depolarize) 하기에 충분할 정도의 전류 세기인 반면 다른 상의 펄스는 폭이 넓고 세기가 작아서 자극을 일으키지 않는다. 비대칭적 양상 펄스의 장점은 단상 펄스처럼 자극을 제공해주면서도 이온들의 재분배를 줄여서 피부 손상을 줄일 수 있다는 것이다. 그러나 어느 정도의 화학 반응들은 여전히 피할 수 없다는 것인데, 그래도 이러한 단점들이 대칭적 양상 펄스처럼 명백하지는 않다.

9.5.3 피부 임피던스(Impedence)

적합한 전극을 선정할 때 이해하고 있어야 하는 중요한 개념은 전기 전류의 흐름에 저항하는 임피던스에 관한 것이다. 피부 임피던스는 여러 가지 많은 요소들에 의존하며, 또한 신체의 부위에 따라 달라진다. 피부 임피던스가 클수록 피부를 통과하는 전류는 작아지게 된다. 결과적으로, 같은 양의 전류를 통과시키기 위해서는 임피던스가 크고 전도성이 낮은 피부에는 높은 전압의 자극이 필요하게 된다.

피부 임피던스는 피부의 상태에도 영향을 받는다. 예를 들어, 땀이 맺힌 피부는 건조하고 딱딱해진 피부보다 낮은 임피던스를 갖는다. 아주 미세한 사포로 부드럽게 피부를 박리(exfoliation)해 주거나 알코올로 건조한 피부를 닦아내주면 임피던스를 낮출 수 있고 표피성(transcutaneous)전극의 효과를 증대할 수 있다. 그러나 피하(subcutaneous)성 전극은 피부의 상태에 영향 받지 않는 장점이 있다.

9.5.4 표피성(Transcutaneous) 전극

표피성 전극은 반복적으로 사용되기 때문에 내구성이 있어야 하고, 피부에 잘 달라붙고, 신체의 여러 다른 굴곡 부위의 표면에도 잘 맞도록 유연성이 있어야 한다. 보통은 금속이 전도체로서는 좋은데, 전극으로 사용되기에는 2가지 단점이 있다. 첫째는, 금속은 독성 성분(toxic metal salts)을 발생한다. 둘째, 금속은 유연성이 없으며 신체와 전류를 잘 통하게 하기위해 전 해젤(gel)을 발라야 한다. 은염화물(Ag/AgCl) 이 독성이 상대적으로 없어서 전극물질로 사용될 수 있다. 탄소 피막(carbon film)은 금속보다 여러 가지 장점들이 있다. 화학적으로 불 활성적이고, 저자극성(hypoallergenic) 이고, 유연성과 내구성을 위해 실리콘 고무와 결합될 수도 있다. 탄소는 금속보다 전도성이 낮다. 그래서 유연성을 유지시키면서도 전도성을 좋게 하기 위해 탄소 피막에 아주 얇게 은(silver) 으로 도금을 한다. 일반적으로 이러한 전극들은 자가적 점착력이 있다.

다른 일반적인 표면 전극으로는 스펀지 고무(sponge rubber)로 둘러싸여 있는 금속의 종류가 있다. 이런 종류는 저렴할뿐더러 실험실이나 병원에서 제작될 수 있다. 스펀지는 물이나 다른 전해 물질로 적셔지고, 전극은 테이프이나 끈을 이용하여 신체에 견고하게 부착되어야 한다.

자각적으로 부착되는 전극은 탄소-실리콘보다 사용하기에 훨씬 용이하고 신속하고, 몸이 움직임에 따라 간섭을 적게 받을 수 있다. 그러나 접착성과 균등한 전도성이 점차로 약해지므로, 여러 번 다시 사용될 수는 없다. 더구나 탄소-실리콘 종류보다 전도성이 낮고 끈끈한 점착력 때문에 전극을 떼어낼 때 불편하다. 여러 환자들에게 재활용할 수 없는 점 때문에 가격도 비싼 편이다. 또한 유동성은 좋지만, 전극을 부착할 위치에 땀이 너무 많이 나거나 털이 많으면 이러한 전극을 부착시킬 때 문제가 될 수 있다.

자각적으로 부착하는(self adhesive) 전극은 다른 종류의 전극보다 균일한 전도성을 빠르게 잃는다. 이것은 실질적으로 전극면의 전도성을 유지하는 영역이 점차로 줄어든다는 뜻이다. 그러므로 전류 밀도가 어느 한쪽에 높아지게 되고 이로 인하여 피부에 화상을 입히게 하거나 심한 자극을 주게 된다. 이것을 방지하기 위해 자각적으로 부착되는 전극은 접착력과 전도성을 자주 조사해 보아야 한다. 전극의 크기보다 작은 영역이 빨갛게 되었다거나, 환자가 전극의 크기보다 작은 영역에 대하여 자극적인 느낌을 갖는다면, 좋지 않은 접착과 불균일한 전도성 때문인 것이다.

카라야 검(Karaya gum) 같은 자연적이며 합성제재인 고분자 수분교질(hydrocolloids)

은 탄소-기반의 전극의 활용에 사용되어 왔다. 이러한 물질은 수분에 젖으면 반유체(semi-liquid)를 형성하고 접착력이 있는 전도 층을 형성하여 스펀지처럼 되고, 부가적인 전도체를 사용할 필요가 없다. 그러나 이러한 물질은 다소 피부의 과민 반응을 일으킨다.

전극의 특정한 크기의 선택은 자극되어야 하는 부위의 크기, 환자 신체 사이즈, 피부 임피던스, 자극세기의 RMS, 전류 밀도, 그리고 환자가 느끼는 자극 등에 따라 결정된다. 일반적으로 작은 전극은 전류를 집중시키기 때문에 국부적인 효과에 좋고, 넓은 전극은 전류를 분산시키기에 알맞다.

치료를 극대화하기 위해 임상 가는 전기 자극되는 영역의 크기를 반드시 정해야 한다. 자극하려는 영역보다 작은 전극을 쓰게 되면 자극-피부 사이의 임피던스가 커지게 된다. 이러한 경우는 흔히 무릎이나 고관절, 그리고 사두근(quadriceps) 같은 넓은 근육의 자극 시 생겨난다. 이러한 경우에는 큰 전극을 사용하는 것이 최선의 선택이 될 것이다. 전류 밀도는 단위 면적 당 전류 흐름의 양을 지칭한다. 신체 표피의 특정한 단면적을 통해 흐른 충전(charged)된 이온들의 양의 측정치이다. 측정하는 단위는 평방 센티미터 당 밀리 암페어(milliamperers)이다. 일반적으로 전류 밀도가 높아지면 자극의 가능성이 높아진다. 전류 밀도를 결정하는 2가지 요소는 전극의 크기와 전류의 세기이다. 두 전극(활동 전극과 중립 전극)이 멀리 떨어져 있을수록 전류는 신체 내부에 더 깊숙이 통과한다.

RMSa(root-mean-squared amplitute) 전류 세기는 많은 임상 자들에게 "평균 전류"로 알려져 있기도 하다. RMSa는 1초 동안 평균낸 모든 상(phase)의 전하 총합의 절대 값으로 정의된다(couloumbs/second). 임상에서 쓰여지는 대부분의 자극기는 펄스형의 전류를 내보낸다. 그래서 최대 전류 세기는 RMSa 값보다 크다. 과도한 RMSa 전류는 피부에 손상을 줄 수 있기 때문에, 임상자들은 RMSa 전류 값에 특별히 주의를 기울여야 한다. RMSa 전류에 비례하여 피부에 열이 발생된다. 만일 전극 크기를 알고 있다면, RMSa 전류 밀도는 정해지는데, 전류 밀도는 안전 범위를 넘어서는 안 된다.

RMSa 값이 크면 전류 밀도를 줄이기 위해서 더 큰 전극을 사용해야 한다.

비록 전극의 크기가 일정하더라도, 어떤 전극에서 다른 전극보다 더 큰 자극의 느낌을 받을 수 있다. 이때는 더 큰 전극을 쓰면 이런 문제를 줄일 수 있다. 깊은 자극(deep stimulation)이 필요할 경우, 자극기의 전류 세기가 충분치 않으면, 전극의 크기를 줄여서 RMSa 전류 밀도를 증가시킬 수 있다. 그러나 피부 임피던스 때문에 최적의 자극을 얻을 수 없을지도 모른다.

연구 결과에 따르면, 큰 전극을 사용하는 것이 통증의 수반 없이 더 강한 근육 반응(motor response)을 얻어내는데 반하여, 작은 전극은 근육의 반응 후에 곧바로 통증을 유발시킬 수 있다. 이러한 현상에 대한 몇 가지 원인이 있는데, 첫째는 큰 전극은 더 많은 근섬유(motor units)를 한꺼번에 자극하면서 전극과 피부 사이의 임피던스를 낮춘다. 그래서 근섬유의 자극을 적은 양의 전하를 일으킬 수 있다. 그러나 큰 전극은 전류의 흐름이 분산되어 자극의 부위가 덜 선택적(less specific)이 된다. 선택적이지 않은 자극은 자극시키고자 하는 근육이외에 다른 근육들도 수축시킬 수 있다.

9.5.5 피하성(Subcutaneous) 및 경피성(Percutaneous) 전극

표피에 장착하는 전극의 단점은 작은 근육들을 선택적으로 자극할 수 없고 깊은 곳의 근육을 자극하다보면 깊은 근육 윗 층의 근육들도 함께 자극이 된다는 것이다. 그래서 섬세한 근수축력을 조정하는 것, 일정한 반복적인 근 수축을 유도하는 것, 그리고 정확한 움직임을 발생시키는 것이 어렵다. 이러한 문제들은 신체내로 장착하는 전극을 사용하면 해결될 수 있다. 즉 피하성 전극이나 경피성 전극들이 이러한 문제들을 감소시킬 수 있다.

표피성 전극에 비해 피하성 전극이나 경피성 전극들의 장점들은 선택적인 자극을 할 수 있다는 점, 일정한 반복적 자극이 유리하다는 점, 그리고 영구적으로 전극을 장착할 수 있다는 점이다. 경피성 전극은 피부를 통해 삽입된 전극선이 있고, 이 전 극선은 피부 바깥의 도선(lead)으로 연결되어 있다. 경피성 전극은 피부의 손상 가능성, 자극 시 전류 유출(spillover), 염증, 통증, 도선의 파손 등의 부작용을 일으킬 수 있다. 그러나 실제로 염증 율은 일반적으로 낮다. 반년동안 90%, 일 년 동안 사용 시에 82%의 성공적인 비율을 보인다. 경피성 전극의 또 다른 단점이라면 전극 도선이 피부사이로 빠져나가는 곳을 매일 청결하게 유지해주어야 한다는 점과 피부사이의 연결 도선 때문에 피부에 불필요한 자극을 줄 수 있다는 점이다.

피하성 전기 자극은 장기적인 FES에 가장 실용적인 방법이다. 이식 전극, 이식 수신기/자극기, 외부에 장착된 송신기/조정기 장치로 구성된다. 이러한 전극은 두 범위로 나뉘며, 이는 근육 내(intramuscular) 전극과 근 외막(epimysial) 전극이다. 근육 내 전극은 근육 섬유 내에 전극을 이식하는 반면, 근 외막 전극은 근육의 표면에 전극을 부착시키는 것이다. 전극들은 완전히 이식되는 것이므로, 피부를 뚫고 나오는 도선은 없다. 이식된 수신기는 수신기위의 피부 바깥에 부착된 안테나를 통해 통신되는 자극 신호를 받는다. 자극기의 전 원부는 외부 기기로 구성되어 있고, 일반적으로 휠체어가방 같이 환자와 가까운 위치에 보존한다. 자극기 안테나와 외부 조정기기들을 환자의 복부나 어깨에 장착시키는 과정이 필요하다.

경피성 전극은 특별히 연구나 개발 단계 시행 중에 환자들에게 시험해 볼 수 있어서 유용하다. 비싸고 위험 부담이 있는 전극 이식을 위한 수술 시행이 필요하지 않기 때문이다. 이러한 경피성 전극은 주사 바늘을 통해 삽입된다. 주사 바늘을 빼면, 전극은 제자리에 남아있게 된다. 피부를 통해 나와 있는 전극선이 있는 부위에 보호 덮개가 장착된다. 비록 완전히 이식된 전극이 파손과 합병증을 적게 유발시키겠지만, 어떤 환자들은 15년까지 경피성 전극을 사용하기도 한다. 상지(upper limbs)에 삽입된 전극이 하지(lower limbs)에 있는 전극보다 더 오랫동안 사용되는 경우가 많은데, 상지의 근력이나 움직임이 하지에 비해 작기 때문이다.

일반적으로 전극은 가는 줄 전극과 커프(cuff) 전극의 두 종류로 나뉜다. 전극의 재료로는 일반적으로 강철(stainless steel)이나 부식되지 않는 성질의 백금(platinum), 이리듐(iridium), 금(gold)같은 불활성 금속을 사용한다. 그러나 이러한 물질들도 어떤 환경에서는 부식될 수 있기 때문에 아주 얇은 절 연층(layer of dielectric)으로 절연시키기도 한다. 대부분의 실제 사용에 있어서 근육 내 전극은 강철로 만들어진 전극을 사용하고, 근 외막 전극은 백금으로 만들어진 것을 사용한다. 가는 줄 전극은 단선 코일(single-wire coil)이나 이중 나선(double helix)이 되도록 꼬아서 사용한다. 이중 나선 구조가 단선 코일보다 더 내구력이 있다. 근육 내 전극은 조직에 더 잘 장착하도록 하기위해 끝을 아주 얇은 갈고리 모양으로 만든 전극을 사용하기도 한다. 근 외막 전극은 패드(pad)와 함께 사용되는데, 이 패드는 근육 표피에 봉합된다.

커프(cuff) 전극은(그림 9.3) 중추나 말초 신경계의 신경을 자극해주도록 고안된 이식이 가능한 전극이다. 탄력 있고 구부러져있는 커프 안쪽에 전극점이 위치한다. 커프는 개별 신경의 굵기에 적합하도록 다소 늘어나고, 이런 스프링 같은 성질의 재료를 사용하며 봉합 없이도 커프 전극을 원하는 위치에 고정시킬 수 있다.

도선(leads)은 자극기 시스템에서 중요한 구성 요소이다. 경피성 전극과 표피성 전극의 경우에, 관절의 움직임이나 근육과 피부 사이의 움직임으로부터 생기는 피로 파괴 (fatigue failure)를 견디기에 충분한 내구력이 있어야 한다. 대부분 가장 흔한 디자인은 나선형으로 감겨져있고, 단선으로 꼬아진 테프론으로 절연되어 있는 다중 필라멘트 강철이다.

미엘린(myelinated)이 있는 신경 돌기에서는, 전기 자극처럼 일정한 전기장이 형성되어 있는 경우, 굵은 신경 섬유가 가는 신경 섬유보다 먼저 자극되어진다. 그러나 이것은 가는 신경 섬유를 먼저 자극하는 생리학적인 순서와 반대이다. 이러한 현상은 근외막이나 근육 내 전극을 이용하는 한 어쩔 수 없는 현상이지만 커프 전극을 사용하면 개선할 수 있다. 그래서 커프 전극의 사용 시에, 굵은 신경 섬유보다 가는 신경 섬유를 먼저 자극하기 위해 특별한 자극 파형을 사용하기도 한다.

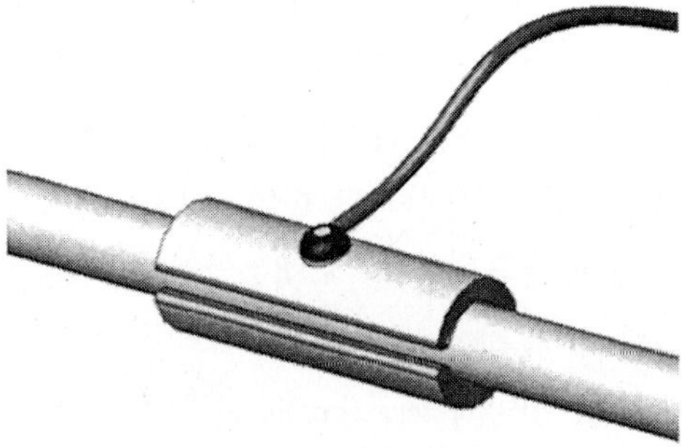

그림 9.3 커프(cuff) 전극

9.6 FES의 임상적 응용

9.6.1 하수족(Foot Drop)을 위한 FES

FES에 대한 개념은 1960년 상부 운동 신경 손상에 의한 하수족(drop foot)을 치료하기 위해 리벌슨(Liberson)과 그의 동료들이 처음으로 전기 자극 기기를 개발했을 때 소개가 되었다. 전기 자극은 피부 위에 부착된 전극을 통해 전해지고, 신발 발꿈치 쪽에 달린 스위치에 의해 자극은 걸음패턴과 동조된다. 발꿈치가 지면에서 떨어질 때(swing phase) 발목관절의 발등 쪽 굽힘(dorsiflexion)과 외번(eversion)이 발생하는데, 바로 이때 자극이 시작 되고, 발꿈치가 다시 지면에 닿을 때 자극은 중단된다. 리벌슨이 소개한 개념은 마비된 근육에 전기 자극을 가함으로서 기능성 움직임을 발생시킬 수 있다는 것이었다. 현재 사용되는 시스템은 두개의 채널을 가진 이식 가능한 자극기로 외면과 내면 종아리 신경(peroneal nerves)을 각각 자극함으로써 발등 쪽 굽힘(dorsiflexion)과 외번(eversion)의 움직임을 독립적으로 발생시킬 수 있다. 문헌에 의하면 FES가 하수족 환자들의 걸음 속도를 향상시킬 수 있다는 보고가 있다. 예를 들어, 워터(waters)와 그의 동료들은 FES 정형 보조기(orthosis)를 사용하지 않았을 때와 사용했을 때와의 걸음 속도를 비교해 보았는데, FES를 사용한 경우가 36%의 보행 속도 향상을 가져온 것을 관찰하였다. 코틴(Kottink)과 그의 동료들은 하수족을 가진 뇌졸중환자에게 FES가 얼마나 효과가 있는지에 대한 연구들을 조사해 보았는데, 통제되거나(controlled) 통제되지 않는(uncontrolled) 모든 시도의 분석 결과에 의하면 38%의 보행 속도의 향상을 보여주었다.

FES기기가 하수족을 교정하여 걸음을 향상시킨다는 것을 보여주었지만, 문제는 다른 관절들의 움직임에, 특히 무릎 관절과 고관절, 여전히 남아있다. 부가적인 전극을 첨가시켜서, 고관절의 펴기(hip extension)이나 무릎 굽힘(knee flexion) 움직임을 걸음 패턴에 맞게 발생시킨다면, 좀 더 부드러운 걸음을 제공해줄 수 있을 것이다. 전반적으로 하수족을 위한 FES기기는 다발성 경화증(multiple sclerosis), 중풍, 뇌성 마비, 척수 마비 환자들에게 나타나는 하수족을 관리하거나 이동성을 개선시킬 필요성이 있을 때 사용하는 대체 방법 중 하나가 될 것이다.

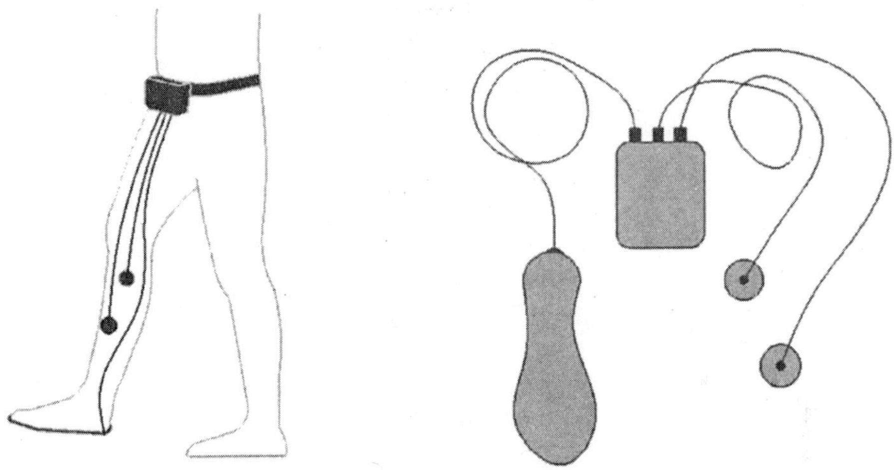

그림 9.4 하수족 FES 정형 보조기를 장착한 모습과 구성 요소들

9.6.2 보행을 위한 FES

척수마비 환자의 보행(locomotion)을 돕거나 가능할 수 있도록 고안된 FES 기기를 사용하기 위해서는 보행 시 균형과 안정성을 유지하기 위해 신체의 상지(upper extre mities)는 환자가 자율적으로 움직일 수 있어야 한다. 대부분의 경우에, FES 사용자는 보행 보조기(walker) 등을 이용하여 신체의 일부분을 지지 한다. 이렇게 함으로써 튼튼한 상반신을 유지하고 있는 하반신마비 환자들만 FES 보행 기기의 혜택을 받을 수 있다(그림 9.5).

리벌슨과 그의 동료들이 1961년 처음으로 보행 신경 의족(neuroprosthesis)을 제안하고 나서부터, 많은 보행을 위한 신경 의족들이 개발되고 테스트 되어졌다. 파라스텝(Parastep)이라는 시스템이 처음으로 FDA 승인을 받은 FES 기기였고 시장에서 구입 가능한 몇 개 안되는 FES 시스템중의 하나이다. 파라스텝은 벨트나 주머니에 장착하는 마이크로프로세서와 자극기, 보행 보조기, 12개의 재사용할 수 있는 피부전극과 연결선으로 구성되어 있다.

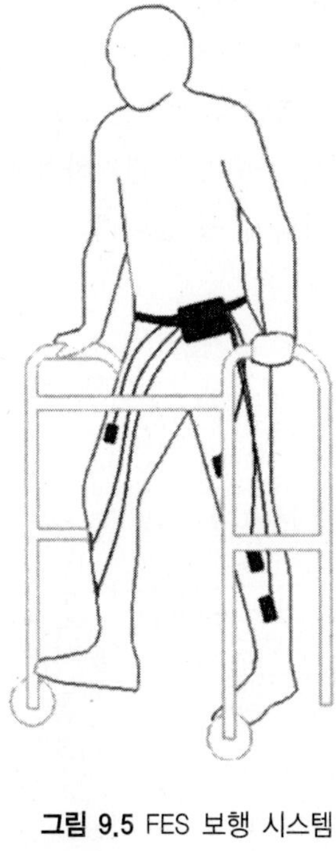

그림 9.5 FES 보행 시스템

12개의 전극은 양쪽의 사두근(quadriceps), 양쪽의 종아리 신경(peroneal nerve)에 한 쌍씩, 척추 주변근(paraspinals)이나 대둔근/소둔근(gluteus maximus/minimus) 근육에 두 쌍씩 부착시킨다. 두 쌍씩 부착하는 전극은 T9-T12 수준의 마비 환자들에게는 필요가 없을 수 있다. 전극들은 파라스텝 마이크로프로세서에 연결된다. 마이크로프로세서는 전기 펄스 자극을 발생시키는데, 이 자극은 손상된 척수 아래의 말초 신경에 전달되어져야 할 신경 신호를 모방하는 것이다. 이러한 자극은 피부를 지나 말초 신경에 활동 전위(action potential)를 발생시킨다. 그리고 활동 전위가 신경을 타고 근육에 전해지면서 근육은 수축한다. 150마이크로초(microsecond)의 펄스 자극이 42밀리 초(milli sec)간격으로 지속된다. 최대 펄스 세기는 15볼트(Volt)이다. 마이크로

프로세서는 보행 보조기에 달린 수동 스위치로부터 명령을 받는다. 버튼을 누르면 파라스텝의 마이크로프로세서에 내장된 프로그램 메뉴를 선택할 수 있다. 메뉴 자체로 자극 펄스의 세기나 패턴을 조정하여 적합한 전극들에 보내는 것이다. 그러므로 한 번의 버튼 조작으로 자극세기를 증감 혹은 가감시킬 수 있어서, 전극위치에 있는 신경섬유의 자극 정도를 조정할 수 있다. 자극 발생기는 마이크로프로세서 장치 내에 들어있다. 컨트롤 메뉴는 일어나기, 앉기, 왼쪽으로 걸음, 오른쪽으로 걸음, 자극 증감, 그리고 자극 가감으로 구성된다.

보행은 앞서 말한 대로 부드러운 움직임을 구성하는 여러 가지 보행 주기(gate phase)로 이루어져 있기 때문에, FES 컨트롤 시스템이 보행상(phase)의 시작과 끝을 결정하기 위해서는 송환 신호(feedback sensor)가 반드시 필요하다. FES 사용자는 사용자의 발에 가해지는 반발력을 탐지하는 센서가 달린 신발을 착용할 수도 있다. 센서로부터 탐지된 힘은 발의 위치를 판별하는데 사용된다. 사용자가 걸을 때, 센서는 보행 판 별기에 신호를 보내고, 보행판별기는 이미 프로그램에 저장된 정보에 따라 환자의 보행 주기를 결정하고 알맞은 근육군을 자극한다.

9.6.3 상지 기능 장애(Upper Extremity Function)를 위한 FES

경부 C5/C6(cervical)가 손상된 전신 마비 환자들이 상지(upper limb)를 위한 FES 신경의수에 적합한 대상일 것이다. 어깨와 팔꿈치 굽힘 움직임은 자발적으로 할 수 있기 때문이다. 그래서 손으로 잡는(hand grasp) 기능을 회복시키는 FES 기기를 사용할 때 팔을 적당하게 위치시킬 수는 있다. 이러한 전신 마비 환자들에게 FES을 적용시킬 때 주요한 두 개의 목표는 물건을 잡을 때 확실히 꽉 붙잡을 수 있도록 해 주는 것과 작은 물건을 잡을 때 필요로 되어지는 손가락 집기(pinch grasp) 동작을 할 수 있도록 해주는 것이다. 집는 방법을 떠나서, 또한 중요한 것은 사용자가 쉽게 명령을 내리고 쥐는 힘을 쉽게 조정할 수 있도록 하는 것이다.

몇 가지 잘 알려진 집기 기능의 의수는 전신 마비 환자의 집는 기능을 향상시키거나 회복시키기 위해 개발되었고 사용되어져 왔다. 이런 의수들은 프리핸드(Freehand) 시스템, 핸드마스터(Handmaster), 바이오닉 글러브(Bionic Glove), Rebersk and Vodovink에 의해 개발된 시스템, 그리고 포포비(Popovie)와 그의 동료에 의해 개발된 것들이다. 이런 대부분의 시스템은 순전히 연구 목적을 위해 사용되지만, 프리핸드시스템은 처음으로 미국 식품의약청(FDA)에 의해 승인받고 시장에서 구입 가능한 집기 기능의 의수이다. 프리핸드 시스템은 8개의 이 식형 근 외막 전극과 한 개의 이식형 자극기로 구성된다. 전극들의 전기적인 자극을 통해 엄지와 다른 손가락들의 굽힘과 펼침을 발생시킨다. 손을 펴거나 닫는 것은 환자의 다른 쪽 어깨에 장착된 외부형 위치 센서를 통해 제어된다. 위치센서는 두 축의(2차원) 어깨움직임: 전인(protraction)/후인(retraction)과 거상(elevation)/하강(depression)을 판별한다. 제어 방법은 사용자의 가능한 어깨 움직임에 맞도록 조정될 수 있다. 어깨의 전인(protraction)/후인(retraction) 움직임은 그 움직임의 정도에 따라 손을 펴거나 닫는데 사용하는 신호로 사용된다. 어깨의 (거상) elevation/(하강) depression 움직임으로는 논리적인 제어를 위해 사용하는데, 전인(protraction)/(후인) retraction의 제어 명령을 위한 영 준위(zero level)을 맞출 때라든지, 다음 명령이 들어올 때까지 전기 자극의 세기를 고정시키는 용도로 사용한다. 일단 어깨의 센서에서 어깨의 움직임을 판독하여 신호를 보내면 휠체어에 장착된 마이크로프로세서 제어장치에서 그 신호를 받고, 장치에서 그 신호를 라디오파형으로 변환하여서 이식된 자극위쪽 피부에 부착한 외장형 발송코일로 보낸다. 이식된 자극 기는 전기 펄스 신호를 이식된 전극으로 보내면, 손의 근육이 수축하게 되는 것이다. 부가적인 스위치가 있어서 사용자들이 손바닥으로 잡기(palmar grasp)나 측면으로 잡기(lateral grasp) 방법들 중 하나의 방법을 선택할 수 있다.

9.6.4 운동을 위한 FES

재활 훈련을 위해 FES를 사용하는 일반적인 방법은 사이클링(cycling 자전거타기)이다. FES 사이클링은 근육이 위축되는 것을 방지할 수 있게 하고, 근육의 긴장(muscle tone)을 유지 발생시키고 또한 반신 마비나 전신 마비의 환자에게 정신적인 도움을 줄 수 있다. 또한 사이클링 훈련은 심장혈 관계, 폐 관계, 면역계, 그리고 하지의 혈액순환을 좋게 하는데 도움을 준다. 운동은 뼈의 밀도를 증가하고 부종(edema)을 줄인다. 보통사람들이 운동을 통해 얻는 여러 많은 혜택들을 FES 사이클링을 통해 반신 마비나 전신 마비의 환자도 받을 수 있다.

FES 사이클 개발에 영향을 미치는 다섯 가지 요소가 있는데, 페달 속도, 근육의 상태(condition), 앉는 자세, 전기 자극 특성, 그리고 전극이다. 페달속도는 크랭크(crank)의 각속도(angular velocity)를 말한다. 속도는 전기 자극을 발생시키는 타이밍뿐만 아니라 페달을 돌리기 위해 필요한 토크(torque)에도 영향을 미친다. 각 환자의 근육의 상태도 매우 중요한 요소인데 근육 상태는 늘 일정한 것도 아니고, 사람들 개인별로 서로 많이 다를 수 있다. FES 사이클을 사용하는 사용자들은 대부분 장애인들이기 때문에 안전하고 편안하게 자전거를 타고 내릴 수 있도록 하기위한 기계적인 설계가 반드시 고려되어져야 한다. 만일 전신 마비 환자가 자전거를 타는 경우, 상체를 안정하게 지지할 수 있는 지지대가 추가되어져야 한다.

FES 사이클 시스템을 제작할 때 또한 중요하게 고려되어야 할 것이 있는데, 과도한 근육피로나 경련은 근육을 상하게 할 수 있고, 이것은 재활을 방해하는 요소가 된다.

더구나 과도한 수축력은 관절 인대와 뼈를 상하게 할 수 있다. 일반적으로 FES 사이클은 척수 마비, 다발성 경화증(multiple sclerosis), 중풍 후 증상을 가진 환자들의 건강과 근육의 긴장도(muscle tone)를 향상시키는데 적합한 방법이라 할 수 있겠다.

9.7 척추 자극

9.7.1 개요

로마 시대에 안테로스라는 남자가 있었는데, 통풍(gout)으로 손과 다리의 관절에 극심한 고통을 겪고 있었다. 어느 날 그가 해변을 걷다가, 무심코 전기 장어(electric eel)를 밟았는데 통풍으로 인한 통증이 사라지는 것을 느꼈다. 이후 스크보니어스 라거스(Scribonius Largus)와 디오스코라이더스(Dioscorides)는 두통을 치료 하기위해 전기 생선으로부터의 전기 자극을 제안하게 되었다. 전기 치료라고 알려진 이 방법은 여러 종류의 두통을 치료하기 위해 중세 시대까지도 사용되었다.

전기 자극을 이용한 통증 치료는 바다생물을 이용하는 것으로부터 머리카락처럼 얇은 전극을 경막아래(subdural)에 이식하여 이용하는 수준으로 발전 되어졌다. 전극은 경부나 흉부지역의 척수에 삽입되어 통증과 연관이 있는 척수내의 신경 섬유를 자극하는 것을 목표로 한다. 이런 신경 섬유가 전기적으로 자극되면 통증은 마치 전기마사지로부터의 진동 같은 이상 감각(paresthesia)으로 대체된다. 전극이 척수에 삽입될 때, 척수의 등 쪽(dorsal side)에 삽입하는데, 이런 기술을 후주(dorsal column) 자극, 혹은 DCS 라고 한다. 그러나 최근에 척수의 앞쪽(ventral)에 전극을 삽입하여 통증을 치료한 사례들로 말미암아서 이런 방법들을 일반적으로 척수 전기 자극 혹은 SCS (spinal cord stimulation)라고 통칭한다. 통증 치료를 위해 일반적으로 사용하는 자극 펄스 주파수는 33에서 88Hz의 범위이고, 펄스의 길이는 약 210마이크로초(us), 그리고 펄스 전압은 0에서 12V 사이이다.

9.7.2 응용 사례

척수 전기 자극(SCS)의 응용 사례들도 다분화 되어 왔다. 척수 전기 자극은 심한 협심증(angina pectoris)에 의한 허혈성(ischemic) 통증, 척수 손상 후 동반되는 분절(segmental) 통증, 지주막염(arachnoiditis), 잘못된 등 수술로 인한 후유 통증, 절단 통증, 환상 통증(phantom pain), 그리고 동맥 경화증(arteriosclerosis) 또는 당뇨선 혈관 장애(diabetic vasculopathy) 같은 말초 정맥 질환 등을 치료하는데 사용된다. 협심증의 치료는 1980년 중반에 시작된 새로운 방법인데, 그것의 정확한 기전(mechanism)은 계속 연구 중이다. SCS는 국부적으로 통증을 유발하는 관절염, 암으로 인한 통증, 그리고 수술 후 통증 같은 침해성 통증(조직손상으로 인한 통증, nociceptive pain)에는 효과가 없다.

9.7.3 해부학(Anatomy) 및 생리학(Physiology)

척수는 뇌와 나머지 신체 사이에 정보를 전달하는 정보 연결 통로 이다. 신경 조직으로는 회백질(gray matter)과 백질(white matter)로 구성되어 있다. 회백질에는 신경 세포(nerve cell bodies), 신경 세포의 무수 과정(unmyelinated processes), 신경 교세포(neuroglia)로 이루어져있다. 척수의 중심부에 위치하고 주위에는 백질이 차지하여 회백질은 마치 나비 같은 횡단면의 모양을 가지고 있다. 한편 백질은 정보를 전달하는 수상 돌기(myelinated)와 무수상 돌기(unmyelianted axons) 로 이루어져 있다. 회백질을 감싸고 있으면서, 세 개의 섬유단(funiculus)으로 나뉜다(그림 9.6). 신경 다발은 목적지나 기능에 따라 무리를 이룬다. 등 쪽 섬유단(Dorsal funiculus)은 주로 상승 통로인데, 감각 정보가 뇌로 올라가는 구심성(afferent) 통로가 된다. 배 쪽 섬유단(Anterior funiculus) 은 주로 하강통로이고, 뇌로부터 운동 정보를 내려 보내는 원심성(efferent) 통로가 된다. 그리고 외측 섬유단(lateral funiculus)은 상승과 하강 통로가 섞여 있다. 표 9.1에 척수의 주요 상승, 하강 통로가 좀 더 자세히 나와 있다.

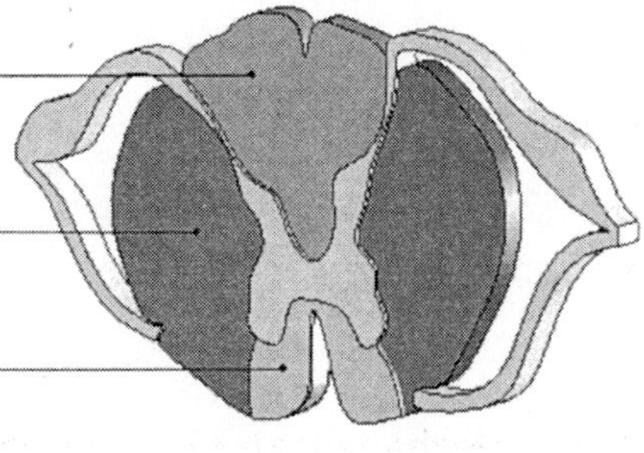

그림 9.6 백질의 3구획

표 9.1 척수의 주신 경 전달 경로의 방향과 기능

Pathway	Direction	Function/destination
박속	상향	하지로부터 뇌로 감각 정보전달
설 상속	상향	상지로부터 뇌로 감각 정보전달
전방 척수시상로	상향	뇌로 촉각 정보전달
후방 척수시상로		뇌로 통증과 온도 감각전달
전방 피질척수로		뇌로부터 일차 운동 정보전달

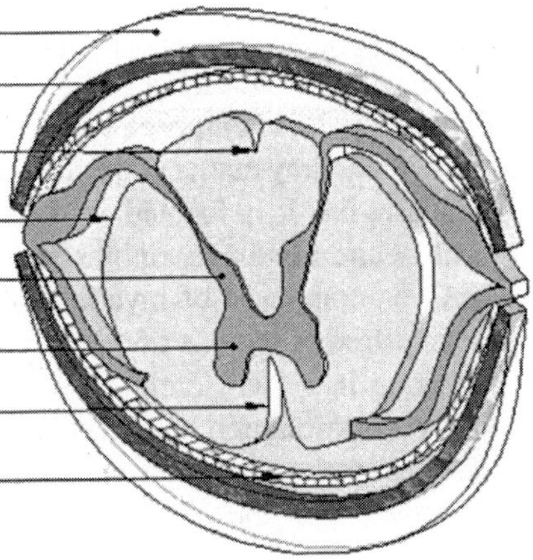

그림 9.7 척수의 보호막들과 주요 표지들

척수 자체는 머리뼈의 대후두공(foramen magnum)과 첫 번째 혹은 두 번째 요추(lumbar vertebra) 사이의 척주(vertebral column)안에 위치하고 있다. 척추뼈(spinal vertebrae)와 4개의 보호막(epidural space), 경질막(dura matter), 거미막(arachnoid membrane), 그리고 연질막(pia matter)에 둘러싸여 있다. 척추 뼈는 척주(spinal column)를 이루는 뼈이다. 척추 뼈와 경질막 사이에 경막외 공간(epidural space)이 있는데, 그 안에 완충 역할의 지방층이 있다. 척수를 둘러싸고 있는 경질막, 거미막과 연질막은 척수를 보호한다. 혈액과 투명하고 영양분이 많은 뇌척수액(cerebral spinal fluid(CSF))은 경질막 안의 공간에 차있다.

9.7.4 SCS의 기전(Mechanisms)

SCS의 원리에 대한 이론은 의학에 적용시켜 나가면서 발견되어 왔다. SCS의 통증 감소 효과는 신경 생리학적인 그리고 약리학적인 기전에 근거한다. 신경 생리학적인 기전으로는 전기 자극으로 인한 다양한 신경 섬유들의 활동, 정보의 전달, 신경 세포들 안에서의 의사 결정 과정들을 지칭한다. 이것들은 메르작(Melzack)과 월(Wall) 1965, 그리고 쉘리(Sheealy) 1967년에 소개한 통증의 게이트(gate) 제어 이론에 근거한다.

약리학적인 기전으로는 자극으로 인한 신경계밖에 있는 조직의 반응과 화학 물질의 방출에 있다.

9.7.4.1 신경 생리학적 기전

게이트 제어 이론은 유해 자극이 뇌로 전달되는데 다중의 통로들이 있다고 가정한다. 통증정보가 한 통로를 통해 전달된다면, 다른 통로의 정보는 통증 정보가 뇌에 전달되는 것을 승인하는 게이트(관문)같은 역할을 한다는 것이다. 특별히 지름이 작은 A-delta 그리고 C 섬유는 교양질(substantia gelatinosa)에 위치한 게이트 기전으로 통증 정보를 전달한다. 동시에 지름이 큰 A-alpha 그리고 A-beta 섬유들도 게이트 기전으로 다른 정보들을 전달한다. 만일 더 많은 정보가 A-delta 와 C 섬유들로부터 수신되었다면 유해 자극은 뇌에 전달이 된다. 그러나 만일 더 많은 정보가 A-alpha 그리고 A-beta 섬유들로부터 수신되었다면 유해 자극은 뇌에 전달되지 않고 따라서 통증은 느껴지지 않게 된다.

표 9.2 척수물질의 전도성

구획	전도성(1/Ω m)
회색질	0.23
백질	0.60(종방향)
	0.083(횡방향)
뇌척수액	1.70
경막외 공간	0.040
경막	0.020
추골	0.040
주변막	0.0020(양극 전기자극)
	0.010(단기 전기자극)

백질에서 횡방향보다 종방향으로 전기적 자극이 더 쉽게 전달되는 것을 주목하세요.

게이트 제어 이론이 SCS의 효과에 대한 기본적인 이해를 제공하지만, 더 정확한 기전은 동물 실험의 도움으로 계속 밝혀지고 있는 중이다. 리스(Rees), 테렌지(Terenzi), 로버트(Roberts, 1995)는 쥐의 후주(dorsal column)를 자극하는 동안 뇌의 어떤 부분에서 후각(dorsal horn) 깊은 곳 안에 있는 다수용성 척추 신경 세포(multireceptive spinal neurons)의 활동을 억제하는 효과를 야기 시킨다고 제안했다. 그러나 챈들러(Chandler)와 동료들은 원숭이의 실험을 통해 SCS는 척수의 병가지(collateral branche)를 통해 반대로 흐르는(antridromically) 전기 자극 때문에 척수 시상로(spinothalamic tract)의 활동을 억제시키는 것이라고 제안했다. 이런 연구 결과에도 불구하고, A-alpha 그리고 A-beta 신경 섬유의 전기 자극은 게이트 활동을 유발해서 유해 감각을 억제시키는 것이라고 믿어지고 있다. 통증이 감각 이상(parasthesia)으로 대체되는 것은 넓게 분포하는 동적 신경 세포(wide dynamic range neurons)의 활동에 의한 것이다.

신경 생리학적으로 특이한 다양한 기전들이 발견되면서, 척수 모델링 연구의 도움을 받아 SCS 효과의 직접적인 원인이 무엇인지 조금씩 밝혀지고 있다. 척수를 이루는 물질들은 전기 전도도(conductivities)가 서로 다르다. 그래서 SCS 전기 전류의 약 90%는 척수로 들어오지 못하고 CSF를 통해 흐르게 된다. 이런 이유로 척수의 깊은 곳에 위치한 신경 섬유를 자극하기 위해서는 전기 자극의 세기가 커져야 하는데, 자극 세기가 커질수록 전극의 측면에 위치한 신경 섬유를 자극하게 되는 경향이 있다. 일단 충분히 큰 전압(perception threshold PT)으로 자극하면, 통증은 감각 이상(parasthesia)으로 대체된다. 전기 자극이 척수내로 통과할 수 있는 깊이는 0.2 ~ 0.25mm 정도이고, 전압을 더 높이면 불쾌한 느낌(discomfort threshold DT)을 발생시킨다.

네덜란드에 있는 트웬티(Twente) 대학에서 컴퓨터 모델(Holsheimer 1998)로 예측한 바로는 A-alpha 그리고 A-beta 섬유의 자극으로는 감각 이상(parasthesia)을 거의 발생시키지 않는다고 한다. SCS의 자극의 크기(전압)와 전류가 척수로 통과하는 깊이의 관계를 밝히기 위해 그리고 신경 섬유의 직경과 섬유를 활동시킬 수 있는 자극의 크기의 관계를 알기위해 컴퓨터 모델이 이용된다. T10-11 부분에 A-alpha와 A-beta 섬유들이 똑같이 분포되어 있다고 하면, 단지 4~5개의 A-alpha 섬유들만이 전극의 밑에서 직접 자극되고 반면에 단지 1개의 A-alpha 섬유만이 1.4 PT의 전압 세기로 가장 측면의 감각 영역에서 자극된다. 그러므로 통증이 감각 이상으로 대체되려면 감각 영역(dermatome) 당 하나의 A-alpha 섬유가 자극되어야 한다.

이러한 결과들은 척수의 T10-11일 경우에서 예측된 것이다. 척수의 다른 부분과 사방향(mediolateral)에서는 CSF 층의 두께가 다르고 척수 후근(dorsal root)의 위치가 다르기 때문에 위의 예측한 결과들이 달라질 것이다. PT(감각이 느껴지는 정도의 자극 세기)는 척수의 위치(level)에 따라 달라지는데 왜냐하면 CSF의 두께가 척수의 위치에 따라 달라지기 때문이다. CSF의 두께가 두꺼울수록 더 큰 값의 PT 전압을 요구하게 된다. PT는 전극이 놓이는 사방향(mediolateral) 위치에 따라서도 변하고 경부의 높이에 따라서도 달라진다. 경부 중간보다 높은 곳에서는 전극이 중간에 놓일수록 PT가 작아진다. 경부 중간 밑에서는 전극이 중간에 놓일수록 PT가 커진다.

9.7.4.2 약학적(Pharmacological) 기전

척수 안에서의 화학적인 변화와 신체 다른 부위에서의 생리학적인 변화가 또한 SCS의 통증감소 효과에 기여한다. SCS는 척수 내에서의 신경 전달 물질인 GABA(gamma-aminobutyric acid)의 양을 증가시키는데, 이 물질은 척수를 타고 뇌로 전달되는 통증 감각을 억제한다. GABA가 증가함과 동시에 EAA(excitatory amino acids), 글루타민산염(glutamate)와 아스파르트산염(aspartate)이 감소하는데, 이것도 통증 감각을 제한시키는데 기여할 수 있다. 그밖에 뇌에서 베타 엔돌핀(beta-endorphin)의 배출도 늘어나는데, 이것은 협심증(angina pectoris)으로 인한 통증의 경감에 도움을 주는 역할을 하는 것으로 알려져 있다. 아데노신(Adenosine) 과 바클로펜(baclofen) 같은 다른 화학 물질들도 SCS의 효과를 상승시키는 것으로 알려져 있다.

SCS효과는 신경계의 작용에 한정되지 않고도 통증 감각을 줄이는데 도움을 줄 수 있다. SCS는 혈관 이완(vasodilatation)을 야기하고 적혈구 세포의 속도와 모세 혈관 밀도(capillary density)를 높이는데, 이것은 말초 혈관계 질병의 환자의 미세 혈관 유동을 증가시키므로 도움이 되는 것이다. 같은 개념으로 SCS는 심근 혈관(myocardinal flow)의 유동을 높이고 교감 신경 긴장도(sympathetic tone)를 낮추므로 협심증의 통증도 줄인다. 낮아진 교감 신경 긴장도와 통증의 감소로 심장의 산소 소비량이 줄고 심근의 미세 혈류 유동이 증가하고, 더 나아가서는 통증도 감소하는 것이다. SCS는 근육 긴장도(muscle tension)를 낮추고 자세를 정상화(normalization)하여 신경병증(neuropathic) 통증을 억제한다고도 여겨진다.

9.7.4.3 척수 자극(SCS) 시스템

척수 자극 시스템은 '초저전력 전기 장치'들과 '전극과 도선(leads)'으로 구성되어 있다. 초저전력 전기 장치들은 전기 펄스를 제어하고 자극의 전력원을 담당한다. 전극과 도선은 척수에 전기 자극을 전달한다.

9.7.5 초저전력 전극

초저전력 전극을 어떤 식으로 이용하는지에 따라, 이식형 펄스 재생기(IPGs)와 라디오 주파수와 연결된 수동 이식형(radiofrequency-coupled passive implants)의 2가지 다른 SCS 시스템으로 나뉜다. IPG의 모든 전극들은 전지를 포함하여 환자에게 이식된다. 이 시스템은 라디오 주파수와 연결된 수동 이식형 보다는 부피가 크지만, 장착 후 미용적인 것 때문에 선호된다. 사용자들은 전기 자극을 사용하는 중에도 샤워나 목욕 혹은 수영을 할 수 있다. IPG를 켜거나 끄거나 또는 SCS세팅을 조정할 때는 외부형 자석을 이용하면 된다. IPG시스템의 가장 큰 단점은 전지를 매 2-4년마다 수술을 통해 교환해 주어야 하는 것이다. 따라서 사용자들은 사용할 필요가 없을 때는 시스템을 꺼놓거나, 의사들은 전지의 수명을 연장하기 위해 최적의 자극 펄스 세팅을 찾아야 한다.

라디오 주파수와 연결된 수동 이식형은 시중에서 구입 가능한 최초의 SCS시스템이며 현재도 쓰이고 있다. 이 시스템은 전지로 구동되는 외장형 재생기(generator)로 자극에 필요한 에너지를 공급하는 라디오 주파수를 전달하면 이식된 수신기 측에서 라디오 주파수를 수신하여 필요한 전극으로 전기 신호를 보내게 된다. 전지가 외장형이므로, 전지를 교환할 때 수술이 필요하지 않다. 그리고 전지의 수명을 고려하지 않아도

되기 때문에 자극에 관련하여 세팅 변수들을 선정할 때 다양한 변화를 주는 것이 가능하다. 그러나 큰 단점이라면 외장형기기를 몸에 부착해야하는 번거로움이다.

전지의 수명을 연장하고 통증을 대체하는 감각 이상(parasthesia)을 극대화하기 위해 SCS 시스템의 네 개의 세팅 변수들을 조정할 수 있다. 주파수, 펄스폭, 펄스 세기, 그리고 방식(mode)이다. 펄스 세기(amplitude)는 자극의 강도를 정한다. 사용자의 PT와 DT 수준에 따라, 펄스 세기는 0~12V 사이에서 조정 가능하다. 펄스폭(PW)은 각 펄스의 지속되는 시간을 말하고, 펄스폭이 길어지면 자극의 강도가 높아져 감각 이상의 강도도 높아진다. 주파수는 초당 몇 개의 자극(펄스)이 발생되는가를 말한다. 25Hz보다 낮은 주파수의 펄스는 자극으로 인한 통증을 일으킬 수 있고, 높은 주파수는 전지의 수명을 단축시키므로, 보통 SCS 시스템은 33~80Hz 사이의 주파수를 사용한다. 방식 (mode)은 여러 개의 전극들 중에서 어떠한 전극들을 골라서 사용할지를 결정하는 것을 말한다.

9.7.5.1 도선(Leads) 및 전극

도선과 전극들의 위치는 SCS의 효과에 영향을 주고, 따라서 다양한 종류들이 개발되어져 왔다. 도선은 전극의 수와 모양에 따라 특성을 갖는다. 전극은 1~8개 사이로 사용되고 많이 삽입 할수록 자극 범위와 DT가 증가한다. 도선에 붙어있는 전극들 사이의 간격은 보통 5-10mm이다. 경피성 전극은 길고 원통형이며, 주사기 바늘로 이식한다. 만일 4-8개의 전극들이 달린 두개의 도선들이 평행하게 위치하고 있으면, 자극 범위는 넓어져서 수술을 통해 전극을 재 위치시키는 필요를 줄일 수 있다. 그러나 경피성 도선(percutaneous leads)은 황색 인대(ligamentum flavum(LF))에 있는 신경을 자극시킬 수가 있어서 등배통(midback pain)을 이야기시킬 수 있다. 절연된 도선은 마치 보트의 노와 비슷하게 생겼는데, 한쪽에 전극들이 있다. 이런 도선들은 LF(황색인대)가 자극되는 것을 막을 수 있지만, 이식하는 수술 중에 경막공간(epidural space)을 열어야 하는 큰 단점이 있다.

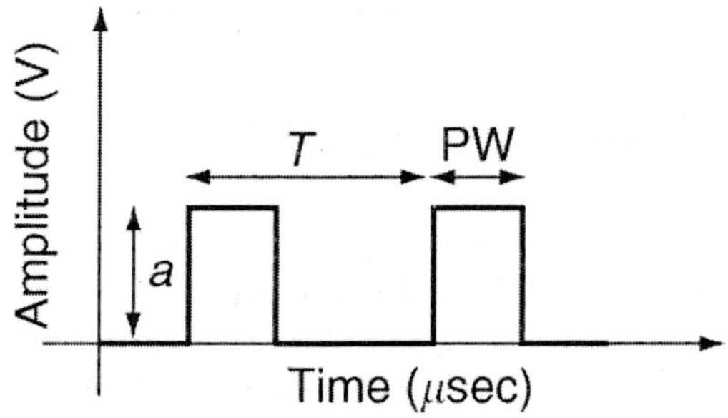

그림 9.8 전형적 SCS 시스템의 펄스 모양: a=전압, T=1/주파수, PW=펄스폭

9.8 뇌심부 자극술

1960년대부터 만성통증을 경감하기 위해 뇌의 특별한 부분을 전기적으로 자극하여 치료하는 것에 대한 효과들을 연구해왔다. 그러나 1980년대 말과 1990년대 이후로 뇌심부 자극술(DBS)이라는 처치가 더 알려지게 되었다. DBS는 강박 장애(obsessive-compulsive disorder), 근 긴장 이상(dystonia), 이상 운동증(dyskinesias), 그리고 더 일반적으로는 파킨슨병(Parkinson's disease)을 치료하는데 사용되어져왔다. DBS가 파킨슨 환자들에게 주는 효과라면 통일 파킨슨 평가 척도 점수(unified Parkinson's disease rating scale(UPDRS))가 올라가고 많은 환자들에게 약물의 사용을 줄일 수 있게 하는 것인데, 약물을 많이 쓰다보면 이상 운동증(dyskinesias)이 일어날 수 있기 때문이다. DBS는 전극 도선이 수술을 통해 뇌에 이식되고, 이 전극 도선은 절연된 선을 통해 쇄골(collarbone)에 장착된 이식형 펄스 재생기(IPG)로 이어져있다. 자극 주파수 범위는 2~185Hz 이고, 펄스폭은 60~450us사이로 조정되며, 펄스 세기는 0 ~15V 사이로 정한다.

DBS가 주는 효과에도 불구하고, 몇 가지 위험과 문제들이 있다. 이식 수술 과정에서 두 개 내 출혈(intracranial bleeding), 염증 과 뇌기능 상실을 수반할 수 있다. 이식이 가져오는 부작용들에는 얼굴이나 손에 나타나는 감각 이상, 우울증, 경미한 마비, 운동 구어 장애(dysarthia), 균형 감각 상실과 근육 긴장도 손상 등이 있다. DBS는 또한 부적절한 진단으로 발생된 문제들, 전지의 수명과 전지의 크기와 관련된 문제들을 안고 있다. 오류 진단에 관해서는 의사들은 환자들의 DBS 자극의 필요 정도를 측정하기 위해 간단한 인터뷰를 한다. 그런데 일상생활에서는 발발하는 이상 운동증(dyskinesias)의 여러 가지 많은 요소들, 예를 들어 스트레스, 음식, 환경 등이 인터뷰

때는 발견되지 못하는 요소들에 의해 발생할 수도 있기 때문이다. 전지 수명의 한계 때문에 전지 교환을 위해 매 3~5년마다 재수술이 필요하다. 그리고 이식형 시스템은 작지만(6~10cm3), 컨트롤러가 너무 크면 피부 아래의 지방층으로 집어넣어야한다.

9.8.1 해부학(Anatomy) 및 생리학(Physiology)

뇌심술 자극술은 일반적으로 시상하액(subthalamic nucleus, STN), 시상(thalamus)의 창백 내핵(internal globus pallidus, GPi) 또는 시상중부(intermediate nucleus, ViM)의 자극을 목표로 한다. 이러한 구조들은 대뇌 반구(cerebral hemisphere)속에 위치하는 대뇌핵(basal ganglia) 안에 있다. 뇌의 이러한 영역은 근육의 주요 움직임과 연관이 있는데, 움직임의 속도와 크기를 통제하는 것부터 의식적인 활동으로 기인하는 연속적인 움직임까지 통제한다.

9.8.2 DBS의 기전(mechanism)

DBS의 효과에 대한 기전은 SCS의 기전보다도 더욱 이해하기가 어렵다. 노왁(Nowak)과 불리어(Bullier,(1998)) 그리고 홀시머(Holsheimer)와 그의 동료들은(2000) DBS로 인해 자극 부위의 세포체보다는 굵은 유수축색(mylenated axon)이 자극의 영향을 직접적으로 받는 것이라고 보았다. 또한 DBS의 자극이 STN 안에 있는 신경 쌍의 15-30Hz 활동을 비동기화 시키는 것이라고 믿어지는데, 이러한 15-30Hz의 고주파 진동(High frequency oscillation, HFO)은 도파민 약물에 반응하는 떨림증을 수반하는 파킨슨 환자들에게 흔하게 보여진다.

9.8.3 DBS 시스템

뇌심술 자극 술은 경피성 도선(leads)을 사용하는 IPG SCS 시스템과 매우 비슷한데, 초저전력 전기 장치들과 전극과 도선(leads)으로 구성되어 있다. IPG SCS 시스템처럼, 초저전력 전기 장치는 전지와 IPG로 구성된다. 전지는 사용과 자극 방법에 따라 3-5년 동안 사용할 수 있다. 앞에서 언급한 것처럼 DBS 시스템은 아주 다양하게 자극 펄스를 조정하고 변경할 수 있지만, 실제 임상 사용 시에는 조정 가능한 값들은 매우 제한적이다. 펄스 전압은 일반적으로 3.5V보다 낮고, 펄스폭은 60마이크로초(us)에서 90마이크로초(us) 사이이고, 펄스 주파수는 130Hz에서 185Hz 사이이다. 사용자는 자석을 IPG위로 갖다 대어서 사용하지 않을 시는 시스템의 전원을 끌 수 있다.

DBS시스템에서 사용되는 도선과 연결선들은 SCS시스템에서 사용되는 것과 큰 차이는 없다. 절연된 연결선은 피하지방내로 두피상단까지 이어져있고, 그곳에서 도선은 두개골의 구멍을 내어 뇌로 삽입된다. 도선의 지름은 1.25~1.27 mm이다. 네 개의 전극이 붙은 도선이 일반적으로 사용되고, 전극사이의 간격은 7.5~10.5mm이며, 전극의 길이는 약 1.5mm이다. DBS 시스템은 또한 뇌의 양쪽(bilateral) 혹은 한쪽(unilateral)에 이용될 수 있다. 양쪽형 시스템은 뇌의 좌우에 도선을 각각 삽입한다. 이러한 시스템은 양쪽 사지에 경련을 보이는 대부분의 파킨슨 환자들에게 필수적이다. 양쪽형 자극의 도움으로 파킨슨 환자들이 복용하는 약물의 50%이상을 줄일 수 있다. 한쪽형 시스템은 뇌의 한부분만을 자극하는 것이다.

전극을 이식하는 데는 두 단계의 과정이 있다. 첫 번째 단계에서는 의사들은 전극의 목표 지점을 찾아내기 위해 뇌정위(stereotactic) 머리틀과 자기 공명 장치(MRI)나 컴퓨터 각막 지형도 검사(CT)를 사용한다. 전극의 목표 지점은 진단으로 정해진다(표 9.3). 환자는 이 첫 번째 단계에서는 수술 도중 깨어 있게 되는데, 환자의 응답 반응을 통해 수술 팀은 전기 자극의 부작용을 줄이고 자극의 이득을 최대로 끌어 낼 수 있다. 두 번째 단계에서는 환자는 마취상태에 들어가고 연결선들과 IPG가 최종으로 이식된다.

9.8.4 착용형 기술

가속도 센서(Accelerometers), 자이로스코프(gyroscopes), 각도 센서(goniometers), 자기 센서(magnetic sensor)와 같은 다양한 착용형 센서들이 이상 운동증(dyskinesias)을 측정하는데 사용될 수 있다. 이러한 센서들은 환자의 가슴, 손목, 손, 팔, 그리고 다리에 부착하여 일상생활에서의 환자의 증세를 측정한다. 이러한 센서를 이용해서는 보행 시나 운동할 때처럼 자발적인 움직임과 병으로 인한 이상 운동 증을 구별해내기는 어렵지만, 복합(manifold) 센서를 사용하면 어느 정도 해결이 된다. 예를 들어 환자가 보행할 때, 그의 자율적인 움직임은 병으로 야기된 이상 움직임과 함께 부가되어 가속도 센서의 값으로 측정된다. 그러나 자이로스코프는 시간에 따른 신체 부위의 방위 (orientation)를 측정할 수 있기 때문에 각속도를 알아낼 수 있다. 만일 이러한 두 종류의 센서를 함께 이용하면, 증상에 더 완전하고 자세한 정보를 얻어낼 수 있다.

다음 단계는 데이터 분석이다. 푸리에 분석(Fourier analysis), 웨이브릿(wavelet) 분석과 신경망(neural networks) 방법들은 분석 단계에서 범용 적으로 쓰이는 방법들이다. 현재의 기술로는 일상생활에서의 경련과 이상 운동 증을 약 95%의 정확도로 탐지할 수 있다.

표 9.3 치료 가능한 질환의 전극 부착위치

진단	전극위치
만성통증	Periaqueductal grey of the brain
	GPi
파킨슨병	STN or GPi
파킨슨병과 진전	ViM
진전	ViM

장착형 시스템으로서의 DBS 시스템은 구현 가능하다. 장착형 센서 시스템으로 파킨슨 증상의 정도를 탐지하고, 장착형 컴퓨터로는 적절한 자극 조치를 계산하고, 이식된 콘트롤러는 조치된 것을 실행할 수 있다. 장착형 유도(faradic) 전원 기기는 컨트롤러에 전력을 공급한다. 전원 공급은 몸 바깥에 있기 때문에, 컨트롤러를 작게 만들 수 있다.

파킨슨병(PD)은 만성 퇴행 신경학 질병(chronic recessive neurological disease)이다. PD의 발병 원인은 확실치 않고, 현재 시행되는 치료 요법으로 이 질병을 완전히 치료할 수도 없다. 주요 병리학적 특징은 흑색질 그물 부분(substantia nigra pars compacta)의 신경 세포 퇴화, 선조체(corpora striata)안의 도파민(dopamine)의 심각한 결핍, 그리고 흑질(substantia nigra)과 청반핵(locus ceruleus)안에 루이체(Lewy cytoryctes or Lewy body)가 생겨나는 것이다. PD의 특징적 증세는 경련과 경직(rigidity), 운동 느림증(bradykinesia) 그리고 몸의 균형 손상이다. 병의 초기 단계에의 대부분의 PD 환자들은 그들의 직장이나 일상생활에 간섭을 받지 않는다. 그러나 몸 전체의 경직을 갖게 되어서 이동시 어려움을 겪다가, 일반적으로 폐렴이나 다른 증후군으로 사망하게 된다.

뇌심술 자극 술은 비록 현재 파킨슨병의 가장 나은 치료 방법으로 여겨지긴 하지만, 단지 이 방법만이 치료로 사용되는 것은 아니다. PD 환자들을 치료하는 방법들로는 재활 치료, 물리치료, 약물, 세포 이식(cell transplantation), 유전자 치료(gene therapy), 그리고 수술시행 등이 있다. 재활 치료는 PD의 초기 단계에 시행되고, 그 효과는 약물의 필요성을 늦추는 것이다. 레보도파(Levodopa)는 파킨슨 증세를 경감시키는 가장 성공적인 약물이었다. 그러나 약물에 너무 의존하게 되면 약물에 대한 효과 반응이 시간이 지남에 따라 약해진다. 물리치료로는 병을 고치지는 못하지만, 환자가 병의 증세에 적응하는 것을 돕는다. 세포 이식과 유전자 치료는 1980년대부터 개발된 여전히 연구되고 있는 기술인데, 기술적, 효능적, 윤리적인 문제와 염증 반응의 문제들로 아직까지는 시행되지 않고 있다.

수술은 PD 치료의 분야에 넓게 사용되어져 왔다. 지금은 두 종류의 수술 시행이 있는데, 뇌심 손 상술(deep brain derogation(DBD))과 뇌심 자극술(DBS)이다. 손상(derogation) 시행은 증세를 경감시는데 탁월한 효과는 있다. 그러나 중추 신경계의 재생으로 인해 주요한 증세들이 재발하고 효험은 몇 년 내에 서서히 없어지다가 사라진다. 만일 손상 시술을 같은 환자에게 다시 수행하면, 그 효과는 더 나빠지고 다른 복합적 증세가 나타날 수도 있다. DBS에서는 컨트롤러가 전기 자극 신호를 발생하므로 뇌의 억제 기능을 높인다. 그러므로 환자의 이상 운동 증세를 경감시킬 수 있는 것이다. DBS는 또한 중추 신경계 재생 자체의 문제에 영향 받지 않는다. 개인마다 다른 이상 증세의 정도에 따라 전기 신호의 세팅 변수들을 조정할 수 있다. 그래서 최근에는 DBS는 PD를 치료할 때 임상에서 점점 많이 사용되어지고 있다.

9.9 요약

이번 장에서는 치료에 사용되는 전기 자극의 역사적, 임상적, 그리고 이론적인 면을 다루었다. 주요 주제로는 전극, 기능성 전기 자극(FES), 척수 자극(SCS), 그리고 뇌심술 자극술(DBS)이 있다. 전극은 전기 에너지를 신체에 전달하고 다른 방법으로 구성될 수 있다. FES 로는 보행, 손으로 집기, 자전거 페달 돌리기 같은 기능을 회복시킬 수 있다. SCS는 심한 협심증, 척수 손상 후의 분절 통증, 사지 절단 후 통증, 잘못된 허리 수술 증후군, 그리고 말초 혈관계 질병에 관계된 통증을 치료하는데 사용된다. 그리고 DBS는 파킨슨병과 경련 치료를 위한 새롭고 유망한 방법이다.

9.10 연습문제

1. 전기 치료의 아버지로 불리는 사람은 누구인가?

2. 일 극성(monopolar) 과 단 극성(bipolar) 전극의 사용 기술의 차이는 무엇인가?

3. 피부 임피던스에 대해 설명하고, 왜 이것이 전기 자극 응용에 중요한지 설명하시오.

4. 다음과 같은 증상에 FES가 어떻게 이용되고 있는지 기술하시오.
(a) 하수족증, (b) 반신마비, (c) 전신 마비, (d) 협심증, (e) 말초 혈관계 질병, (f) 잘못된 허리 수술 증후군, (g) 파킨슨병

5. 전기 자극에 시용되는 전극들의 주요 종류들에 대해 설명하시오.

6. SCS에 사용되는 절연 도선과 경피성 도선을 비교해보고 차이점을 설명하시오.

7. 왜 SCS 전류의 침투 깊이는 2.5mm로 매우 작은지 설명하시오.

8. 어떠한 세팅 변수들이 SCS 시스템으로 인한 이상 감각증 범위를 정하는지 설명하고, 그 것들이 어떻게 전지의 수명에 영향을 주는지 설명하시오.

9. 뇌심술 자극술의 자극하는 곳들과 자극의 영향을 받는 세포 부분들이 어떤 곳인지 명시해 보시오.

10. DBS 시스템의 주요한 기능적 요소들은 무엇이고 각 요소들이 어떠한 일을 하는지 설명하시오.

참고문헌

Agarwal S, Kobetic R, Nandurkar S, Marsolais EB. 2003. Functional electrical stimulation for walking in paraplegia: 17-year follow-up of 2 cases. *Journal of Spinal Cord Medicine* 26:86-91.

Alo KM, Holsheimer J, 2002. New trends in neuromodulation for the management of neuropathic pain. *Neurosurgery* 50:690-703.

Andrews RJ, 2003. Neuroprotection trek — the next generation: neuromodulation I. Techniques — deep brain stimulation, vagus nerve stimulation, and transcranial magnetic stimulation. *Annals of the New York Academy of Sciences* 993:1-13.

Baker L, *Electrical Stimulation to Increase Functional Activity Clinical Electrotherapy*. Eds. Nelson RM, Hayes KW, Currier DP. 3rd ed. Appleton & Lange, Stamford CT. 1999, pp. 355-410.

Baker LL, McNeal DR, Benton LA, Bowman BR, Waters RL. *hieuromuscular Electrical Stimulation: A Practical Guide,* Los Amigos Research & Education Institute, Inc.: Downey, California, 1993.

Basford JR. A historical perspective of the popular use of electric and magnetic therapy. *Archives in Physical Medicine Rehabilitation* 82:1261-1269, 2001.

Bhadra N, Peckham P. Peripheral nerve stimulation for restoration of motor function. *Journal of Clinical Neurophysiology* 14:378-393, 1997.

Bianchi L, Babiloni F, Cincotti F, Arrivas M, Bollero P, Marciani MG, 2003. Developing Wearable Bio-Feedback Systems: A General-Purpose Platform. *IEEE Transactions on Neural Systems and Rehabilitation Engineering* 11:117-119.

Bircan C, Senocak O, Peker O, Kaya A, Tamci SA, Gulbahar S, et al. (2002). Efficacy of two forms of electrical stimulation in increasing quadriceps strength: a randomized controlled trial. *Clinical Rehabilitation* 16:194-199.

Chae J, Bethoux F, Bohine T, Dobos D, Davis T., Friedl A. Neuromuscular stimulation for upper extremity motor and functional recovery in acute hemiplegia. *Stroke* 29:975-979, 1998.

Chandler MJ, Brennan TJ, Garrison DW, Kirn KS, Schwartz PJ, Foreman RD, 1993. A mechanism of cardiac pain suppression by spinal cord stimulation: Implications for patients with severe angina pectoris. *European Heart Journal* 14:96-105.

Cui JG, O'Connor T, Ungerstedt U, Linderoth B, Meyerson BA, 1997. Spinal cord stimulation attenuates augmented dorsal horn release of excitatory amino acids in mononeuropathy via GABAergic mechanism. *Pain* 73:87-95.

Daly JJ, Kollar K, Debogorski A, Strasshofer B, Marsolais EB et al. Performance of an intru-muscular electrode during functional neuromuscular stimulation for gait training post stroke. *Journal of Rehabilitation Research and Development* 38:513-26, 2001.

Davis R, Houdayer T, Andrews B, Barriskill A., 2000. *Paraplegia: Implanted Parxis-FES System for Multifunctional Restoration.* Paper presented at the Proceedings of the 5th Annual Conference of the International Functional FES Society, Aalborg, Denmark.

Dimitrijevic MM, Dimirijevic MR. Clinical elements for the neuromuscular stimulation and functional electrical stimulation protocols in the practice of neurorehabilitation. *Artificial Organs* 26:256-259, 2002.

Dubuisson D, 1989. Effect of dorsal column stimulation on gelatinosa and marginal neurons of cat spinal cord. Journal of Neurosurgery 70:257-265.

Fisekovic N, Popovic DB. New controller for functional electrical stimulation systems. Medical Engineering and Physics 23:391-399, 2001.

Graupe D. An overview of the state of the art of noninvasive FES for independent ambulation by thoracic level paraplegics. *Neurological Research* 24:431—442, 2002.

Graupe D, Davis, R, Kordylewski H, Kohn KH, 1998. Ambulation by traumatic T4-12 paraplegics using functional neuromuscular stimulation. *Critical Reviews in Neummrgery* 8:221-231.

Graupe D, Kohn KH, 1998. Functional neuromuscular stimulator for short-distance ambulation by certain thoracic-level spinal-cord-injured paraplegics. *Surgical Neurology* 50:202-207.

He J, Barolat G, Holsheimer J, Struijk JJ, 1994. Perception threshold and electrode position for spinal cord stimulation *Pain* 59:55-63.

Helmstadter A. The History of Electrotherapy of Pain. *Pharmazie* 58:151-153. 2003.

Hendelman WJ, 2000. *Atlas of Functional Neuroanatomy*. Boca Raton: CRC Press.

Holsheimer J, 1998. Computer modelling of spinal cord stimulation and its contribution to therapeutic efficacy. *Spinal Cord* 36:531-40.

Holsheimer J, 2002. Which neuronal elements are activated directly by spinal cord stimulation *Neuromodulation* 5:25-31.

Holsheimer J, Barolat G, Struijk JJ, He J, 1995. Significance of the spinal cord position in spinal cord stimulation. *Acta Neuwchirurgica* — Supplement 64. 119-124.

Holsheimer J, Demeulemeester H, Nuttin B, deSutter D, 2000. Identification of the target neuronal elements in electrical deep brain stimulation. *European Journal of Neuroscience* 12:4573-4577.

Hossain P, Seetho IW, Browning AC, Amoaku WM, 2005. Artificial means for restoring vision. *BMJ* 330:30-3.

Iacono RP, 2005. Deep Brain Stimulation, http://www.pallidotomy.corn/deep_brain_stimulation.html (18 Feb. 2005).

Ingram WR, 1976. *A Review of Anatomical Neurology*. University Park Press: Baltimore.

Jacobs MJHM, Joining PJ, Beckers RC, Ubbink DT, van Kleef M, Slaaf DW, Reneman RS, 1990. Foot salvage and improvement of microvascular blood flow as a result of epidural spinal cord electrical stimulation. *Journal of Vascular Surgery* 12:354-360.

Jessurun GAJ, DeJongste MJL, Blanksma PK, 1996. Current views on neurostimulation in the treatment of cardiac ischemic syndromes. *Pain* 66:109—116.

Kameyama J, Handa Y, Hoshimiya N, Sakurai M. Restoration of shoulder movement in quadriplegic and hemiplegic patients by functional electrical stimulation using percutaneous multiple electrodes. *Tohuku Journal of Experimental Medicine* 187:329-37, 1999.

Keijsers NLW, Horstink MWIM, and Gielen SCAM, 2003. Online monitoring of dyskin-esia in patients with Parkinson's disease. *IEEE Engineering in Medicine and Biology* May/June, 96-103.

Kobetic R, Marsolais, EB, 1994. Synthesis of paraplegic gait with multichannel functional neuromuscular stimulation. *IEEE Trans Rehabil Eng* 2:66-79.

Kobetic R, Triolo RJ, Marsolais EB, 1997. Muscle selection and walking performance of multichannel FES systems for ambulation in paraplegia. *IEEE Transactions on Rehabilitation Engineering* 5:23-29.

Kobetic R, Triolo RJ, Uhlir JP, Bieri C, Wibowo M, Polando G, Marsolais EB, Davis JA Jr., Ferguson KA. Implanted functional electrical stimulation system for mobility in Paraplegia: a follow-up case report. *IEEE Transactions on Rehabilitation Engineering* 7:390-8, 1999.

Kralj A, Bajd T, Turk R, (1988). Enhancement of gait restoration in spinal injured patients by functional electrical stimulation. *Clinical Orthopaedics and Related Research* (233):34-3.

Latif OA, Nedeljkovic SS, Stevenson LS, 2001. Spinal cord stimulation for chronic intractable angina pectoris: A unified theory on its mechanism. *Clinical Cardiology* 24: 533-541.

Levy R, Ashby P, Hutchison WD, Lang AH, Lozano AM, Dostrovsky JO, 2002. Dependence of subthalamic nucleus oscillations on movement and dopamine in Parkinson's disease. *Brain* 125:1196-1209.

Lind G, Meyerson BA, Winter J, Linderoth B, 2004. Intrathecal baclofen as adjuvant therapy to enhance the effect of spinal cord stimulation in neuropathic pain: a pilot study. *European Journal of Pain: Ejp* 8:377-383.

Linderoth B, Foreman RD, 1999. Physiology of spinal cord stimulation: review and update. *Neuromodulation* 2:150-164.

Linderoth B, Stiller C O, Gunasekera L, O'Connor W T, Ungerstedt U, Brodin E. Gamma-aminobutyric acid is released in the dorsal horn by electrical spinal cord stimulation: an in vivo microdialysis study in the rat. *Neurosurgery* 34:484-488.

Marieb EN, 2001. *Human Anatomy and Physiology*, 5th ed. San Francisco: Benjamin Cummings.

Marsolais EB, Kobetic R. Implantation techniques and experience with percutaneous intramuscular electrodes in the lower extremities. *Journal of Rehabilitation Research Development* 23:1-8, 1986.

Melzack RA and Wall PD, 1965. Pain mechanisms: A new theory. *Science* 150:971-979.

Moynahan M, Mullin C, Cohn J, Burns C, Halden E, Triolo R, Betz R. Home use of a functional electrical stimulation system for standing and mobility in adolescents with spinal cord injury. *Archives in Physical Medicine Rehabilitation* 77:1005-101 I, 1996.

Murphy DF, Giles KE, 1987. Intractable angina pectoris: management with dorsal column stimulation. *Medical Journal of Australia.* 146:260.

Nandurkar S, Marsolais EB, Kobetic R. Percutaneous implantation of iliopsoas for functional neuromuscular stimulation. *Clinical Orthopaedics and Related Research* (389):210-217,2001.

North RB, Wet/.el TF. 2002. Spinal cord stimulation for chronic pain of spinal origin: a valuable long-term solution. *Spine* 27:2584-2591.

Nowak LG, Bullier J, 1998. Axons, but not cell bodies, are activated by electrical stimulation in cortical gray matter. II. Evidence for selective inactivation of cell bodies and axon initial segments. *Experiment in Brain Research* 118:489-500.

Nuttin B, Cosyns P, Demeulemeester H, Gybels J, Meyerson B, 1999. Electrical stimulation in anterior limbs of internal capsules in patients with obsessive-compulsive disorder. *Lancet* 354:1526.

Popovic D, Tomovic R, Schwirtlich L, 1989. Hybrid assistive system—the motor neuropros-thesis. *IEEE Transactions on Biomedical Engineering* 36:729-737.

Rees H, Terenzi MG, Roberts MH, 1995. Anterior pretectal nucleus facilitation of superficial dorsal horn neurones and modulation of deafferentation pain in the rat. *Journal of Physiology* 489:159-169.

Rintala DH, Loubser PG, Castro J, Hart KA, Fuhrer MJ, 1998. Chronic pain in a community-based sample of men with spinal cord injury: prevalence, severity, and relationship with impairment, disability, handicap, and subjective well-being. *Archives in Physical Medicine Rehabilitation* 79:604-614.

Samuelsson KA, Tropp H, Gerdle B, 2004. Shoulder pain and its consequences in paraplegic spinal cord-injured, wheelchair users. *Spinal Cord* 42:41-46.

Shealy CN, Mortimer JT, Reswick JB, 1967. Electrical inhibition of pain by stimulation of the dorsal columns: Preliminary clinical report. *Anest Analg* 46:489-491. Shimada Y, Sato K, Abe E, Kagaya H, Ebata K, Oba M, Sato M. Clinical experience of functional electrical stimulation in complete paraplegia. *Spinal Cord* 34:615-619, 1996.

Shimada Y, Sato K, Kagaya H, Konishi N, Miyamoto S, Matsunaga T. Clinical use of percutaneous intramuscular electrodes for functional electrical stimulation. *Archived in Physical Medicine and Rehabilitation.* 77:1014-1018, 1996. Silverthom DU, 2001. *Human Physiology: An Integrated Approach*, 2nd ed. New Jersey: Prentice Hall.

Simpson BA. 1997 Spinal cord stimulation *British Journal qfNeurosurgery* 11:5-1 1.

Sinnott KA, Milburn P, McNaughton H, 2000. Factors associated with thoracic spinal cord injury, lesion level and rotator cuff disorders. *Spinal Cord* 38:748-753.

Solomonow M, Aguilar E, Reisin E, Baratta RV, Best R, Coetzee T, D'Ambrosia R, 1997. Reciprocating gait orthosis powered with electrical muscle stimulation (RGOII). Part I: Performance evaluation of 70 paraplegic patients. *Orthopedics* 20:315-324.

Standaert DG, 2003. Wearable technology's applications in Parkinson's disease. *IEEE Engineering in Medicine and Biology* May/June, 25-26.

Stillings D, 1975. A survey of the history of electrical stimulation for pain to 1900. *Medical Instrumentation* 9:255-259.

Struijk JJ, Holsheimer J, Boom HBK, 1993. Excitation of dorsal root fibers in spinal cord stimulation: A theoretical study. *IEEE Transactions on Biomedical Engineering* 40:632-639.

What is deep brain stimulation? http://www.medtronic.com/UK/patients/neuro/brain_stimulation.html (18 Feb. 2005).

Chapter 10

휠체어 교통안전

제10장

휠체어 교통안전

저자 : Patricia Karg, Gina Bertocci, Linda van Roosmalen, Douglas Hobson and Toru Furui

역자 : 임신영 (피츠버그대학교 재활보조기술과), 이수철 (대구대학교 자동차공학과 교수)
김종배 (국립재활원 재활연구소)

10.1 학습 목표

본 장을 마치면 다음의 지식을 획득하게 된다.

- 휠체어 교통안전 시스템의 주요 구성
- 휠체어 착석 자동차 탑승객의 안전 교통 관련 이슈
- 휠체어 교통과 관련된 규정과 안전 표준에 관한 지식
- 자동차 내의 탑승객 안전의 원칙 CLR
- 휠체어 탑승객 교통에 사용되는 기술

10.2 서론

교통은 사회 내에 전적인 통합을 위한 핵심 요소이다. 접근 가능한 대중교통 수단은 장애인에게 다른 사람들과 동일한 '직업, 교육, 종교 행사 및 여가' 에 대한 접근을 제공하는데 있어 필수 사항이다. 미국 내에서는 '장애인 개인별 교육법'(IDEA, IDEA-97, 1997)과 1990년도의 '미국장애인법'(ADA)의 제정으로 장애인들에게 학교 교육과 대중교통을 접근할 수 있는 기회를 부여하고 있다.

ADA 교통 요구는 지정 노선 서비스를 사용할 수 없는 사람들을 위한 대체적인 보조 교통수단 서비스와 접근 가능한 지정 노선 차량에 대하여 강제 규정으로 정하고 있다.

다른 국가의 경우 역시 접근 가능한 교통수단의 중요성을 인식하고 있다. 예를 들어 일본의 경우, 2000년에 교통수단 접근성에 관한 일본 정부의 태도가 크게 변화된 것으로 '고령자 및 장애인을 위하여 접근이 용이한 대중교통 수단 기반 구조를 향상하는 관련법'(2000 법률제정 번호 제 68 호)의 발효를 들 수 있다. 접근 가능한 차량이 미국만큼 흔하지 않기 때문에 이 법률의 목표는 2010년까지 전체 대중버스 총 60만대 중 20%, 기차 총 51,000량 중 30%, 비행기 총 420대 중 40%, 여객선 총 1,100대 중 50%까지 접근 가능한 교통수단으로 전환하는 것을 목표로 하고 있다.

영국의 경우, 1995년의 장애 차별 금지법은 휠체어 사용자에게 안전한 편의를 제공하기 위해 필요한 차량을 제공하는 것을 포함하고 있다(MDA DB 2001(03), 2001).

또한 차량 변경을 위한 기술의 진보는 장애를 가진 탑승자 또는 운전자들이 개인 교통수단용 차량을 사용할 수 있게 하였다.

장애인 인구 중 일부가 휠체어 사용자 그룹인데, 이들은 차량 내 좌석으로 옮겨 탈 수 있을 수도 있지만, 옮겨 탈 수 없는 경우, 장애인 자신의 휠체어에 앉아 교통수단을 사용할 수 있어야 한다.

합당한 목표는 휠체어 사용자가 연방 안전 표준을 준수해야하는 차량 좌석의 승객 착석과 동일한 안전도를 획득해야 하는 것이다. 현실적으로 휠체어 착석 승객은 차량 충돌 또는 비상 운전의 경우, 부상의 위험이 증가할 가능성이 있다. 본장에서는 휠체어 착석 탑승자의 안전과 관련된 문제를 살펴본다.

이 장에서는 미국의 입장에서 관련 정보를 제공하며, 타국가의 경우, 다른 법률 체계, 규정 및 장비 표준 기준(규격) 등이 있기 때문에 본장에서는 미국의 사례를 중심으로 소개한다. 그러나 안전에 대한 원칙은 모든 휠체어 교통수단의 상황에 다 적용된다.

10.3 차량 탑승자에 대한 안전 원칙

차량 승객의 심각한 부상에 대한 주된 원인은 차량 내부에서 가해지는 충격 또는 탑승자 방출 후 차량의 외부 구조에서 가해지는 충격의 결과에 기인한다. 탑승자 안전장치 시스템은 탑승자가 사고 시 차량 밖으로 방출될 가능성을 감소시키며, 동시에 자동차 실내의 '안전공간' 내의 탑승자 움직임을 제한한다. 적당한 탑승자 보호 조치는 차량, 차량 좌석 및 탑승자 안전장치 등을 포함한다. 폭신하거나 변형 가능한 차량 실내장치는 차량 실내에 가해지는 충격 효과를 감소시킬 수 있다. 차량 좌석은 탑승자 안전장치가 적절히 작동하기 위하여 차량에 고정되어서 탑승자의 부하를 분산시키며, 탑승자의 자세를 바르게 유지하도록 한다. 탑승자 안전장치는 골반과 몸통의 움직임을 제한하며, 부하를 골격 구조 및 위치(즉, 중상 또는 치명적인 부상 없이 극심한 부하를 가장 용이하게 처리할 수 있는 신체내의 위치(예: 골반))에 적용하도록 한다. 상부 몸통(어깨)과 하부 몸통(골반)의 동시 적용 벨트(3점식 벨트)는 사고 시 탑승자의 몸을 파고드는 현상 즉, 탑승자가 차량 충돌 시 골반 벨트 아래로 미끄러져서 복부의 상대적으로 취약한 피부조직에 힘이 가해지는 현상을 방지하는데 필요하다. 골반 벨트는 골반 상에 위치하도록 가능한 한 복부 아래 위치에 착용하여 수직면과 45도에서 75도 사이의 각도에 위치해야 한다. 어깨 벨트는 탑승자의 어깨와 가슴에 접촉되어야 하며, 벨트는 최대 효과를 위하여 느슨하지 않도록 신체에 밀착하여 착용한다. 관련 규정과 표준은 차량 사고의 상해와 사망의 50% 이상을 차지하는 정면충돌에 대하여 차량 탑승자 보호에 초점이 맞추어져 있다(NHTSA, 2002). 연방 자동차 안전 표준(Federal Motor Vehicle Safety Standard(FMVSS)) 2008, 탑승자 충돌 보호(Occupant Crash Proection) 및 FMVSS 222, 학교 버스 충돌 보호(School Bus Seating Crash Protection)는 이러한 우선순위를 반영하고 있으며, FMVSS 222는 모든 학교 버스의 좌석은 앞쪽 방향으로 위치하도록 규정하고 있다. 복도 및 측면 공간은 정면충돌 과정에서 탑승자를 위한 가장 덜 안전한 위치이며, 그 이유는 탑승자 안전장치가 효과를 발휘하기 어려운 위치이며 또는 과도한 승객 움직임과 팔 받침으로 인한 몸통에 대한 충격이 가능하기 때문이다. 충돌 충격 피해의 분산 정도는 차량 무게와 관련성이 있다. 그러므로 대형 차량에 대한 충돌 피해의 분산(즉, 대규모 인원 교통 차량, 학교 버스)은 소형 승용 밴 또는 자동차 보다 충돌 중 차량 속도 변화 범위가 현격히 낮아지게 된다. 이는 대부분의 차량 충돌은 두 대의 차량 간 충돌로 기인한다는 사실에 입각한다. 무게가 상대적으로 많이 나가는 차량은 충돌 시 무게가 적은 차량에 비하여 낮은 감속도를 나타내게 된다. 그러므로 가능한 선택 사양이 있다면 대형 차량을 탑승하는 것이 부상위험을 감소할 수 있다(Shaw and Gillispie, 2003).

10.4 휠체어 교통안전 요소

차량 운행 중 휠체어 사용자의 안전을 확보하기 위하여 종합적인 휠체어 교통 시스템이 고려되어야 한다. 이러한 시스템에는 3가지 주요 기능이 포함된다. 10.4.1 : 휠체어, 10.4.2 : 휠체어 고정 장치(Securement)와(수동형), 10.4.3 : 탑승자 고정(Restraint)

10.4.1 휠체어

역사적으로 휠체어 제조업체는 대체적으로 책임 소재를 최소화할 목적으로 휠체어에 "이 휠체어는 자동차 좌석으로 사용하기에 적합하지 않다"라는 내용의 라벨을 부착하였다. IDEA는 장애가 있는 아이들이 학교에서 정한 좌석에 앉은 채로 차량을 이용해야 한다고 강제 규정을 하고 있으며, ADA는 모든 장애인들은 대중교통 수단을 사용할 권한이 있다고 규정하고 있다. 장애인 대부분은 차량 좌석으로 안전하게 옮겨 탈수 없기 때문에 이들은 휠체어를 탄 채로 차량을 이용할 수밖에 없다. ADA와 '학교 버스 규정' 모두 이러한 요구사항을 인지하여, 차량에 휠체어 잠금 장치와 탑승자 안전벨트를 포함한 휠체어를 위한 탑승공간을 만들도록 요구하고 있다. 그러므로 휠체어 설계는 자동차 내의 좌석으로 사용할 수 있도록 휠체어의 잠재기능을 고려해야 한다. 이는 휠체어가 차량 충돌로 발생된 힘을 견딜 수 있으며, 탑승자가 안전벨트를 적절하게 착용하여 충돌 후 힘을 받을 때 휠체어가 탑승자에게 효과적인 지지대 역할을 해주어야 하며, 차량의 승객 안전벨트에 대한 접근과 착용을 고려해야 하며, 휠체어가 차량에 안전하게 고정될 수 있도록 고정 장치를 걸 수 있는 고리의 위치가 정해지도록 설계되어야 한다. 휠체어가 차량 내 좌석으로 사용되기 위한 자발적 산업 표준이 등장하기 이전에는 대부분의 휠체어는 자동차 좌석으로 사용가능하게 설계되어 있지 않았다. 다행히도 지금은 서서히 변화되고 있다.

10.4.2 휠체어 고정(Securement)

차량 운행 시 긴급 상황 또는 충돌 상황에서 휠체어는 탑승자(휠체어 사용자)에게 힘이 부과되지 않도록 해야 한다. 그러므로 휠체어는 탑승자를 안전하게 고정하는 장치(안전벨트)와는 독립된 수단을 이용하여 차량 내에서 안전하게 고정되어야 한다. 즉, 휠체어를 고정한 끈과 탑승자를 고정하는 안전벨트는 서로 다른 것이야 한다. 휠체어 고정 장치는 운행 중 과도한 흔들림 또는 뒤집히는 것을 방지하고, 충돌 시 힘을 견딜 수 있도록 휠체어 프레임에 부착되어야 한다.

10.4.3 탑승자 고정(Restraint)

탑승자가 차량 밖으로 튀어나가거나 차량 내부의 구조물에 부딪히는 것을 방지하는 장치가 필요하다. 머리, 가슴 및 골반의 급격한 움직임을 제한하기 위하여 상체와 하체 몸통 고정 장치 즉, 안전벨트가 필요하다. 그리고 안전벨트는 연조직이 아닌 골격에 힘이 가해지도록 적절하게 위치되어야 한다.

10.5 휠체어 설계 현황

비록 법률제정이 차량의 휠체어 접근성이나 대중교통의 휠체어 고정 장치의 위치 및 장비에 관하여는 완비되어 있어도, 휠체어와 연결되는 장비의 호환성을 법적으로 보장해주지 못하고 있으며 휠체어 착석 탑승객의 안전에 대하여는 언급하지 않고 있다. 교통회사들은 고정 장치를 걸 고리가 없거나, 모양과 크기가 특수하며, 불안정하고 또한 충돌을 견딜만한 충분한 강도도 갖추지 못한 휠체어를 안전하고 효율적으로 수송해야 하는 문제에 직면하고 있다(Hardin et.al., 2002; NCD, 2005). ADA가 정의한 '일반 휠체어' 장비는 사용자를 포함하여 폭이 76cm(30"), 길이 122cm(48") 그리고 무게 272Kg(600lbs)를 넘지 않는 것으로 정의하였다. 이러한 정의에 해당되는 휠체어조차도 위의 휠체어 교통에 대한 문제가 있다. 대부분의 휠체어는 고정 장치 및 충돌에 대비하여 설계되지도 않았고 충돌테스트를 받지도 않고 있으며, 탑승자 안전벨트의 적절한 효율성을 보장하는데 필요한 좌석 및 등받이 지지대 기술도 제공되는 것 같지 않다. 휠체어 탑승객의 교통에 사용되는 장비에 대한 연방정부 안전 표준이 미흡하기 때문에 자동차 내의 좌석과 동일하게 사용되는 휠체어에 대한 '자발적인' 제품 안전 표준의 개발을 위한 국가 및 국제적인 노력이 있었다. 표준을 통해 설계와 성능요건이 확립되었는데, 휠체어에 대해서는 2가지 표준이 다음과 같이 공표되었다.: ANSI/RESNA WC Volume 1의 Section 19(WC19): "자동차 내에서 좌석으로 사용될 휠체어"(ANSI/RESNA, 2000); 그리고 ISO 7176/Part 19: "자동차 내에서 사용될 바퀴 달린 이동기기"(ISO, 2001). 이 2가지 표준을 따르는 휠체어는 자동차 충돌에서 향상된 탑승자 보호와 개선된 사용성(Usability)을 제공하게 되었다. 휠체어 충돌 시험은 시속 48Km(30 MPH)에 중력 가속도(20G or 20g)로 정면충돌 시험을 하였다. 휠체어는 충돌시험을 거친 4점식 고정점과 충돌시험을 거친 골반 안전벨트를 채울 휠체어 프레임에 부착된 착지점(anchor point)을 포함한다. 고정점들은 한손으로 쉽게 접근가능하며, 명확하게 표시되어 있다(그림 10.1). 그리고 휠체어들은 자동차에 설치된 안전벨트 고리와 호환성을 향상시켰다.

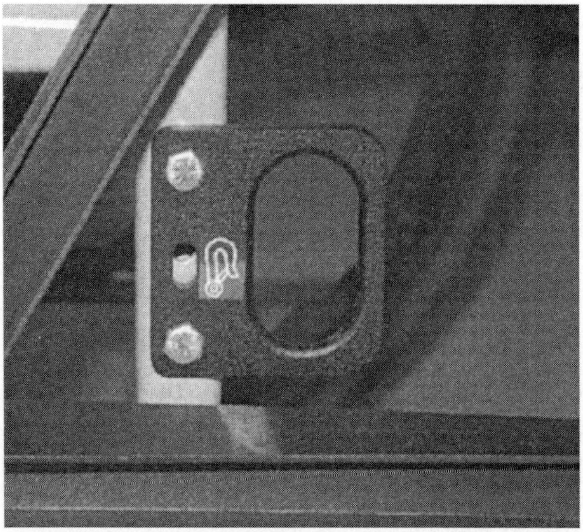

그림 10.1 WC19 표준을 따른 휠체어의 고정점

표준 규격들은 완전한 휠체어, 프레임 및 하부구조, 그리고 좌석시스템을 평가한다. 그러나 좌석 시스템은 종종 차량이 시장에 출시된 이후에 추가되고 있다. 시장 출시 후의 좌석 시스템을 이용하는 휠체어들은 충돌 충격에 견디는 능력에 대한 평가를 받지 않았거나 이전의 'Part 19' 시험에 적합하지 않을 수 있다.

이러한 휠체어의 좌석과 등받이의 온전함(integrity)은 자동차 내부의 개별 탑승자의 안전에 중요하다. 휠체어-좌석 시스템의 충돌내구성을 독립적으로 평가하는데 필요한 것들을 다루는 자발적인 표준은 국가 및 국제수준의 표준으로 개발 중이다. 표준 개발에 포함된 규격들은 ANSI/RESNA WC Volume 4의 'Section 20'과 'ISO 16840-4'이다.

10.6 휠체어 고정 시스템

10.6.1 4점식 고정 시스템

자동차 좌석은 탑승자에 대한 안전벨트 부하에 자동차 하중이 부과되지 않도록 보장해야 하며, 또한 너무 많이 움직이지 않도록 차량 바닥에 효과적으로 장착되어야 한다. 탑승자가 휠체어에 앉은 채로 차량에 탑승할 경우, 휠체어가 곧 차량의 좌석이 된다. 시판중인 고정시스템은 휠체어를 차량 바닥에 고정시키도록 이용되어야 한다. 즉,

휠체어 탑승자의 교통에 사용되는 장비에 대한 연방 정부의 안전 표준이 미흡하여 휠체어 고정 장치와 탑승자 안전벨트를 위한 자발적 제품 안전 표준을 제정하기 위한 국립 및 국제적 노력이 추진 중이다. 미국의 경우, 자동차 전문가 협회(SAE(Society of Automotive Engine))의 적응형 장치 소위원회(Adaptive Devices Subcommittee)는 SAE J2249:"자동차 실내에서 사용하는 휠체어 고정 장치와 탑승자 안전벨트 시스템(SAE, 1999)"라는 표준을 개발하였다. 그 이후 얼마 되지 않아서 이 내용에 대한 국제 표준인 'ISO 10542 Part 1 및 2(ISO, 2001)'가 발표되었다. 이에 대한 자세한 사항은 본 장의 10.8에 나와 있다.

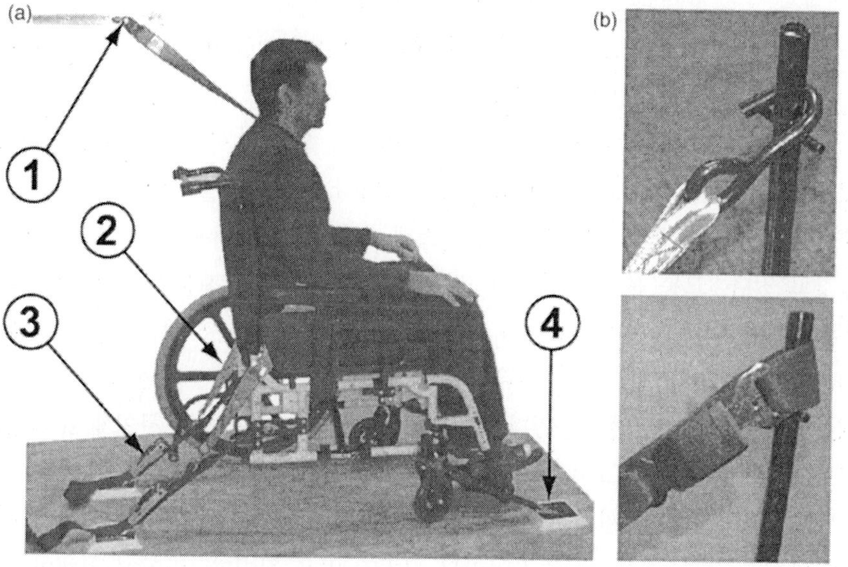

그림 10.2 (a) 4점식 고정 장치의 예:
(1) 차량에 장착된 어깨 벨트, (2) 고정 장치에 장착된 무릎 벨트, (3) 후방 고정 끈에 작용하는 캠 버클 장력 메커니즘, (4) 전방 고정 끈을 위한 차량바닥의 고정점
(b) 갈고리 타입과 루프타입의 끝부분 장치.

대중교통 수단에서 찾을 수 있는 가장 흔한 고정 장치는 4점식 고정 시스템(4 point tie down system)이다. 이 시스템은 차량바닥에 고정하는 4개의 고정 끈과 휠체어 (앞뒷부분 각각 2곳)의 고정점 4곳을 구성되어 있다(그림 10.2). 휠체어에 부착하는 끝부분 장치는 휠체어 골격이나 휠체어의 특정한 위치에 있는 고정 장치 부착점 주위를 감싸는 갈고리나 루프들이다. 이러한 유형의 장치의 주된 장점은 시장에서 쉽게 구할 수 있는 장치이며, 동시에 휠체어에 특수 장치를 추가할 필요 없이 다양한 종류의 휠체어에 사용될 수 있다는 점이다. 그 외에 WTORS 안전 표준을 준수하는 다수의 제품이 시장에 출시되어 있다. 그러나 이러한 유형의 제품에도 단점이 있다. 몇 가지 단점은 문서로 정리되어 있다(hardin et. al., 2002). 대표적인 단점은 휠체어 사용자 외에 누군가가 휠체어에 끈을 묶어 주어야하는 점이다. 대중교통 차량에서는 차량 운전자가 보통 이러한 일을 하게 된다. 이렇게 4개의 끈을 묶는 것은 시간이 걸리는 일이며, 휠체어 사용자에게 거슬리는 방해가 될 수 있다. 다른 단점으로는 특히, 휠체어 골격이 플라스틱 케이스에 싸여 있는 경우, 휠체어에 끈을 묶을 적절한 위치를 찾기가 어려운 점이다. 이러한 단점들이 이 제품을 오용하거나 사용하지 않는 결과를 초래하게 한다. 예를 들어 4점식 고정 장치를 몇 개만 고정함으로써 급정거 또는 충돌 시 안전 문제가 생길 수 있다. WC19를 준수하는 휠체어 사용은 휠체어의 4곳에 대한 명확하고 접근 가능한 위치를 확보함으로써 이러한 안전 문제를 극복하는데 도움이 될 것이다.

공공교통서비스기관들은 보조 교통수단 서비스의 수요를 제한할 수 있는 방법을 찾고 있는 동시에 '신속한 버스 교통'(Bus Raipd Transit(BRT))을 개발함으로써 보다 많은 승객을 유치하고 또한 새로운 철도 시스템 구축 서비스 비용을 절감할 수 있는 방안을 찾고 있다. 교통 운전자 조합과 교통관리 기관 모두 운전자가 시간이 소요되고, 물리적으로 어색한 그리고 때로는 혼란스러운 고정절차들을 요구하지 않는 휠체어 고정 기술에 대하여 환영한다. 만약 우리가 지금 세상을 새롭게 시작할 수 있다면 그리고 깨끗한 상태에서 시작할 수 있다면, 우리는 4점식 고정 장치를 산업체 표준으로 채택할 수 있을까? 아마도 그렇지 않을 것이다. 만약에 누군가 휠체어 사용자를 염두에 두고 '교통 요구'에 따른 휠체어를 설계한다면 휠체어 구조 프레임을 멋있게 플라스틱 덮개로 완전히 가릴 수 있겠는가? 아마도 그렇지 않을 것이다. 만약에 휠체어 사용자가 대중교통 운전자 또는 승무원들에 의하여 시간이 걸리는 도움을 받지 않고 그들의 휠체어를 독립적으로 고정 할 수 있다면, 그래도 이들이 끈으로 묶는 고정 장치를 선호할 것인가? 아마도 아닐 것이다. 만약 당신이 휠체어 사용자들의 독립성을 증대시키고, 대중교통 수단 운전자 및 승무원에 대한 의존도를 줄이고자 한다면, 당신은 도킹형 기술을 사용할 것인가? 아마도 그럴 것이다. 만약 고정된 경로를 운행하는 자동차를 위하여 개발된 안전하고 비용효과가 있으며, 사용자에게 친숙한 수동형 잠금 장치가 있다면 이러한 장치가 합당한가? 아마도 그럴 것이다. 그러므로 휠체어 사용자들의 욕구와 합당한 수준의 교통안전을 휠체어 사용자에게 계속 제공하는 교통 시스템의 운영 요구들에 더욱 상응하는 고정 장치에 대한 대안적 접근에 대한 전향적인 작업은 중요하다.

10.6.2 도킹 시스템

두 번째로 거론되는 탑승자 안전장치는 자동 도킹 시스템이다. 이러한 유형의 안전장치는 휠체어 어댑터 즉, 휠체어에 장착된 특수 장치를 사용하며 이러한 장치는 도킹 장치 또는 차량바닥/차량 벽에 장착된 휠체어 고정홈(receptacle)과 연계한다. 휠체어 도킹 기술의 장점은 수년간 개인용 밴의 독립적인 고정 장치에 이 기술을 적용한 독점적인 시스템에 의하여 시연된바 있다. EZ Lock 제품(EZ LOCK Inc Model 6290(그림 10.3 참조))이 중 하나이다. EZ Lock 장치는 휠체어 프레임 바닥에 볼트로 조여서 휠체어 모델에 특화된 도킹 어댑터와 함께 작동되도록 설계 하였다. 두개의 부품 즉, 어댑터와 고정 홈은 운전자 또는 승객이 밴의 휠체어 스테이션으로 휠체어를 접근시키면, 두 부품이 정렬되어 자동으로 접합되도록 한다. 휠체어 사용자에 의하여 작동될 수 있는 '스위치 제어기'는 사용자가 차량에서 내릴 때 도킹 장치로 부터 분리되도록 한다. EZ Lock은 충돌 강도 수준이 30 mph/20-g 수준에서 충돌 시험을 하였다. 비록 개인용 차량에 성공적으로 사용된 바 있지만, 공공 교통수단을 위하여 실용적인 기술로는 발전하지 못하였다. 그 대표적인 이유는 EZ Lock 독점 도킹 장비와 접합될 각각의 휠체어 크기와 모델에 대한 어댑터를 개별적으로 설계해야 하는 문제가 있기 때문이다. 또한 이러한 장치들은 차량 바닥에 설치되기 위한 조정이 요구되며, 이는 공공 교통수단에 문제를 일으킬 수 있다.

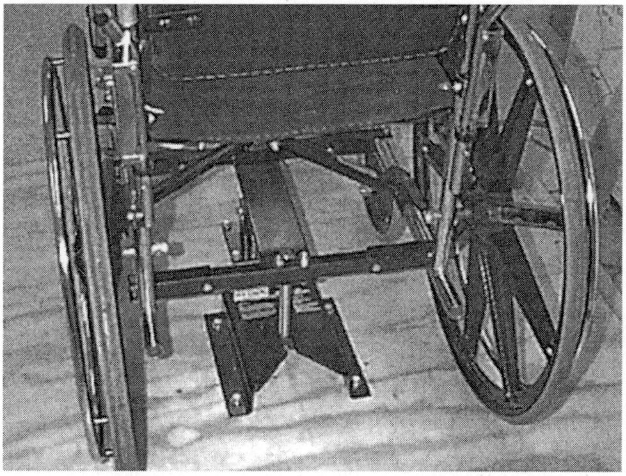

그림 10.3 EZ Lock 도킹 장치의 뒷모습(휠체어 프레임 하단에 장착된 도킹 어댑터(검은 사각형 모양의 튜브)와 차량 바닥에 부착된 V형의 고정홈(receptacle))

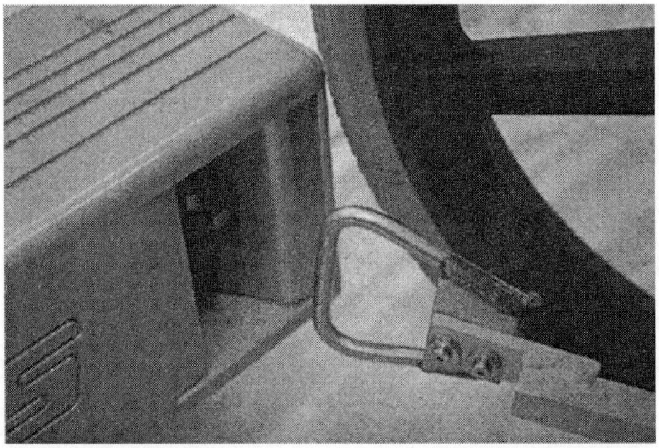

그림 10.4 오레곤 주립대학교-모빌-테크/ILS 도킹 장치(차량에 장착된 도킹 장치와 휠체어 어댑터 1조)

그 외의 자동 도킹 장치로는 1990년도 초반에 오레곤 주립대학교에서 개발된 장치가 있으며, 대중교통 수단에 자동 도킹 잠금 기술로 사용하기 위하여 시연된 바 있다(Hunter-Zaworski, 1992). 이 장치는 특정 모델의 휠체어 어댑터들을 요구하며, 이 경우 휠체어 골격의 후면 아랫단에 장착되었다. 이 어댑터는 대중교통 수단의 휠체어 스테이션 바닥에 영구적으로 장착된 도킹을 위하여 패인 홈(리셉터클)과 인터페이스 또는 도킹을 한다(그림 10.4). 휠체어 사용자가 바닥에 파인 홈으로 휠체어를 후진하여 홈으로 들어오면 자동 도킹이 가능하며, EZ Lock과 유사한 전기 스위치를 휠체어 사용자 또는 운전자가 사용하여 도킹을 풀 수 있다. 지난 십 수 년간 대중교통 수단에 이 기술을 상용화하려는 노력들은 부분적으로 성공하여 한 곳의 대중교통 에이전시만이 현업에서 사용할 수 있는 장치를 보유하고 있다.

이 두 도킹 장치는 자동 도킹 휠체어 고정 장치 접근 방식의 주요 장점 즉, 휠체어 사용자의 독립성 증대와 운전자/동승자의 중재 경감의 장점을 보여주었다. 이 시스템은 인간의 임의적인 판단을 배재하므로, 더 한층 일관적이고 적절한 시스템 사용을 제공하는 결과를 가져온다. 그러나 이 두 시스템 모두 사용 및 안전 측면에서 근본적인 제약을 가지고 있다. 예를 들어, 이들 제품은 모델과 제조사가 수백 종에 이르는 각각의 모든 휠체어 모델마다 설계 및 개량이 요구되는 독자적인 어댑터를 요구하는 경우이다. 제품에 대한 책임 소재 때문에 휠체어 제조회사들은 그들의 제품에 부착된 보조장치로 이러한 어댑터 시장을 개척하지 않았으며, 그 결과 어댑터들은 분리되어 수리용품 시장의 추가 보조 장치들로 판매되거나 사용되고 있는 현실이다. 수리용품 시장의 제품 모두에 대한 충돌 시험은 실질적이지 못하기 때문에 어댑터 설치가 산업 안전표준에 적합한지를 확인하는 것은 매우 어렵다. 휠체어 제품별로 독점적으로 사용되는 어댑터들은 역시 독점적인 도킹 홈(receptacle)에만 작용하기 때문에 이러한 점은 자동도킹 시스템이 대중교통 수단에서 널리 사용하는데 있어서 기술적으로 한계가 있다.

그러므로 경쟁사가 도킹 시스템을 휠체어에 탑재된 어댑터와 함께 완성하여 개발하면 휠체어 사용자들은 도시 내에서 교통수단을 수용함에 있어서 휠체어를 안전하게 사용할 수 있지만 다른 도시에서 교통수단을 사용할 경우 호환이 되지 않을 수 있다. 그 외에 어댑터들은 휠체어에 불필요한 무게를 더할 수 있으며, 휠체어 하단에 설치할 경우, 지표면에서 휠체어 바닥까지의 틈새가 줄어들어 바닥이 긁힐 수 있으며, 또한 휠체어 후면부에 설치될 경우, 전체적인 길이가 늘어날 수 있다. 도킹 시스템들은 기존의 4점식 고정 시스템보다 구입과 유지에 많은 비용이 요구된다.

이러한 제약에도 불구하고 특히, high-g 차량 환경을 위한 도킹 기술은 미래 솔루션으로 가능성을 보여준다. 어떻게 두 개 또는 그 이상의 기술들이 효과적으로 한 짝이 되고, 상호 연결되고 또한 결합되고, 또한 각각 서로 도킹이 이루어지는 지에 대한 합의가 이루어진 예들이 다른 분야에서 존재한다. 좋은 예로 국제 우주탐험, 전기 접속기 및 바퀴 18개짜리 트랙터/트레일러 조합 등을 들 수 있다. 마찬가지로, 만약 유니버설 도킹 인터페이스 형상을 위한 비독점적인 기술 명세 또는 표준이 합의되고 관련된 산업체들에 의하여 구현될 경우, 이러한 인터페이스 형상을 이용하는 경쟁적인 도킹 기술개발을 위한 문호는 열려 있을 것이다. 이러한 것은 유니버설 도킹 휠체어 고정장치를 위한 가능성을 확인하는 계기가 될 것이다. 이러한 개념은 그림 10.5에 나타나 있다.

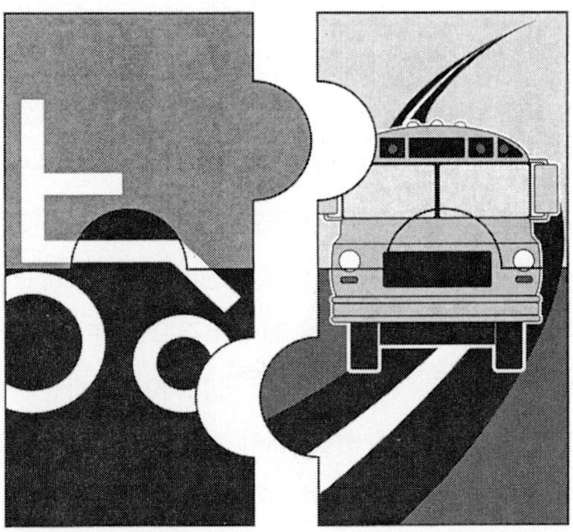

그림 10.5 이송 준비가 된 휠체어와 차량의 도킹장치 사이의 비독점 하드웨어 인터페이스에 근거한 유니버설 도킹시스템의 개념적 그림.

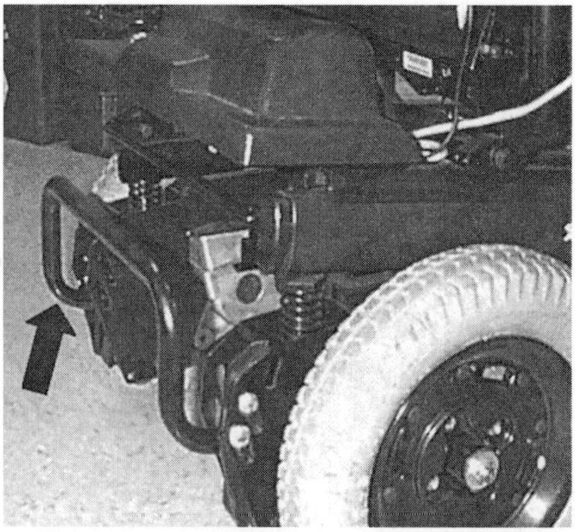

그림 10.6 전동휠체어에 장착된 UDIG 어댑터(화살표).

산업 표준 ISO 10542-3은 도킹 기술 인터페이스(ISO 2005)가 어떠한지를 명시하고 있다. 이 표준은 휠체어 고정 과정을 자동화하는 기술을 개발하는 것을 도와주고 있다. ISO 10542-3의 유일한 요구사항은 하드웨어 인터페이스를 위한 기술 명세이다. '유니버설 도킹 인터페이스 형상(UDIG)' 이라는 인터페이스 명세는 유니버설 도킹을 위하여 휠체어 후면에 위치할 하드웨어 또는 UDIG 어댑터를 위한 3가지 주요 설계 요구사항을 명시하고 있다. 주요 내용은 (1)어댑터의 평면/물리적 모양과 치수, (2)상대적으로 잘 알려진 휠체어 후면부에 위치할 어댑터의 설치 장소, (3)도킹 장비에 의해 접근할 때 방해받지 않도록 어댑터 형상 주변의 영역 또는 확보된 공간과 휠체어에 어댑터를 부착하는 데 필요한 공간에 대한 수치를 다루고 있다. 그림 10.6은 전동식 휠체어 후면에 탑재한 시험적인 UDIG 어댑터의 예를 보여준다. 이를 지원하는 연구를 통하여 수동 휠체어 및 전동휠체어 모두에 UDIG 어댑터를 설치하고 성공적으로 충돌 시험을 수행할 수 있다는 것을 보여줄 수 있었다(RERC on Wheelchair Transportation Safety, 2004). 유니버설 도킹 접근방식의 제약조건으로는 휠체어 제조업체들이 새로운 휠체어 설계에 UDIG 어댑터를 자발적으로 포함해야만 하는 것으로 기존 휠체어들이 어댑터를 추가로 장착하기 위한 작업을 해야 한다. 그러므로 일반적인 사용을 위한 도킹 시스템의 도입은 시간이 걸릴 것이며, 이러한 전환기 동안은 4점 고정식 장비가 대중교통 수단에서 아직도 사용될 것으로 보인다. 그러나 UDIG 표준의 광범위한 구현은 오늘날 고정 장치기술에서 발견되는 많은 문제점을 해결할 가능성이 있는 도킹 장치들을 경쟁적으로 개발하는데 자극제가 될 것이다.

10.6.3 후방지향형(Rear-Facing) 휠체어탑승자 공간

캐나다와 유럽지역에서 널리 입증되었고, 휠체어 탑승용 대형 차량(LATVs)이 가지고 있는 대부분의 휠체어 고정의 문제를 해결할 수 있는 기술적 가능성을 보여준 휠체어 고정 방식은 후방지향형 수동식 휠체어 수납 또는 칸막이 방식을 들 수 있다. 후방지향형 수동식 휠체어 수납(containment)은 가까운 장래에 대규모 접근 가능한 교통수단(LAVT)에서 사용하기 가장 적합한 것으로 이 고정 장치의 힘은 중력 이상을 넘지 않는다. 현재 4점식 고정 장치들은 충격 강도48-kph/20-G 환경에서 모두 명목적인 시험을 하게 된다. 제조업체가 그들의 제품을 설치할 차량의 크기가 불확실할 경우, 이러한 방식이 필요할 수 있다. 그러므로 시험은 소형 차량에서 가능한 최악의 시나리오를 반복하는 것이 될 것이다. 그러나 이러한 장치들은 LATV 환경에서 요구하는 것보다 더 내구성이 좋으며 이는 수동형 후방 지향형 수납과 같은 다른 고정 옵션을 선택할 수 있다. 정기 시내 노선 상에서 사용한 LATVs의 차량 교통사고 데이터분석은 1백만 마일 운행 당 사망자 빈도가 매우 낮은 반면, 정차 또는 노선 이탈과 같은 충돌 회피를 위하여 운전 경로를 변경한 경우나 휠체어 승객이 차량에 탑승 또는 내릴 때 가장 많은 사망과 사고가 발생하는 것으로 조사되었다(Shaw and Gillispie, 2003). 이러한 조사는 충돌 회피를 위한 운전 시 발생되는 힘과 그 것으로 인한 정면충돌 시 약간의 위험을 수용하기 위하여 우선적으로 고려할 부분에 대한 휠체어 고정 장치 접근방법을 지원한다. 다른 연구의 경우, 충돌회피 운전(급정거 또는 급가속)과 관련된 가속력 전부는 중력가속도 이하임을 보여주고 있다(Adams et al., 1995; Mercer and Billing, 1990). 이러한 발견과 다른 발견(Blennemann, 1995; Rutenberg U and Association, 2000; TCRP-50, 2003)에 근거하여 대부분의 유럽국가, 캐나다 및 호주에서는 1990년대 초반 이후부터 LATVs내에 후방 지향형 휠체어 승객용 공간을 도입하기 시작하였다. 이러한 접근방법의 장점은 휠체어 사용자들이 휠체어 고정을 위하여 운전자 또는 승객으로부터 직접적인 도움을 받을 필요가 없이 차량 탑승과 하차를 할 수 있도록 하는 것이다. 이러한 고정 스테이션 내부에는 전방 운전 시 후방을 향하여 탑승한 승객은 차량 정지 또는 정면충돌 시 승객의 머리와 등 위치 가까이에 있는 차량에 탑재된 패드 형태의 부착물에 의하여 보호를 받을 수 있다.

그림 10.7에 보는 바와 같이, 휠체어의 측면 움직임 또는 회전은 LATVs의 벽 즉, 한쪽 면과 수직 또는 수평 장벽에 의한 통로등에 의하여 제약을 받게 된다. 휠체어의 브레이크 및 휠체어 사용자가 탑승 공간 내에 위치한 손잡이를 잡을 수 있는 능력은 차

량의 뒷부분으로 이동하는 움직임을 제한하게 된다.

실제로 대부분의 휠체어 사용자들과 교통수단 제공기관들은 후방지향형 접근방식을 선호한다. 그 이유는 4점식 고정 방식보다 더 사용자에게 친숙하기 때문이다(TCRP-50, Chapter 3, 2003). 상해 위험 측면에서 볼 때, 수동형 시스템 접근방식은 몇 가지 중요 부분에 대해서 다듬어질 필요가 있다. 휠체어 등받이의 뒷면에 걸게 되어있는 개인용 가방 크기에 따라 가변적인 대부분의 휠체어 설계는 휠체어 사용자의 머리와 등과 관련된 부위의 안전장치가 승객의 머리와 등에 밀착하여 가까워지는 것을 방지하고 있다. 이는 수동적 안전 시스템을 위한 요구사항이 된다. 추가적으로 수동 휠체어는 브레이크를 신뢰할 수 없는 경우가 있으며, 난간을 사용하는 능력이 사용자마다 각기 다를 수 있다. 또한 일부 스쿠터들은 통로에 있는 측면 장애물을 극복할 수 없는 경우도 있다.

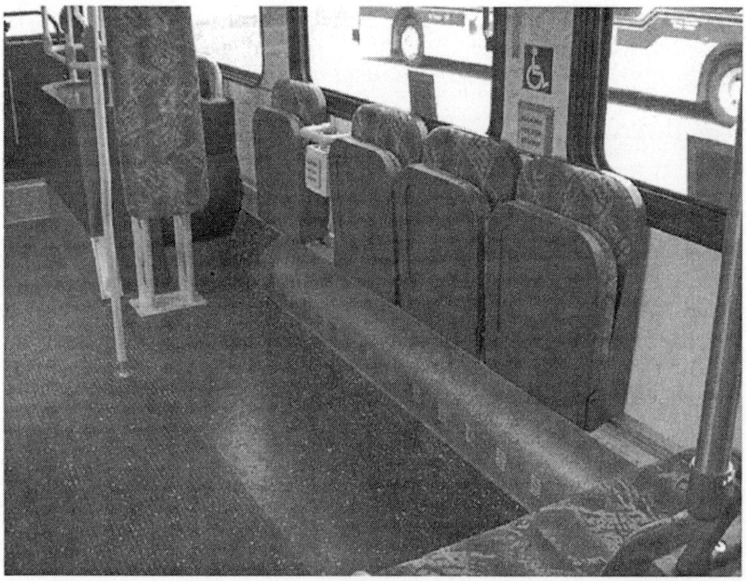

그림 10.7 벨기에의 대형버스에 설치된 후방지향형 휠체어승객 공간

통로에 설치된 고정된 기둥들과 다른 장애물들은 모양과 크기가 다양한 많은 휠체어들을 사용할 수 없게 하며, LATV내의 용이한 움직임과 휠체어가 공간 내에서 이동하는 것을 방해하는 요인이 된다. 이러한 결함들은 예를 들어 차량 회전 시 휠체어 전복 또는 휠체어가 차량의 측면으로 휘청거리는 문제를 일으킬 수 있다. 이러한 문제를 해결하는 시도들은 다양한 형태의 제 2의 고정을 위한 끈을 추가하는 결과를 초래하였

다. 예를 들어 2002년 캐나다의 6개 대중교통 시스템의 조사 결과, 이 중 절반의 시스템들이 2차 고정 장치를 사용하고, 3분의 2는 휠체어의 위치를 잡고 고정하는데 보조를 제공하는 것으로 보고하였다. 비록 이러한 접근방식들은 4점식 고정방식을 개선하였지만, 이러한 방식의 운전자 개입을 위한 지속적인 요구는 수동적인 안전장치의 주요 장점인 휠체어 사용자를 위한 독립성을 무효화하고 있다.

현재까지 LATVs 내에 후방 지향형 휠체어 승객 공간의 설계, 시험 및 설치에 대한 국제 및 미국 표준이 없었다. 그러므로 이 기술을 잘못 적용하면 한 국가 내에서 다른 모델 간의 혼란과 이해 상충 등이 쉽게 발생할 수 있을 것이다. 이러한 기술이 구현된 국가별로 기존 규정과 산업 표준의 검토를 통하여 후방 지향형 스테이션에 요구되는 힘과 규격 그리고 통로면 전복방지를 위한 접근방법 이 2가지 모두가 각국별로 서로 상이한 점이 있음을 발견할 수 있었다(TCRP-50, 2003). 그러므로 후방 지향형 휠체어 승객 공간(RFWPS)을 위한 균형 있는 산업 표준의 개발은 국제 및 국가 수준 모두 필연적인 다음 수순이 된다.

이전에도 나타났지만, LATV에 RFWPS를 도입하는 것은 휠체어 사용자와 교통 기관 모두 수많은 매력적인 이득을 제공하고 있다. 과거에도 선례가 있듯이 RFWPS 설치의 핵심인 명목적인 안전 수준과 설계 요구사항들을 만족하도록 하는 것은 궁극적으로 표준 개발 포럼 내의 이해관계자들 간에 의견일치를 구하는 것이 될 것이다. 지난 20여 년 동안 RFWPS를 경험한 대부분의 국가들은 이에 대한 국가 규정 또는 자발적인 산업 표준을 제정하였다. 영국, 프랑스, 독일과 같은 국가들은 그들 국가별로 규정이 있으며, 이 규정들은 유럽연합의 European Community(EC) Directive(TCRP-50, 2003)에서 통합하는 중이다. 캐나다의 경우, 캐나다 표준 협회(Canadian Standards Associations (CSA)는 표준안 검토 계획 및 지속적인 시험(CSA, 2002)에 근거한 개정을 포함한 국가 표준(CSA-435)을 제정하였다. 미국과 ISO 모두 이러한 주도권에서 한발 뒤쳐져 있다. 그러나 LATV 내의 후방 지향 수납에 대한 표준을 위한 작업 초안(working draft)을 완료하여 도출 된 '신규작업항목(new work item(NWI)) 제안서들'은 ISO와 ANSI/RESNA(US)에 의하여 구현되기 위하여 수용되었다.

10.6.4 그 외의 안전 시스템

제품의 안전 표준 등록과 개발에 앞서서 다른 형태의 고정 장치 시스템이 더욱 일반적으로 사용되고 있었으며, 지금도 사용중이다. 이러한 시스템은 단일 또는 이중 휠 잠금쇠, T 형 바(bar) 및 골격 잠금 쇠를 포함하고 있다. 이 시스템들은 충돌 조건하의 안전을 입증하지 못하였고, 대중교통 차량 실내에서 측면에 위치한 상태 즉, 정면충돌 시 가장 덜 안전한 위치에서 휠체어를 잠그는데 보통 사용된다. 오늘날 더욱 안전한 제품이 시장에 시판되고 있는 상황에서 이러한 장비의 지속적인 사용을 지양하고 있다.

10.7 탑승자 고정장치

휠체어 장애인에 손상의 위험을 증가시키는 요인은 대부분 이들 휠체어 장애인 개인들이 제조사가 설치하고 정부가 규정한 안전장치로부터 이익을 보장 받을 수 없다는 사실 때문이다.

휠체어 사용자는 정부 안전규정을 충족하지 않은 정비 부품시장용 고정 장치를 사용하여야 한다. 휠체어 탑승자 안전시스템(WORS)이란 상반신과 골반을 고정하도록 설계되어 있는 안전벨트 시스템이다. 응급 운전과 같이 일반 주행 중에도 WORS는 휠체어로부터 이탈하거나 미끄러지고, 차량실내에 충돌하는 것으로부터 탑승객을 보호하게 된다.

그림 10.8은 WORS를 위해 사용 중이거나 고안된 3가지 벨트고정 상황을 보여 주고 있다.

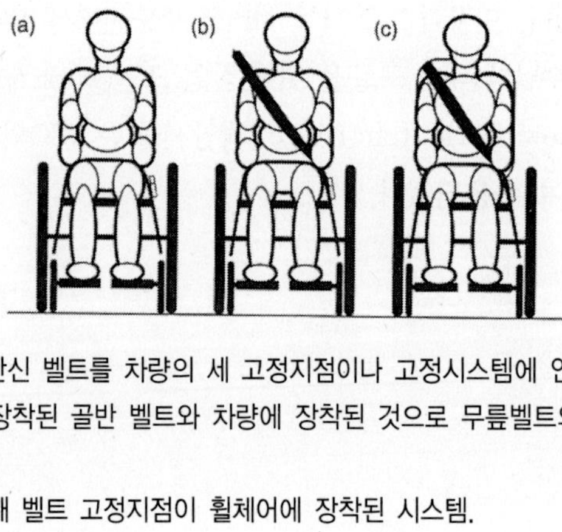

그림 10.8 (a) 골반과 상반신 벨트를 차량의 세 고정지점이나 고정시스템에 연결함.
(b) 휠체어에 장착된 골반 벨트와 차량에 장착된 것으로 무릎벨트의 고정지점에 연결된 상반신 벨트.
(c) 무릎과 어깨 벨트 고정지점이 휠체어에 장착된 시스템.

그림(a)은 오늘날 대중교통이나 개인차량에 일반적으로 사용되고 있다. 그림(b)은 ANSI/RESNA WC19 기준이 요구하는 통합형 골반 벨트들로 구성되었다. WC19명령조치는 휠체어 제작사가 충돌시험을 거친 골반 벨트고정지점을 휠체어 프레임의 한 부분으로 제공하도록 요구하고 있다(ANSI/RESNA 2001).

그림(c)은 특수한 휠체어에 유용하고, 일반성인의 사용에는 유용하지 않다(van Roosmalen et al., 2002a).

탑승자 안전장치는 고정지점이 어디에 있느냐에 따라 크게 분류될 수 있다. 일반적인 통합형 고정 장치는 안전시스템의 후방바닥에 고정된다. 반면에 독립된 고정 장치는 차량바닥에 고정된다.

통합형 고정 장치는 후방고정지점에 힘을 증가시킬 것이고, 이 지점은 휠체어와 탑승자 모두에 끼치는 부하를 견디어 주어야 한다. 독립형 고정 장치는 휠체어 부하를 정면충돌이나 급정거 시 탑승자를 지탱할 만큼 휠체어의 강성을 허용하는 잠재력을 갖고 있어야 한다. 만약, 휠체어가 탑승자보다 먼저 탈피(이탈)하면, 손상위험을 증대시키게 되기 때문이다.

그림(a)은 독립적 사용을 허용하지 않고 불량한 벨트 고정을 제공하고 있는 대표적 사례이다. 휠체어 설계와 높이, 차량고정지점들의 부동 위치의 다양성 때문에 골반과 상반신 벨트들이 탑승자를 고려한 최적의 위치에 허용되지 않고 있다(van Roosmalen et al., 1998). 또 다른 일반적인 문제로는 휠체어 암 거치대와 자세고정대, 제어기가 골반 벨트를 골반아래 적절하게 위치하도록 허용하게 하는 것이다. 적절치 못한 벨트 고정과 적절한 안전벨트의 미사용, 불편함 등은 자동차 사고 또는 일반 주행상황에서 탑승객을 보호하기에 열악한 상황으로 귀결되게 된다(Aibe et al., 1982; Bertocci et al., 1996, 1997; Bertocci and Evans, 2000; Bunai et al., 2001; van Roosmalen et al., 1998, 2002b; Linden et al., 1996; Sprigle et al., 1994).

적절치 못한 벨트고정과 독립사용에 따른 문제점에 대한 해결책은 부분적이거나 완벽하게 탑승객고정시스템이 휠체어와 함께 통합되게 하는 것이다.

취약한 벨트 조임과 독립적인 사용상의 문제점에 대한 하나의 해결방안은 부분 또는 완전하게 휠체어를 탑승자 안전시스템에 통합하는 것이다. 임의의 ANSI/RESNA WC19 기준에 따른 휠체어는 휠체어에 통합된 골반 벨트용 고정대를 포함한다. 차량 설치용 벨트는 골반 벨트의 걸 쇠판 장착을 통해 몸통고정을 확보하게 된다(그림 10.8의 배열 (b)). 통합된 골반 벨트는 구속 성능의 증대뿐만 아니라 독립적으로 안전벨트를 쓰는 휠체어 사용자들의 수를 증가시켰다. 휠체어 사용자 설문조사 사전자료에서 몸통과 골반 모두 구속하여 완전히 휠체어에 통합한 안전벨트를 보여주고 있으며(그림 10.8의 배열 (c)), 성인용 전동휠체어 사용자뿐만 아니라 소아용 휠체어 사용자에게도 도움이 된다(Armstrong et al., 2003; van Roosmalen et al., 2003).

Van Roosmalen 외(2005) 연구에서 중증장애인용 휠체어 탑승자를 위한 공용WORS 디자인은 사용자에게 문제점을 야기한다는 사실을 보여준다. 이러한 사전 실험적 연구의 결과를 통하여 중증장애인용 휠체어 사용자가 더욱 쉽고 독립적으로 버클 벨트를 사용하여 구속할 수 있도록 WORS의 걸림 판과 버클의 새로운 디자인을 제안하였다. 휠체어 사용자가 이용하는 자세고정장치는 종종 차량에서 안전한 구속을 위하여 사용하는 것과 혼돈된다. 자세고정장치는 안전한 구속을 대신하여 사용하지 않는 것이 좋다. 자세고정장치는 차량 충돌로부터 보호하기 위해 설계되지 않았고, 보다 취약한 부드러운 천으로 제작 되었다. SAE J2249와 WC19 표준에 따라 자세고정장치를 사용한 휠체어 사용자들이 '차량에서 사용하는 것이 적합하다'라고 알려주는 라벨을 붙이게 되었다.

10.8 규정과 기준

미국 장애인법(ADA 1990)과 연방 차량 안전 기준 222(FMVSS 222)에 따라, 통학버스 승객의 착석 및 충돌 보호의 결과로 공공 교통과 학교 교통에 휠체어에 앉은 탑승자의 안전을 규정하기 때문에, 차량 규정은 휠체어의 고정과 탑승자안전시스템(WTORS)을 요구하고 있다. 하지만 차량에서의 착석을 위해 이동하지 못하는 휠체어 사용자를 위하여 개선된 탑승자 보호와 이송 안전을 향한 지난 20년이 넘는 발전의 대부분은 국내와 국제적인 노력을 통해 임의로 추천된 규정과 기준을 발전시켜 왔다. 다음 절은 휠체어에 앉은 승객의 안전을 고려하여 공식적으로 출판된 규정과 기준의 주요 사항을 요약했다.

10.8.1 규정

미국 장애인법(ADA, 1990)에서는 길이가 6.7m(22ft.)을 초과하는 차량에는 최소한 2개의 안전 공간이 제공될 의무가 있고, 길이가 6.7m(22 ft.) 이하의 소형 차량에는 최소한 1개의 안전 공간이 제공되어야 한다. 6.7m(22 ft.)보다 긴 차량은 차량의 앞쪽 방면에 휠체어가 안전하게 위치할 최소한 하나의 공간이 있어야 하고, 나머지 공간은 앞쪽 또는 뒤쪽에 위치 할 수 있다. 6.7m(22 ft.) 길이의 소형 차량은 앞쪽 또는 뒤쪽 어느 곳이든 휠체어를 안전하게 둘 공간이 있다. 휠체어가 차량 뒤를 바라보고 있을 경우, 휠체어 뒤쪽에 보호할 수 있는 안전벽이 있어야 한다.

ADA에 따른 안전 시스템은 '일반 휠체어'(common wheelchair)와 이동 도구의 안전을 수용할 수 있어야 한다. 일반 휠체어는 길이가 122cm(48 in.)에 폭이 76cm(30 in.)보다 크지 않으며, 탑승시 272kg(600 lb)보다 무겁지 않은 3개 또는 4개의 바퀴로 된 장치라고 정의 한다. 안전 시스템의 성능은 총 차량 무게와 관련된다. 차량 무게가 13,608kg(30,000 lb) 또는 더 이상의 경우, 안전 시스템은 한쪽 다리에 907kg(2000 lb)의 하중, 또는, 최소한 1814kg(4000 lb)이 나가는 휠체어 한 대의 무게를 견딜 수 있어야만 한다. 무게가 13,608kg(30,000lb) 이상의 차량은, 안전장치의 각 지점이 하중 1134kg(2500 lb) 또는 최소한 2668kg(5000 lb) 나가는 휠체어 한 대의 무게를 견뎌야 한다. 추가적으로 안전 시스템 성능 기준은 일반 차량 운전 상태에서 어떠한 방향으로도 5cm(2 in)를 넘지 않도록 탑승한 휠체어의 제한된 이동을 포함한다. 안전 시스템 성능 기준에 휠체어가 만족하던지 하지 않는지에 대한 평가를 제공하는 실험 방법은 없다. 또한 ADA는 무릎 및 어깨 벨트가 각각 안전한 위치에 제공되기를 요구한다. 탑승자 구속이 ADA의 한 부분인 49 CFR 571의 적절한 조항(연방 자동차 안전 기준: Federal Motor Vehicle Safety Standards)에 만족하는 것을 요구한다.

FMVSS 222, 통학버스 승객 착석과 충돌 보호(방어)는 스쿨버스에서 휠체어 사용자가 이동하는 동안 탑승자를 보호하기 위해 필요한 조건을 제정했다(FMVSS 222). 이 규정은 주로 휠체어가 앞쪽 방향으로 향한 배열과 통학버스에서 각각의 휠체어 위치가 적어도 4대의 휠체어 안전 고정대를 갖고 있도록 하는 차량의 조건으로 필요한 요구에 초점을 두었다. 휠체어는 앞쪽에 위치한 두 개와 뒤쪽 두 개의 휠체어 고정 장치에 의해 안전해야 한다. 안전장치는 비록 제한이 명확하지 않더라도 휠체어 움직임을 제한할 수 있어야 한다. 각각의 차량 고정대는 1367kg(3033 lb)의 종족 부하를 견디어야 한다. 휠체어 고정 위치에는 어깨 벨트 고정대와 함께 무릎 및 어깨 벨트를 제공해야 하고, 또한 무릎 및 어깨 벨트 결합을 위한 두 개 이상의 바닥 고정대를 제공해야 한다. 각각의 무릎 벨트 고정점은 1376kg(3033 lb)의 정적 하중을 견딜 수 있어야 하고, 차량에 부착된 어깨 벨트 고정대는 688kg(1516 lb)의 정적 하중을 견뎌야만 한다.

ADA 하에 휠체어 안전을 위한 조건은 대중교통 차량에만 적용하고, FMVSS 222의 요구는(조건은) 차량의 주문자 상표에 의한 제품 제조(OEM)에 설치된 WTORS에만 적용한다. 추가적으로 이 연방 기준은 자동차 충돌 환경에서 발생하는 동적 하중에 대한 내구력을 위한 계산은 하지 않으며, 단지 정적 내구력(세기, 힘) 실험만을 요구한다.

대부분의 경우, WTORS는 차량을 구매한 후, WTORS를 구입하여 설치하는 부품시장(after-market)의 제품들이다. 더군다나 ADA나 FMVSS 222도 자동차로 이동할 때 휠체어에 앉아 있는 사람들을 위한 탑승자 보호 시스템에 남겨진 상당한 결함 때문에 차량 착석에 사용될 때 휠체어 디자인과 성능에 대처하기에는 부족하다. 최종적으로, 휠체어에 착석한 운전자와 탑승객이 사용하는 개조된 밴 및 미니밴과 같은 개인 차량을 위해 적용한 연방정부의 기준은 없다.

10.8.2 자발적 표준

정비용 부품 시장(after-market)에서 휠체어 안전 및 탑승자 구속 시스템과 자동차 착석에 사용된 휠체어를 위한 연방 정부 규정의 부족함은 자발적인 산업 표준의 발전을 초래해 왔다. 이 표준의 자발적 현상은 제조사가 시장을 움직인다는 것을 의미한다. 만약 표준에 적합한 제품을 요구한다면, 이 제품은 요구에 적합하게 설계되거나 판매될 것이다. 이러한 표준은 기본적으로 탑승자 보호의 원칙을 따르고, 제조사가 제작하고 연방정부에서 규정한 장치와 유사한 장비를 제공하기 위해 노력하고, 모든 형태의 차량을 사용할 수 있다.

미국에서 WTORS를 위한 자발적 표준의 발전을 위한 노력은 자동차공학회(Society of Automotive Engineers(SAE)) 장애인용구위원회(Adaptive Devices Subcommittee(ADSC))에 안전장치 특별분과(Restraint Systems Task Force)의 설립과 함께 1980년대 중반에 시작되었다. 사실 이 분과 위원회와 다양한 특별분과(Task Forces)는 휠체어에 착석한 운전자와 승객이 이용하는 개조된 밴에 정비용 부품시장(after-market)의 장비 설치를 위해 필요한 메커니즘을 수립한 NIDDR에 의한 노력에서 비롯되었다. 10년 이상의 노력 끝에, 자동차에서 사용하기 위한 휠체어 고정과 탑승자 고정의 SAE J2249, 캐나다(CSA Z605)뿐만 아니라 ISO(ISO 10542 series)내에서 유사한 WTORS 기준의 발전을 위한 노력과 함께 1999년에 SAE추천으로 승인되고 출간되었다. 동등한 WTORS기준이 ISO와 캐나다에서 현재 완성되고 있고, 오늘날 이 기준의 요구에 응하여 거래되고 있는 많은 WTORS가 있다.

모든 WTORS표준의 공통점으로 휠체어 고정 장치와 관련 안전벨트 고정 장치에 동적시험이 요구된다. 이 시험에는 85킬로그램 실험용 휠체어와 76킬로그램 중키 성인 남성 ATD(충돌 인형) 거치대와 고정 장치를 시속 48킬로미터와 20G Sled충돌시험을 견딜 수 있도록 사용된다.

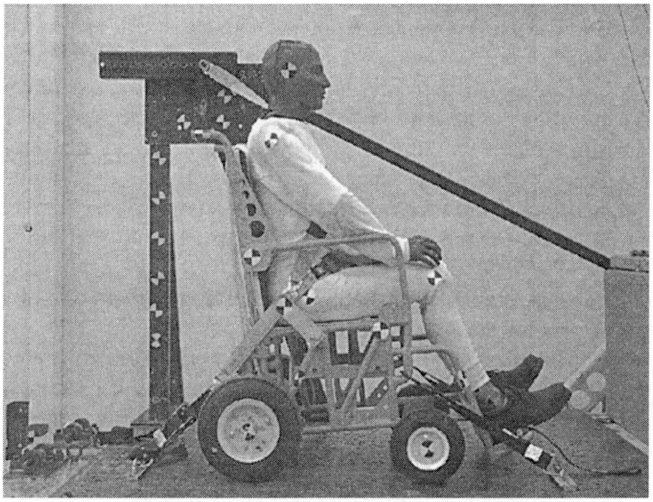

그림 10.9 SAE J2249 전방 충돌 시험

그림 10.9는 시험용 휠체어와 50% 남성용 인형을 사용한 SAE J2249 슬래드시험을 보여준다. 기준과 함께 필요한 장치로 휠체어와 탑승객 탈선이 설정된 제한 범위 안에 있어야 하고, WTORS실패의 흔적이 없어야 한다. 이러한 수준의 실험은 연방정부안전기준이 요구하는 시험을 충족하고 가장 열악한 정면충돌 상태와 같다.

이러한 초기 WTORS 표준 중에서 가장 열악한 충돌의 사용은 다음 가정에 기저하고 있다. 가정: WTORS제조사는 WTORS장치가 장착될 차량의 형태와 크기들을 통제하지도, 할 수도 없다는 것이다.

SAE J2249가 모든 형태의 휠체어 고정시스템을 사용하는 WTORS에 적용됨을 이해하는 것이 중요하다. 그리고 WTORS는 어떠한 방법의 휠체어고 정장치를 특별히 장려하거나 보증하지 않는다.

그러므로 WTORS제작사는 벨트형태의 고정 장치를 포함하거나 특정화 하여야 한다. 탑승객 고정 장치는 상반 및 하반신 고정 장치를 모두 포함하여야 한다. SAE J224는 거의 완벽하기 때문에, 휠체어탑승객에 안전한 이송을 제공한다는 것은 휠체어가 차량시트로 기능하는 다양한 용도로 사용되게 되었다. 결국, 새로운 기준 개발의 수고가 휠체어 기준 제정위원회 ANSI/RESNA에서 최초로 이뤄졌다. 4년 후 이들 그룹은 차량내 시트로 사용된 휠체어를 위한 최초의 ANSI/RESNA 휠체어 표준을 개발하였다. 이를 Section 19 ANSI/RESNA WC/Vol. 1(ANSI/RESNA 2000), 또는 WC19라고 알려져 있다. 개선된 휠체어 기준들이 ISO(7176/19) Canada(CSA Z604)로 추후 개발되었다.

휠체어 기준들은 휠체어가 쉽게 접근할 수 있는 4개의 고정지점을 휠체어 구조물에 제공하도록 요구하고 있다. 그리고 휠체어가 시속 48킬로미터와 20G 모의 정면충돌 실험에서 동적으로 시험되기를 요구하고 있다. 이들 시험 장치는 4지점의 고정벨트 형태의 휠체어 거치대에 의해 고정되어 있다.

성공적인 동적실험을 수행하기 위해서는 더미와 휠체어 충돌이 특정 한계치 안에 있어야 하고, 휠체어는 가시적으로 손상된 증거를 보여야 한다. 더미충돌 측정은 전방 후방 머리 충돌과 전방 무릎 충돌들이 포함되어 있다. 시트 통합은 더미의 사전 시험과 사후 시험 H-point(hip)수직 거리를 비교 치로 평가 받게 된다. 이는 20% 내외 범위를 허용하지 않는다. WC19는 휠체어들이 통합적인 무릎 벨트로 장치 될 것을 요구하고 있다. 휠체어는 온 보드(on-board) 무릎벨트 충돌시험이 있어야 하고, 소비자들이 사용할 수 있도록 제작되어야 할 것이다. 무릎벨트는 표준화된 핀 부싱으로 장치되어야 한다. 이 핀 부싱은 차량에 장착된 어깨 벨트와 연결될 수 있다. 통합된 무릎벨트는 무릎벨트 조정이 가능하고 열악한 벨트고정을 피하고 차량에 장착된 고정 장치에서 나타나는 휠체어 간섭을 줄여 준다.

WC19는 이송용 휠체어의 수평안정성을 평가하는 시험을 포함하고 있다. 시험의 목적은 이송용 휠체어 설계를 장려하게 된다. 이들 설계는 [illegible] 안정된 시트보호 표면과 안락한 탑승을 제공하게 된다. 통합된 무릎벨트의 요구에도 불구하고 휠체어는 차량장착 탑승객 고정 장치의 사용을 요구하게 된다. 그러므로 WC19는 차량 장착 탑승객 고정 장치의 휠체어 적응성을 평가하는 시험도 포함하고 있다.

향후 미래의 표준 개발의 노력은 휠체어 사용자들을 측면과 후방충격에서 보호를 개선할 수 있도록 진행 중에 있다. 더구나, WC19가 휠체어를 기초구조물과 시트시스템에 일체화 하도록 적용하고 있기 때문에 이러한 노력들은 모형 휠체어 기초로 사용하는 휠체어 구조물과 독립된 충돌내구성을 평가 할 수 있는 기준을 개발 중에 있다. Low-G 충돌 조건을 보여주는 대형차량에서 사용되는 WTORS기준들을 개발 중에 있다.

이러한 표준 개발의 노력과 초기 WTORS와 휠체어 표준의 완성의 결과로 하나의 사실이 아주 분명해졌다. 휠체어 탑승객의 안전규정을 수립하기 위한 심각한 연방 정부측의 노력이 없다면, 자율적 산업표준을 개발하는 과정이 휠체어 사용자의 안전과 충돌보호측면에서 실제 상황의 개선을 추구하는데 가장 중요하고 효율적인 방법 중에 하나가 된다. 그러므로 국제수준의 이들 표준 개발은 WTORS 와 휠체어에 필요한 세계수준의 조화를 추구하기 위한 주요 요인이 되고, 세계적 기준의 제조사와 소비자들에게 효율을 가장 극대화 하고 있다.

자발적 생산표준을 개발하는 것이 표준의 필요성을 시장에 적용하는 생산결과물을 취득하는 과정 중 유일한 첫 번째 단계이다. 이러한 요구는 휠체어 사용자와 교통사업자들을 실제 현실에서도 이롭게 할 것이다.

한편, 자발적 표준이 완성되고 인준되는 반면, 보다 의미 있는 교육과 장려의 노력이 요구되고 있다. 이는 제조사와 사용자, 의료인, 기타 사람들의 표준요구의 효율적인 전달 및 조작을 보장하기 위해서이다.

특히, 자발적 표준의 영향이 소비자로부터 나오기 때문에 휠체어 사용자와 의료인, 그리고 교통 공급자들이 그 기준과 표준이 적용된 생산품으로부터 제공되는 표준과 이익들을 감소된 상해 위험과 증가된 작동효율을 고려한 관점에서 확실히 이해한다는 것은 대단히 비관적이다. 그리고 이들은 표준에 합당한 생산품을 구매하도록 요구할 것이고, 표준의 요구사항에 적절하도록 설계하고 실험할 것이다.

10.9 요약

휠체어 착석 교통의 목표는 모든 휠체어 사용자가 연방정부에서 규정한 주문제작용(OEM) 차량 좌석에 앉은 승객 및 운전자에게 요구되는 동일한 수준의 안정성을 확보하는 것이다. 이 목표를 성취하기 위해서 휠체어가 차량 시트처럼 제공되어야 하고, 휠체어가 차량 내에서 안전하고, 탑승자가 충돌에 견딜 수 있는 탑승자안전시스템이 요구된다. 이러한 시스템의 도입은 안전한 휠체어 착석 교통을 제공하도록 정비용 부품시장(after-market)의 장애인 보조 장치가 필요함을 말한다. 자발적 표준은 이러한 장치의 설계, 발전 그리고 실험에 있어 제작자를 지도할 수 있도록 ANSI/RESNA와 ISO에 의해 발전되어 왔다. 임상에서의 재활공학사(rehabilitation engineers)는 고객에게 적합한 제품을 추천할 수 있도록 이러한 기준에 익숙해야 한다. 적절한 생산 안전 기준을 따른 제품을 이용한다는 것은 현존 기술의 사용으로 높은 수준의 안전을 소비자에게 제공할 것이다. 게다가 재활공학사는 적절한 휠체어 안전과 탑승자안전 기술이 채택되는 것을 보증할 수 있도록 소비자를 교육할 수 있어야 한다. 안전 표준을 따르는 제품의 이용에도 불구하고, 빠르고 효과적인 휠체어 안전과 탑승자안전시스템으로 독립성을 성취해야 하는 과제가 남아있다. 재활공학사는 이동에서 휠체어 사용자의 경험에 따른 기술적 문제점을 정의하고, 향상된 첨단 휠체어의 이동 훈련을 보다 개선시키는 새로운 기술들을 개발하는 데 중요한 역할을 수행할 수 있다. 휠체어 이동에 관련된 문제점 제기를 위한 재활공학 원리의 활용은 모든 휠체어 사용자의 안전과 효과적인 이동수단에 지속적인 개선을 책임지기 위해 필요하다.

10.10 연습문제

1. 휠체어사용자가 사용하는 자세고정장치는 차량에 사용되는 안전장치와 혼돈되어 사용되고 있다. 왜 자세고정장치가 차량에서 안전장치로 적절치 않은지 2가지 이유를 들어 보라.

2. 차량탑승자에게 심각한 손상을 주는 주요 요인은 무엇인가?

3. 상반신과 하단 몸통 벨트는 모두 '가라앉는 현상', 즉, 탑승자가 무릎벨트 아래로 미끄러질 때 나타나는 현상을 막아주는데 필요하다. 그리고 복부의 부드러운 피부에 적용되는 힘을 견딜 수 있어야 한다. 효과적으로 대응하기 위한 골반과 어깨벨트의 적절한 위치는 무엇인가?

4. 휠체어 표준에서 모의 실험적인 전방충돌실험에서 요구되는 속도와 가속도는 얼마인가?

5. 대중교통에서 발견할 수 있는 가장 대중적인 고정시스템은 무엇이고, 이의 단점은 무엇인가?

6. 차량 시트로 사용되는 휠체어의 경우 통합형 고정시스템을 고안하는데 있어 장애요인은 무엇인가?

7. 휠체어사용자를 위해 차량에 설치된 표준형 자동 탑승객고정시스템과 관련된 문제점을 서술하라.

8. 휠체어 탑승객의 고정 장치는 고정지점의 위치에 따라 구분될 수 있다. 일반적인 형태를 서술하라.

9. 후방을 향하여 수동적 수납공간이 대형교통 수단을 위한 신뢰할만한 해법이다. 이러한 사실을 반증할 수 있는 사례연구는 무엇인지?

10. ANSI/RESNA WC 19 주요 핵심 규정에 대해 적어도 4가지를 들어라.

참고문헌

Americans with Disabilities Act of 1990 (PL1O1-336), 49CFR37: Transportation Services for Individuals with Disabilities (Act). Washington, D.C.: Federal Register.

Adams, T. C, Reger, S. I., Linden, M. A., & Kamper, D. G. 1995. Wheelchair user stability during simulated driving maneuvers. Paper presented at the RESNA Annual Conference, Vancouver, Canada.

Aibe, T., Watanabe, K., Okamoto, T., & Nakamori, T. 1982, Influence of occupant seating posture and size on head and chest injuries in frontal collision. SAE.

ANSI/RESNA 2000, Wheelchairs/Volume 1: Requirements and Test Methods for Wheelchairs (including Scooters). Section 19: Wheelchairs Used as Seats in Motor Vehicles, Arlington: American National Standards Institute (ANSI)/Rehabilitation Engineering Society of North America (RESNA).

Armstrong, C, Van Roosmalen, L., Manary, M., & Bertocci, G. E. 2003, User preferences on wheelchair integrated restraint design. Paper presented at the submitted to: Annual RESNA Conference, Atlanta, GE.

Bergman, E. & Johnson, E. 1995, Towards accessible human-computer interaction. In J. Nielsen (Ed.), *Advances in Human-Computer Interaction* (5th ed.): Ablex Publishing Co.

Bertocci, G. E., Digges, K., & Hobson, D. A. 1997, The effects of wheelchair secure-ment point location on occupant injury risk. Paper presented at the Annual RESNA Conference.

Bertocci, G. E., Digges, K., & Hobson, D. A. 1996, Shoulder belt anchor location influences on wheelchair occupant crash protection. *Journal of Rehabilitation Research and Development*, 33, 279-289.

Bertocci, G. E., & Evans, J. 2000, Injury risk assessment of wheelchair occupant restraint systems in a frontal crash: a case for integrated restraints. *Journal of Rehabilitation Research and Development,* 37, 573-589.

Blennemann, F. 1995, German Experiences of Carrying Wheelchairs in Low Floor Buses. Paper presented at the 7th TRANSED International Conference on Mobility and Transport for Elderly and Disabled People, Reading, UK.

Bunai, Y., Nagai, A., Nakamura, I., & Ohya, I. 2001, Blunt pancreatic trauma by a wheelchair user restraint system during a traffic accident. *Journal of Forensic Science*, 46, 965-968.

CSA 2002, D435-02 Accessible transit buses (Standard No. D435-02). Mississauga, Ontario, L4W 5N6. Canada: Canadian Standards Association.

CSA Z605, Mobility Aid Securement and Occupant Restraint Systems for Motor Vehicles — Draft, CSA International Toronto, Canada, January, 2001.

CSA Z604, Transportable Mobility Aids—Draft, CSA International Toronto, Canada, January, 2001.

Dalrymple, G. D., Hsia, H., Ragland, C. L., & Dickman, F. B. 1990, Wheelchair and Occupant Restraint on School Buses, U.S. DOT-SC-NHTSA-90-1, Final Report NHTSA.

EZ LOCK, Inc. Model 6290. Baton Rouge, LA.

FMVSS 201, National Highway Traffic Safety Administration, Department of Transportation. Code of Federal Regulations, 49 CFR 571.201, Standard No. 201. U.S. Government Printing Office, Washington, D.C.

FMVSS 208, National Highway Traffic Safety Administration, Department of Transportation. Code of Federal Regulations, 49 CFR 571.208, Standard No. 208: Occupant Crash Protection (10-1-00 Edition), pp. 480-554.

U.S. Government Printing Office, Washington, D.C.

FMVSS 222, National Highway Traffic Safety Administration, Department of Transportation. Code of Federal Regulations, 49 CFR 571.222, Standard No. 222: School Bus Passenger Seating and Crash Protection (10-1-00 Edition), pp. 670-681. U.S. Government Printing Office, Washington, D.C.

Hardin, J. A., Foreman, C, & Callejas, L. 2002, Synthesis of securement device options and strategies (Technical report No. 416-07). Tampa: National Center for Transit Research (NCTR).

Hunter-Zaworski, K. 1992, The development of an independent locking securement system for mobility aids on public transportation vehicles: Volume 2 (No. FTA-OR-11-0006-92-2): NTIS.

IDEA-97 Individuals with Disabilities Education Act of 1997, (PL105-17) 34CFR.300 Federal Register March 12, Volume 64, Number 48.

ISO 2001, 10542-1, Technical systems and aids for disabled or handicapped persons — Wheelchair tiedown and occupant-restraint systems — Part 1: Requirements and test methods for all systems. Geneva, Switzerland: International Organization for Standardization.

ISO 2001, 10542-2, Technical systems and aids for disabled or handicapped persons — Wheelchair tiedown and occupant-restraint systems — Part 2: Four-point strap-type tiedown systems. Geneva, Switzerland: International Organization for Standardization.

ISO 2001, 7176-19, Wheelchairs: Wheeled mobility devices for use in motor vehicles, Geneva, Switzerland: International Organization for Standardization.

ISO 2005. ISO 10542-3: Technical systems and aids for disabled or handicapped persons — Wheelchair tiedown and occupant-restraint systems — Part 3: Docking type tiedown systems. Geneva, Switzerland: International Organization for Standardization.

Law for Promoting Easily Accessible Public Transportation Infrastructure for the Aged and Disabled (a 2000 law number 68). (http://www.mlit.go.jo/barrierfVee/transport-bf/ transport-bf.html) (http://www.mlit,go,jp/kisha/kisha04/01/011026/ 02.pdf).

Linden, M. A., Kamper, D. G., Reger, S. I., & Adams, T. C. 1996, Transportation needs: Survey of individuals with disabilities. In: Proceedings of the RESNA 1996 Annual Conference; June 7-12; Salt Lake city, Utah. Arlington, VA: RESNA Press.

MDA DB2001(03); *Device Bulletin: Guidance on the Safe Transportation of Wheelchairs*, 2001, Medical Devices Agency, Department of Health.

Mercer, P. W., & Billing, J. R. 1990, Assessment of a transportable mobility aid in severe driving conditions: An exploratory test (No. CV-90-03). Ontario: Vehicle Technology Office, Transportation Technology and Energy Branch.

NCD 2005, The current state of transportation for people with disabilities in the United States, National Council on Disability, Washington, D.C.

NHTSA 2002, Traffic safety facts 2002: A compilation of motor vehicle crash data from the fatality analysis reporting system and the general estimates system, Washington, D.C., 2004, U.S. Department of Transportation.

RERC on Wheelchair Transportation Safety 2004. Tasks SP3a&b: Universal Interface and Docking Technologies (Progress Report). Pittsburgh, PA: University of Pittsburgh (RST), University of Michigan (UMTRI). www.rercwts.pitt.edu.

Rutenberg, U., & Association C. U. T. 2000, Accommodating mobility aids on Canadian low-floor buses using the rear-facing position design: experience, issues and requirements. (STRP Report 13, Nov. 2000). STRP Report 13.

SAE 1999, Recommended Practice J2249, Wheelchair Tiedown and Occupant Restraint Systems for Use in Motor Vehicles, Society of Automotive Engineers, Warrendale, PA.

Shaw, G., & Gillispie, T. 2003, Appropriate protection for wheelchair riders on public transit buses. *Journal of Rehabilitation Research and Development*, 40, 309-320.

Sprigle, S., Morris, B., Nowacek, G., & Karg, P. 1994, Assessment of adaptive transportation technology: a survey of users and equipment vendors. *Assistive Technology*, 6, 111-119.

TCRP-50 2003, Transit Cooperative Research Program (TCRP): Use of Rear-Facing Position for Common Wheelchairs on Transit Buses. Washington, D.C: Transportation Research Board.

van Roosmalcn, L., Bertocci, G. E., Ha, D,, & Karg, P. 2002a, Wheelchair integrated occupant restraints: feasibility in frontal impact. *Medical Engineering and Physics,* 23,685-696.

van Roosmalen, L., Bertocci, G. E., Hobson, D. A., & Karg, P. 2002b, Preliminary evaluation of wheelchair occupant restraint system usage in motor vehicles. *Journal of Rehabilitation Research and Development*, 39.

van Roosmalen, L., Bertocci, G. E., Karg, P., & Young, T. 1998, Belt fit evaluation of fixed vehicle mounted shoulder restraint anchors across mixed occupant populations. In: Proceedings of the RESNA 1998 Annual Conference; June 26-30; Minneapolis, MN. Arlington, VA; RESNA Press.

van Roosmalen, L., Manary, M., & Armstrong, C. 2003, Wheelchair occupant restraint issues for adult and pediatric wheelchair users. Paper presented at the 19th International Seating Symposium, Hyatt Orlando, Orlando, FL.

van Roosmalen, L., Reed, M, Bertocci, G. E. 2005, Wheelchair occupant restraint usability issues, Assistive Technology, 17, 23-36.

usability issues, *Assistive Technology*, 17, 23-36.

Chapter 11

재활 로봇

제11장

재활 로봇

저자 : Dan Ding, Richard Simpson, Yoky Matsuoka 및 Edmund LoPresti

역자 : 박형순 (미국 NIH Clinical Research Center), 송원경 (국립재활원 재활연구소 재활 보조기술연구과)

11.1 학습 목표

이 장에서는 재활 로봇 분야에 관련된 여러 가지 소주제들을 다루고 있으며, 독자들은 이 장을 마칠 즈음에 다음과 같은 사항들을 알게 될 것이다.

가. 산업용 로봇과 재활 로봇의 차이점을 알게 된다.

나. 지능형 휠체어의 센서들이(레이져 거리측정기 - laser rangefinder, 적외선 센서-infrared sensor, 음파 센서 - sonar sensor)장애물 회피와 자율주행을 하는데 어떠한 역할을 하는지 알게 된다.

다. 지능형 이동 보조기기들의 자율 주행 시 공유제어 기법(shared control strategy)의 중요성을 자율 제어 기법(autonomous control)과 비교하여 기술할 수 있다.

라. 로봇을 이용한 재활 치료(robot-assisted therapy)가 기존의 치료에 비해 갖는 장점들을 나열하여 기술할 수 있다.

마. 작업 보조 로봇(assistive robot manipulator)에서 위치제어를 어떻게 하는지 이해하게 된다.

바. 다양한 형태의 작업 보조 로봇(robotic manipulation aids)에 대해 기술할 수 있다.

사. 재활 로봇을 구현할 때, 접하게 될 실제적인 문제들에 대해 기술할 수 있다.

아. 다양한 재활 치료 로봇(therapeutic robot) 시스템에 대해 기술할 수 있다.

자. 로코맷(Lokomat) 시스템과 같은 재활 치료 로봇을 이용한 임상 연구의 결과와 그 의미에 대해 기술할 수 있다.

11.2 서론

재활 로봇 공학은 기존의 산업용 로봇과 재활 의학이 융합된 새로운 분야이며, 기계 공학, 전자 공학, 의공학, 보철학, 자율이동, 인공 지능, 센서 기술 등의 여러 연구 분야를 포함한다(Prior and Warner, 1990). 산업 현장에 성공적으로 적용되어온 로봇 기술은 새로운 분야인 재활 로봇 분야에 적용되어 신체적 장애를 가지고 있는 사람들이 다시 직업을 가질 수 있게 돕기도 하고 치료의 효과를 증대시켜 주기도 하는 등 장애인들의 삶의 질을 향상시키는데 사용되고 있다. 재활 로봇 시스템이 장애인들이 일상생활을 하는데 있어서 필요로 하는 것들을 모두 만족시키도록 개발하는 것이야말로 재활 로봇 공학이 궁극적으로 추구해야 할 목표일 것이다. 재활 로봇은 크게 3가지로 분류될 수 있다. 첫째는 이동 보조 로봇, 둘째는 작업 보조 로봇, 셋째는 재활 치료 로봇이다.

산업용 로봇은 보통 정형화된 환경에서 미리 정의된 작업을 수행하며 일반적으로 사람으로부터 멀리 떨어진 곳에서 동작하지만, 재활 로봇은 이와는 전혀 다른 조건에서 동작한다. 재활 로봇이 수행하여야 하는 작업들은 신문을 집는다거나 문을 여는 것과 같은 미리 프로그램 될 수 없는 작업들이다. 또한, 산업용 로봇은 훈련된 기술자에 의해서만 조작되지만, 재활 로봇은 보통 신체적 장애를 가지고 있는 사람들에 의해 조작된다. 재활 로봇은 같은 작업 환경 내에서 로봇과 사람이 결합되는 서비스 로봇에 해당하기 때문에 사람-기계 상호 연결과 사용자의 안전에 특별한 주의를 기울여야 한다. 또한 사용자가 작업 수행 과정 내에 직접 포함되기 때문에 사용자들이 요구하는 조건에 더 많은 주의를 기울일 필요가 있다(Bolmsjo et al., 1995).

로봇이 최초로 재활 의학에 적용된 사례는 1960년대에 4자유도의 능동 보조기구(powered orthosis)를 이용하여 환자의 마비된 팔을 움직이도록 한 것이다(Kim and Cook, 1985). 근래에 들어서 특수한 상황에 적용된 재활 로봇에 대한 연구가 많이 이루어지고 있으며, 그 결과로 재활 로봇 분야가 기술적으로 향상되고 있다. 그러나 재활 로봇공학이라는 분야는 많은 이들에게 아직까지는 학교나 연구소 같은 곳에서 연구되는 학문으로서만 의미를 갖고 있을 뿐이고, 시장에서 상품화되어 사용자들에 의해 직접 사용되어지기까지는 아직도 많은 노력이 필요하다. 따라서 많은 사람들은 여전히 재활공학을 미래의 기술이라고 생각한다. 재활 로봇이 상품화가 되는데 있어서 가장 큰 문제는 사용가능성(usability)과 유용성(benefits)에 대한 확신이 아직 부족하다는 것이다(Biiher, 1997). 현재 재활 로봇의 평가에 대한 연구가 다수 이루어져 있지만, 실제 사용자가 누구이며 그들이 실제로 필요로 하는 것이 무엇인지를 더 잘 이해하기 위해서는 환자들이 재활 로봇을 실제 상황에서 사용해 보고 그 때의 장단점에 대한 평가를 하는 것이 절대적으로 필요하다.
이 장에서는 세 종류의 재활 로봇에 대해 다루고자 하는데, 첫째는 지능형 이동 보조 로봇, 둘째는 작업 보조 로봇, 셋째는 재활 치료 로봇이다. 각각의 다른 종류의 로봇에서 최신 기술이 무엇이며 장단점에 대한 분석을 해 보고자 한다.

11.3 지능형 이동 보조 로봇

기존의 이동 보조 도구(지팡이, 보행기, 수동 휠체어, 전동 휠체어, 스쿠터)가 많은 장애인들의 필요를 만족시켜왔지만, 특정 부류의 장애인들에게는 여전히 기존의 도구들을 사용하는 것이 어렵거나 사용하는 것 자체가 불가능하다. 이를테면 시력이 극도로 나쁘거나(low vision), 시야의 일부를 인식하지 못하는(visual field neglect) 시각장애인들, 강직(spasticity), 경련(tremors) 등의 운동성 장애를 갖는 사람들, 혹은 인지장애(cognitive deficit)를 갖는 사람들을 예로 들 수 있다. 이러한 부류에 속하는 사람들은 독립적으로 이동할 수 없기 때문에 수동 휠체어에 앉은 채로 도우미(caregiver)가 휠체어를 밀어주는 것에 의존할 수밖에 없다.

이러한 장애인들을 돕기 위하여, 여러 학자들은 기존의 이동 로봇 분야에서 개발된 기술을 지능형 이동 보조(Intelligent Mobility Aids) 시스템을 개발하는 데에 적용하였다. 이러한 지능형 이동 보조 시스템은 대체로 전통적인 이동 보조기에 컴퓨터와 선별된 센서를 추가한 형태의 구조이거나, 기존의 이동 로봇에 좌석과 핸들레버(handlebar)을 부착한 구조를 갖는다. 지능형 이동 보조 시스템은 기존에 존재하는 다양한 이동 보조기에 기반하여 설계되었고, 다양한 방식으로 사용자의 주행에 도움을 제공한다. 이를테면 충돌회피 기능, 지정된 작업 수행 보조 기능, 그리고 두 위치 사이에서 사용자를 자동으로 운송하는 기능 등이 구현되어 있다.

11.3.1 지능형 전동 휠체어

여러 가지 지능형 휠체어를 분류하는 유용한 방법 중에 하나는 지능형 휠체어의 구성장치들이 기본 틀이 되는 이동장치와 얼마나 밀접하게 결합 되어있는지를 살펴보는 것이다. 현재까지 개발된 대부분의 지능형 휠체어는 기본 틀인 전동 휠체어에 밀접하게 통합되어 있는 형태이다. 즉, 원활한 기능수행을 위해서 주요 구성장치들에 많은 변형을 가하였기 때문에, 기본 틀이 되는 전동 휠체어로부터 추가된 다른 구성장치들을 탈부착 하는 것이 어려울 정도로 단단하게 통합되어 있다(Bourhis et al., 1998; Katevas et al., 1997; Levine et al., 1999; Simpson et al., 2002). 소수의 지능형 휠체어만이 추가된 장치들을 기본 틀(전동 휠체어)로 부터 탈부착 할 수 있도록 설계되어 있다(Fehr et al., 2000; Gomi and Ide, 1996).

지능형 휠체어에 대한 연구는 역사가 오래되었음에도 불구하고, 현재까지 극소수의 지능형 휠체어만이 상품화 되어 있다. 북미에 있는 두 개의 회사(Applied AI 와 ActivMedia)가 시제품 형태의 지능형 휠체어를 연구목적으로 판매하고 있지만 연구실 밖에서의 연구 외 사용을 목적으로 생산되지는 않았다. 스마일재활주식회사(Smile Rehab, Ltd) 에서 생산된 콜 센터(CALL Centre)라는 지능형 휠체어는 스마트 휠체어(Smart Wheelchair)라는 이름으로 영국과 유럽에서 판매되고 있다. 같은 회사에서 판매되는 스마트 박스(Smart Box)라는 제품은 조종 장치 개발회사로 유명한 영국 페니길레스(Penny+Giles)사의 제품이나 다이나믹스(Dynamics)사의 제품을 사용하는 휠체어와 호환성이 있으며, 충돌센서(bump sensor, 주의: 음파센서와는 다름)가 포함되어있고 바닥 면에 부착된 테이프를 따라 움직일 수 있는 기능을 가지고 있다.

콜 센터(CALL Centre) 는 현존하는 지능형 휠체어 중에서 가장 많이 임상에 적용되었다(Nisbet et al., 1996). 콜 센터는 어린이들을 훈련하는 데도 사용되는데 충돌 센서와 선 추적(line-tracking) 센서를 장착한 표준 전동 휠체어를 사용하여, 어린이들이 전동 휠체어 동작 법을 쉽게 습득 하도록 하고 있다. 사용자는 이 지능형 휠체어를 사용하여 주행능력이 최대가 될 때(사용자가 지능형 휠체어를 이동수단으로 이용할 수 있을 정도로 익숙해진 시점)까지 혹은 사용자가 완전히 독립적으로 움직일 수 있을 때까지 운전기술을 익힌다.

11.3.2 지능형 보행기

보행기(혹은 보행차) 형태의 여러 가지 지능형 이동 보조 시스템이 현재 개발 중에 있다. 보행차 형태의 지능형 이동 보조 시스템은 기존 보행기의 주기능인 지지대 기능에 이동 로봇의 주요 기능인 장애물 회피기능을 추가한 것이다. 이상적인 경우에 이러한 지능형 보행차는 대부분의 사용시간 동안에는 기존의 보행기처럼 동작하다가 사용자에게 도움이 필요할 때에만 장애물을 회피하는 주행 보조기능을 제공한다. 현재 연구과제의 결과로부터 상품화 과정 중인 지능형 보행차에는 팸에이드(PAM-AID)라는 시스템이 있다. 팸에 이드는 가이도(Guido-Figure 11.1)라는 이름의 제품으로 상품화 되었으며, 기본 구조들이 되는 이동형 로봇 플랫폼에 음파센서(sonar sensor)와 레이저 거리측정기(laser rangefinder), 그리고 손잡이(자전거 손잡이 형태로 부착됨)를 추가한 형태이다. 팸에이드는 보행 장애와 시력 장애를 가지고 있는 노인들의 보행 능력을 보조하기 위해 개발되었으며 2가지 제어 방식에 의해 동작된다. 첫 번째, 수동제어 모드에서는 사용자가 보행차를 마음대로 조종할 수 있고, 조종차가 목표 지점이나 장애물에 대한 정보를 음성 메시지를 통해 사용자에게 알려준다. 두 번째 자동제어 모드에서는 보행차가 사용자의 의도와 센서 정보를 종합하여 장애물을 회피하는 안전한 경로를 생성하여 움직임으로써 스스로 사용자를 안내한다. 중앙 연산 장치(Central Processing Unit)가 앞바퀴를 움직이는 모터를 제어하여 보행차가 장애물을 피할 수 있도록 해주는 것이다.

11.3.3 구성장치

지능형 이동 보조 시스템을 분류하는 한 가지 확실한 방법은 앞서 언급했듯이 구성장치들을 살펴보는 것이다. 초창기의 지능형 휠체어(Bourhis et al., 1993; Connell and Viola, 1990)는 사실상 이동 로봇 플랫폼에 좌석이 부착된 형태였다. 현재까지 개발되어온 대다수의 지능형 휠체어는 상품화된 전동 휠체어 플랫폼에 많은 변경이 이루어진 형태이고(Levine et al., 1999; Borgolte et al., 1998; Prassler et al., 2001; Katevas et al., 1997), 소수의 지능형 휠체어만이 전동 휠체어 플랫폼에 탈부착이 가능한 '추가 형태'로 설계 되어 있다(Simpson et al., 2002, 2003, 2004; Miller and Slack, 1995; Mazo, 2001). 지능형 보행차의 경우도 이와 유사하다. 즉, 이동 로봇에 핸들이 부착된 형태로 진화중인 지능형 보행차의 사례가 여럿 있는 반면(Ulrich et al., 2001), 대다수의 경우는 상품화된 보행기(Wasson et al., 2003) 혹은 주문 생산된 구성 요소들에 기반하여 만들어지고 있다.

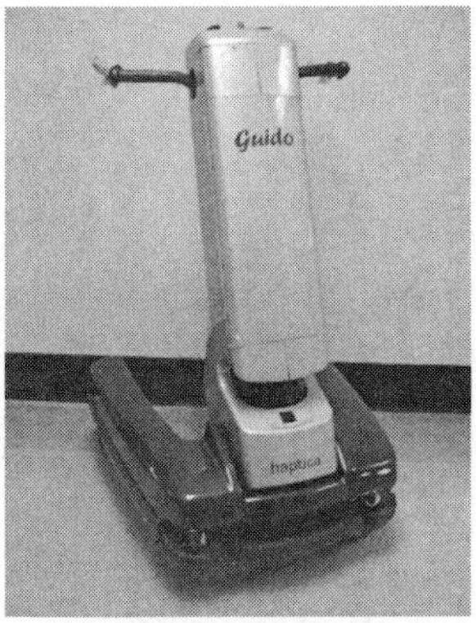

그림 11.1 로봇 보행 보조기 가이도(Guido)

수동 휠체어에 기반한 지능형 휠체어에는 현재 단 2가지의 사례가 있다. 협동형 휠체어 보조기(Collaborative Wheelchair Assistant)는 작은 모터를 사용한 바퀴를 휠체어의 뒷바퀴 타이어와 접촉하여 동력을 전달함으로써 수동형 휠체어의 진행방향을 제어한다(Boy et al., 2002). 지능형 동력 보조 장치(smart power assist module: SPAM)는 기존의 뒷바퀴 휠 대신 푸쉬림(pushrim)에 동력이 전달되는 방식의 바퀴통을 사용하고 장애물 회피기능을 하는 장치를 사용한다(그림 11.2)(Copper et al., 2001; Simpson et al., 2003).

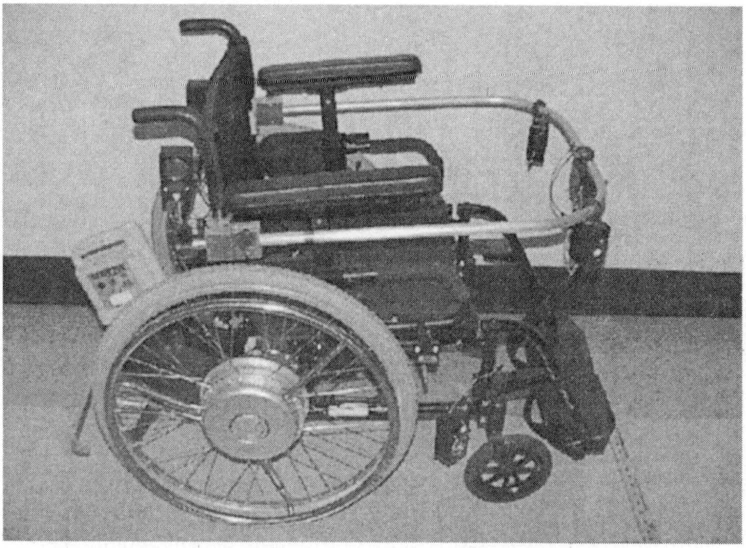

그림 11.2 지능형 동력보조 장치(SPAM: smart power assist module)

11.3.4 입력 장치

전동 휠체어에 사용되어온 다양한 종류의 입력 방법(예: 조이스틱, 공압 스위치)이 지능형 휠체어에도 적용되고 있다. 음성 인식도 지능형 휠체어의 입력 방법으로 사용되고 있는데, 그 이유는 이미 상품화 되어있는 음성 인식 기기와 프로그램 등을 쉽고 저렴한 가격에 접할 수 있기 때문이다(Levine et al., 1999; Katevas et al., 1997; Balcells et al., 1998). 좀 더 특이한 입력 방법에는 전기 안구도(EOG: electro-oculogram)를 이용하는 방법(Yanco, 2000; Mazo, 2001)과 카메라를 이용하여 사용자 머리의 위치와 방향을 계산하여 이용하는 방법이 있다.

일반 휠체어와는 달리 지능형 휠체어에는 자체 내에 컴퓨터가 장착되어 있어서 쉽게 입력기기와 결합할 수 있기 때문에 지능형 휠체어는 새로운 입력방법을 시험해 보기에 훌륭한 시험대이다. 더 중요한 것은 지능형 휠체어에 내재되어있는 장애물 회피 기능이 부정확한 입력이나 제한된 대역폭(bandwidth)과 같은 문제가 있을 때 안전망 역할을 해준다는 것이다. 예를 들면, 음성 인식을 이용한 제어는 일반 휠체어에 적용하기가 매우 어렵다고 밝혀졌지만(Miller et al., 1985; Clark and Roemer, 1977), NavChair에서는 제어 프로그램에 이미 구현되어 있는 장애물 회피 기능 때문에 사용자로부터 인식 불가능하거나 잘못 인식된 음성 명령이 가해진다고 하더라도 안전한 주행이 가능하다(Simpson and Levine, 2002).

11.3.5 센서

지능형 이동 보조 시스템이 장애물을 회피하기 위해서는 주변을 인지할 수 있는 센서들이 필요하다. 현존하는 센서 중에서 가장 많이 이용되는 센서는 초음파 거리측정 센서(혹은 음파센서: sonar sensor)이다. 음파 센서는 센서에서 발사된 음파가 정면에 있는 물체에 부딪쳐서 반사되어 올 때 가장 정확하다. 입사각이 증가할수록 반사된 음파가 센서로 되돌아올 확률이 감소하며, 이러한 특징은 물체의 표면이 부드럽거나 소리를 잘 흡수하는 경우에 더 두드러진다. 또한 여러 개의 음파 센서를 함께 사용하는 경우에는 하나의 센서에서 발사된 신호가 메아리가 되어 다른 센서에 의해 감지될 수도 있기 때문에 센서들 사이에 혼선이 생기기가 쉽다.

광범위하게 사용하는 또 다른 센서에는 적외선 센서(infrared rangefinder: IR)가 있다. 적외선 센서는 소리대신 빛을 발사하기 때문에 소리를 흡수하는 물체보다는 어두운(빛을 잘 흡수하는) 물체를 잘 인식하지 못한다. 또한, 적외선 센서는 투명하거나 굴절하는 표면을 갖는 물체를 잘 인식하지 못한다. 이러한 단점을 가지고 있음에도 음파 센서와 적외선 센서는 크기가 작고, 가격이 저렴하며, 널리 알려져 있기 때문에 아직까지 가장 많이 사용하고 있다.

음파 센서나 적외선 센서의 가장 큰 단점은 계단이나 보도블록의 끝, 구덩이 같은 급강하 지형을 잘 감지하지 못한다는 것이다. 대부분의 바닥은 어둡고 부드러운 표면으로 되어 있기 때문에, 바닥으로부터 반사되어 오는 음파나 빛을 제대로 수신할 수 있기 위해서는 음파 센서나 적외선 센서를 거의 수직 하향으로 설치해야 한다. 그러나 이렇게 설치하면 급하게 떨어지는 지형을 감지해 낼 수는 있겠지만, 감지한 순간은 이미 이동중인 기기를 정지시키기에 늦은 상태가 된다.

장애물이나 급강하 지형을 더 정확하고 미리 감지해 낼 수 있는 방법은 레이저 거리 측정기를 사용하는 것이다. 레이저 거리 측정기를 이용하면 장애물과 센서 사이의 2차원 평면 내에서 180도 범위까지 정밀 측정하는 것이 가능하다. 레이저 거리 측정기를 이용한 지능형 이동 보조 시스템에는 PAM - AID(Lacey and MacNamara, 2000)와 Rolland(Roefer and Lankenau, 2000), Maid(Prassler et al., 2001), 그리고 SENARIO (Katevas et al., 1997) 등이 있다. 그러나 레이저 거리 측정기는 비싸고, 부피가 크며, 많은 양의 전력을 소모하기 때문에 이동 보조 로봇시스템에 충분한 개수의 레이저 거리 측정기를 설치하여 완벽한 시스템을 구현하는 데에는 어려움이 있다.

다른 대안으로는 레이저 스트라이퍼(laser striper)를 사용할 수 있다. 레이저 스트라이퍼는 레이저 방사체와 CCD 카메라의 결합체로 이루어져있다. 카메라에 잡힌 직선 띠 모양의 레이저 스트라이프(laser stripe)의 영상으로부터 직선 띠가 끊어진 부분을 감지할 수 있기 때문에 장애물이나 급강하 지형까지의 거리를 계산할 수 있다. 레이저 스트라이퍼 기기는 레이저 거리 측정기보다 저렴하지만, 직선 띠 모양의 레이저 광선이 유리나 어두운 표면 같은 곳에 도달할 때는 오류를 일으킨다. 현재까지 레이저 스트라이퍼가 지능형 이동 보조 시스템에 사용된 사례는 없다.

지능형 이동 보조 시스템을 성공적으로 상품화하는데 가장 큰 걸림돌은 아직까지 정확하고, 저렴하고 작고 가벼우며, 환경조건(예를 들면 조명상태나, 급강하 지형, 온도 등) 의 영향을 받지 않고 전력소모가 작은 센서가 없다는 것이다. 이러한 조건들을 만족시키는 센서가 없기 때문에 많은 지능형 이동 보조 시스템들(예를 들어, VAHM, TAO, OMNI, Rolland 등) 은 다양한 종류의 센서로부터 오는 정보들을 종합하여 장애물의 위치를 파악한다. 즉, 특정 센서의 단점을 다른 센서를 사용하여 보완하는 것이다. 이러한 이유로, 음파 센서와 적외선 센서의 조합은 자주 사용되고 있다. 충돌 센서(bump sensor) 는 다른 센서 모두가 장애물을 감지하는데 실패했을 때 최후의 안전장치로써 지능형 이동 보조 시스템이 장애물과 접촉을 함과 동시에 동작한다.

앞으로 가장 전망이 있는 장애물 감지방법은 카메라를 이용한 기계 시각(machine vision)일 것이다. 기계 시각에 사용되는 카메라는 레이저 거리 측정기보다 훨씬 크기가 작기 때문에 지능형 이동 보조 시스템 내의 여러 위치에 쉽게 설치할 수 있다. 또한 카메라의 측정 범위는 다른 센서들에 비해서 훨씬 넓다. 기계시각을 구현하는데 필요한 카메라 및 주변 장치들의 가격 또한 많이 저렴해졌다. 일례로 예전에는 특수 카메라와 디지타이징 보드(digitizing board: 일반 영상신호를 디지털 신호로 변환시켜주는 컴퓨터 주변장치)를 필요로 하던 것들이 요즘에는 2만원 상당의 USB 웹카메라로 구현 가능하다. 이와 함께 기계 시각에 관련된 소프트웨어도 점차 향상되고 있는 중이기 때문에 컴퓨터 비전에 기반한 지능형 이동 보조 시스템의 구현 가능성이 점점 높아지고 있다. 이미 몇 가지의 지능형 이동 보조 시스템은 컴퓨터 비전을 이용하여 중요한 지표점을 탐지하고 있으며(예: Rolland, MAID, CPWNS) 사용자의 머리나 눈을 추적하여 휠체어를 제어하는데도 사용하고 있다(Matsumoto et al., 2001; Moon et al., 2003; Mazo, 2001).

11.3.6 제어 프로그램

지능형 이동 보조 시스템의 기능과 사용된 센서에 따라서 다양한 종류의 제어 프로그램들이 개발되어 왔다. 예를 들면, 플라이머쓰(Plymouth)대학과(Bugmann et al., 1998) 홍콩중문대학(Chinese University of Hong Kong(Chow et al., 2002))에서는 신경망을 사용하여 이미 습득된 경로를 재생성 하는 지능형 휠체어를 개발했다.

NavChair(Levine et al., 1999)는 장애물 밀도 분포도(obstacle density histogram)를 사용하여 음파 센서의 정보와 사용자 조이스틱 입력을 조합하며, SWCS(Simpson et al., 2004) 와 SPAM(Simpson et al., 2003)은 미리 정해놓은 규칙에 기반한 제어 방법을 사용한다.

어떤 지능형 이동 보조 시스템은 포용 제어구조(subsumption control architecture, Brooks, 1986)를 사용하여 기본 행동 양식들을 결합하고 복잡한 행동 방식을 생성해낸다(Gomi and Griffith, 1998; Connell and Viola, 1990; Li et al., 2000). 포용 제어 같은 반응형 제어 기법은 때때로 다층형 제어 구조의 가장 하층부의 제어기로써 사용된다. 반응형 제어기는 인지-반응 행동 양식을 제공함으로써 이동 보조 시스템의 기구부 자체와 직접 상호 작용한다. 반면에 상층부의 제어기는 논리적 추론 및 제어를 수행한다. 다층형 제어구조를 사용하는 지능형 이동 보조 시스템의 예는 VAHM(Bourhis et al., 2001)과 OMNI(Borgolte et al., 1998) 그리고 Rolland(Roefer and Lankenau, 2000)등이며 포용제어 방식을 하층 제어기로 사용한다.

11.3.7 작동 모드

지능형 이동 보조 시스템은 작동 방식에 따라 3가지로 분류된다. 첫 번째 지능형 이동 보조 시스템은 자동 제어 로봇과 아주 유사한 방식으로 작동한다. 사용자는 목표지를 지정해준 다음, 지능형 휠체어가 목표점까지 경로를 계획하고 실행하는 것을 모두 감독한다. 목표점에 성공적으로 도달하기 위해 주행하는 지역의 완벽한 지도가 제공되거나 주행 환경에 대한 변경이 이루어져야 한다(예를 들면, 바닥에 테이프 트랙을 설치하거나 벽에 이정표를 표시하는 것). 이러한 종류의 이동 보조 시스템은 미리 입력되어있지 않은 장애물을 회피하거나 미지의 지역을 주행할 수 없기 때문에, 목표지까지의 경로를 계획하고 주행할 능력이 없는 사용자와 대부분의 시간을 같은 공간에서 보내는 사용자에게 적합하다.

두 번째로 지능형 이동 보조 시스템은 장애물 회피 기능만 제공하고, 경로의 계획 및 주행 등의 다른 작업은 사용자에게 맡기는 경우가 있다(Levine et al., 1999; Miller and Slack, 1995). 일반적으로 이런 시스템에 대해서는 주행 지역에 대한 사전 지식을 제공하거나 주행 공간에 특별한 변경을 가할 필요가 없다. 그러나 이런 시스템들은 사용자가 모든 것을 계획해줄 것을 필요로 하기 때문에, 효과적으로 경로를 계획하고 목표지까지 주행할 능력이 있는 사용자에게만 유용하다. 마지막으로 세 번째 지능형 이동 보조 시스템은 자동 제어 방식과 반자동 주행 방식을 모두 제공한다(Bourhis et al., 2001; Katevas et al., 1997; Parikh et al., 2003).

반자동 주행 보조가 가능한 지능형 이동 보조 시스템 중의 일부 시스템은 특정한 작업과 입력 기법에 맞게 설계된 다수의 작동 모드를 제공한다. 예를 들면, NavChair(Levine et al., 1999)는 1)장애물을 회피하면서 방을 가로질러 이동하는 작업, 2)출입구를 통과하는 작업, 3)복도의 벽을 따라가는 작업 에 따라서 3가지 다른 작동 모드를 제공한다. 작업에 따라 다른 작동 모드를 제공하는 다른 시스템에는 Wheelesely(Yanco, 2000)와 Mister Ed(Connell and Viola, 1990), OMNI(borgolte et al., 1998), Rolland (Roefer and Lankenau, 2000)등이 있다. 이러한 종류의 지능형 이동 보조 시스템은 더 넓은 범위의 요구를 만족시킬 수 있지만, 주어진 작업에 가장 적합한 구조를 선택해야 한다는 추가적인 요구 사항이 있다.

이 때, 사용자가 주어진 작업에 적합한 작동 모드를 직접 선택할 수도 있고, 시스템이 자동으로 선택할 수도 있다. 사용자가 수동으로 선택하는 시스템의 예로는 TinMan (Miller and Slack, 1995)이 있다. 사용자는 다이얼을 돌려서 지능형 휠체어에 의해 제공되는 장애물 회피 기법의 정도를 조절할 수 있다. NavChair(Levine et al., 1999)와 TAO(Gomi and Griffith, 1998)는 자동 선택기능을 사용한다. NavChai의 경우는 음파센서의 정보와 위상 지도(topological map)를 조합한 뒤, 통계학적 추론 기술을 사용하여 자동으로 동작 모드를 선택한다. 반면 TAO 시스템은 포용 추론 기술을 사용하여 모든 행동 양식들 중에서 가장 발생 가능성이 높은 동작 모드를 선택하여 수행한다.

11.3.8 내부 기억 지도(Internal Mapping)와 지표점(Landmarks)

자동 제어 모드로 동작하는 지능형 이동 보조 시스템은 내부에 기억된 지도를 바탕으로 주행을 한다. 미터 지도(metric map)라 불리는 내부 기억 지도에는 자체 내에 거리 정보가 포함되어 있으며, 위상 지도(topological map)는 거리 정보 없이 두 위치간의 연결 정보만을 포함한다. 물론 바닥 표면에 미리 설치된 트랙을 따라가는 경우와 같이 내부 기억 지도를 필요로 하지 않는 자동 주행 기법도 있다(Wakaumi and Nakamura, 1992).

내부 기억 지도를 사용함에 있어서 가장 어려운 점은 주행 중인 지능형 이동 보조 장치가 매 순간 지도상의 어느 위치에 있는지를 정확하게 파악하는 것이다. 소수의 지능형 이동 보조 시스템은 기계시각을 이용하여 주행 공간 내에 원래부터 위치해 있는 지표점들을 식별해 내서 이동 시스템의 위치를 계산해내지만(Gomi and Griffith, 1998; Li et al., 2000), 다수의 시스템은 주행 공간 내에 인위적으로 지표점을 추가하여 쉽게 그 위치를 식별해 낼 수 있도록 한다. 대부분의 지능형 이동 보조 시스템은 기계 시각을 이용하여 인위적으로 추가된 지표점들을 찾아내지만, 어떤 시스템에서는 전파 표지(radio beacon)를 인위적인 지표점으로 추가하기도 한다(Prasseler et al., 2001; Balcells et al., 1998).

어떤 지능형 이동 보조 시스템에는 이동장치와 함께 움직이는 지역 지도(local map)가 사용되기도 한다(Levine et al., 1999; Roefer and lankenau, 2000; Katevas et al., 1997). 지역 지도는 많은 경우에 점유 격자(occupancy grid)나 확실성 격자(certainty grid)로 불리기도 하며, 이동 보조 시스템 주변 장애물의 위치 정보를 가지고 있다. 점유 격자는 많은 장애물 회피 기법에서 사용되는 기법이기도 하다.

11.3.9 이동 보조 시스템 연구의 미래와 전망

지능형 이동 보조 시스템에 대한 연구는 앞으로도 수년 동안 과학기술 연구분야 중에서 매우 중요한 역할을 하는 기반 분야로 남아 있을 것이다. 지능형 이동 보조 시스템은 센서 연구, 특히 기계 시각 연구를 하는데 탁월한 시험대가 되어 줄 것이며, 인간 로봇 상호 작용과 적응/공유 제어, 음성과 뇌파, 눈동자 추적과 같은 새로운 입력 기법에 대한 연구 기회를 제공할 것이다. 나아가서 지능형 이동 보조 시스템은 지속적으로 로봇 제어 기법의 시험대 역할을 할 것이다.

지능형 이동 보조 시스템의 개발에는 많은 연구가 이루어져 왔음에도 불구하고, 시스템의 성능을 평가하는 방법에 대한 연구는 많이 이루어져 있지 않다. 개발된 시스템의 평가에 실제 장애인을 포함하여 수행한 연구는 거의 없다. 더 나아가서, 아직까지도 완벽하게 일반인들이 거주하는 환경에서 시험 평가된 시스템은 없다. 실제로 사용자의 시험 평가를 수행하는 데에는 여러 가지 어려움이 있다. 실험실내의 폐쇄된 경로로 주행하는 실험을 할 때, 어떤 사용자들의 경우에는 단기간 내에 주행 성능의 개선을 보여주지 못한다(주행 성능은 평균 주행 속도와 충돌 횟수로 평가됨). 이는 지능형 이동 보조 시스템이 잘 동작하지 않을 경우나, 이미 사용자의 주행 성능이 충분히 좋아서 더 이상 개선의 여지가 없을 때 발견된다. 반면에 주행성능에 큰 개선을 보일만한 사용자들은 보통 독립적인 주행에 대한 경험이 거의 없기 때문에 시험 평가를 시도할 수 있을 만큼 훈련되기까지 많은 준비 기간을 필요로 한다.

장기간의 평가를 수행하는데 있어서 가장 큰 걸림돌은 연구를 위해 충분한 개수의 장비를 만들기 위해서 많은 비용이 필요하다는 것이다. 그럼에도 불구하고, 지능형 이동 보조 시스템을 장기간 사용했을 때의 실제 효과는 아직 알려진 바가 없기 때문에, 장기간에 걸친 연구 평가는 반드시 필요하다. 어떤 지능형 휠체어는 사용자가 일반 휠체어를 안전하고 독립적으로 사용할 수 있기까지 기술을 습득하는 수단으로 사용하도록 만들어졌다(Nisbet et al., 1996). 그러나 많은 개발자들은 지능형 이동 보조 시스템을 영구적인 이동성을 제공하는 것을 목표로 만들었거나, 아니면 아예 이런 관점을 다루지 않았다. 사실 사용자가 지능형 이동 보조 시스템에 의존하게 될수록 일반 휠체어나 보행기를 사용할 수 있는 능력을 잃게 될 가능성도 있다. 궁극적으로 볼 때, 어떤 부류의 사용자(특히 어린이의 경우)에게는 지능형 이동 보조 시스템이 기본적인 이동기술 (예를 들면, 원인을 제공하면 결과가 나타나는 현상, 명령에 따라 시작과 멈춤이 이루어지는 것)을 가르치는 효과적인 훈련 도구로 사용되는 것이 바람직하고, 다른 사용자들에게는 영구적인 이동 수단으로 사용되어야 할 것이다.

지능형 이동 보조 시스템을 이동 보조를 목적으로 사용할 것인지, 훈련 도구로 사용할 것인지, 아니면 평가를 위한 기기로 사용할 것인지를 구별하는 것도 가치 있는 연구가 될 것이다. 각각은 독특한 주제이며 서로 매우 다른 기능들을 필요로 한다. 이동 보조를 목적으로 한다면 사용자가 목표점에 빠르고 편하게 도착할 수 있도록 하는 것이 주목표가 되어야 할 것이다. 사용자에게 제공되는 피드백은 주의를 산만하게 하는 것을 피하기 위해 최소화 되어야 할 것이며, 충돌 회피가 중요시 되어야 한다. 훈련 도구로서 사용하는 것이 목적이라면, 사용자가 특수한 기술을 개발하도록 돕는 것이 목표가 되어야 한다. 이런 경우에는 사용자가 되도록 피드백을 많이 받아볼 수 있도록 해야 하며, 기기가 사용자의 입력에 따라가는 정도는 실제 훈련 작업에 따라 변할 것이다. 마지막으로 평가 기기로서의 지능형 이동 보조 시스템은 되도록이면 사용자의 활동을 간섭하지 않고 기록하는 것을 목표로 해야 한다. 이 경우, 시스템이 사용자에게 아무런 피드백을 제공하지 않아야 하고, 주행 보조도 하지 말아야 한다.

11.3.10 요약 이동 보조 로봇

지능형 이동 보조 시스템이 보편적으로 사용될 수 있기 위해서는 몇 가지 넘어야 할 장애물들이 있다. 기술적으로 가장 중요한 문제는 기존의 사용 가능한 센서들을 이용할 때, 비용과 정확도 면에서 어떻게 최적화를 시킬 것인가이다. 광범위한 운전환경에서 물체나 바닥의 표면 상태에 영향을 받지 않고 장애물과 급강하 지형을 잘 감지해 낼 수 있는 저렴한 센서가 가능해 지기 전까지는 법률적 책임 문제 때문에 지능형 이동 보조 시스템은 실내 환경 내에서만 사용되는 것으로 제한될 것이다. 현재까지 단지 몇 개만의 지능형 이동 보조 시스템만이 실외 환경에서 실험되었을 뿐이고, 대부분의 시스템은 실내 환경에서만 사용하도록 만들어져 있다. Wheelesley(Yanco, 2000)만이 실내와 실외 주행 모두를 가능케 하는 구별된 동작 모드를 제공한다.

다른 기술적인 문제는 휠체어 입력 기기와 휠체어 모터 제어기를 위한 표준화된 통신 규약이 아직 없다는 것이다. 지금까지 표준 규약을 만들기 위한 여러 시도가 있어 왔지만 어느 것도 산업 현장에서 채택되지 않은 상태이다. 만일, 표준 규약이 만들어진다면 지능형 휠체어 기술과 일반 휠체어 기술을 통합하는 작업이 훨씬 단순해질 수 있을 것이다.

이러한 기술적인 장벽을 넘어선다고 하더라도, 지능형 이동 보조 시스템이 임상적으로 받아들여져야 하고 사용자가 부담해야 하는 비용을 보조하는 문제(이를테면 의료보험)가 해결되어야 한다. 보험사와 같은 제삼자가 비용을 부담하게 하려면 지능형 이동 보조 시스템이 환자들에게 효과적이라는 것을 증명하거나, 아니면 비용 면에서 더 유리하다는 것을 보여야 한다. 아쉽게도, 충분한 개수의 지능형 이동 보조 시스템이 만들어지고 사용되기 전까지는 그 효과를 증명한 사례를 찾아볼 수 없을 것이며, 이것은 충분한 수의 의료인들이 개발된 시스템을 사용할 수 있도록 훈련 받아서 전문적으로 사용할 수 있게 되기 전까지 불가능하다. 지능형 이동 보조 장치는 고가의 복잡한 시스템이기 때문에 많은 사람들이 이러한 새로운 시스템에 익숙해지도록 훈련하기 위해서는 많은 자원과 기반시설들을 필요로 한다. 그러나 이러한 것들은 자본이 튼튼한 의료 기기를 생산하는 큰 업체들만이 할 수 있는 일이다.

하지만 그렇다고 해서 지능형 이동 보조 시스템이 성공적으로 상품화될 수 없다는 것은 아니다. 현재 지능형 이동 보조 시스템은 급강하 지형이 없는 변형된 실내 환경에서는 바로 사용이 가능한 수준이다. 여기서 말하는 변형된 실내 환경은 갓난아기들이 지나다니는 입구, 계단 앞의 문, 계단을 경사면으로 덮은 지형을 포함한다. 북미지역에서 최초로 상용화될 가능성이 있는 지능형 이동 보조 시스템은 변형된 실내에서 독립적으로 사용될 수 있고, 실외나 변형되지 않은 실내 환경에서는 수행인의 감독하에 사용될 수 있는 형태로 판매될 것이다. 그렇지만, 센서 기술이 발전한다면 지능형 이동 보조 시스템이 사용될 수 있는 환경에 대한 제약이 점차적으로 줄어들 것이 분명하다.

11.4 작업 보조 로봇

작업 보조 로봇은 장애인들이 일상생활에서의 작업과 일터에서의 작업을 다른 사람의 도움 없이 수행할 수 있도록 돕는다. 이러한 작업 보조 로봇을 제어하기 위해서 사용자는 조이스틱이나 키패드 또는 음성이나 다른 입력 기기들을 이용한다. 표 11.1 에는 이 책이 출판된 2007년 시점까지 개발된 다수의 작업 보조 로봇들이 나열되어 있다. 작업 보조 로봇은 다음의 3가지로 분류될 수 있다.

가. 작업 특화형 기기 : 식사보조나 책장을 넘기는 것 같은 단순한 작업을 수행해주는 단순한 전자기계 장치이다.

나. 작업대 기반 보조 로봇 : 직장의 작업 환경에서 작업대에 로봇을 설치하여 작업을 보조하도록 한다.

다. 휠체어 장착형 작업 보조 로봇 : 전동 휠체어에 로봇을 장착하여 이동 보조 및 작업 보조를 수행하도록 한다. 사용자가 일상생활의 작업과 직업상의 작업을 모두 수행할 수 있게 해준다.

표 11.1 작업 보조 로봇 시스템

시스템	제작 판매사	설명
PROVAR(Van Der Loos et al., 1999)	VA Palo Alto	사지마비 환자들을 위한 탁상용 작업 보조 로봇시스템
Raptor	Applied Resources Corp., NJ	휠체어에 설치되는 단순한 형태의 로봇 팔 시스템으로 키패드 명령으로 관절제어가 이루어짐
Assistive Robotic Manipulator (ARM) (MANUS로 불리우기도 함)	Exact Dynamics, the Netherlands	7자유도의 로봇 팔이며 회전하는 거치대나 휠체어에 설치된다. 가장 광범위한 평가시험이 이루어져 있고 (Kwee et al., 2002), Exact Dynamics사에서 생산 판매되고 있음
Winsford Feeder	Winsford Products Inc., NJ	선택된 속도로 음식을 먹여주며, 턱 스위치나 플러그인 로커(plug-in rocker) 스위치(한쪽을 누르면 다른 쪽은 튀어나오는 on/ff스위치) 에 의해 제어된다.
My Spoon	SECOM Co., Ltd., Japan	5자유도 로봇팔과 1자유도의 로봇말단(수저와 포크)이 식사를 보조한다. 수동 모드나 조이스틱을 이용한 반자동 모드로 구동된다.
RAID (Jones, 1999)	European TIDE program (장애인이나 노약자의 사회 경제적 통합을 위한 기술개발 프로그램)	작업대 기반의 로봇팔로써, 사무실 공간에서 동작한다. 수동 모드와 자동으로 물건 잡기 모드가 제공됨
Heidelberg Manipulator	Heidelberg 대학, Germany	작업대 기반의 로봇 팔로써 공압으로 구동되는 로봇말단과, 따로 제어되는 진공 손가락(공기를 빨아들이는 힘으로 물건을 집을 수 있는)을 사용함
HANDY1	Rehab Robotics, Ltd., UK	식사, 음료 마시기, 면도, 양치와 같은 일상생활 작업을 도와주는 탁상용 로봇팔

11.4.1 제어 인터페이스(control interface)

작업 보조 로봇의 제어 인터페이스를 구성할 때에는 기능적인 측면에서 2가지를 고려해야 한다. 첫째는 사용자와 로봇간의 관계를 어떻게 제어할 것인가의 문제이고, 둘째는 로봇과 물체 사이의 관계를 어떻게 제어할 것인가의 문제이다(Honzik, 2003).

위의 2가지 기능적 고려사항 중 사용자와 로봇 사이의 제어 인터페이스는 전체 시스템의 가치를 결정하는데 있어서 가장 중요한 요소이다. 작업 보조 로봇을 제어할 때에는 일반적으로 조이스틱이나 키패드(keypad), 호흡식 입력기(sip-and-puff) 같은 전형적인 입력 장치를 사용한다. 그러나 어떤 사용자들은 입력기를 조종하는 능숙함이 떨어지기도 하고, 작업이 입력장치에 비해서 복잡하기 때문에 로봇을 조종하는데 한계를 느끼기도 한다. 예를 들면 널리 사용되는 2자유도 조이스틱을 사용하여 3차원공간에서 움직이는 로봇을 제어한다면 자유도 측면에서 불충분하기 때문에 능숙하게 제어하기가 쉽지 않다. 물론 음성 인식, 몸동작 인식, 뇌와 컴퓨터 사이의 인터페이스, 원격조종과 같은 최신 기술을 사용한다면 사용자의 부담을 줄이고, 제어 인터페이스의 질을 향상시킬 수 있다. FRIEND라는 작업 보조 시스템은 전동 휠체어와 Exact Dynamics사의 ARM이라는 제품으로 구성되어 있으며 음성 인식 인터페이스를 이용하여 제어된다. ARM이 단어를 인식하면 휠체어에 부착된 모니터에 그 단어가 표시되기 때문에, 사용자가 시스템이 어떤 작업을 수행할지를 미리 알 수 있고 오류가 발생하기 전에 신속히 대응할 수 있다(Martens et al., 2001). PROVAR라는 작업 보조 시스템에서 사용되는 사용자 인터페이스는 로봇팔을 포함한 3차원 작업 공간을 컴퓨터 모니터에 표시해 주어서 작업이 로봇에 의해 실행되기 이전에 사용자가 가상공간에서 작업을 계획하고 검토할 수 있도록 해준다(Van Der Loos, 1999). 혹은 단순히 사용자의 몸짓을 이용하여(예를 들면 레이저 포인터로 목표점을 겨누는 것) 목표점이나 목표물을 지정해주고 음성을 이용하여 시스템에게 시작 명령을 내리기도 한다(Chen et al., 1996). 이러한 최신의 인터페이스 기술이 장점을 가지고 있음에도 불구하고, 대부분의 경우 신뢰성과 복잡성(예를 들면 원점조정 및 설치)면에서 문제를 드러낸다. 따라서 직관적이면서도 효과적으로 사용자와 로봇 사이를 연결하는 인터페이스를 설계하는 것은 여전히 중요한 과제로 남아 있다.

로봇과 물체 사이의 인터페이스로는 주로 집게 형태의 그리퍼(gripper)가 사용된다. 따라서 로봇이 수행할 수 있는 작업에는 한계가 있지만, 학교나 직장, 일상생활에서 이루어지는 대부분의 작업은 물체를 집고 내려놓는 것이기 때문에 로봇 말단에 이러한 단순한 집게형 그리퍼를 부착함으로써 해결이 된다. 로봇 말단에 접촉 센서나 광학 센서 등을 부착하면 물체를 감지하는데 도움이 되고 보다 신뢰도가 높은 작업을 수행할 수 있다(Van Der Loos, 1999).

11.4.2 제어 모드

작업 보조 로봇은 보통 관절 좌표계와 직교 좌표계의 2가지 모드로 제어된다. 관절 좌표계에서는 로봇의 각각의 관절이 따로 제어된다. RAPTOR 로봇이 그 예가 될 수 있는데, 이 로봇은 4 자유도의 로봇이며 어깨 관절을 굽히고 펴는 방향(flexion/extension)과 회전하는 방향(rotation)을 포함하고 팔꿈치를 굽히고 펴는 방향, 손목을 회전하는 방향을 포함한다. 로봇의 기구학적인 모델을 사용하면, RAPTOR 로봇이 바닥의 물체에 도달하거나, 스위치를 켜거나, 엘리베이터의 버튼을 누르도록 제어할 수 있다. 여기서 로봇의 기구학은 정방향 기구학(forward kinematics)과 역방향 기구학(inverse kinematics)을 포함한다. 정방향 기구학은 관절의 각도를 알고 있을 때 이로부터 직교 좌표에서 로봇말단의 위치를 계산해내는데 사용된다. 정방향 기구학을 위해서는 로봇 팔의 길이(link length)나, 뒤틀림 각도(twist angle), 관절간의 오프셋 거리(offset distance), 관절각(joint angle)과 같은 데나비트-하텐버그 표시법(Denavit-Hartenberg 매개변수, D-H parameter)을 알아야 하며 인접한 링크간의 기구학적인 관계를 나타내는 변환 행렬(transform matrix)을 계산해내야 한다. 정방향 기구학을 통해서는 관절 좌표계에서의 제어가 구현될 수 있기 때문에, 사용자가 관절의 각도를 지정해주고 로봇의 말단이 어떻게 움직이는지를 지켜볼 수 있다. 실제로 RAPTOR 시스템의 각각의 관절은 독립적으로 제어되는데 이러한 형태의 제어는 제어기 자체를 구현하기는 쉽지만, 로봇의 말단을 원하는 위치로 움직이기 위해서는 사용자가 지속적으로 각각의 관절 각도를 변화시켜 주어야한다는 번거로움이 있다. 관절 좌표계 제어 모드에서 RAPTOR 시스템은 관절각을 측정하지 않고 동작하게 하는 간단한 개회로 제어 방식(open-loop control scheme)을 사용한다.

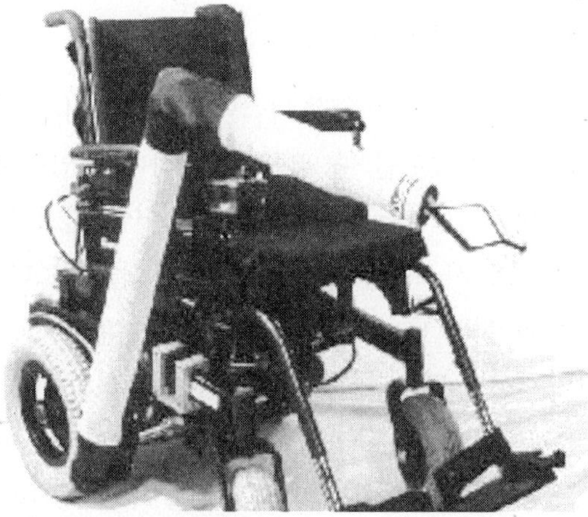

그림 11.3 랩터(RAPTOR) 시스템의 구성요소

직교 좌표계 제어 모드에서는 로봇 말단 중심점의 x,y,z좌표 위치와 방향(로봇 말단의 수직, 수평, 길이 방향으로의 회전 각도로 표현됨)이 직접 제어된다. 작업 공간 내에서의 연속적인 관절 제어를 위해서 역방향 기구학 모델이 필요하며, 역방향 기구학을 이용하면 직교 좌표 내에서의 로봇말단의 위치와 방향이 주어졌을 때, 이에 해당하는 관절 각도가 무엇인지를 알아낼 수 있다. 즉, 사용자가 직교 좌표계에서 로봇 말단의 위치와 방향을 지정해주면 로봇의 말단이 그 위치와 방향을 취하도록 자동으로 제어된다. ARM(Exact Dynamics사, 네덜란드)시스템은 사용자가 로봇 말단의 위치를 3차원 직교 좌표 공간에서 직접 조종할 수 있게 해주는 직교 좌표계 제어 모드와, 각각의 관절을 독립적으로 따로 움직일 수 있도록 해주는 관절 좌표계 제어 모드를 모두 제공한다. 또한 ARM 시스템은 음료 마시기 모드와 로봇 초기화 모드를 제공하는데 음료 마시기 모드에서는 음료수를 마시는 동작이 미리 프로그램 되어 있어서 사용자가 원할 때 실행할 수 있으며, 로봇 초기화 모드에서는 접혀있는 로봇을 펴는 동작과 로봇을 사용한 후에 다시 접는 동작을 수행한다. 또한, 파일럿 모드(pilot mode)와 원기둥 좌표계 모드(cylindrical mode), 위치 제어 모드(position mode), 협동 제어 모드(collaborative mode) 등이 추가 되어있다. 협동 제어 모드에서는 소형 카메라가 로봇의 말단에 부착되어 카메라 영상 정보가 로봇을 제어하는데 이용된다(Tijsma et al., 2005). 이런 방법은 카메라의 영상 이미지로부터 물체를 선택하는데 소요되는 시간은 증가하지만, 로봇이 물체에 접근하기까지 소요되는 시간을 크게 단축시킬 수 있다는 장점을 가지고 있다(Driessen et al., 2005).

11.4.3 통합 제어(Integrated Control)

통합 제어는 한 개의 제어 인터페이스(조이스틱, 헤드 스위치, 음성 인식 시스템, 키패드)로 두 개 이상의 장치를 제어할 때 필요하다. 하나의 입력 장치를 두 개 이상의 보조 장비(이를테면, 조이스틱 하나로 휠체어와 휠체어에 설치된 로봇팔을 모두 제어함)에 연결하여 통합된 보조 시스템을 구성하면 장애인들이 보다 더 독립적인 생활을 편리하게 할 수 있도록 해준다. MANUS 시스템의 초기 평가 연구 보고에 의하면, 많은 사용자들이 두 개의 조이스틱을 이용하여 각각 휠체어와 로봇팔을 제어하는 것에 불편함을 느꼈다고 한다(Eftring and Boschian, 1999). 따라서 현재의 MANUS 시스템은 하나의 조이스틱을 이용하여 휠체어와 로봇팔을 모두 제어하도록 개선되었다. 이와 관련되어 한 개의 조이스틱을 이용하여 전동 휠체어를 제어하고, 휠체어가 탁상용 로봇 팔에 접근하였을 때는 같은 조이스틱으로 로봇팔을 제어하도록 하는 통합 제어

기법에 대한 연구가 있다(Stefanov, 1999). 그러나 하나의 입력기만을 사용할 때의 단점은 그 입력기가 고장 났을 때 사용자가 모든 시스템을 제어할 수 없게 된다는 것이다. 또한 통합 제어기를 사용할 경우에는 사용자가 여러 모드를 선택 및 변경해야 하기 때문에 단순히 장치별로 구별된 입력기를 사용하는 경우보다 사용자가 더 많은 생각을 하도록 요구된다.

11.4.4 임상 연구

피츠버그 대학에서는 RAPTOR 시스템을 사용했을 경우, 기본 작업들을 수행할 수 있는 능력과 사용자의 독립성이 개선될 수 있는지에 대한 연구를 수행하였다. 11명의 전신 마비 환자가 16가지의 기본 작업을 수행할 경우의 독립성을 보조 로봇을 사용했을 경우와 사용하지 않았을 경우에 대하여 비교하였다. 바닥에 떨어진 물건을 집는 작업, 목표물에 접근하는 작업, 물체를 움직이는 작업(예: 음료 마시기, 물 따르기)등의 일곱 개의 작업에 대해서 작업 독립성과 작업 수행 시간 면에서 보조 로봇을 사용했을 경우, 현격한 개선이 있다는 것이 발견되었다. 그리고 피실험자들은 13시간 동안 훈련을 받고 일상생활 작업의 절반 이상을 연습한 이후에 RAPTOR시스템을 사용하는데 숙달되어 있다고 한다(Chaves et al., 2003).

네덜란드의 ARM 시스템을 이용한 평가 연구는 광범위하게 많은 곳에서 이루어져 왔다. 그 중 한 연구에서는 일곱 명의 어린이 및 청소년 대상자들에 대해 로봇 제어모드와 동작 순서를 각각의 대상자에게 맞도록 최적화시켰다. 즉, 개념 설계단계에서부터 시작하여, 시스템 구현, 훈련과 평가가 이루어지기까지의 모든 개발단계에서 사용자가 참여하여, 사용자와 개발자가 개발의 시작부터 끝까지 상호 보완하는 방법이 선보여졌다. 결과는 성공적이었으며 두 명의 참여자는 실제로 개발된 로봇을 개인적으로 사용하기 위해 요청하기도 하였다(Kwee et al., 2002).

11.4.5 안전성

작업 보조 로봇은 사용자의 근처에서 움직이기 때문에 시스템의 안전성과 신뢰도가 매우 중요하게 다루어져야 한다. 현존하는 대부분의 작업 보조 로봇은 안전성을 위해 제한된 작업 공간 내에서 작은 힘과 느린 속도로 움직이게 설계되어 있기 때문에 기능적으로 한계를 갖게 된다. 최근에 이루어진 MANUS 사용자 설문 조사에 의하면, 대부분의 사용자들은 로봇이 너무 느리게 움직이고, 무거운 물체를 들 수 없으며, 어떤 특별한 종류의 작업을 수행하기에는 로봇 팔이 너무 짧다고 보고하였다(Gelderblom, 1999). 그렇지만 더 빠르고 힘이 센 보조 로봇을 설계하는 것은 단순히 더 강력한 전기 모터를 사용함으로써 해결할 수 있는 간단한 문제가 아니다. 안전성을 보장하기 위해서 기계 시각과 근접 센서 같은 센서를 이용하여 사람과 물체를 구분하고 로봇이 사람에 너무 근접할 경우, 자동으로 멈추도록 하는 방법이 필요하다(Kawamura et al., 2000). 신뢰성이 높은 힘 센서를 이용하여 안전한 힘/토크 피드백(feedback)을 구현하고, 로봇의 말단이 필요에 따라 적당한 힘을 가지고 사용자와 접촉할 수 있는 기법이 제안되기도 하였다(Tejima et al., 2005). 진(Zinn)과 동료들은(2004) 예측하지 못한 충돌 시에 로봇의 작업 성능을 희생하지 않으면서도 충격력을 줄여주는 로봇팔을 개발하기도 했다. 로봇의 큰 구동기의 대부분을 로봇의 지지대 부근(base)에 위치시켜서 로봇팔의 관성을 줄였고, 작고 가벼운 모터를 관절에 부착함으로써 로봇이 충분한 힘을 낼 수 있도록 설계하였다.

11.4.6 요약 작업 보조 로봇

지능형 이동 보조 시스템과 마찬가지로 작업 보조 로봇이 널리 사용 되어질 수 있기 위해서는 넘어야 할 장벽들이 있다. 사용의 용이성, 경제적 고려, 안전성, 로봇의 효과에 대한 증명 등이 넘어야 할 중요한 요소들이다. 작업 보조 로봇은 여전히 고가의 장비이다. 컴퓨터, 센서, 비전 시스템 등은 점점 저렴해지고 있지만, 작업 보조 로봇은 일반적으로 각각의 사용자에게 맞도록 개별적으로 주문 생산되어야 하기 때문에 가격이 비싸질 수밖에 없다. 또한 보험 회사나 보건 당국 같은 단체로부터 로봇의 일부 비용을 보조받는 데에도 큰 어려움이 따른다. 현존하는 작업 보조 로봇들이 장애인들의 일상생활에 도움을 줄 수 있다는 것에는 변론의 여지가 없지만, 아직 로봇이 간병인과 비교될 만큼 빠르게 효과적으로 작업을 수행하지는 못하고 있다. 작업 보조의 성능은 보통 안전성을 위해서 희생되기 때문에 사용자들은 기대한 만큼 작업 보조 로봇이 효과적이지 못하다고 생각할 것이다. 또 다른 넘어서야 할 장벽은 사용자의 의도를 잘 이해하고 학습 효과가 뛰어난 더 직관적이면서도 효과적인 사용자 입력 장치가 없다는 것이다. 그럼에도 불구하고, 작업 보조 로봇 분야는 기술적으로 상업적으로 성공 가능성이 높은 분야이다. 기구 설계, 새로운 재료의 이용, 큰 규모의 임상 연구와 비용 면에서의 효용성에 대한 연구, 지능형 입력기의 설계 등에 대한 많은 개발 및 연구가 이루어져야 할 것이다.

11.5 재활 치료 로봇

운동 장애를 갖는 환자들의 사지 재활을 위해 물리 치료사에 의해 전통적으로 행해지던 여러 종류의 물리 치료 방법들이 여러 형태의 재활 치료 로봇을 통해서 구현되었다. 이러한 로봇들의 대부분은 햅틱 장치(haptic interfaces)로써, 환자가 로봇 장치를 통해서 움직임을 가하거나 로봇을 통해 전달되는 힘의 피드백(feedback)을 느끼기도 하는 방식으로 컴퓨터와 상호 작용을 할 수 있도록 해주는 장치다. 환자는 컴퓨터 모니터에 나타나는 시각 정보나 다른 형태의 정보를 통해서 자신의 작업 성능에 대해 알 수 있다. 상지 재활을 위한 로봇은 어깨, 팔꿈치나 손의 관절의 움직임을 다루고, 하지 재활을 위한 로봇은 환자가 정상적인 걸음새를 회복할 수 있도록 돕는다.

11.5.1 상지 운동을 위한 재활 치료 로봇

상지 재활 치료를 위한 로봇은 환자들이 손상된 팔과 손을 움직여서 목표물까지 도달할 수 있는 능력을 다시 회복하는 과정을 도와주도록 설계되었다. 상지를 목표물까지 움직이는 능력은 환자가 뇌졸중과 같은 뇌손상이나 다른 운동 장애를 입었을 때 잃게 된다. 이 장에서는 현재까지 개발되어온 다음의 9종의 상지 재활 치료 로봇을 다루고자 한다. MIT-MANUS, MIME, ARM Guide, GENTLE/s, HapticMASTER, WAM, BAM, PHANTOM, Rutgers Master II 등이다.

현재까지 MIT-MANUS 시스템은 재활 치료용으로 가장 널리 사용된 로봇이다. 이 로봇은 2자유도의 로봇으로써, 다섯 개의 링크로 연결된 SCARA(Selective Compliance Assembly Robot Arm)형태의 로봇이다(Krebs et al., 1998). 환자는 로봇의 끝을 붙잡고 평면상에서 움직임으로써 컴퓨터 화면상의 커서를 움직이게 되는데 이때 환자가 로봇으로부터 최소의 저항력(impedance) 을 느끼도록 로봇이 설계되었다. 또한 로봇의 두 개의 모터(brushless motor)를 이용해서 필요에 따라 환자가 작업을 수행하는 것을 돕도록 힘을 가해 줄 수 있다(Krebs et al., 2000). 이러한 작동 모드를 능동 보조 모드(active assisted mode)라고 한다. 최근 MIT-MANUS로봇의 확장된 형태의 로봇이 개발되었는데, 이 로봇은 평면상의 2자유도 운동에 추가로 수직방향으로 50 cm 가량의 움직임을 가능케 해준다(Krebs et al., 2004). MIT-MANUS로봇의 임상 평가에서는, 56명의 뇌졸중 환자가 기존의 물리 치료사로부터 받는 재활 훈련에 추가로 일주일에 4시간 정도의 로봇을 이용한 훈련을 받았다(Volpe et al., 2001). 4주간의 훈련

후, 로봇 치료를 추가로 받은 환자들은 기존의 재활 치료만을 받은 환자들(로봇을 1주일에 1~2시간 이용했지만 로봇의 전원을 끈 상태에서만 사용)에 비해서 어깨와 팔꿈치를 움직이는 근육의 힘과 근육 제어 능력이 크게 개선되었음을 보였다(Volpe et al., 2001).

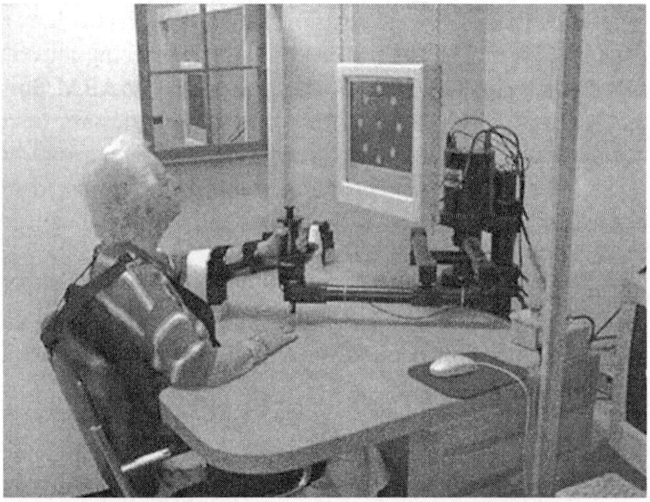

그림 11.4 MIT-MANUS 로봇(2004 Krebs et al.; 판매소유권은 BioMed Central Ltd. 에 있음)

MIME(Mirror Image Movement Enabler)시스템은 어깨와 팔꿈치의 재활 운동을 위한 다른 형태의 재활 치료 로봇으로써, PUMA-560이라는 기존의 상용화 되어있는 6자유도 산업용 로봇을 사용하였다(Lum et al., 2002). 환자의 팔은 부목을 통해 로봇과 고정되고, 손목과 손을 고정하는 부목은 로봇의 말단과 연결되어 있는데, 부목과 로봇의 말단 사이에 6자유도 힘/토크 센서를 추가하여 환자의 팔에 가해지는 힘과 토크를 측정할 수 있다. 환자는 MIME 시스템의 네 가지 제어 모드를 사용하여 목표물까지 움직이는 훈련을 할 수 있다. 수동 모드(passive mode)에서는 환자가 팔에 힘을 뺀 상태에서 로봇이 환자의 팔을 움직이고, 능동 보조 모드(active assisted mode)는 앞서 MIT-MANUS 에서 설명한 것처럼 로봇이 환자의 움직임을 돕는 보조 모드이다. 능동 구속 모드(active constrained mode)에서는 환자가 목표물까지 움직일 때 점성 저항력(운동속도에 비례)을 느낀다. 이때 로봇은 목표 지점 방향의 경로에 수직인 방향으로는 스프링 같은 탄성력을 가함으로써, 환자가 정해진 방향으로만 움직이도록 돕는다. 마지막 네 번째 양방향 모드(bilateral mode)는 편마비 환자나 뇌졸중 환자처럼 한쪽 팔은 정상이고 다른 팔이 손상된 환자를 위한 것으로써, 정상인 팔의 움직임을 위치 센서로 측정하고 로봇이 손상된 팔을 붙잡고 움직이게 된다. 즉, 정상인 팔의 움직임과 대칭인 움직임을(마치 거울에 반사된 것처럼) 로봇을 통해 손상된 팔에 구현해주는 것이다. Burgar및 그의 동료들은 이러한 거울에 반사된 운동이 뇌졸중으로 손상된 신경 통로의 활동을 자극하여 정상 운동 방식을 회복하는데 도움이 될 것이라는 가설을 가지고 연구를 하였다. MIME시스템의 임상 실험에서는 13명의 환자가 1시간 동안 로봇을 이용한 훈련을 24회 받았으며, 다른 비교 그룹의 14명의 환자들은 같은 시간 동안 손상된 팔을 사용한 일상생활의 작업을 훈련 받았다(Lum et al., 2002). 실험 결과, 로봇 훈련을 받은 환자들이 그렇지 않은 환자들에 비해 어깨와 팔꿈치의 근력과 목표물에 다가가는 능력이 크게 향상됨을 보였다.

ARM Guide(the Assisted Rehabilitation and Measurement Guide)는 더 단순하고 상대적으로 저가형인 시스템으로써, 뇌졸중 환자들이 목표물까지 움직이는 능력을 개선할 수 있도록 만들어졌다. 이 시스템은 뇌졸중 환자들이 목표물까지 움직이는 능력을 잃게 된 여러 가지 요소들을 연구하는데 사용되었다(Reinkensmeyer et al., 2000). 환자의 팔은 부목에 고정되어 직선 궤도를 따라 한 방향으로 운동하게 되는데, 직선 궤도의 방향을 2자유도 평면에서 조절할 수 있도록 설계하여 환자에 의해 선택된 방향을 따라 로봇이 1자유도 직선 운동을 할 수 있다. ARM Guide 시스템은 수동 혹은 능동 보조 모드에서 동작하며, 필요한 힘은 체인을 통해서 가해진다(Reinkensmeyer et al., 2000). ARM Guide시스템의 임상 실험에서는 7명의 환자들이 로봇을 이용하여 1시간의 훈련을 24회 받았으며, 다른 7명의 비교 그룹은 로봇을 사용하지 않고 같은 시간 동안 비슷한 훈련을 받았다. 실험 결과 두 그룹 모두 작업을 수행하는 시간과 팔이 목적지로 똑바로 움직이는 정도(straightness)면에서 개선됨을 보였다(Kahn et al., 2001). 그 중 로봇을 사용한 그룹의 경우, 팔이 목적지로 다가가는 궤적의 모양이 더 부드럽게 개선되었는데, 이는 훈련하는 동안 로봇으로 하여금 팔이 더 부드러운 궤적을 따라 움직이도록 도와주었기 때문이다.

그 다음 마지막으로 어깨와 팔꿈치의 재활에 사용된 로봇은 GENTLE/s 시스템이다. 이 시스템은 FCS Robotics사에서 상용화 된 3자유도 로봇인 HapticMASTER의 끝단에 수동 3자유도의 짐벌(Gimbal)을 부착하고 여기에 환자의 팔목을 고정시키는 구조로 되어있다(Amirabdollahian et al., 2003). 이 시스템은 환자의 팔을 줄에 매달아 팔 무게를 지탱해주며, 수동, 능동 보조, 능동 모드(MIME시스템의 능동 구속 모드와 유사함)등 3가지 모드가 구현되었다(Amirabdollahian et al., 2002). 줄에 팔을 매단 채로 로봇 없이 작업을 연습할 때와 비교했을 때, GENTLE/s 시스템을 사용한 환자들은 어깨의 운동범위 라든가 특정한 형태로 팔을 움직이는 능력 면에서 더 빠른 향상 속도를 보였다.

FCS Robotics사의 HapticMASTER 시스템이 GENTLE/s 시스템에 사용된 것 같이, 상지 재활 치료에 이용될 수 있는 상용화된 햅틱 인터페이스 장치가 증가하는 추세이다. 예를 들면, Barrett Technology사의 WAM 로봇(http://www.barrett.com)은 기민성과 역구동성이 매우 뛰어난 4자유도 혹은 7자유도 로봇 팔이며, 이 로봇은 기민성, 빠른 동역학, 매우 작은 백래쉬(기어의 헐거움으로 생기는 회전 현상)와 마찰력과 같은 우수한 기계적 성능을 갖는 것으로 잘 알려져 있다. 이러한 기계적으로 우수한 성능 때문에 WAM 로봇은 앞으로 재활 연구에 많이 사용될 것으로 기대된다.

로봇 장치들이 재활 치료에 더 많이 이용됨에 따라 그 안전성이 큰 관심사가 될 것으로 보여진다. 이 장에 기술된 로봇은 능동적인 구동기(로봇이 사람보다 더 빨리 움직일 수 있고 더 큰 힘을 가할 수 있음을 의미함)를 사용하기 때문에 재활 치료 중에 위험한 상황이 발생할 가능성이 있다. 이러한 안전성 문제에 대한 대안으로 BAM (Brake Actuated Machine)이 제안되었다(Matsuoka et al., 1999, 2001). BAM은 약 $2m^3$ 에 이르는 작업 공간을 갖는 6자유도의 햅틱 로봇이며, 작업 공간이 넓어서 몇 걸음 걸으면서 팔을 완전히 펴는 작업을 수행할 수 있다. 이 로봇 시스템은 움직임을 제어하기 위해 에너지를 소모하는 브레이크(에너지를 저장할 수 없기 때문에 사용자가 가하는 힘보다 큰 힘을 가할 수 없음)를 사용하여 부상에 대한 위험을 방지해준다.

어깨와 팔꿈치의 재활 시스템 이외의 재활 치료 로봇으로, 팔뚝(forearm)의 내전/외전 (팔뚝 방향으로 팔을 뒤트는 방향의 운동) 및 손목의 접힘/폄(flexion/extension) 운동을 가능케 해주는 햅틱 로봇이 있다(Hesse et al., 2003). 이 햅틱 장치를 사용하여 환자의 양팔을 수동 모드에서 움직일 수도 있고(환자는 힘을 빼고 로봇이 환자의 팔을 움직임), MIME 시스템의 양방향 모드와 같이 손상되지 않은 건강한 팔을 사용하여 손상된 팔을 거울에 반사된 것처럼 움직이는 운동을 할 수 있다. 이 로봇의 양방향 모드에서는 손상된 팔이 건강한 팔의 움직임을 따를 때, 어느 정도의 초기 저항력을 극복해야만 운동이 시작될 수 있게 하고 있다. 이 로봇은 12명의 편마비 환자에 의해 평가되었는데, 로봇을 이용한 물리 치료를 통해 손목과 손가락의 과도한 근 긴장도가 감소되었으나 3개월 후에 검사하였을 때는 그 효과가 지속되지 않았다고 보고하고 있다. 이것은 아마도 다른 로봇 치료 연구들에 비해서 환자들이 비교적 짧은 시간 동안 로봇 치료를 받았기 때문으로 보여진다.

어깨나 팔꿈치에 비해서 손의 재활을 위한 치료용 로봇 시스템에 대한 연구는 많이 이루어져 있지 않다. Rutgers Master II 라는 장치는 환자의 손가락에 힘을 가해줄 수 있는 햅틱 장갑의 형태로 개발되었다(Boian et al., 2002). Rutgers Master II는 네 개의 공압 구동기를 사용하여 엄지, 검지, 중지, 약지 등 네 개의 손가락에 힘을 가해주도록 설계되었다(Jack et al., 2001). 이 장치는 적외선 센서와 홀 효과 센서(Hall Effect Sensor)를 사용하여 손가락의 자세를 추정할 수 있다. 이 시스템은 네 명의 뇌졸중 환자에 의해 실험 평가되었는데, 손가락의 운동 범위와 독립적인 움직임의 개선을 보였다. 이러한 초기 결과는 환자들이 목표물까지 움직인 후 물체를 잡는 작업 또한 향상될 수 있음을 의미한다.

향후 재활 치료 로봇 연구에 대해 요약하자면 다음과 같은 3가지 중요한 사항을 언급해야만 할 것이다.

1. 지각 및 인지 장애(perceptual and cognitive deficits)를 포함하는 최대한 많은 환자들에게 도움을 줄 수 있는 재활 환경을 창출해내야 한다.
2. 로봇을 사용하는 장점은 반복 작업을 정확하면서도 지치지 않고 수행할 수 있다는 것인데, 이 장점을 넘어서는 다른 장점들을 이용할 수 있도록 시도해야 한다.
3. 이머시브(immersive, 영상 안에 사람이 들어가는 체험을 할 수 있는) 작업 지향적인 환경을 제공해야 한다.

이러한 3가지 목표를 이루도록 시도된 연구는 아직까지 별로 없다. 최근 마추오카(Matsuoka) 및 동료들은 '왜곡을 통한 재활'(rehabilitation by distortion)이라 불리는 재활 치료를 위한 가상 환경을 제안하여 위의 3가지 사항을 만족시키고자 하였다(Brewer et al. 2005). 마비환자는 제안된 가상현실(virtual reality) 환경 속으로 들어가고, 그 환경 내에는 환자를 편안하게 해주면서도 안전한 로봇이 환자의 마비된 팔/다리에 부착되어 운동을 시켜주며, 환자의 발전 상태를 지속적으로 관찰한다. 이들은 가상현실을 이용하면 실제 현실로부터 약간 왜곡된 시각 정보를 줄 수 있다는 사실을 이용하였다. 즉, 사람들은 일반적으로 자신들이 피부나 근육에서 느끼는 것보다 보는 것을 더 신뢰하는 경향이 있기 때문에, 만일 환자가 자신이 의도한 것에 비해서 가상현실 환경의 화면에 보여지는 자신의 가상현실 속의 팔/다리가 더 느리게 움직인다면 팔/다리를 더 빠르게 움직이기 위해 더 많은 노력을 하게 될 것이다. 결과적으로 환자는 자신이 평소에 움직일 때보다 더 많이 더 힘껏 움직이게 되는 것이다. 이러한 왜곡된 가상의 환경으로부터 빠져나와 정상의 일상 환경으로 되돌아오더라도, 환자의 근육은 훈련 효과로 인해 여전히 강하고 좀 더 조화롭게 움직일 수 있는 상태로 남게 되는 것이다. 이들은 가상 환경 내의 로봇 시스템으로 Sensable Technologies 사의 제품인 6자유도 PHANTOM(능동 3자유도, 수동 3자유도) 을 사용하였다. 선행 연구의 일환으로 뇌손상을 입은 후 8년 동안 일반적인 물리 치료를 통해 회복을 얻지 못한 외상성 뇌손상 환자(Traumatic Brain Injured patient)가 PHANTOM시스템을 통해 가상 환경에서 6주간의 훈련을 받았다. 그 결과 손가락의 운동 범위가 40도에서 68도로 증가하였으며 손가락의 힘도 3N(Newton, 뉴튼)에서 5N으로 증가하였다. 근긴장도(Hypertone)도 감소하였는데 애시워스 스케일(Ashworth Scale, 근긴장도를 측정하는 계수)가 2에서 1로 감소하였다. 표준 물리 치료 검사(AMAT 나 ARAT를 사용)를 통해서도 임상적으로 환자가 눈에 띄게 향상되었음이 보여졌다.

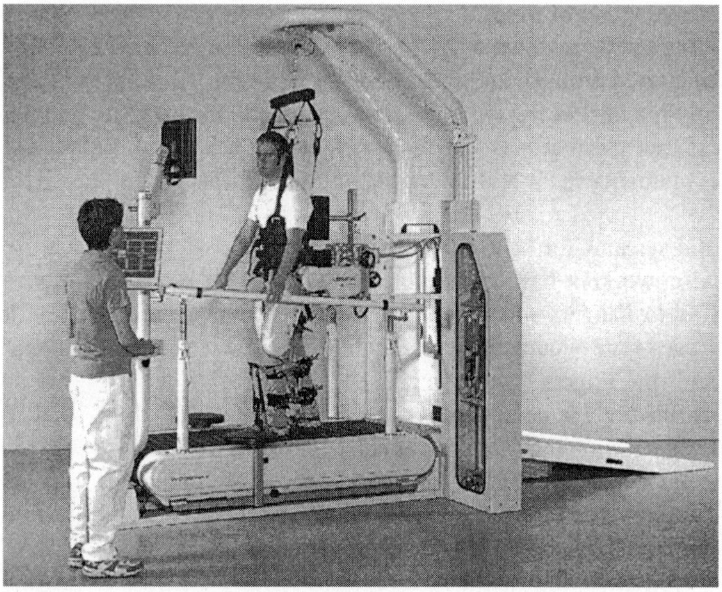

그림 11.5 Lokomat 시스템(Lokomat, Hocoma AG: www.hocoma.com)

11.5.2 하지 운동을 위한 재활 치료 로봇

하지의 운동을 위한 로봇 시스템 중 상품화되어 가장 앞서있는 시스템은 아마도 스위스의 Lokomat시스템(Hocoma AG사, Volketswil, Switzerland)일 것이다(그림 11.5). 이 로봇은 양 다리를 움직이는 정형 장치(orthosis)와 이를 제어하는 컴퓨터, 트레드밀(treadmill) 및 체중을 지지해주는 시스템으로 구성되어 있고, 시상면(sagittal plane)에서 양 다리가 움직이는 것을 제어해준다. 환자의 양쪽 다리는 그림에서 보듯이 외골격 구조의 로봇(exoskeleton robot)과 연결되어 운동이 이루어지며, 외골격 구조 로봇의 고관절과 무릎 관절은 직선으로 역 구동이 가능한 선형 모터에 의해 구동된다.

보행 시 환자의 다리가 스윙 구간(swing phase)에 있을 때는 발이 땅에 끌리지 않도록 수동적으로 발을 들어주는 장치를 사용하여 발등 굴곡(ankle dorsiflexion)이 이루어지게 한다. 정상인의 걸음새를 통해 분석된 고관절과 무릎 관절의 관절 각도의 궤적이 미리 프로그램 되어 외골격 구조 로봇을 움직이게 되고, 이를 통해 환자의 고관절과 무릎 관절의 위치가 제어된다. 로봇 장치에는 위치와 힘을 측정해주는 센서가 부착되어 있어서 환자의 생리학적, 신경학적 상태를 평가할 수 있게 하였기 때문에, 물리 치료사가 힘을 들이지 않고도 환자의 상태를 반복적이고 객관적으로 측정할 수 있다. 그러나 Lokomat 시스템은 다리 관절의 움직임에만 중점을 두었기 때문에 한계점을 갖고 있다. 즉, 정상적인 걸음새에서는 골반 회전(pelvic rotation), 골반 경사(pelvic obliquity), 골반의 수평 이동(horizontal translation of the pelvis)등이 중요한 역할을 하는데, Lokomat은 고관절, 무릎 등의 움직임에만 중점을 두어 설계되었기 때문에 걷는 동안 자연스러운 골반의 움직임을 구현하는데 제한점을 가지고 있다.

Lokomat 시스템의 훈련효과에 대한 연구 중, 미어베거리(Mirbagheri) 등은 척추손상 환자들이 훈련을 받은 후 얻게 되는 근육의 역학적 특성의 변화와 강직성 발목 관절(spastic ankle)의 자율 운동 능력의 변화에 대한 연구를 수행하였다. Lokomat을 이용한 훈련 이후에 반사성 경직도(reflex stiffness)가 눈에 띄게 감소하였고, 관절의 능동 운동 범위나 최대속도, 최대 가속도 등이 증가하였음을 보였다(Mirbagheri et al., 2005). 디에츠 (Dietz)와 뮬러(Muller)의 연구에서는, 3명의 정상인과 16명의 하반신 마비(paraplegia) 나 전신 마비(quadriplegia) 환자들이 일주일에 2~3회, 회당 한 시간 훈련을 3개월간 시행하였다. 정상인과 1년 이내에 부상을 입은 환자들의 경우, 훈련 후 근육 활동이 증가함이 발견되었다.

독일에서 개발된 Gait Trainer는 두 개의 크랭크(crank)와 로커 기어(rocker gear)를 이용한 시스템이다. 환자는 두 개의 발판 위에 서게 되고 체중을 받쳐주는 지지 장치에 의해 환자의 다리가 감당해야 하는 무게를 줄여준다. 환자의 무게 중심은 미리 계산된 수직/수평 방향의 궤적을 따르도록 제어되는데(Hesse and Uhlenbrock, 2000), Gait Trainer의 양 발판을 움직임으로써 환자의 발이 미리 계산된 궤적을 따르도록 반복 운동할 수 있고, 이런 방식으로 환자가 걸음새를 익히게 된다. Gait Trainer는 양 발판을 이용해 환자 발의 위치만을 제어할 수 있기 때문에, 무릎 관절과 같은 다른 관절에 적절한 움직임을 주기 위해서는 물리 치료사가 손수 도움을 주어야 한다. 따라서 Gait

Trainer는 근력이 약해서 걸을 수 없는 환자들에게는 적합하지 않고 무릎 관절을 어느 정도 움직일 수 있는 환자에게 적합하다.

11.5.3 기존의 재활 치료와 로봇을 이용한 재활 치료의 비교

로봇을 이용한 재활 치료는 다음의 2가지 측면에서 기존의 상지 재활 치료에 질적 향상을 가져올 수 있다. 첫째는 환자들이 충분한 시간 동안 재활 치료를 받지 못하는 것과 같이 현재의 물리치료가 갖고 있는 문제점들을 해결할 수 있다는 측면이고, 둘째는 새로운 형태의 물리치료방법을 창출해 낼 수 있다는 측면이다. 기존의 연구결과에 의하면 뇌졸중환자가 집중적으로 물리치료를 받을 경우 손상된 팔을 일상생활에서 훨씬 더 잘 사용할 수 있으며, 뇌졸중 발병 후 수 년이 지난 이후에도 물리치료 효과를 볼 수 있다고 한다(Taub et al., 1999). 현재 물리 치료사들의 숫자가 부족한데, 만일 물리 치료사들이 로봇 장비를 사용한다면 더 많은 환자들이 충분한 시간의 재활 치료를 받을 수 있으며 결국 최적의 치료효과를 얻을 수 있을 것이다. 기존의 하지 물리치료에서는 물리 치료사들이 환자의 체중을 지탱해가면서 손으로 보행 운동을 보조해왔는데, 로봇을 이용하면 물리 치료사들이 큰 힘을 들일 필요가 없다. 따라서 치료과정 중에 물리 치료사들이 당할지도 모르는 부상 가능성을 줄일 수 있다. 또한, 로봇 장치를 환자의 집에서 사용하고 치료사가 원격으로 감독한다면 환자들이 재활 치료를 받기에 더 편리해질 수 있다.

또 다른 관점은 로봇 장치만이 갖는 기능을 이용하면 사람들이 할 수 없는 새로운 형태의 치료방법을 제공할 수도 있다는 것이다. 로봇을 이용하면 지속적으로 환자의 움직임을 측정할 수 있기 때문에, 치료사가 환자의 손상 정도를 더 잘 평가할 수 있고, 회복하는 중간 중간에 환자의 상태를 더 잘 알 수 있다. 로봇은 또한 정밀한 힘을 가해줄 수 있기 때문에, 환자가 특정한 운동방식을 더 쉽게 습득할 수 있도록 도울 수 있다(Patton et al., 2004). 로봇을 이용하여 환자들이 느끼는 피드백에 변화를 줌으로써 재활 치료의 효과를 더 개선할 수 있는지에 대한 연구도 한창 진행 중이다(Wei et al., 2005; Brewer et al., 2005). 예를 들어서 앞서 설명한 왜곡된 환경에 대한 연구는 환자가 느끼는 시각 피드백에 변화를 준 사례이다. 이러한 것들은 예전의 재활 치료에서는 할 수 없었던 새로운 형식의 치료방법이며, 단순히 로봇의 반복수행 능력을 활용한 것을 훨씬 뛰어 넘는 로봇의 기능적인 장점을 이용한 사례이다. 아마도 미래의 치료로봇은 자동화된 물리 치료사 역할을 수행하는 것을 넘어서 다른 어떤 사람도 할 수 없는 일을 함으로써 물리 치료사들에게 매우 가치 있는 도우미의 역할을 수행할 것이다.

11.5.4 재활 치료 로봇이 넘어서야 할 과제

지금까지 로봇 시스템이 환자들의 근육의 힘이나 운동 범위 등을 개선시킬 수 있다는 것을 보여주었지만, 로봇을 이용한 재활 치료가 더 널리 확산되기 위해서는 아직도 넘어야 할 많은 과제들이 남아 있다. 로봇은 환자에게 큰 힘을 가할 수도 있는데, 환자에게 과도한 힘을 가하지 않고 안전하게 동작할 수 있다는 것이 무엇보다도 먼저 증명되어야 한다. 또한 더 많은 수의 환자들에게 시험 평가를 해서 그 효과를 증명해 보여야만, 재활 치료 분야에서 더 널리 받아들여 질 수 있을 것이다. 현재까지 상지 재활 치료에 가장 많이 시험된 MIT-MANUS의 경우, 10년의 시간에 걸쳐서 250여 명의 뇌졸중 환자들에게 시험 사용되어서 그 효과(팔 근육의 힘이 증가하고 팔을 더 잘 제어할 수 있음)를 보였지만(Krebs et al., 2004; Volpe et al., 2001), 임상 현장에서 표준화되어 사용되기까지는 여전히 더 많은 평가실험이 이루어져야 한다. 다른 로봇들은 더 적은 수의 환자들에게 시험평가 되었으므로, 임상적으로 널리 사용되기까지 더 긴 시간의 평가 시험을 필요로 할 것이다.

또 하나의 넘어야 할 과제는 현재까지 로봇이 평가되어 온 기준에 있다. 대부분의 로봇은 주로 근육 힘의 증가를 보이는 것과 같이 가장 낮은 수준의 능력 평가 기준을 통해서 평가 되어왔는데, 재활 치료의 궁극적인 목표는 환자가 일상생활에서 작업을 수행하는데 팔 다리를 더 잘 사용하게 하는 것이므로 더 전체적인 관점에서의 평가가 필요하다. 로봇시스템이 환자의 작업수행 능력을 향상시켰다는 사례는 아직 보고되지 않았다. 기존의 재활 치료에서 사용하는 수많은 평가 기법을 로봇에 그대로 적용하려면, 평가기법의 다양성 때문에 비교하는 것이 매우 복잡해진다. 마지막으로 현재까지 거의 대부분의 연구에서는 뇌졸중 환자들만을 다루고 있는데, 다른 종류의 질병을 가진 환자들에 대한 로봇 치료의 효과도 가능하다고 할 것이다.

로봇 재활 치료의 안전성과 효과가 있다고 하더라도, 기존의 물리 치료사들이 새로운 기술을 받아들일 수 있도록 설득해야 한다는 과제가 남아 있다. 대부분의 물리 치료사들은 이 분야의 기술 발전 동향에 대해 지속적인 관심을 보이지 않을 것이기 때문에, 물리 치료사들이 로봇치료의 안전성과 장점에 대해 납득할 수 있도록 개개인의 물리 치료사와 일대 일의 논의가 이루어져야 할 것이다. 로봇치료의 경제적인 효과 또한 증명되어야만 보험회사들이 로봇 시스템을 사용한 치료방법의 장점을 인정하고 비용을 부담하려 할 것이다. 이러한 장애물들을 넘어선다면 재활 치료 로봇은 많은 환자들의 재활성과를 향상시킬 수 있을 것이다.

로봇기술은 재활 의학에서 매우 중요한 역할을 하고 있다. 척추 손상이나 뇌졸중과 같이 다리에 마비를 갖는 환자들의 보행 재활 훈련(locomotion training)에서는 보통 서너 명의 물리 치료사들이 한 명의 환자를 훈련시키기는데 투입되고, 막대한 양의 물리적인 노동력을 필요로 한다. 로봇을 이용한 재활 치료는 기존의 치료사들이 수행하는 보행 훈련에 비해 생각보다 많은 장점을 제공하고 있는지도 모른다. 실제 체감할 수 있는 장점은 물리 치료사들을 힘든 노동에서 해방시켜준다는 것 말고도, 치료에 필요한 비용을 절감하고 치료사들의 부족 현상도 해결해 줄 수 있다는 것이다. 로봇 시스템을 사용했을 때 기존의 물리 치료를 넘어서는 어떠한 임상적인 장점을 얻을 수 있는지를 보이기 위해 현재 많은 형태의 로봇들이 개발 단계이거나 시험 중에 있다.

11.6 연습문제

1. 지능형 이동 보조 시스템은 어떤 사람들에게 가장 많은 이점을 가져다주는가?

2. 지능형 이동 보조 시스템에서 장애물 회피에 사용될 수 있는 센서 기술들의 장점, 단점 및 그것들의 응용 가능성 대해서 설명해보라.

3. 지능형 이동 보조 시스템이 임상적으로 받아들여지는데 반드시 필요한 유효한 평가시험이 어려운 이유는 무엇인가?

4. 두 개의 상지 재활 치료 로봇 시스템을 선택해서 하드웨어를 비교 대조하라.

5. 재활 치료에 로봇을 사용하는 타당성을 증명해 주는 임상적 결과에는 무엇이 있는가?

6. 기존의 물리치료와 비교했을 때, 재활 치료 로봇의 장점들을 기술하라.

7. 작업 보조 로봇에 사용될 수 있는 안전성 측정 계수들에 대해 토론해보라.

8. 네덜란드의 회사 제품인 MANUS(혹은 ARM) 시스템의 제어모드에 대해 기술해보라.

참고문헌

Amirabdollahian F, Gradwell E, Loureiro R, Collin C, Harwin W. Effects of the GENTLE/s robot mediated therapy on the outcome of upper limb rehabilitation post-stroke: analysis of the Battle Hospital data. *The 8th International Conference on Rehabilitation Robotics,* 2003; 55-58.

Amirabdollahian F, Loureiro R, Harwin W. Minimum jerk trajectory control for rehabilitation and haptic applications. *IEEE International Conference on Robotics and Automation*, 2002; 3380-3385.

Balcells AC, Gonzalez J. TetraNauta: a wheelchair controller for users with very severe mobility restrictions. *Proceedings of the 3rd Annual TIDE Congress,* 1998.

Biihler C. Robotics for rehabilitation: factors for success from a European perspective. *Rehabilitation Robotics Newsletter of the Applied Science & Engineering Laboratories at the University of Delaware*, 1997. Accessed on October 12, 2005 at http://www.asel.udel.edu/robotics/newslelter/.

Boian R, Sharma A, Han C, Merians A, Burdea G, Adamovich S, Recce M, Tremaine M, Poizner H. Virtual reality-based post-stroke hand rehabilitation. *Studies in Health Technology Information,* 2002;85:64-70.

Bolmsjo G, Neveryd H, Eftring H. Robotics in rehabilitation. *IEEE Transactions on Rehabilitation Engineering,*]995;3:77-83.

Borgolte U, Hoyer H, Buehler C, Heck H, Hoelper R. Architectural concepts of a semi-autonomous wheelchair. *Journal of Intelligent and Robotic Systems: Theory and Applications*, 1998;22:233-253.

Bourhis G, Agostini Y. The VAHM robotized wheelchair: System architecture and human-machine interaction. *Journal of Intelligent and Robotic Systems*, 1998;22:39-50.

Bourhis G, Horn O, Habert O, Pruski A. An autonomous vehicle for people with motor disabilities. *IEEE Robotics & Automation Magazine*, 2001;8:20-28.

Bourhis G, Moumen K, Pino P, Rohmer S, Pruski A. Assisted navigation for a powered wheelchair. *IEEE International Conference on Systems, Man and Cybernetics*, 1993;553-558.

Boy ES, Teo CL, Burdet E. Collaborative wheelchair assistant. *IEEE/RSJ International Conference on Intelligent Robots and Systems*, 2002;1511-1516.

Brewer B, Klatzky R, Matsuoka Y. Perceptual limits for a robotic rehabilitation environment using visual feedback distortion. *IEEE Transactions on Neural Systems and Rehabilitation Engineering*, 2005;13:1-11.

Brooks R. A robust layered control system for a mobile robot. *IEEE Journal of Robotics and Automation*, 1986;2(1): 14-23.

Bugmann G, Koay KL, Barlow N, Phillips M, Rodney D. Stable encoding of robot trajectories using normalised radial basis functions: application to an autonomous wheelchair. *International Symposium on Robotics Automation and Robotics*, 1998; 232-235.

Burgar CG, Lum PS, Shor PC, Van der Loos MHF. Development of robots for rehabilitation therapy: the Palo Alto VA/Stanford experience. *Journal of Rehabilitation Research and Development,* 2000;37:663-673.

Chaves E, Koontz AM, Garber S, Cooper RA, Williams AL. Clinical evaluation of a wheelchair mounted robotic arm. *RESNA Proceedings,* 2003.

Chen S, Kazi Z, Beitler M, Salganicoff M, Chester D, Foulds R. Gesture-speech based HMI for a rehabilitation robot. *Proceedings of IEEE Southeastcon,* 1996; 29-36.

Chow HN, Xu Y, Tso SK. Learning human navigational skill for smart wheelchair. *IEEE/RSJ International Conference on Intelligent Robots and Systems*, 2002; 996-1001.

Civit-Balcells A, del Rio FD, Jimenez G Sevillano JL, Amaya C, Vicente S. SIRIUS: improving the maneuverability of powered wheelchairs. *Proceedings of the 2002 IEEE International Conference on Control Applications,* 2002; 790-795.

Clark JA, Roemer RB. Voice controlled wheelchair. *Archives of Physical Medicine and Rehabilitation,* 1977;58:169-175.

Connell J, Viola P. Cooperative control of a semi-autonomous mobile robot. *IEEE International Conference on Robotics and Automation,* 1990; 1118-1121.

Cooper R, Corfman T, Fitzgerald S, Boninger M, Spaeth D, Ammer W, Arva J. Performance assessment of a pushrim activated power assisted wheelchair. *IEEE Transactions of Control Systems Technology*, 2001;10(l):121-126.

Ding D, Cooper RA, Kamniski BA, Kanaly JR, Allegretti A, Chaves E, Hubbard S. Integrated control of assistive devices and related technology. *Assistive Technology*, 2003;15: 89-97.

Driessen B, Liefhebber F, Kate TT, Woerden KV. Collaborative control of the MANUS manipulator. *IEEE International Conference on Rehabilitation Robotic*s, 2005; 247-251.

Dubowsky S, Genot F, Godding S, Kozono H, Skwersky A. Yu H, Yu LS. PAMM — a robotic aid to the elderly for mobility assistance and monitoring: a 'helping hand' for the elderly. *IEEE International Conference on Robotics and Automation,* 2000;570-576.

Eftring H, Boschian K. Technical results from MANUS user trials. *IEEE International Conference on Rehabilitation Robotics,* 1999; 136-141.

Fehr L, Langbein WE, Skaar SB. Adequacy of power wheelchair control interfaces for persons with severe disabilities: a clinical survey. *Journal of Rehabilitation Research and Development*, 2000;37:353-360.

Gelderblom GJ. Manus manipulator use profile. *Proceedings on AAATE SIG1 Workshop of Rehabilitation Robotics,* 1999; pp. 8-14.

Gomi T, Griffith A. Developing intelligent wheelchairs for the handicapped. *Assistive Technology and Artificial Intelligence*, 1998.

Gomi T, Ide K. The development of an intelligent wheelchair. *Proceedings of IEEE Symposium on Intelligent Vehicles,* 1996; 70-75.

Gribble WS, Browning RL, Hewett M, Remolina E, Kuipers BJ. Integrating vision and spatial reasoning for assistive navigation. *Assistive Technology and Artificial Intelligence.* New York, NY: Springer; 1998; pp. 179-193.

Hans M, Graf B, Schraft RD. Robotic home assistant Care-O-bot: Past-present-future. *IEEE International Workshop on Robot and Human Communication,* 2002; 380-385.

Hesse S, Schulte-Tigges G, Konrad M, Bardeleben A, Werner C. Robot-assisted arm trainer for the passive and active practice of bilateral forearm and wrist movements in hemiparetic subjects. *Archives in Physical Medicine Rehabilitation*, 2003;84:915-920.

Hesse S, Uhlenbrock D. A mechanized gait trainer for restoration of gait. *Journal of Rehabilitation Research and Development*, 2000;37:701-708.

Honzik B. Inverse kinematics and control of the assistive robot for disabled. Accessed on August 21, 2006 at http://www.uamt.feec.vutbr.cz/robotics.

Jack D, Boian R, Merians AS, Tremaine M, Burdea GC, Adamovich SV, Recce M, Poizner H. Virtual reality-enhanced stroke rehabilitation. *IEEE Transactions on Neural Systems and Rehabilitation Engineering*, 2001;9:308-318.

Jones T. RAID — Toward greater independence in the office & home environment. *[CORK*, 1999; 201-206.

Kahn LE, Zygman ML, Rymer WZ, Reinkensmeyer DJ. Effect of robot-assisted reaching and unassisted exercise on functional reaching in chronic hemiparesis. *Annual International Conference of the IEEE Engineering in Medicine and Biology Society*, 2001; 1344-1347.

Katevas NL, Sgouros NM, Tzafestas SG, Papakonstantinou G, Beattie P, Bishop JM, Tsanakas P, Koutsouris D. The autonomous mobile robot SENARIO: A sensor-aided intelligent navigation system for powered wheelchairs. *IEEE Robotics and Automation Magazine*, 1997;4:60-70.

Kawamura K, Peters II RA, Wilkes MW, Alford WA, Rogers TE. ISAC: foundations in human-humanoid interaction. *IEEE Intelligent Systems and their Applications*, 2000; 38-45.

Kim Y, Cook AM. Manipulation and mobility aids, *Electronic Devices for Rehabilitation* (J.G. Webster et al., Eds). London, Chapman Hall, 1985.

Krebs HI, Ferraro M, Buerger SP, Newbery MJ, Makiyama A, Sandmann M, Lynch D, Volpe BT, Hogan N. Rehabilitation robotics: pilot trial of a spatial extension for MIT-Manus. *Journal ofNeuroengineering Rehabilitation*, 2004; 1:5.

Krebs HI, Hogan N, Aisen ML, Volpe BT. Robot-aided neurorehabilitation. *IEEE Transactions on Rehabilitation Engineering,* 1998;6:75-87.

Krebs HI, Volpe BT, Aisen ML, Hogan N. Increasing productivity and quality of care: robot-aided neurorehabilitation. *Journal of Rehabilitation Research and Development,* 2000;37:639-652.

Kuno Y, Shimada N, Shirai Y. Look where you're going. *IEEE Robotics and Automation Magazine*, 2003: 26-34.

Kwee H, Quaedackers J, van de Bool E, Theeuwen L, Speth L. Adapting the control of the MANUS manipulator for persons with cerebral palsy: an exploratory study. *Technology and Disability*, 2002;14:31-42.

Lacey G, MacNamara S. Context-aware shared control of a robot mobility aid for the elderly blind. *International Journal of Robotics Research,* 2000; 19:1054-1065.

Levine SP, Bell DA, Jaros LA, Simpson RC, Koren Y, Borenstein J. The NavChair Assistive Wheelchair Navigation System. *IEEE Transactions on Rehabilitation Engineering*, 1999;7:443-451.

Li X, Zhao X, Tan T. A behavior-based architecture for the control of an intelligent powered wheelchair. *IEEE International Workshop on Robot and Human Communication*, 2000; 80-83.

Linnman S. M3S: The local network for electric wheelchairs and rehabilitation equipment. *IEEE Transactions on Neural Systems and Rehabilitation Engineering*, 1996;4(3): 188-192.

Lum PS, Burgar CG, Shor PC, Majmundar M, Van der Loos M. Robot-assisted movement training compared with conventional therapy techniques for the rehabilitation of upper-limb motor function after stroke. *Archives in Physical Medicine Rehabilitation*, 2002;83:952-959.

Martens C, Ruchel N, Lang O, Ivlev O, Graser A. A FRIEND for assisting handicapped people. *IEEE Robotics and Automation Magazine,* 2001; 57-65.

Matsumoto Y, Ino T, Ogasawara T. Development of intelligent wheelchair system with face and gaze based interface. *IEEE International Workshop on Robot and Human Communication*, 2001; 262-267.

Matsuoka Y, Miller LC. Domestic rehabilitation and learning of task-specific movements. *Sixth International Conference on Rehabilitation Robotics,* 1999; 177-182.

Matsuoka Y, Townsend WT. Design of life-size haptic environments. *xperimental Robotics VII*, 2001; 461-470.

Mazo M. An integral system for assisted mobility. *IEEE Robotics & Automation Magazine*, 2001;8:46-56.

Miller GE, Brown TE, Randolph WR. Voice controller for wheelchairs. *Medical and Biological Engineering and Computing*, 1985;23:597-600.

Miller DP, Slack MG. Design and testing of a low-cost robotic wheelchair prototype. *Autonomous Robots*, 1995;2:77-88.

Min CT, Luo RC. Multilevel multi-agent based team decision fusion for mobile robot behavior control. *The 3rd World Congress on Intelligent Control and Automation*, 2000; 489-494.

Mirbagheri MM, Tsao C, Pelosin E, Rymer WZ. Therapeutic effects of robotic-assisted locomotor training on neuromuscular properties. *IEEE International Conference on Rehabilitation Robotics,* 2005; 561-564.

Moon I, Lee M, Ryu J, Mun M. Intelligent robotic wheelchair with EMG-, gesture-, and voice-based interfaces. *IEEE/RSJ International Conference on Intelligent Robots and Systems*, 2003; 3453-3458.

Mori H, Kotani S. A robotic travel aid for the blind. *Intelligent Autonomous Systems*, 1998.

Murakami Y, Kuno Y, Shimada N, Shirai Y. Collision avoidance by observing pedestrians' faces for intelligent wheelchairs. *IEEE/RSJ International Conference on Intelligent Robots and Systems*, 2001; 2018-2023.

Nisbet PD, Craig J, Odor JP, Aitken S. "Smart" wheelchairs for mobility training. *Technology and Disability*, 1996;5:49-62.

Parikh SP, Rao RS, Jung S-H, Kumar V, Ostrowski JP, Taylor CJ. Human-robot interaction and usability studies for a smart wheelchair. *IEEE/RSJ International Conference on Intelligent Robots and Systems*, 2003; 3206-3211.

Patton JL, Mussa-Ivaldi FA. Robot-assisted adaptive training: custom force fields for teaching movement patterns. *IEEE Transactions on Biomedical Engineering*, 2004;51: 636-646.

Pires G, Nunes U. A wheelchair steered through voice commands and assisted by a reactive fuzzy-logic controller. *Journal of Intelligent and Robotic Systems: Theory and Applications*, 2002;34:301 -314.

Prassler E, Scholz J, Fiorini P. A robotic wheelchair for crowded public environments. *IEEE Robotics & Automation Magazine*, 2001;8:38-5.

Prior SD, Warner PR. A review of world rehabilitation robotics research. *IEE Colloquium on High-Tech Help for the Handicapped*, 1990; 1-3.

Reinkensmeyer DJ, Kahn LE, Averbuch M, McKenna-Cole A, Schmit BD, Rymer WZ. Understanding and treating arm movement impairment after chronic brain injury: progress with the ARM guide. *Journal of Rehabilitation Research and Development*, 2000;37:653-662.

Roefer T, Lankenau A. Architecture and applications of the Bremen autonomous wheelchair. *Information Sciences*, 2000; 126:1-20.

Schilling K, Roth H, Lieb R, Stutzle H. Sensors to improve the safety for wheelchair users. *Proceedings of the 3rd Annual TIDE Congress*, 1998.

Seki H, Kobayashi S, Kamiya Y, Hikizu M, Nomura H. Autonomous/semi-autonomous navigation system of a wheelchair by active ultrasonic beacons. *International Conference on Robotics and Automation*, 2000; 1366-1371.

Simpson RC, Levine SP. Voice control of a powered wheelchair. *IEEE Transactions on Neural Systems and Rehabilitation Engineering*, 2002;10:122-125.

Simpson RC, LoPresti EF, Hayashi S, Guo S, Ding D, Cooper RA. Smart power assistance module for manual wheelchairs. *Proceedings of Rehabilitation Engineering and Assistive Technology Society of North America*, 2003.

Simpson RC, LoPresti EF, Hayashi S, Nourbakhsh IR, Miller DP. The Smart Wheelchair Component System. *Journal of Rehabilitation Research and Development*, 2004:41:429-442.

Simpson RC, Poirot D, Baxter MF. The Hephaestus Smart Wheelchair system. *IEEE Transactions on Neural Systems and Rehabilitation Engineering*, 2002; 10:118-122.

Stefanov D. Integrated control of desktop mounted manipulator and a wheelchair. *IEEE International Conference on Rehabilitation Robotics*, 1999; 207-215.

Taub E, Uswatte G, Pidikiti R. Constraint-induced movement therapy: a new family of techniques with broad application to physical rehabilitation — a clinical review. *Journal of Rehabilitation Research and Development,* 1999;36:237-251.

Tejima N, Stefanov D, Fail-safe components for rehabilitation robots — a reflex mechanism and fail-safe force sensor. *IEEE International Conference on Rehabilitation Robotics*, 2005; 456-460.

Tijsma HA, Liefhebber F, Herder JL. A framework of interface improvements for designing new user interfaces for the MANUS robot arm. *Proceedings of the IEEE International Conference on Rehabilitation Robotics*, 2005; 235-240.

Ulrich I, Borenstein J. The GuideCane — Applying mobile robot technologies to assist the visually impaired. *IEEE Transactions on Systems Man and Cybernetics*, 2001 ;31:131-136.

Van Der Loos HFM, Wagner JJ, Smaby N, Chang K, Madrigal O, Leifer LJ, Khatib O. ProVAR assistive robot system architecture. *Proceedings of the IEEE International Conference on Robotics and Automation*, 1999; 741-746.

Volpe BT, Krebs HI, Hogan N. Is robot-aided sensorimotor training in stroke rehabilitation a realistic option? *Current Opinion in Neurology,* 2001; 14:745-752.

Wakaumi H, Nakamura K. Development of an automated wheelchair guided by a magnetic ferrite marker lane. *Journal of Rehabilitation Research and Development*, 1992:29(1):27-34.

Wasson G, Sheth P, Alwan M, Granata K, Ledoux A, Huang C. User intent in a shared control framework for pedestrian mobi lity aids. *IEEE/RSJInternational Conference on Robots and Systems*, 2003; 2962-2967.

Wei Y, Bajaj P, Scheldt R, Patton JL. A real-time haptic/graphic demonstration of how error augmentation can enhance learning. *IEEE-International Conference on Robotics and Automation*, 2005.

Yanco HA. Shared user-computer control of a robotic wheelchair system. PhD Dissertation, Cambridge, MA: Massachusetts Institute of Technology, 2000.

Yoder J-D, Baumgartner ET, Skaar SB. Initial results in the development of a guidance system for a powered wheelchair. *IEEE Transactions on Rehabilitation Engineering*, 1996;4:143-151.

Zinn M, Khatib O, Roth B, Salisbury JK. Towards a human-centered intrinsically-safe robotic manipulator. *IEEE Robotics and Automation Magazine*, 2004; 11 (2): 12-21.

Chapter 12

의지

제12장

의지

저자 : Diane M. Collins, Brad Dicianno, Amol Karmarkar, Paul F. Pasquina, Rick Relich and Annmarie Kelleher

역자 : 박윤서 (의지보조기기사협회 회장), 박종하 (서울보훈병원 보장구실)

12.1 학습 목표

이 장이 끝날 때, 독자는 다음의 능력이 생기게 될 것이다.

- 해부학적 위치에 기초한 절단의 분류와 명명하는 방법
- 현대 의지의 제작과정에 대한 이해
- 절단부위별로 사용되는 의지의 종류에 대한 이해
- 의지에 사용되는 생체역학 기본원리에 대한 이해
- 후천적 절단자와 선천성 절단자간의 의지 요구사항의 차이에 대한 이해
- 상지의지 전자의수와 대퇴의지 컴퓨터제어나 유체제어 같은 첨단 제어방식의 기본원리에 대한 이해

12.2 서론

개발도상국에서는 부적절한 골절치료 때문에, 외상이 절단의 주된 원인으로 80%를 차지한다(Esquenazi, 2004). 미국은 매년 57,000건의 새로운 사지절단이 있다(Edmond and James, 1990:Esquenazi, 2004). 이들의 68%는 질환에 의한 것인데, 주로 당뇨로 인한 하지 혈행장애 같은 질환에 의한 것이고 30%는 외상으로 절단하게 된다. 도표 12.1은 해부학적 위치에 따른 절단 출현율이고, 도표 12.2는 절단의 분류와 각 부위별 대표적 의지에 대한 도표이다(Dillingham.et.al.2002).

사지결손의 3%정도는 선천적인데, 출생 중 발생하거나 종종 원인이 불분명하다(Edmond and James, 1990). 그러나 몇몇 유전인자와 선천성 요인들이 골격결손을 가져오는 것으로 알려져 있다. 1990년 선천성 골격결손의 상지 출현율은 하지의 거의 2배에 해당하는 신생아 10,000명당 1.58명이었다(Edmond and James, 1990).

표 12.1 미국 인구 100,000명당 출현율(1996)

하지	발/발가락	21.2
	족관절	0.07
	하퇴	12.9
	슬관절	0.32
	대퇴	12.6
	고관절	0.21
상지	손/손가락	3.79
	완관절	0.04
	전완	0.22
	주관절	0.02
	상완	0.22
	견관절	0.02

표 12.2 절단의 분류와 의지 처방

절단	관여된 해부학적 구조	의지 처방
	상지	
전사반부	견갑골 쇄골포함 상지 전체 상실	견관절이단 의지
견관절이단	견관절 상실(견갑골/쇄골 보존)	
상완	상완	상완 의지
주관절	주관절 상실	상완 의지
전완	전완	전완 의지
완관절	완관절 상실	전완 의지
수부	중수골	미관용 의수
	하지	
후사반부	골반	고관절이단 의지
고관절이단	고관절 상실	고관절이단 의지
대퇴	대퇴	대퇴 의지
슬관절이단	슬관절 상실	슬관절이단 의지
하퇴	하퇴	하퇴 의지
족관절이단	족관절 상실	하퇴의지
사임절단	내외측 복숭아뼈 상실	족부 의지
족부	중족골	미관용 족부 의지

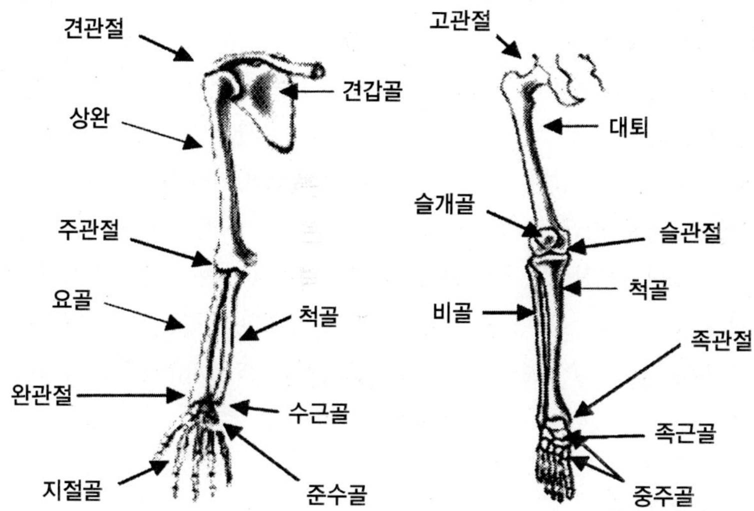

그림 12.1 상지와 하지의 뼈

후천적 상지절단의 경우, 젊은 남성은 주로 사용하는 팔이 외상으로 절단되며, 반면에 암, 종양 또는 당뇨합병증 등 질환으로 인한 절단은 비교적 적다.

미국 국립절단자정보센터에 따르면, 1996년 현재 미국에 약 1천3백만 명의 절단장애인이 있다(Amputee Coalition of America [ACA]. 2006). 하지절단의 대부분은 65세 이후에 주로 혈행장애로 인해 발생한다(ACA, 2006). 외상은 하지절단의 두 번째 많은 원인이고 주로 젊은 남성에게서 발생한다.

12.3 해부학적 분류

절단의 분류는 절단이 행해진 해부학적 부위에 기초한다. 절단이 골 체부를 가로질러 절단되었을 때 이를 횡절단(Transverse amputation)이라 하며, 전완의 요골절단이나 경골이 가로질러 절단된 하퇴절단의 경우가 이에 해당한다. 관절부위가 절단되었을 때, 주관절이나 고관절 이단에서와 같이 이를 이단이라 한다. 도표 12.3은 해부학적 표시점을 보여 준다.

선천성 사지결손을 명명하고 분류하기 위한 세계 공통의 체계는 아직 존재하지 않는다. 그러나 국제의지 보조기학회(ISPO)에서 개발한 선천성 사지결손의 분류를 위한 국제용어와 같은 체계가 현재 널리 사용되고 있다(Kay et al.,1975). 골격요소가 더 이상 존재하지 않는 부위까지 정상적으로 성장하는 사지를 말단절단지(terminal limbs)라 부른다. 예를 들어, 말단 요골결손에서는 요골과 척골이 짧아지고 손이나 손가락이 없다. 골격요소가 손상된 사지의 원위부에 존재하면 이를 중간절단지(intercalary limbs)라 부른다. 예를 들면, 요골, 손 및 손가락은 정상적으로 존재하는 반면에 척골은 짧아질 수도 있다. 선천적인 결손은 절단부와 의지의 사용기능을 최적화하기 위하여 종종 외과적 수술로 교정된다. 이 경우 절단이 행해지면 결손에 이름을 붙이게 된다. 선천성 사지결손의 가장 흔한 유형이 좌측 요골절단이다(Dillingham et al., 2002).

12.4 임상관리

절단부위는 절단수술후의 기능을 결정하는데 가장 중요한 요소의 하나이다. 상지절단에서는, 남아있는 손가락과 대립운동을 하도록 엄지손가락을 보존함으로써 섬세한 운동기능을 보존하게 된다. 절단부가 너무 길거나 또는 너무 짧으면, 효과적인 의지의 착용과 사용을 방해할 지도 모른다. 절단부가 길면 길수록 지렛대 팔을 길게 해주는 효과가 있어 의지를 잘 사용할 수 있고 또한 접촉면적을 넓게 해주는 효과가 있어 의지가 몸에서 빠지지 않고 확실히 붙어 있게 해준다. 더욱이 절단부가 길면 길수록 더 많은 고유수용성 감각을 지니게 되어, 관절의 위치를 감각적으로 느낄 수 있는 능력을 주기도 한다. 소아들의 절단은 종종 관절이 단술을 시행한다. 이것은 뼈의 골단이나 성장판을 보존시켜서 그들의 사지가 정상 길이로 성장할 수 있게 하기 위함이다.

외과 의사들은 수술방법 선택 시, 생체 역학적 원리를 반드시 염두에 두어야 한다.

절단된 뼈의 끝에 근육과 근막을 끌어 붙이는 기술인 근성형 봉합수술법은, 의지착용에 바람직한 원통형 모양을 만들고, 절단부의 지렛대 팔을 고정하고, 절 단부 끝에 충분한 패딩을 만든다(Edmonds and James, 1990). 다른 수술법에는 의지부품을 뼈에 직접 이식하는 골융합수술법(Edmonds and James,1990)(Figure 12.2), 절단부의 길이를 연장시키는 일리자노프수술법, 하퇴절단에서 경골과 비골사이를 뼈로 연결하는 얼트수술법 등이 있다(Ertl, 1949).

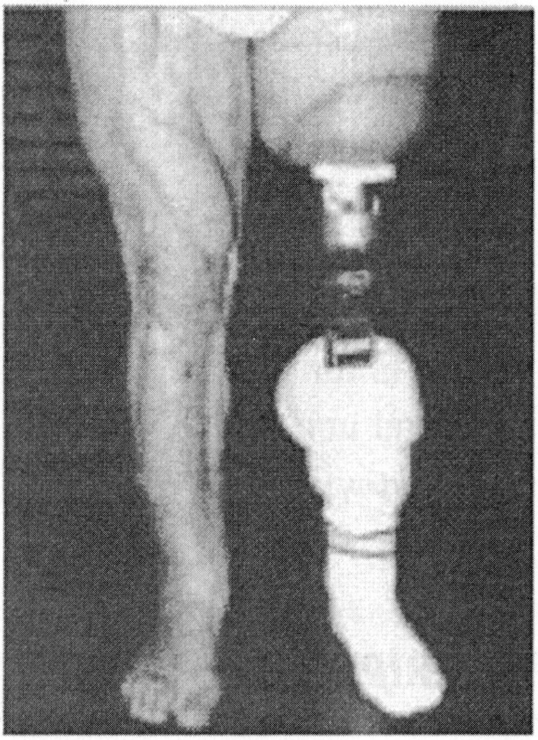

그림 12.2 신체구동 하지의지

12.4.1 수술 후 관리

수술 후 재활은 환자가 의지를 착용하기 위한 준비로서 필요하다. 이 단계에서 절단부의 모양이 의지착용에 적합한 모양이 될 수 있도록 만들어야 한다. 근육위축은 절단부 모양의 변화를 가져온다. 또한 절단부의 체적은 체액축적과 재흡수 때문에 변동한다. 수술 후 캐스트, 제거 가능한 경성드레싱(RRDs)(Edmonds and James, 1990), 탄력 붕대, 압축기 및 압력 양말 등이 모두 체액의 축적방지를 위해 사용될 수 있다.

상지의지의 의지손이나 하지의지의 의지발이 수술직후 의지착용 및 체적조절을 위해 경성드레싱에 직접 부착될 수 있다. 사전 제작된 의지나 수술직후에 사용하는 가의지(APOPS) 등이 수술직후 의지착용과 체적조절을 위해 사용될 수 있다. 수술직후에 사용하는 가의지는 수술 후 캐스트를 경성으로 만들지만, 체적평가와 상처치유 그리고 드레싱 교체 등 절단부를 관찰하기 위해 창을 만들 수 있다. 연구결과에 의하면, 상지절단자의 60%와 하지절단자의 85%가 수술 후에 환상통 또는 환상지를 경험한다고 한다(Rehabilitation medicine, 1998). 매우 예민한 절단부에 대해서는 감각을 무디게 하는 방법이 사용될 수도 있다. 이외에 건측 사지의 과잉사용에 따른 후유증이 나타날 수도 있다(Datta et al., 2004).

다양한 재활목표들이 통증관리, 상처치유, 피부 관리를 촉진하기 위한 절단부의 땀 조절에 중점을 두고 수술 후에 세워질 수 있다. 이 시점에서 환자교육이 중요하다. 여기에는 적절한 자세유지와 체적조절 방법이 포함되고 나아가 근력운동, 운동범위 확대, 독립적인 일상생활(ADL)과 이동훈련, 심리적 안정까지 포함된다. 절단장애인의 가장 성공적인 재활은 의지보조기기사, 작업치료사, 물리치료사, 재활의학전문의, 재활공학엔지니어가 포함된 팀접근에서 성취될 수 있다.

12.5 의지처방과 제작

이 단계는 절단장애인의 요구사항과 절단부위에 기초한 팀접근이 필요하다. 적절한 처방에는 의지의 모든 부품, 현수방법, 제어방식 등이 모두 포함된다. 의지는 처방이 나오고 절단부가 체중지지를 감당할 수 있게 된 후에 제작된다. 전형적인 제작방식은 (Rehabilitation Medicine,1998) 석고붕대로 절단부를 감아서 절단부의 음성모형을 만드는 것이다. 통증에 민감한 부위와 압력에 잘 견디는 부위를 표시하고, 이 음성모형을 양성모형으로 만들기 위하여 석고가 부어진다. 경골전면과 비골두 같이 압력에 민감한 부위에는 양성모형에 석고를 덧붙이고 그리고 슬 개건과 경골내측 플레어같이 압력에 잘 견디는 부위들은 석고를 깎아낸다. 이렇게 수정된 석고모형을 양성모델(Positive Model)이라고 부른다. 다음에 투명한 진단용 소켓은 열경화성 플라스틱으로 만들어지는데, 300～400°F까지 가열되고 양성모델에 진공으로 성형된다. 투명한 진단용 소켓은 보통 소켓이 절단부에 적합한가? 아닌가? 를 평가하기 위하여 사용된다.

현재는 컴퓨터가 이러한 작업의 상당부분을 대신할 정도로 기술이 발전되었다(Zheng et al., 2001: Houstion et al.,1995). 컴퓨터이용 설계 및 제작기술(CAD/CAM) 또한 소켓제작을 위한 절단부 측정을 정확하게 하는데 사용되고 있다. 절단부는 스캔작업으로 그 치수가 입력되고 의지보조기기사는 소프트웨어를 이용하여 절단부의 디지털 양성모델을 만들게 된다. 그는 체적을 늘리거나 줄이는 등 모델을 변경시킬 수 있다. 컴퓨터 밀링머신은 자동으로 석고모형을 깎아서 진단용 소켓을 제작할 수 있다. CAD/CAM으로 만든 의지는 전통적인 방법으로 만들어진 것과 품질은 거의 똑같다(Oberg et al.,1993).

최종소켓은 음압 또는 진공압력을 이용하여 탄소섬유, 케블라, 나일론, 또는 유리섬유

같은 각종 직물에 아크릴에폭시 또는 폴리에스터 레진을 주입해서 보통 만든다(Rehabilitation Medicine,1998). 최종소켓은 폼이나 속이 빈 나무외부에 플라스틱 라미네이션을 한 외골격식이나 또는 강한 내부부품을 사용하고 미관용 커버에 의해 덮여있는 내골격식이 될 수 있다. 내골 격식 디자인은 조립식 부품인 까닭에 일반적으로 더 가볍고 조정하기 쉽다.

의지선택에서 절단장애인의 사회적 상황, 직업, 취미 등이 고려되어야 한다. 예를 들면, 노인을 위한 처방과 중장비를 다루는 산업근로자를 위한 처방은 많이 다르다.

게다가 많은 절단장애인들은 그들의 기능적 필요에 따라, 다양한 의지를 사용해야 유익할 경우가 있다(Millstein et al.,1986).

어른과 아이들 모두 처음 하는 의지는 최종의지가 완성되기 전에 많은 면에서 수정보완이 필요할 수 있다. 처음 의지를 착용하면, 바로 재활은 시작되고 여러 주 동안 지속될 수 있다. 보통 절단 후 4~6주안에, 기능적인 목표가 충족되었는지 그리고 피부 손상과 같은 의료적 부작용이 없는지를 확인하기 위해, 초기 의지착용 후 면밀한 사후관리가 필요하다. 사후관리약속은 의지클리닉에서 의사 처방에 의해 이루어지고, 시급한 문제들은 의지보조기기사에게 의뢰된다. 사후관리 방문은 최종의지가 처방 날 때까지 3개월마다 실시해야 한다. 이후에는 새로운 문제가 발생하지 않는 한, 1년에 한번 방문이면 충분하다. 어린이는 성장하기 때문에, 그들의 성장하는 크기에 의지를 맞출 뿐만 아니라, 성장과정과 개인적 관심사를 충족시키기 위한 새로운 활동에 적합한 의지를 만들기 위해 여러 번 수정보완이 필요하다. 일반적으로, 성장하는 아이에게는 새로운 의지가 매년 필요하다.

12.6 상지의지 부품

12.6.1 소켓과 라이너

소켓디자인은 절단부 길이, 근력 및 관절의 안정성에 좌우된다. 소켓은 절단부를 넣고 의지와 절단부사이의 인터페이스를 담아두는 단단한 용기(shell)이다. 경성과 연성의 소켓디자인이 일반적으로 사용된다(Millstein et al., 1986). 경성과 연성 소켓들은 단층 또는 2중벽으로 디자인될 수 있다. 2중벽 디자인에서 첫 번째 라미네이션은 소켓의 인터페이스를 만들고 두 번째 라미네이션은 의지의 나머지 부품들을 부착할 수 있게 만든다. 단층벽 디자인은 한 번의 라미네이션으로 부품의 부착과 인터페이스를 함께 만든다. 소켓에는 부드러운 플라스틱 내부 라이너가 포함될 수 있다. 소켓은 하나는 주관절 위에 그리고 다른 하나는 주관절 아래에 각각 두 개로 분리될 수 있다. 그리고 뮌스터 또는 노스웨스턴 소켓처럼 부분적으로 관절을 소켓내부에 포함할 수도 있다.

때때로 소켓이나 내부의 부드러운 라이너는 절단부와 직접 접촉하게 된다. 그러나 다른 라이너는 다른 인터페이스를 하거나 의지의 현가기능을 제공할 수 있다. 다양한 두께를 가진 쿠션 라이너는 젤로 만들어져 착용감을 좋게 하는데 주로 사용된다 (Figure 12.3). 고정식 라이너는 쿠션과 현가를 위하여 부드러운 실리콘 라이너와 함께 가는 끈 혹은 셔틀핀 메커니즘을 사용한다. 특별히 절단부의 체적이 줄었을 때, 여러 겹의 양말이 쿠션 라이너와 소켓사이에 때때로 사용된다.

12.6.2 현가장치

현가장치는 의지무게와 의지사용에 따라 수반되는 힘에도 불구하고 절단부에 의지를 안전하게 묶어두는 역할을 한다. 3가지 유형의 현가장치가 사용되는데, 하니스가 가장 많이 사용되는 시스템이다(Datta et al., 2004).

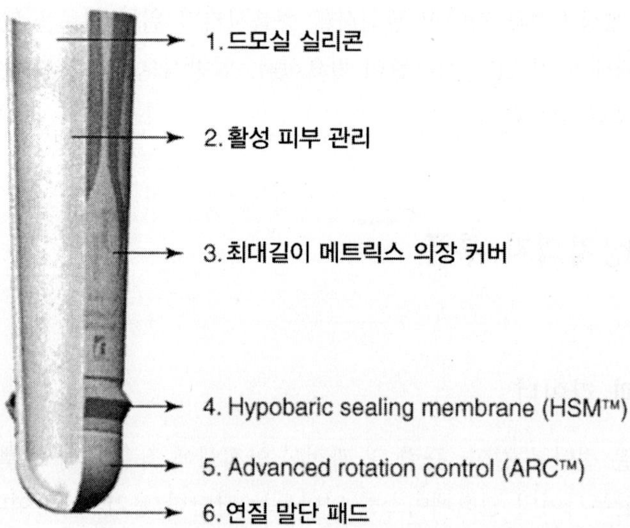

그림 12.3 아이스로스 타이너

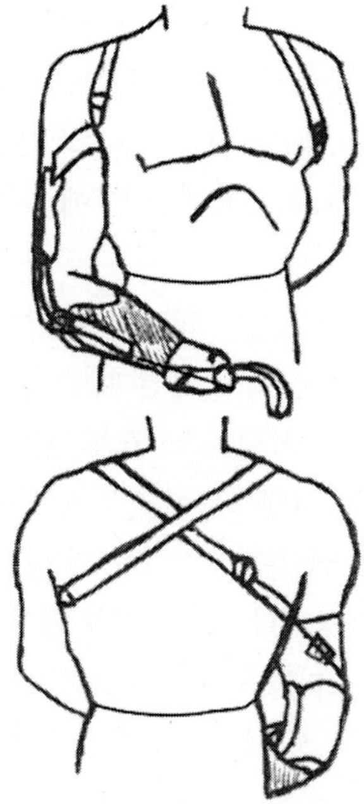

그림 12.4 상지의지 부탁 시스템

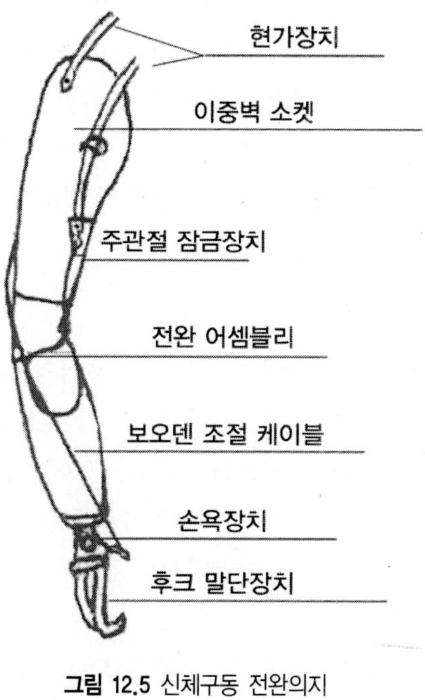

그림 12.5 신체구동 전완의지

8자형이 가장 많이 사용되는 하니스이다. 8자형 하니스의 한 끝은 건측 겨드랑이 밑을 지난다, 스트랩은 등 뒤를 지나 어깨위에서 올가미 모양이 된다. 전방 스트랩은 상완절단은 소켓에, 전완절단은 Y자형 스트랩과 삼두근 패드에 각각 연결된다. 이 스트랩이 대부분 현가에 필요한 힘을 제공한다. 후방 스트랩은 상완절단은 주관절에 그리고 전완절단은 겨드랑이 루프에 고정된 조절케이블에 부착시키고 또한 의지 손에도 부착시킨다(Figure 12.4).

하니스의 다른 유형은 어깨안장이 있는 흉곽 스트랩이다(Figure 12.5). 이것은 8자형 스트랩이 불편하거나 무거운 것을 들어 올릴 때 사용된다. 흉곽스트랩은 건축의 흉곽을 감고 반대편 어깨위에 가죽이나 플라스틱으로 만든 안장에 연결된다. 이 안장은 8자형 스트랩과 비슷하게 전방과 후방스트랩을 이용해서 의지에 연결된다.

자기현가(self-suspension)는 절단부가 스스로 의지를 충분히 현가할 수 있을 정도의 소켓디자인이 되는 경우에 사용된다. 이 유형의 현가는 대체적으로 완관절이 단이나 짧은 요골절단에 사용된다. 뮌스터와 노스웨스턴소켓들이 자기현가가 가능한 소켓이다.

흡입식 현가에는 2가지가 있다. 첫째는 한 방향으로만 공기가 빠지는 밸브가 부착된 전면접촉식 소켓으로 윤활유를 사용하거나 양말을 당겨서 의지를 착용하게 된다. 밸브가 의지 소켓내부에서 음압을 만들며, 이로 인하여 의지가 빠지지 않고 현가되게 된다. 둘째는 의지가 절단부에 감아올리는 실리콘 슬리브와 연결되거나, 핀이나 끈으로 고정시켜 의지를 현가할 수 있다. 이 현가방법 선택 시, 피부마찰을 중요하게 고려해야 한다.

비교적 잘 알려지지 않은 현가방법은, 앞에서 언급한 골융합 현가방법이다(Figure 12.2). 티타늄재질의 뼈임플란트를 직접 의지에 부착하며, 소켓이 필요 없게 된다. 이것은 상대적으로 새로운 현가방식이어서, 장기사용의 결과가 아직 알려지지 않고 있다.

12.6.3 제어시스템

상지의지에는 현재 신체이용 제어와 근전도이용 제어의 2가지 제어방식이 있다. 신체이용 제어는 의지손이나 주관절장식을 제어하기 위하여 신체움직임을 포착하는 하니스의 효과에 좌우된다(Rehabilitation Medicine, 1998). 전완의수의 후크와 같은 간단한 장치를 열기 위하여, 2.5인치 몸의 움직임이 요구된다. 상지의지를 제어하기 위해서는 특별한 움직임이 필요하다. 견갑골외전과 견관절굴곡은 일반적으로 의지 손을 조작하거나 주관절이 잠겨있지 않을 때 주관절을 굴곡 시키고, 반면에 견관절을 신전하거나 외전하면서 내리면 주관절이 잠기거나 열린다(Figure 12.4 and 12.5) (Esquenazi and Meier, 1996). 신체움직임이 의지손과 같이 하나의 의지부품만을 작동시킬 때,

이 케이블을 단일제어 케이블(single-control cable or Bowden cable)이라 부른다.

신체움직임이 주관절 굴곡과 의지손과 같이 두 부품을 작동시킬 때, 이 케이블을 복수제어 케이블(dual-control cable)이라 부른다.

근전도제어는 의지의 작동을 제어하기 위하여 근육의 전기적 움직임을 이용한다. 근전도 검사(EMG)에 의해 기록되는 근육의 전기적 움직임은 특정 근육집단의 움직임에 의해 생성된다. 이 제어시스템에서는, 근전도 신호들은 사용자의 절단부와 접촉하고 있는 소켓내부의 전극에 의해 기록되고 의지를 작동시키기 위하여 증폭되어 전달된다.

이 제어시스템은 전완의지의 제어장치로 효과적으로 사용되고 있다. 근전도 제어는 전통적인 케이블제어 의지시스템에 비해 상대적으로 에너지는 적게 소비하지만, 잡는 힘이 더 강해지고 그리고 보다 더 정밀한 움직임을 제공한다(Datta et al., 1989). 이것은 주관절, 완관절 그리고 의지 손을 조작하는데 사용될 수 있다.

12.6.4 견관절

절단부길이가 짧은 상지절단자들이 흔히 사용할 수 있는 견관절장식에는 3가지 종류가 있다. 관절이 없는 견관절장식으로는 견관절을 전혀 움직임일 수 없다. 이 장식의 가장 큰 장점은 의지무게와 복잡성을 크게 줄일 수 있다는 데 있으며, 그래서 편측 절단자들이 종종 선호한다. 수동마찰식 견관절장식은 사용자가 옷을 입는 것과 같은 기본적인 활동에 맞게끔 의지의 위치조정이 사전에 가능하다. 이 장식은 편측 절단자들이 주로 사용한다. 왜냐하면, 다른 건측 팔로 의지의 위치조정이 가능하기 때문이다. 이러한 유형의 장식은 움직임의 허용정도에 따라 분류된다. 단축식은 의지의 견관절외전만 허용하는 반면에, 복축식은 견관절 굴곡과 외전 모두를 허용한다. 견관절 고정 장식은 여러 다른 각도에서 견관절 고정이 가능하게 되어서 양팔 활동이 가능하게 된다. 이 장식은 턱, 견갑골 외전, 견갑골 들어올림 등을 통해 고정될 수 있다(Esquenazi and Meier, 1996).

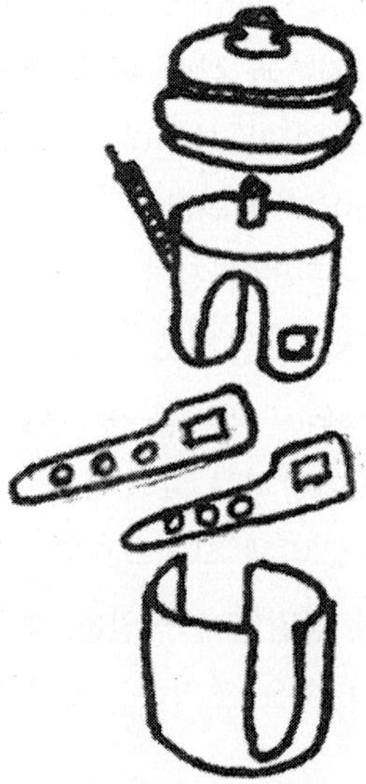

그림 12.6 대중적인 기계적 팔꿈치 위닛

12.6.5 주관절

의지 주관절장식은 주관절 상부나 주관절에서 절단되었을 때 필요하다(Figure 12.6). 그들은 주관절장식 상단에 놓여 있는 턴테이블을 이용해 상완의 내회전과 외회전을 할 수 있다. 다른 건측의 팔 길이와 똑 같게 의지를 만들기 위하여, 주관절이단처럼 때때로 의지의 외부에 관절을 달 수 있다. 그러나 절단부 길이가 짧다면, 주관절 장식을 의지 내부에 둘 수도 있다. 스프링보조 메카니즘이 주관절장식 내부에 사용될 수 있다. 반대편 손이나 턱으로 주관절장식을 잠그는 수동제어 방법도 있다. 이는 살짝 미는 방식이라 해서, 누즈제어(nudge control)라고 한다(Esquenazi, 2004; Esquenazi and Meier, 1996).

12.6.6 완관절

완관절장식은 의지에 의지 손을 연결시킨다.(Rehabilitation Medicine, 1998). 완관절장식은 다른 건측 손을 이용하거나 장식에 힘을 가해서 굴곡과 회전을 시킨다. 완관절장식은 마찰에 의해 고정되거나 잠금장치가 있는 것이 있다. 무거운 것을 들어 올릴 때는 후자가 좋다. 여러 종류의 의지 손을 사용할 때는, 종종 신속교체(quick-release) 장식이 요긴하다.

12.6.7 의지손

의지 손은 손 기능을 대체하기 위하여 사용되는 장치로서 능동형 또는 수동형(미관용)이 있다. 사용자가 의지 손을 능동적으로 열 때, 그 장치는 수의적 개방 장치라 부른다. 이 장치들은(Figure 12.7) 스프링이나 고무 밴드에 의해 잠겨진다(Rehabilitation Medicine, 1998). 고무 밴드에서 약 1~1.5파운드의 잡는 힘이 생기고 스프링에서 5~10파운드의 힘이 생긴다(Esquenazi and Meier, 1996). 그래서 의지손이 닫혀 있는 상태에서는 모두 5~10파운드의 힘이 생긴다(Rehabilitation Medicine, 1998). 반대로, 수의적 폐쇄 장치는 컨트롤케이블을 통하여 간접적으로 감각 피드백을 제공하고 20~25파운드의 닫히는 힘을 제공한다(Carandall and Tomhave, 2002). 이 디자인의 계속 잡고 있는 상태는 케이블을 항상 잡아 당겨야 하기 때문에 매우 어려울 수 있다. 후크는 측면잡기(lateral-pinch grip)모양이고 전자의수의 손은 세 손가락 잡기(three-point chuck prehension)의 모양이다. 의지 손은 특정 작업을 하는 사용자에 맞게 주문 제작될 수 있다. 마지막으로 농구공, 하키스틱, 양궁 활 등을 잡을 수 있는 의지 손들은 스포츠와 여가에도 사용될 수 있다(Figure 12.8).

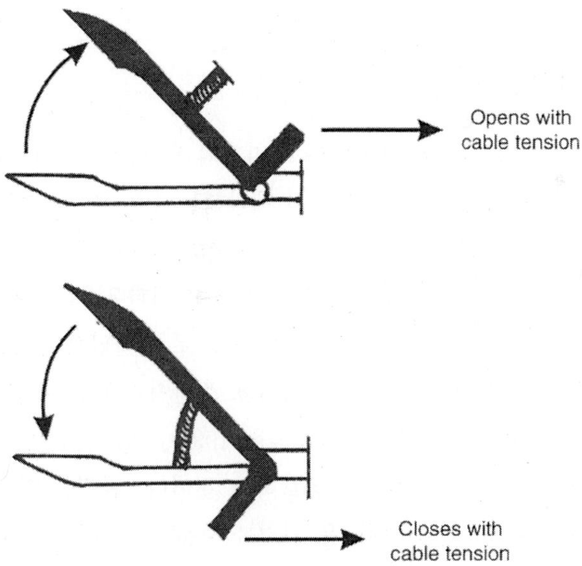

그림 12.7 자율적 열림 장치

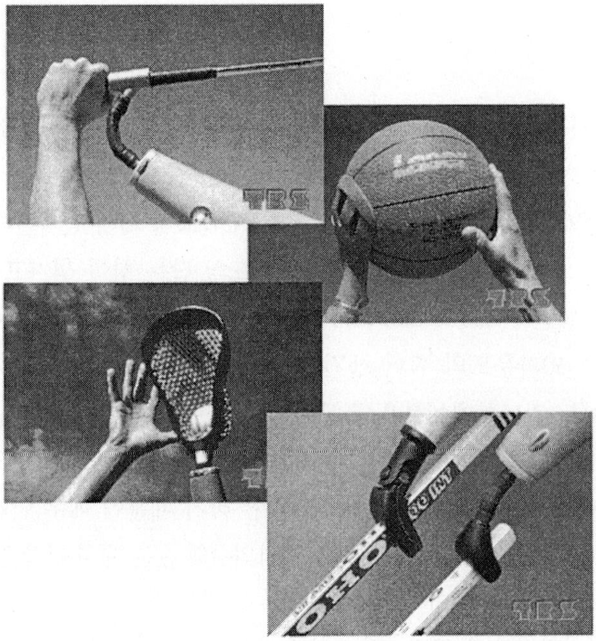

그림 12.8 스포츠 활동을 위한 상지의지 부착

12.7 미관용 의지

의지 중에는 미관에 각별한 관심이 있는 소비자의 욕구를 충족시키고자 건측 견관절과 상지의 외관과 똑 같게 미관에 신경 써서 제작하는 것이 있다. 그들은 모두 주문 제작되는데 손가락크기와 형태, 손톱구조, 혈관 및 심지어 피부색조 같은 복잡한 세부묘사까지 건측 상지와 거의 비슷하게 제작된다. 이러한 미관용 의지는 기능적 의지와 함께 절단자들이 자주 사용하는 사례가 증가하는 것으로 나타났으며, 그리고 종종 이 수동적 의지는 여러 가지 선택이 주어지는 경우에 절단자가 바로 선택하는 의지이기도 하다(Carandall and Tomhave, 2002; Frasen, 1998). 이것은 절단자들이 다양한 의지를 선택할 수 있어야 한다는 주장을 옹호하는 것이다. 물건을 잡는 양손 작업이나 혹은 글 쓰는 동안 종이를 잡는데 미관용 의지를 사용하는 것은, 절단자들이 미관용의지를 활용하는 좋은 사례이다.

12.8 하지의지 부품

하지의지 사용자들은 체중, 직업과 여가 활동수준, 의지를 이용해 하려는 활동유형 등이 평가되어야 한다. 이 평가를 근거로, 절단자들은 도표 12.3에 표시되는 것과 같이 5개의 기능수준으로 분류된다.

표 12.3 기능적 수준의지

K0	안전하게 보행 또는 이동이 불가능; 미관용
	의지가 보행을 향상시키지 못함
K1	평지에서 보행 및 이동 가능; 가구이용 SACH 의지발
K2	낮은 장애물 극복가능; 제한된 지역사회 보행 저수준 에너지저장발
	단순 보행이상의 의지요구
K3	대부분의 장애물 극복가능하고 지역사회 보행가능 다축식/에너지저장발
	직업과 여가에 의지사용
K4	기초적 수준을 초과하는 고수준의 의지사용 가능
	(예: 아동, 활동적인 성인, 운동선수 등) 다축식/에너지저장발
	직업과 여가에 의지사용 취미용 특수의지

12.8.1 소켓과 라이너

하지 의지 소켓제작은 상지절단에서의 제작방식과 비슷하다. 가장 많이 사용하고 있는 하지 의지 소켓디자인은 다음과 같다.

◉ 하퇴의지 디자인

피티비(PTB) 소켓(Patellar-tendon-bearing socket): 이 소켓은 슬개건, 경골전면 근육, 종아리 근육, 외측 비골체부, 내측 경골플레어 등에 체중을 지지하고 반면에, 경골전면 돌출부, 비골두, 경골하단, 비골하단, 슬와부근의 건 등에 압력을 피하는 전면 접촉식 소켓이다.

티에스비(T SB) 소켓(Total-surface-bearing socket) : 이 소켓은 절단부의 해부학적 구조 전체에 압력을 분산시키고, 보통 젤 슬리브를 같이 사용한다.

정수식 소켓(Hydrostatic socket) : TSB 디자인의 한 유형인 이 소켓은 유체역학과 압축 방의 원리를 이용하여 절단부 전체를 통해 압력을 균등하게 분산시킨다. 이것은 실리콘흡입 현가장치를 이용한다.

◉ 대퇴의지 디자인

장사방형 소켓(Quadrilateral socket) : 이 소켓은 전후측 직경은 좁고, 상대적으로 내 외측 직경은 넓다. 역사적으로, 장사방형 소켓은 좌골결절과 둔부근육들이 앉는 평평한 선반을 갖고 있으며 그곳에 대부분의 체중이 지지된다. 오늘날 이 소켓은 체중지지가 통증에 둔감한 모든 부위에서 지지될 수 있게끔 전면접촉식으로 디자인 된다. 이것은 보통 외부 고관절장식이나 현가용 벨트를 함께 사용하는데, 안정성이 상대적으로 적고, 종종 불편하다.

좌골수납형 소켓(Ischial containment socket) : 이 디자인은 소켓내부에서 절단부를 좀 더 해부학적으로 정열 시키기 위하여, 소켓의 전후측 직경이 넓고 내외측 직경이 적은 구조이다. 좌골은 소켓 안에 내포되고 절단부와 좌골 전체에 체중지지가 되므로 결과적으로 착용 시 전면접촉식 소켓이 된다. 이 디자인이 비싸고 만들기 어렵지만, 안정성이 좋고 편안하다.

하지 의지에 많이 사용되는 라이너는 상지의지처럼 고정식 라이너가 주로 사용되지만, 때때로 공기배출 밸브와 봉인 메카니즘을 이용해 음압을 발생시키는 흡입식 라이너도 사용된다.

12.8.2 현가장치

라이너에 의한 현가이외에, 벨트를 이용한 다양한 현가방법이 대퇴절단자들에게 추가로 사용될 수 있다. 예를 들어, 실레지안 벨트, 네오프렌 유연성벨트, 그리고 고관절장식에 부착된 골반밴드와 벨트가 있다. 이외에, 하퇴절단자를 위한 소켓의 상단이 슬관절까지 올라가서 자동적으로 현가되는 과상커프 현가방법과 또는 여기에 허리벨트나 대퇴콜셋이 추가된 현가방법도 있다.

12.8.3 고관절과 골반

고관절이단은 일반적으로 외골격식 의지가 요구된다. 캐나다형 의지가 대표적으로 많이 사용된다. 때때로 대퇴절단은 장사방형 소켓과 고관절장식을 필요로 한다. 고관절장식은 바로 소켓과 연결되고 절단자의 고관절 관골구전면에 위치한다. 고관절장식을 수동으로 고정시키는 방안이 자주 사용되는 데, 이는 서있을 때 보다 안정감을 제공한다.

12.8.4 대퇴부 파일론

대퇴절단자 골격식의지에는 소켓과 슬관절사이에 사용하는 대퇴부 파일론이 가끔 필요하다.

12.8.5 슬관절

의지 슬관절장식의 분류는 기능에 따라 분류하거나, 보행 유각기에 얼마나 무릎이 쉽게 신전되느냐, 그리고 입각기에 얼마나 안정감을 주느냐에 따라 분류할 수 있다(Obert et al., 1993). 무릎이 굴곡 되는 것을 자유롭게 허용하는 단축식이 가장 간단한 슬관절장식이다. 그러나 간단한 이 장식은 유각기동안 어떠한 제어도 제공하지 않기 때문에, 개발도상국 이외에서는 거의 사용하지 않는다. 유각기의 제동을 위하여 슬관절 축을 고정된 힘으로 누르는 마찰조절식 쉘이 단축관절에 첨가될 수 있다. 수동식 잠금 슬관절은 보행 시 보통 무릎이 신전상태에 있도록 고정하는 단축식 경첩을 갖고 있다. 이것은 노인이나 쇠약한 절단자들에게 사용된다. 마찰이 일정한 단축식 슬관절장식은 지면반발력이 무릎 앞쪽을 지날 때만 안정감이 있다. 이런 장식의 보행속도는 일정하다. 입각기 제어슬관절장식 소위 “안전슬관절”은 체중이 입각기시 슬관절에 놓여있을 때만 마찰이 발생한다. 이들은 무릎이 최대 20° 굴곡 될 때까지 안정성을 제공한다. 이들은 고관절 신전근이 약하거나 나이 많은 절단자에게 적합하다. 축이 4개인 다축슬관절(four-bar polycentric knees)에서는, 슬관절이 굴곡 되면서 회전축의 위치가 변하는데, 이것이 슬관절 굴곡을 지속시키는 생체 역학적 이점을 제공한다. 이외에, 그들은 유각기 중간에 발가락이 지면에 닿지 않도록 더 많이 도와준다. 그들은 보통 한 속도로만 걷는 사람들에게 처방된다. 그러나 기본형 다축슬관절에 유압식 또는 공압식 유각기 제어시스템이 추가되면 그들의 걷는 보행속도가 변화될 수 있다. 유압식이나 공압식 슬관절은 유각기를 단축시키기 위하여 유체나 공기를 사용하며 결과적으로 보행 속도를 다르게 걸을 수 있게 한다. 공압식 슬관절은 천천히 또는 중간 속도로 걷는 사람에게 처방된다. 유압식 슬관절은 느리거나 빠른 걸음 어느 속도에서든지 매끄러운 보행을 허용하고 그리고 보다 무거운 하중도 견딜 수 있다. 유압식 또는 공압식 슬관절은 유각기 동안 무릎의 속도를 제어하지만, 유각기 직전 무릎굴곡에 대한 저항을 점차적으로 감소시키는 입각기 제어시스템을 갖춘 제품들도 있다.

12.8.6 컴퓨터 슬관절

인공지능 의지(Intelligent prostheses)는 컴퓨터에 의해 제어되는 센서와 작동기로 구성되어 있다. 예를 들면, 오써의 레오니(Rheo Knee)는 자기유도식 유체작동과 첨단 센서기술을 채택하였고 컴퓨터가 보행 중 입각기와 유각기를 제어한다. 레오니는 플렉스 홋(Figure12.10b)과 같은 에너지 저장발과 함께 사용된다. 이러한 인공지능 슬관절은 사용자의 다양한 보행스타일과 보행조건에 자동적으로 맞출 수 있다. 시간이 지나면서 컴퓨터가 사용자의 최적화된 보행패턴을 슬관절에 설정하게 된다.

오토복의 씨렉(C-Leg: Figure 12.11)은 인공지능 의지의 또 다른 예이다. 컴퓨터가 유각기와 입각기를 제어하는 데, 개인별 맞춤설정과 실시간 조절이 가능하다. 씨렉은 보행속도의 변화와 바닥이 고르지 못한 지형에서의 보행도 가능하다.

요구의 변화에 따라, 유압식 저항을 도입한 컴퓨터제어는 다양한 속도로 보행이 가능하게 한다. 이 컴퓨터제어 슬관절은 보행 중 착용자의 에너지 효율성이 보다 좋다고 보고되고 있다(Otto Bock, 2004).

12.8.7 하퇴부 파일론

골격식의지는 슬관절과 족관절 사이에 사용하는 파일론이 또 있다. 최근에 충격과 토크를 흡수하는 파이프는 계단을 내려가거나 보행을 보다 편안하게 해주는 효과적인 장치인 것으로 입증되었다. 한 달 동안 충격흡수 파이프를 사용한 외상이나 혈관질환으로 절단된 환자를 대상으로 한 연구에서, 착용감이 향상되었다는 환자들의 보고와 함께 보행능력, 속도 그리고 운동의 질이 향상되었다고 한다(Grad and Konz).

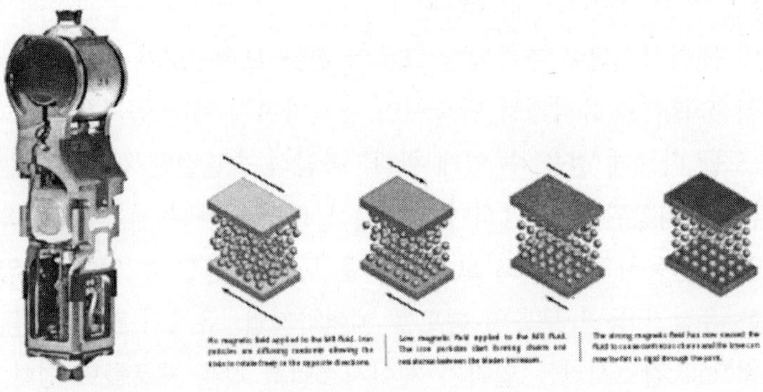

그림 12.9 오셔사(Ossurs)의 레오니(Rheo Knee)시스템

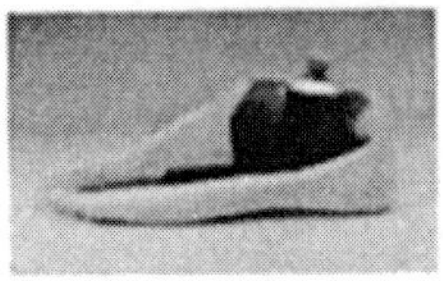

(a)

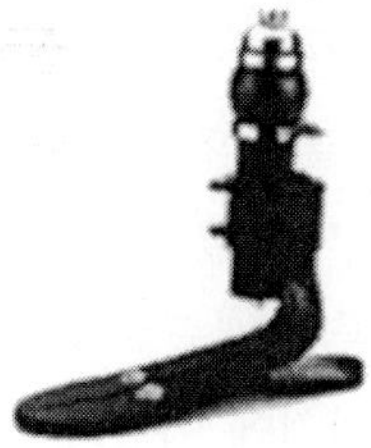

(b)

그림 12.10 (a)금형 피라미드 사치발(SACH foot), (b)오셔사(Ossurs)의 플렉스풋(Flex-Foot)

12.8.8 족관절과 의지발

단축식 족관절(single-axis ankle)은 내부 범퍼에 의해 배측굴곡과 족저굴곡의 조정이 가능하고, 이에 따라 보행 시 사용자 무릎에 안정성을 제공하는 효과가 있다. 그러나 이 의지 발은 딱딱한 용골이 들어있고, 무겁고, 충격 흡수기능이 적고, 그리고 범퍼가 닳기 때문에 잦은 서비스를 받아야 한다. SACH(Solid Ankle Cushioned Heel)은 1950년대에 개발되었고, 발뒤꿈치가 저밀도 우레탄 재질로 만들어졌다.

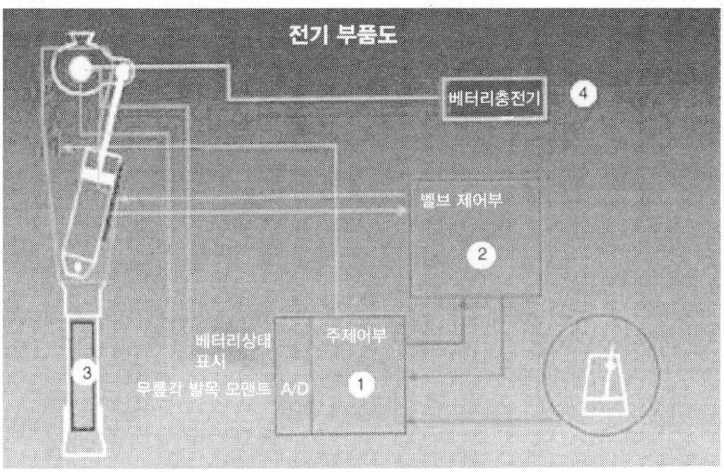

그림 12.11 C-Lge 부품도

이러한 소재의 밀도차이는 족관절운동을 모방해서 만든 것이나 실제 족관절은 단단하다. 보행 시 부드러운 발뒤꿈치는 체중중심을 앞으로 이동시킨다. SACH(Figure 2.10a)은 딱딱한 목재나 복합소재가 벨트로 덮여있는 용골을 내포하고 있는데, 이것은 발바닥의 우레탄과 용골이 분리되지 않게 하는 작용을 한다. 보행 시 싸치발은 발뒤꿈치가 지면에 접촉한 직후에 발가락이 서서히 아래로 내려가도록 정강이 전면근육들(배측굴곡근)이 길어지도록 한다. 용골은 후면근육(족저굴곡근)들을 모방하고 또한 발가락 떼기시(push-off) 앞으로 넘어지는 것을 방지한다. 사람마다 보행과 체중이 다르기 때문에, 발뒤꿈치의 밀도가 다양한 여러 종류의 싸치발이 있다. 다축족관절(Multiaxial ankle)은 내전, 외전, 회전, 족저굴곡과 배측굴곡 동작이 가능하다. 이러한 유형의 의지 발은 고르지 못한 지면에서 사용하기에 이상적이다. 그러나 복잡한 내부구조, 빈번한 서비스, 무거운 단점들이 있다. 신축성 있는 용골 의지발(flexible-keel foot)은 의지발 앞부분 전체가 신축성이 있기 때문에 무게를 줄이고, 보행을 보다 효율적이고 용이하게 한다. 그러나 이러한 의지 발은 단단한 용골이 없기 때문에 효과적인 발가락 떼기(toe off)가 어렵다. 마지막으로, 에너지저장발로 알려진 다이나믹 의지발(dynamic response foot)은 매우 활동적인 절단자들에게 유용하다. 이 의지발의 움직임은 다이빙 보드의 움직임을 모방한 것으로, 보행초기인 발바닥 닿기(foot flat)에서 발끝 떼기(heel-off)기간 동안 에너지를 저장하고 보행후기인 발끝 떼기와 발가락 떼기 시에 복원시킨다. 이 의지 발은 엄지발가락이 분리된 디자인이 있으며, 족관절의 다축을 사용하는 움직임이 가능하고 또한 체중과 토크흡수가 가능하도록 우레탄 밀도가 서로 다른 여러 종류가 있다. 그 결과로 에너지소비는 더 적고 보행은 더 효율적이 되는 것이다. 외상이나 혈관질환으로 인한 하퇴절단에서 에너지저장발은 SACH보다 편안한 보행속도가 가능하고 보폭 또한 7~13%까지 긴 것으로 조사되었다(Barr, 1992; Hsu, et al., 2006).

하지의지에서 자주 사용되는 다른 부품에는 토크흡수와 회전 장치가 있다. 토크흡수는 지면에서 생성된 힘을 흡수하고 의지에 전달하는 기능을 한다. 이것은 절단부의 스트레스를 감소시킨다. 회전 장치는 턴테이블에 고정되는데, 앉거나 쪼그리고 앉는 동작을 위하여 의지를 수동으로 회전시키는 것이다.

12.9 상지와 하지의지의 거부

장기적 관점에서 의지의 수용은 미관, 의지 없이 할 수 있는 일상생활 수행능력, 만성통증 및 의지무게 등 다수 요인들에 의해 좌우된다. 절단자가 의지 없이 일상생활을 하거나 절단부만을 사용하기 시작할 때, 그들은 의지를 거추장스러운 것으로 여기고 의지착용을 하지 않게 된다. 일반적으로 하지의지가 상지의지보다 착용률이 높다. 도표 12.4는 상지의지의 거부비율을 보여준다. 절단자의 수용을 촉진시키기 위하여, 의지는 수술 후 30일 이내에 착용시킨다(Malone et al., 1984). 절단자를 49년간 사후추적 조사한 연구에서(Millstein et al.,1986 Crandall and Tomhave, 2002;Wright et al.1995), 편측 상지절단자의 38%가 의지를 거부한 반면에, 모든 양측 절단자들은 그들의 의지를 계속 사용하고 있었다.

하지 의지의 포기나 교체비율은 재활프로그램 종료 후 1~5년 사이에 약 15%가 되었다(Gauthier-Gagnon et al., 1998). 하지 의지의 유형별 거부통계는 인용할 만한 것이 아직 없다. 하지 의지 사용자들 중에서, 약 64%는 옥외이동을 위해 의지를 사용했고 53%는 집안에서 일상생활을 위해 사용했다(Gautheir-Gagnon et al.,1998).

표 12.4 의지 거부율

유형	비율
상지	
완관절 이단	94%
전완 절단	7-11%
상완 절단	43%
상완 이상(견관절 이단)	40%

12.10 국제표준

무역거래상의 기술적인 장벽을 제거하고 기술응집력에 관한 합의를 위하여, 국제표준화기구(ISO)는 재화와 서비스의 교환을 촉진하는 법적 단체이다. 의지와 관련하여 2개의 ISO 표준이 채택되었다. 하나는 이름 짓는 체계와 용어에 관한 것으로, 의지와 보조기치료에 관련된 모든 사람들이 표준화된 용어를 사용하도록 권장된다(Millstein et al.,1986; Crandall and Tomhave, 2002; Wright et al.,1995). 두 번째는 사용자의 안전과 관련하여 의지와 보조기에 요구되는 필수사항들의 입증을 위한 시험방법에 관한 것이다. 미국 의지 보조기기사자격시험위원회(http://www.abcop.org/)와 국제의지보조기학회(http://www.ispr.ws/)는 ISO표준을 찾아보기 위한 좋은 출처이다.

12.11 요약

선천적, 후천적 그리고 외상에 의한 절단은, 절단이 된 부위에 기초하여 명명된다. 선천적 절단은 국제의지 보조기학회에서 고안한 시스템인 선천적 사지결손의 분류를 위한 국제용어집이 널리 이용된다. 성인과 아동 모두에서, 첫 번째 의지는 최종의지를 제작하기 전에 여러 번 교정이 필요할 수도 있다. 처음 착용 후 재활이 시작되어 여러 주 동안 계속될 수도 있다. 최초 착용 후, 기능적인 목표가 달성되었는지 그리고 피부 손상과 같은 의학적 부작용이 있는 지를 확인하기 위하여 면밀한 사후점검이 필요하다. 많은 절단자들이 필요에 따라, 하나 이상의 여러 의지를 사용하는 것이 유익하다.

12.12 연습문제

1. 의지와 보조기의 차이점은 무엇인가?

2. 절단과 이단의 차이점 그리고 말단절단과 중간절단의 차이점은 무엇인가?

3. 절단부의 지렛대 팔을 연장하는 것이 왜 중요한가?

4. 왜 소아절단수술에서 골단을 보존하는가?

5. 어떤 요인들이 의지를 수용하게 하는가?

6. 싸치발과 플렉스 훗같은 에너지 저장발은 어떻게 다른가?

7. 상지와 하지의지에 사용되는 현가장치는 어떤 종류가 있으며 어떻게 다른가?

8. 누가 의지표준을 제정하는가? 그리고 현재 제정된 2개의 표준은 무엇인가?

9. 씨렉과 경첩식 의지슬관절은 어떻게 다른가?

10. 소비자의 착용감을 향상시키는 방안으로 그 효과가 입증된 충격/토크흡수 파이론을 최근에 사용하는 이유는 무엇인가?

제13장

보조기

저자 : Michael Dvorznak, Kevin Fitzpartrick, Amol Karmarkar, Annmarie Kelleher and Thane McCann

역자 : 박윤서 (의지보조기기사협회 회장), 서용원 (서울보훈병원 보장구실)

13.1 학습 목표

이 장이 끝날 때, 독자는 다음의 능력이 생기게 될 것이다.

- 보조기에 사용되는 생체역학 기본원리에 대한 이해
- 보조기에 사용되는 재료의 종류에 대한 이해
- 보조기 디자인의 기본적인 방법에 대한 이해
- 사용되는 보조기의 문제점에 대한 이해
- 보조기에 적용되는 원칙에 대한 지식의 습득

13.2 서론

이 장의 목적은 척추, 하지, 상지 보조기의 원리, 디자인, 제작 그리고 기능에 관한 전반적인 개요를 제공하는 데 있다. 많은 책들과 그림들이 이러한 주제에 전념했다는 것은 알아주기 바란다. 보조기학은 예술인 동시에 기술이며, 창의성이 요구되고 그리고 해부학, 생리학, 생체역학, 병리학과 치료에 대한 지식이 요구된다. 클라이언트의 개인적 요구에 맞게끔 보조기를 디자인하고 제작하는 일에 자신이 있는 유능한 임상가가 되기 위해서는 이러한 기술과 지식에 대한 연마가 필요하다.

보조기의 영어단어인 orthosis는, 그리스어의 "똑바로 서다"라는 의미인 orthos에 기원을 두고 있다. 보조기는 관절에 기능적 안정성을 제공하거나, 또는 장애나 약한 곳을 예방하고 교정하고 보상해 주는 정형외과용 기구이다. 일반적으로, 이것은 외부에서 고정하는 지주(bracing)를 통해서 달성되지만(brace란 용어는 오래되어 진부하고 정적인 고정의 의미가 너무 강하기 때문에, 오늘날 거의 사용되지 않음), 그러나 사실은 보조기가 관절의 움직임이 가능하도록 동적인 조절도 제공한다. 보조기는 기성품, 신발 깔창 같은 간단한 것에서부터 복잡한 것으로 분류할 수 있다. 슬관절 고정 장식이 달린 양측 지주에 연결된 맞춤 제작된 플라스틱 족관절, 대퇴부 쉘, 한발씩 번갈아 걷게 하는 두개의 케이블, 슬관절과 고관절의 굴곡과 신전을 돕기 위하여 가스로 채워진 지주나 스프링이 달린 소위 RGOs라는 왕복운동 보행보조기

보조기와 동의어인 splint 라는 용어는 문헌에서 자주 인용되고 있고, 주로 상지보조기에서 많이 쓰인다. 일관성을 위해서 이 장에서는 orthosis로 쓰기로 한다.

13.2.1 분류

보조기에 대한 표준명칭은 상지, 척추, 하지로 분류할 수 있다. 보조기의 이름은 보조기가 포함하는 관절(예:완관절 보조기), 제공하는 기능(예:RGO), 치료하려는 질환(예: 테니스 엘보우 보조기), 모양(예:airplane splint와 halo brace), 또는 개발자나 개발된 지역(예: milwakee brace와 jewett orthosis) 등에서 유래된다. 이외에 미국수부치료사협회(ASHT)나 국제표준화기구(ISO)같은 단체도 보조기의 표준화된 명명법을 발전시켜 왔다.

현재 보조기의 이름을 짓는 방법은 보조기가 근위에서 원위로 연속적으로 교차되는 관절의 첫 글자를 따서 만든다. 그리고 보조기를 의미하는 알파벳 "O"를 뒤에 붙인다. 예를 들면, 약한 배측굴곡을 보상하기 위해 발을 감싸고 다리에 착용하는 보조기를 ankle-foot orthosis, 또는 AFO라고 부른다. 종종, 보조기 설명을 위해서 AFO-SA(solid ankle) 또는 AFO-PLS(posterior leaf spring)처럼 글자가 추가되기도 한다.

13.2.2 기능

보조기는 정적인 것과 동적인 것으로 분류된다. 정적보조기는 움직임을 못하도록 예방하거나 억제하기 위하여 설계되며 움직이는 부분이 전혀 없다. 동적보조기는 움직임을 도와주도록 설계되고 하나 이상의 움직이는 부분들이 있다. 보조기의 일반적인 기능은 (1)고정, (2)운동제한, (3)관절가동의 3가지로 분류된다. 고정과 운동을 억제시키

는 보조기는 정적 보조기이다. 고정보조기는 관절의 어떠한 움직임도 못하게 하는 반면에, 운동제한보조기는 특정한 관절 가동범위에서 움직임을 억제시킨다.

정적인 지지는 스트레스를 줄이고 관절정렬을 유지하고, 변형과 연부조직의 구축을 예방하고, 흉터의 감소, 염증과 통증이 줄도록 휴식을 제공하고, 치료를 촉진하도록 자세를 잡아주고, 더 이상 손상되지 않도록 보호하는 역할을 한다.

동적보조기는 가동범위를 증가시키고 연부조직의 구축을 늘인다. 그리고 기능의 증진을 위하여 근력약화나 경련을 보조하도록 디자인된다. 이러한 보조기 들은 가동범위의 확대와 근력강화를 위한 운동 시 또한 사용된다.

13.3 생체역학 원리

13.3.1 삼점압 원리

보조기는 삼점압 원리에 의해서 관절의 움직임을 제한시킨다. 다른 압력도 있지만, 이것이 가장 기본적인 원리이다. 삼점압(three-point force)용어가 역시 이 원리를 설명하는데 사용된다. 한 부분 작용하는 힘이 있음을 우리가 명심한다면, 이에 대항하는 압력이 반드시 있어야 한다. 삼점압 원리는 관절을 안정시키기 위해서, 약한 관절이나 그 근처에서 작용하는 하나의 주된 힘과 이와 반대방향으로 작용하는 관절 근위부와 원위부에 놓인 두 힘으로 구성된다.

13.3.2 지렛대 원리

지렛대 원리는 삼접압 원리와 서로 협력한다. 지렛대는 받침점으로 부터의 거리에 가해진 힘을 기계적으로 이용하는 것이다. 이 힘의 모멘트가 몸이 받침점을 기준으로 회전하도록 한다. 받침점에 가해지는 힘의 수직선 거리가 크면 클수록, 더 큰 모멘트가 생성된다. 관절의 안정을 위해서, 작용되는 모든 힘(중력과 관성포함)의 모멘트 합계가 반드시 영이 되어야 한다. 지렛대 팔의 길이를 길게 함으로써, 관절안정을 위해서 필요한 힘이 감소하고 따라서 안정성이 높아진다.

13.3.3 지면 반발력

지면 반발력, 또는 중력과 몸의 가속 때문에 환자에게 지면으로 부터 생성된 힘은 관절움직임을 통제하는 데 또한 중요하다. 지면반발력은 보조기의 근 위부 관절을 안정시키는데 활용될 수 있다. 보행 시 발이 지면에 접촉할 때, 하지의 각 관절에 모멘트를 생성한다. 힘의 진행방향에 따라, 모멘트는 굴곡, 신전되기도 하고 또는 관절중심을 지나 어떤 움직임도 일어나지 않게도 한다. 뒷굽이 없는 신발은, 접촉지점을 약간 앞쪽으로 이동시켜 지면반발력의 방향이 무릎중심에 보다 근접하게 되고 따라서 무릎의 굴곡모멘트가 감소하므로, 따라서 약한 대퇴사두근을 보상할 수 있게 된다. 다른 대안은, 전방밴드가 달린 AFO-SA로서 경골에 후방으로 작용하는 힘을 제공하여 경골의 전방이동을 제한하여 슬관절굴곡을 억제시킨다.

13.3.4 축 힘

축 힘은 뼈의 장축을 따라 가해지는 힘이다. 하지골절에서 축힘의 감소는 목발이나 또는 보조기로 체중을 지지하고 족관절과 발에 체중을 부하되지 않도록 설계된 체중면하 AFO를 통해 보통 이루어진다.

13.3.5 압력

일반적으로, 보조기가 작용시키는 힘을 가능하면 몸의 넓은 면적에 분산시키는 것이 좋다. 이것은 연부조직의 스트레스를 최소화한다. 플라스틱으로 맞춤 제작된 AFO는 가죽으로 제작된 금속 AFO보다 편안하다. 그러나 이것은 부종, 피부염, 또는 더운 기후에서는 금기시 된다.

13.3.6 전단력

환자는 보조기와 접촉면에 발생하는 전단력을 최소화하는 것이 중요하다. 전단력은 보통 몸의 하중 면에 가해지는 접선력에 의해 발생된다. 이러한 전단력은 표피, 근육, 근막과 보조기 사이에 움직임을 유발시킬 수 있다. 이것이 혈액과 림프의 흐름을 억제해서 결과적으로 종기의 발생과 조직손상을 가져올 수 있다. 전단력은 최적의 디자인, 보조기의 잘 맞음과 바른 정열, 그리고 미끄럽고 탄력 있는 패드를 보조기와 환자의 접촉면에 사용함으로써 감소시킬 수 있다.

13.3.7 변형

변형은 스트레스와 하중에 노출된 물질이 시간이 경과하면서 생기는 모양의 변화이다. 변형은 물질의 경도와 점탄성에 따라서 몇 초 만에 혹은 여러 주에 걸쳐 일어날 수 있다. 변형은 보조기로 인해 체중부하를 받는 근육과 연부조직에서 일어나고, 보조기의 디자인과 적합성에 아주 중요하다.

13.4 디자인 고찰

13.4.1 재료 선택

플라스틱은 현대 보조기에서 가장 많이 사용되는 재료이다. 플라스틱은 크게, 열가소성 플라스틱과 열경화성 플라스틱 두 종류로 나뉜다. 열가소성 플라스틱은 열을 가하면 유연해지고 식으면 단단해진다. 또한 재가열할 수 있고 재성형이 가능하다. 열가소성플라스틱은 열을 가했을 때 성형이 가능하지만, 그러나 한번 식으면 형태가 영구적으로 재성형이 불가능하다. 80도 이하에서 가공할 수 있는 열가소성플라스틱을, 저온 열가소성플라스틱이라 부르며 신체에 직접 성형이 가능하다. 강도와 피로에 대한 저항에 한계가 있기 때문에, 저온 열가소성플라스틱은 주로 골절 스프린트와 상지보조기에서 흔히 볼 수 있다. 80도 이상에서 사용이 가능한 플라스틱을 고온 열가소성플라스틱이라 부르고, 금형이나 석고위에서 사용해야 한다. 고온 열가소성플라스틱은 저온 열가소성플라스틱보다 강하고 변형이 잘 안되기 때문에, 장기간 사용하거나 체중부하를 많이 받는 보조기에 사용된다. 고온 열가소성플라스틱에 공기나 다른 가스를 주입시켜, 많은 보조기에 사용되는 부드러운 폼패딩이나 라이너를 만들 수 있다.

열경화성플라스틱은 폴리에스터나 에폭시 레진을 경화시켜서 만든다. 레진은 나일론, 유리섬유, 탄소섬유, 기타 섬유들 위에 주입되거나 석고위에서 라미네이트 된다. 이렇게 해서 만든 제품은 강철에 필적할 만한 무게대비 강도의 비율을 갖고 있으며, 형태를 수정하기 위하여 절단, 가공, 연마가 필요하다. 열경화성플라스틱은 보통 강도가 중요시 되는 곳에 사용된다. 그러나 탄소섬유에 열가소성플라스틱의 사용은 제한되어야 한다.

흔히 보조기에 사용되는 재료특성의 이해는 맞춤 보조기를 디자인하거나 기성품 보조기를 수정하는데 아주 중요하다. 기성품 보조기는 대량생산되는 까닭에 조금만 수정하면 바로 착용할 수 있어서 많은 사용자들이 선호하고 있다. 기성품 보조기는, 이러한 사용편리성과 시간 절약적 특성 때문에, 보조기가 필요시 종종 우선적으로 고려되고 있다.

13.5 척추 보조기

척추의 이상(요통, 척추변형, 손상)에 사용되는 보조기의 적절한 처방을 위해서는, 척추의 생체역학과 동역학에 대한 이해가 있어야 한다. 척추는 7개의 경추, 12개의 흉추, 5개의 요추, 융합되어 하나로 보이는 5개의 천추로 구성되어 있다. 인대, 근육 및 다른 골격요소들로 지지되는 척추의 관절은 척추의 네 영역마다 각각 독특한 특성을 지니게 한다. 서로 이어진 척추뼈 사이에서 6도 정도의 움직임이 일어나는 데, 세 개의 직각축 주위에서의 회전과 같은 축을 통한 전이에 의해서 움직임이 일어난다. 척추 근육은 척추를 신전, 굴곡, 회전, 측방 굴곡 시킨다. 추간판 움직임을 합치면 기능적으로 커다란 운동범위를 갖게 한다(표 13.1).

표 13.1 척추보조기 용어

경추	CO: Philadelphia, Miami
경흉추	CTO: Halo, SOMI, Minerva
흉요추	TLSO: Jewett, CASH
요천추	LSO: Chairback, Knight
천장	SO: Sacral corset

이러한 유연성이 척추를 부상 또는 퇴화하기 쉽게 만든다. 척추보조기는 손상된 체절을 보호하고, 추간판 움직임을 제한하고, 척추의 큰 움직임을 제한하고, 변형을 교정하거나 진행을 막는 힘이 작용하도록 하기 위하여 처방된다. 경추, 흉추, 요추, 천추의 해부학과 운동학에 대한 지식은 각 체절의 이상을 치료하려는 요구에 맞게 디자인하는데 필요하다.

척추에는 경추와 흉추의 전만(후방으로 오목)과 흉추와 요추 후만(후방으로 볼록)등 4개의 만곡이 있다. 추간판(디스크)은 전체 척추길이의 25~30%를 차지한다. 척추의 하중부하는 개별 척추와 디스크를 통해 인접한 척추에 가해지는 압력으로 구성된다.

섬유륜과 아교질의 내부층(수핵)으로 구성된 디스크는 전달된 힘을 줄일 수 있는 특별한 점탄성 성분을 가지고 있다. 골격이나 주변 근육조직에 대한 부상은 불안정성을 유발해서 통증이 생기고 퇴화나 변형을 가져올 수 있다.

척추보조기는 이런 불안정성을 해결하기 위하여 만들어진다. 적절한 척추보조기의 디자인은 특정 척추분절의 움직임을 제한하고 불편함을 최소화할 수 있을 정도로 충분히 견고한 재료로 만들어져야 한다. 삼점압 원리가 척추의 정열에 사용되는데, 하나의 교정하는 힘이 두 개의 반대한 힘 사이를 지나도록 정렬한다. 척추보조기의 효능은 보조기 내부표면과 척추사이의 거리에 반비례한다. 관련된 척추분절의 회전 축 사이의 각도, 보조기의 모서리, 척추의 장축 등은 척추보조기를 디자인하는데 중요한 요소들이다. 이 각도는 조직의 두께와 보조기의 길이에 의해 영향을 받는다.

13.5.1 경추와 경흉추 보조기(CO & CTO)

개별 척추의 모양과 인접한 척추관절들에 기초로 둔, 경추분절은 매우 유연하다. 굴곡, 신전, 측방굴곡과 회전운동이 경추에서 일어난다. 경추보조기(CO)는 연성과 경성 보조기로 나뉜다. 가장 흔한 연성 경추칼라는 폼으로 만들고 스타킹 슬리브를 씌운다.

연성보조기는 경추분절의 움직임을 제한할 수 없다. 그러나 과도한 운동을 피하도록 스스로 경각심을 갖도록 하는 역할을 한다. 경성 경추칼라에는 다양한 기성품들이 있다. 경성보조기는 하악골과 후두골을 통해서 시상 면에서의 경추움직임을 억제한다.

이러한 보조기는 측방굴곡과 회전에 대한 억제력은 약하다.

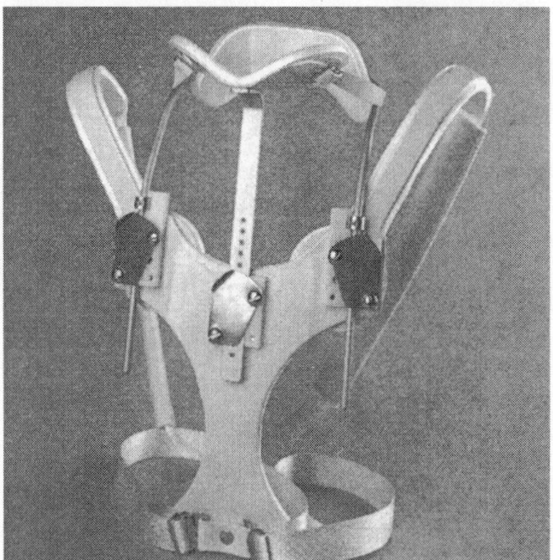

그림 13.1 SOMI 보조기

경추의 움직임을 상부에서 억제하려면, 어깨에 닿는 부분에 패드를 붙인 금속지주를 경성 칼라에 부착하면 가능해진다. 경추의 움직임을 더 많이 억제하려면, 경추움직임을 억제하는 지렛대 길이가 길어지는 효과가 있도록 보조기를 흉추까지 길게 연장하면 가능해진다. 이러한 연장은 경흉추보조기(CTO)를 만드는 결과가 되고, 가장 많이 처방되는 것이 SOMI(sternal occipital mandibular immobilizer)이다(figure 13.1). 이 보조기는 흉부 판, 어깨 패드, 하악골과 후두골 패드 및 지지대로 구성된다. 이것을 착용하는 사람의 요추굴곡 기능은 그대로 남아 있다.

다음 경흉추보조기는 몸에 가장 많이 침투하는 HALO보조기이다(figure 13.2). 이 보조기는 세 방향의 모든 움직임을 억제하고, 여러 개의 핀들을 두개골에 고정시키는 링을 갖고 있다. 링은 단단한 자켓과 지지대에 연결된다. 운동억제 각도는 골절치료가 가능하도록 원하는 대로 보조기각도를 조절할 수 있다. 그러나 부작용으로 핀 부분의 감염, 핀의 미끄러짐, 통증 및 일상생활을 방해하는 불편함 등이 있다.

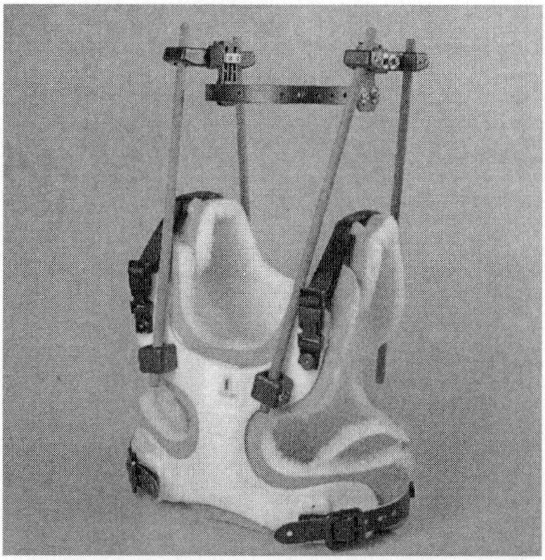

그림 13.2 HALO 보조기

13.5.2 흉요천추와 요천추 보조기(TLSO & LSO)

흉요천추 보조기(TLSO)와 요천추 보조기(LSO)는 흔히 변형, 골절, 근골격계 요통 치료에 처방된다. 요통은 기침에 이어 1차 진료 의사에게 두 번째로 많이 호소하는 병이다. 사람들의 80%이상이 요통을 경험하고 다행히 이들의 85%이상은 1년 안에 낫는다. 요천추 콜셋부터 맞춤 열가소성플라스틱 TLSO까지 다양한 보조기가 처방된다. 보조기처방과는 별도로, 무거운 것 드는 방법에 대한 교육 및 척추근육을 강화시키는 운동프로그램을 병행해야 효과가 있다고 입증되었다. 콜셋은 움직임을 스스로 억제하는 경각심을 갖도록 해주고 손상된 부위에 온기를 제공하지만, 움직임의 억제에는 한계가 있다(figure 13.3). 콜셋중에는 보다 단단하게 하려고 금속지주를 넣거나 또한 열가소성플라스틱이나 공기부레를 넣기도 한다. LSO에 몸통을 둘러싸는 흉추와 골반밴드를 첨가할 수 있다. 척추 양쪽의 지주대는 척추근육 모양을 따라서 휘어지고 측면지주대는 겨드랑이 중앙에서 대전자까지 내려간다. 이러한 원칙에 입각해서, 억제가 필요한 운동에 적합한 다양한 보조기가 제작되거나 개조되고 있다.

흉곽밴드, 골반밴드와 두개의 척추지지대로 구성된 LSO(chairback)는 시상면에서의 운동을 억제한다. 여기에 두개의 삼점압 원리가 활용된다. 시상 면과 관상 면에서의 운동억제를 위하여 체어백(Chairback)보조기에 측방지지대가 추가되는데, 실제로는 관상 면에서의 삼점압 원리가 추가되게 된다. 관상 면에서의 신전을 억제하기 위해서는, 지주를 비스듬하게 덧붙인다. 그렇게 하면 척추의 신전은 제한받지만 굴곡은 자유스럽게 된다.

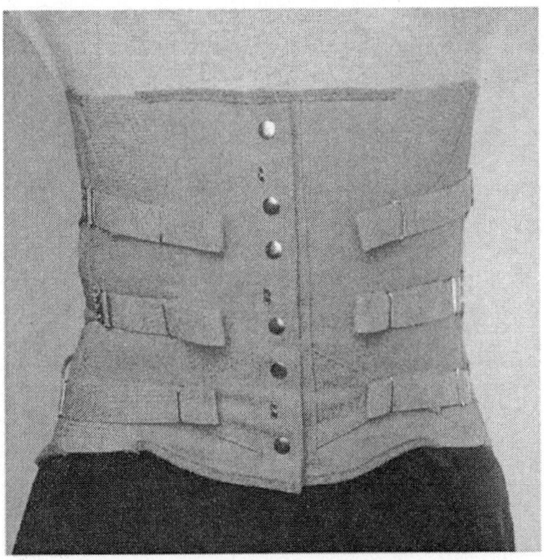

그림 13.3 요천추 콜셋

TLSO는 같은 원리로 흉곽까지 포함시킨다. 기본디자인은 억제가 필요한 부위와 운동에 따라 수정될 수 있다. 굴곡 억제를 위해서, 보조기는 치골뼈, 흉골 및 몸통의 측면 중심선에 패드가 붙은 금속 후레임으로 디자인된다. 쥬웨(Jewett)보조기는 이러한 보조기의 대표적인 형태로서, 두 개는 후방으로 향하고 하나는 전방으로 향하는 삼점압 원리로 된 전형적인 보조기이다(figure 13.4). 그 결과, 완전신전시 요추굴곡을 감소시킨다. 시상면의 움직임도 척추 지지대, 골반과 견갑간 밴드, 액과 끈 등을 TLSO에 추가해서 수정하면 억제될 수 있다. 견갑간 끈이 제공하는 전방으로 향하는 힘과 액와 끈이 제공하는 후방으로 향하는 힘과 같이 두 개의 삼접압이 나타난다. 시상면과 관상면의 움직임은 흉곽, 골반 및 견갑간 밴드와 겨드랑이 끈 그리고 척추 양쪽과 측면의 지주대 등에 의해 억제 될 수 있다.

13.5.3 경흉요천추 보조기(CTLSO)

척추측만증에 대한 언급 없이 척추변형에 대한 논의를 종료할 수 없다. 척추측만증은 진행성 척추변형으로 디자인의 궁극적 목표가 되고 보조기의 삼점압 원리가 뚜렷하게 나타나기 때문이다. 척추측만증은 대부분 원인불명으로 일어나는 진행성 척추변형에서 생기는 질환이다. 변형진행의 생체 역학적 원리는 율러(Euler)의 가느다란 척추관이 탄력적으로 휘어진다는 이론으로 설명할 수 있다. 율러이론에 의하면, 기저에 고정된 수직의 유연한 척추관이 축 하중 아래에 위치한다고 한다. 척추관이 휘어지게 만드는 힘에는 여러 가지가 있다. 이런 맥락에서, 어린이가 나이를 먹으면 척추관의 길이가 길어지는 반면에 상지와 몸통의 무게는 늘어나 무거워져 척추 관을 휘어지게 하고 나아가 척추 커브가 진행하게 된다.

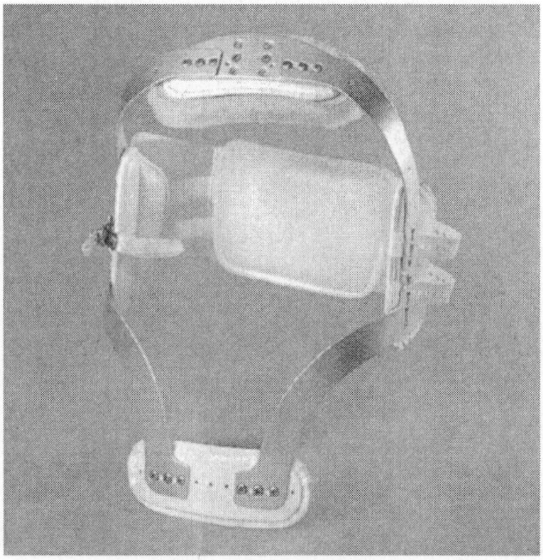

그림 13.4 쥬웨 보조기

이론과 달리 비교는 완벽하지 않다. 임상에서 치명적인 하중이 척추커브의 각도와 관련되어 있고, 큰 커브에는 치명적인 하중이 상대적으로 적고, 변형은 심지어 하중을 제거하여도 영구적이었다.

척추측만증 치료를 위해 고안된 보조기는 (1)끝부분의 억제(end-point control), (2)가로축 지지, (3)커브의 교정 등 3가지 기능이 있다. 이를 보여주는 대표적 보조기가 밀워키보조기(CTLSO)이다(figure 13.5). 끝부분의 억제는 척추기조의 안정을 위한 골반대 부착과 골반과 목이 같은 일직선상에 놓이도록 하는 목링에 의해서 이루어진다. 하악골과 후두골을 장축에서 서로 밀게 하고, 반면에 측방패드는 변형된 분절의 볼록한 면에 위치하게 한다. 척추측만증의 보조기적 치료는 척추분절 굴곡각도가 20~30도일 때 적용된다. 척추변형의 외과적 교정은, 보조기로는 감당할 수 없는 양의 교정힘이 요구될 때인 커브가 40도 이상일 때 추천된다. 밀워키보조기는 척추변형의 치료에 사용되는 유일한 CTLSO보조기이다. 마이아미TLSO 같이 몸통을 감싸는 부분이 적은 보조기들이 보다 편안하고 모양이 좋기 때문에 환자들이 선호한다. TLSO보조기는 CTLSO처럼 같은 분절의 억제를 제공하지 않는다. 기본적인 삼점압 디자인을 척추보조기에 의해 설명하였다. 즉, 수술을 하지 않고 척추보조기를 사용해서 고통을 줄이고, 척추분절을 보호하고, 변형의 진행을 감소 또는 억제할 수가 있다.

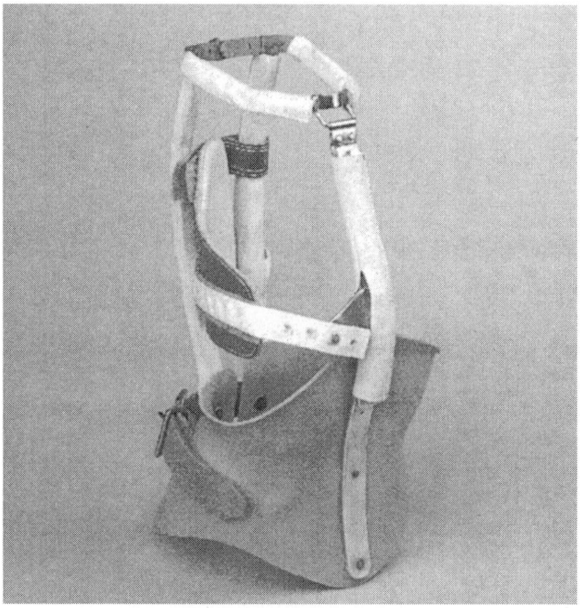

그림 13.5 경흉요천추 보조기

13.6 하지 보조기

13.6.1 발 보조기(FOs)

발 보조기는 하지보조기에서 가장 많이 사용되는 종류이다. 발 보조기는 발의 정열을 재정열하고, 발의 압력분포를 변화시키고, 통증을 줄이는데 사용된다. 이외에, 발 보조기는 좀 더 근위부에 가까운 관절에서 생기는 문제도 교정할 수 있다(예 : 다리길이 차이, 약한 대퇴사두근, 무릎 관절염). 발 보조기는 신발 안에 넣는 인서트, 신발의 내부수정, 구두의 바닥이나 굽의 외부수정, 또는 이러한 것들의 결합이다(figure 13.6). 신발은 치료목적으로 처방될 때 발 보조기로 간주된다. 발가락 부분(toe box)이 넓은 신발은 갈퀴족, 망치 발가락, 엄지건막류 등의 압력을 줄이는 데 사용된다. 신발내부의 인서트는 체중부하 지역의 압력을 감소시켜준다. 신발내부의 수정은 인서트와 같은 효과가 있지만, 다른 신발 사용 시 그 혜택을 볼 수없는 단점이 있다. 발 보조기에서 해부학적으로 중요한 고려사항은 거골하관절을 중립위치로 유지시키는 것이다. 거골하관절은 종골과 거골사이의 관절이다. 거골하관절은 내번과 외번뿐만 아니라 발목의 회내와 회외 움직임도 제공한다. 이 관절의 정렬이상은 보행이상을 포함한 발의 적절한 기능수행이 제한받고, 통증과 하지 모든 관절의 퇴화를 초래할 수 있다. 거골하관절의 중립위치 유지가 발보조기의 제일 중요한 목표이다.

13.6.1.1 발 보조기의 적응증

족부관절의 퇴행이나 족부 관절염은 보행 시 통증과 어려움을 수반한다. 이러한 관절들의 움직임을 억제하고 동시에 특정관절에 놓이는 압력의 양을 줄여주므로, 발 보조기는 이러한 질환의 치료에 사용될 수 있다. 캘리포니아대학 생체역학연구소에서 개발한 UCBL보조기는 과도한 내번을 예방하기 위하여 신발 안에 착용할 수 있는 보조기이다.

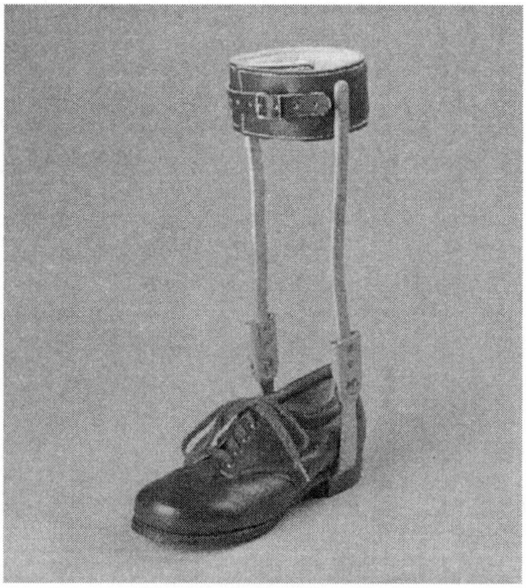

그림 13.6 금속 족관절-발 보조기

UCBL은 폴리프로플렌 플라스틱으로 환자 발의 크기와 모양에 맞게 제작된 맞춤 보조기이다. 이것은 후족부의 발바닥과 맞닿아 있고 관절움직임을 보호하는 편평한 바닥으로 되어 있다. 중족부 관절염 치료를 위한 보조기는 바닥이 딱딱한 보통 신발이면 좋을 정도로 간단하다. 시상면에서의 중족부의 움직임을 억제하기 위해서 환자의 신발 안에 강철로 맞춤 제작할 수 있다. 끝으로(rocker-bottom shoes)는 보행주기의 뒤꿈치 닿기에서 발가락 밀기로 전환하는 동안, 중족부에 움직임이 일어나지 않도록 중족부의 굴곡을 제한시킨다.

무릎관절염에 있어서, 병리학적 부위가 바로 무릎일지라도, 보조기치료는 발 보조기로서 달성될 수 있다.

전형적인 무릎관절염은 무릎관절 내측이 더 심각하게 손상된다. 무릎의 내측관절 크기가 작아질 때, 무릎은 하지와 발을 내측으로 옮겨놓는 경향이 있다(renu varum or bowlegged). 외측 뒷굽 웨지는 이러한 문제를 해결하고 다리를 정상적으로 정열 시키는데 사용될 수 있다. 이렇게 되면, 고통이 경감되고 더 이상의 퇴화를 방지할 수 있다.

족저근막염은 종골의 바닥에 부착된 족저근막섬유가 아주 작게 손상된 현상이다. 이것은 이 부위에 염증을 유발시켜 발꿈치에 통증이 생긴다. 이러한 상태는 과도한 물리적인 힘이 족저근막에 작용될 때(예를 들면, 과도하게 회내된 발, 타이트한 아킬레스 건, 높은 아치 등) 발생한다. 이러한 상태는 하중을 분산시켜 아픈 곳의 압력을 최소화시키는 보조기로서 치료가 가능하다. 발뒤꿈치 패드나 웨지처럼 간단한 기구가 이러한 목적으로 사용될 수 있다. 만약 회내가 근원적인 원인이라면, UCBL보조기가 거골하관절이 중립을 유지하는데 사용될 수 있다. 발의 아치를 높여주는 아치서 포트가 유용한데, 발의 종아치에 가해지는 압력을 감소시켜 주어서 족저근막의 압력을 감소시키기 때문이다.

편평족은 평발이라고도 하고, 종아 치가 낮아진 발이라고도 한다. 이러한 상태는 대부분 발의 내측이 지면과 너무 가깝게 된 경우, 예를 들면 발의 과도한 회내 또는 안으로 휜 경우(inrolling)가 자주 확인된다. 이러한 변형은 종아 치의 움직임을 담당하는 중요한 역할을 하는 경골후방건의 기능장애로 흔히 유발된다. 건이 약해지거나 파열됐을 때, 편평족이 생긴다. 이러한 변형의 종골의 내측부위에 위로 향하는 힘이 생기면 교정이 가능하다. 필요한 힘을 제공하기 위해서, 보조기의 말단부위가 중족골지절관절 위까지 반드시 연장되도록 해서 지렛대 팔이 충분한 길이가 되도록 해야 한다. 더 이상의 합병증을 예방하고 이러한 상태를 적절히 치료하기 위해서는, 발에 보조기를 착용했을 때 거골하관절이 반드시 중립 위치에 놓이도록 해야 한다. 이러한 목적을 위한 신발인서트는 일반 가게에서 살 수 있다. 그리고 UCBL 보조기는 필요한 힘을 제공할 수 있는 맞춤 보조기이다.

13.6.2 족관절-발 보조기(AFO)

족관절-발 보조기(AFO)는 족관절을 가지고 있다. AFO의 주된 기능은 족관절이 움직일 수 있도록 족저굴곡과 배측굴곡의 양을 조절하는 것이다. 모든 AFO는 발과 연결된 부분을 가지고 있고, 그로 인해서 거골하관절의 움직임을 조절함과 동시에 내외측 족관절을 지지하게 된다. 발 보조기처럼, AFO는 발과 족관절 뿐만 아니라 더 위쪽의 관절에 영향을 주는 경우에도 유용하다. 예를 들면, AFO는 약한 대퇴사두근의 치료와 무릎의 불안정한 경우에 유용하다.

발 보조기와 다르게 AFO는 하나의 관절을 지나고 그리고 관절 위와 아래 양쪽에 부착물이 있다. 따라서 많은 부품들이 요구되고 보조기가 보다 복잡해진다. 금속과 플라스틱이란 재료에 따라 두 영역으로 AFO를 나누는 것이 AFO를 논의하는 데에 유용하다. 금속AFO는 플라스틱AFO에 의해 폭넓게 대체되었다. 그러나 금속AFO에 대한 설명이 중요하다. 왜냐하면 많은 부품들이 플라스틱AFO에 사용되는 것과 똑 같고 그리고 디자인과 처방 원칙이 두 그룹에서 거의 같기 때문이다.

금속AFO는 적어도 네 개의 부품으로 구성된다. (1)보조기를 다리에 착용하는 종아리 밴드, (2)금속 업라이트, (3)족관절, (4)신발과의 연결 장치(figure 13.6) 등이 있다. 종아리 밴드는 종아리 뒷부분 폭의 절반만 금속으로 만들어진다. 앞쪽 반은 벨크로밴드이다. 기능은 AFO를 다리에 부착시키고 그리고 족관절과 관계된 다리의 후방 움직임을 억제하는 것이다. 금속 업라이트는 종아리밴드와 신발 연결 장치를 서로 연결시켜 주고 어느 정도 내외측 지지를 제공한다. 족관절은 뒤에서 논의될 여러 가지 부품으로 구성된다. 신발 연결 장치에는 고정형 또는 분리형스티럽이 있다. 고정형스티럽은 신발에 영구적으로 부착되는 반면에, 분리형스티럽(또는 캘리퍼)은 업라이트를 신발 바닥에 부착된 프레이트에서 분리할 수 있다.

금속족관절은 전방과 후방에 각각 하나씩, 두개의 채널로 구성된다. 임상적 필요에 따라, 핀이나 스프링이 각각의 채널 안에 삽입된다. 움직임을 억제하기 위해서 핀이 채널안에 놓여진다. 전방채널의 핀은 족관절의 배측굴곡을 억제하기 때문에 전방스톱(anterior stop) 또는 배측굴곡스톱(dorsiflexion stop)이라고 한다. 후방채널의 핀은 족관절의 족저굴곡을 억제하기 때문에, 후방스톱(posterior stop) 또는 족저굴곡스톱(plantar stop)이라고 한다. 채널 안에 있는 스프링은 족관절의 움직임을 돕는다. 후방채널의 스프링은 족관절의 배측굴곡을 돕는다. 예를 들어, 족저굴곡근이 약해 보행시 하수 족이 나타나는 환자는 자주 넘어지게 된다. 스프링은 대체로 전방채널에서는 사용되지 않는다. 왜냐하면, 기능적인 족저굴곡을 제공하기 위해 필요한 힘의 양이 너무 커서 스프링으로는 달성할 수 없기 때문이다.

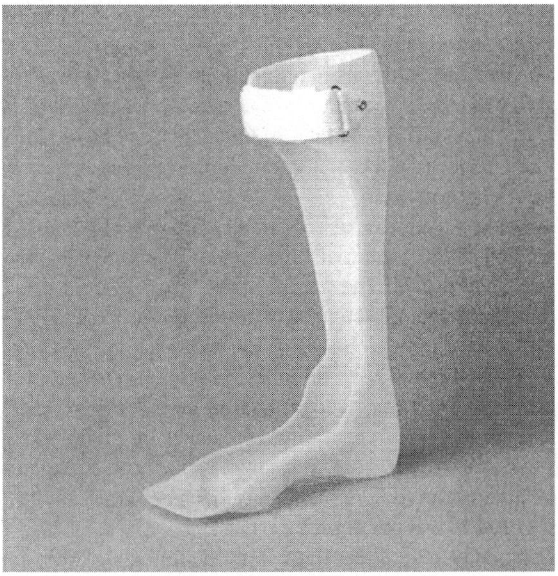

그림 13.7 플라스틱 AFO 발목

앞에서 언급했듯이, 플라스틱AFO는 임상에서 사실상 금속AFO를 대체해 오고 있다. 플라스틱AFO는 금속에 비해 저렴하고, 예쁘고, 가볍고, 발지지가 더 좋다. 환자가 자신의 신발 안에 플라스틱AFO를 신을 수 있을 정도로 외관이 크게 개선되었다.

그것들은 기성품이 될 수도 있고, 또는 환자의 치수가 특별하거나 의사의 처방이 있을 경우에는 맞춤으로 제작할 수도 있다. 플라스틱AFO는 관절이 없는 것(solid)과 있는 것(hinged) 2가지로 나뉜다. 관절이 없는 AFO는 플라스틱 한 조각으로 만들어지고 별도의 족관절 부품은 없다(figure 13.7). 비록 족관절이 없다 할지라도, 재료 고유의 유연성 때문에 족관절에 약간의 움직임이 허용된다. 발과 다리사이의 각도는 환자의 임상적 필요에 의해서 결정된다. 예를 들어, 배측굴곡이 약한 환자에게는 보행 중 발가락이 지면에 끌리지 않게 하려고 각도를 90도에 맞추어야 한다. 경첩이나 관절이 있는 플라스틱AFO는 금속족관절로 연결된 두 개의 플라스틱 부분을 갖는다. 그것들은 약간의 족관절 움직임이 필요할 때나 움직임의 완벽한 억제가 필요하지 않을 때 사용된다. 금속족관절은 금속AFO에서 사용되었던 것과 같으며, 같은 부품과 기능을 갖는다.

플라스틱AFO의 족관절 안정은 3가지 요인에 의해 결정된다. (1)족관절 후면상단의 앞으로 나온 나뭇잎 부분(the posterior leaf)을 가능하면 앞쪽으로 더 많이 연장시켜 잘라내는 절단선(trim line); 트림라인이 앞쪽으로 이동하면, 족관절은 좀 더 안정적이다. (2)플라스틱의 두께; 두꺼운 플라스틱일수록 더 안정적이다. (3)족관절 후면상단의 주름: 주름이 있으면 족관절이 더 안정적이다.

13.6.2.1 족관절-발 보조기의 적응증

첨내반족 변형은 뇌성마비아동의 하지에서 빈번하게 보인다. 첨내반족 변형은 발이 내반되고, 배측굴곡되고, 내전된 상태를 말한다. 뇌성마비에서 이 변형은 종종 종아리 근육의 경련 때문에 발생한다. AFO로 이러한 변형을 예방하거나 치료해서 환자의 보행이 좀 더 나아지 게 할 수 있다. 족관절의 후방지주는 이러한 경우에 배측굴곡을 억제하는데 유용하다.

하수족(foot drop)이나 족관절 배측굴곡근이 약한 것은 주로 비골신경의 손상 때문에 생긴다. 약한 정도에 따라, 이 증상은 하수족(유각기동안 발끝떼기기능의 상실)과 발이 빨리 지면에 닿는 현상(foot slap: 발뒤꿈치 닿기 이후 지면으로 발이 돌아오는 속도조절의 실패) 같은 이상보행을 야기할 수 있다. AFO는 약한 근육을 대신하고 환자가 정상보행 형태로 돌아가도록 한다. 후면 나뭇잎(posterior leaf)의 두께는, 족저굴곡의 억제에 필요한 양과 수동적인 배측굴곡에 필요한 양에 따라, 다양해진다. 만약 후방채널에 스프링이 부착된 족관절이 사용하면, 근력이 전혀 없는 족저굴곡근을 대신할 수 있게 된다.

발보조기에서 논의된 것처럼 관절염에 의해 관절이 영향을 받을 때, 관절움직임을 억제시키면 관절염에 동반된 통증을 치료하는데 도움이 된다. 족관절의 골관절염시, AFO는 족관절의 움직임을 억제시키는데 사용될 수 있다. 이러한 경우에, AFO는 환자의 크기와 모양에 맞게 반드시 맞춤제작 되어야 하고 족관절의 운동을 억제시켜 안정성이 커지도록 해야 한다. 보행중 족관절의 움직임을 효과적으로 억제시키는 잘 맞는 AFO를 제공만 해도, 족관절 관절염이 심각한 환자는 통증이 극적으로 감소됨을 느낄 수 있다.

무릎이 불안정하면 보행에 굉장한 장애가 된다. 특히, 척수손상으로 인해 대퇴사두근이 약해지면 보행예후가 절망적일 수 있다. 그러나 AFO는 이러한 장애들을 극복하도록 도울 수 있다. 대퇴사두근이 약할 때, 보행시 입각기 동안에 언제든지 일어날 수 있는 무릎이 갑자기 굴곡 되는 현상인 "Knee blocking"을 막을 방법이 없다. 이것은 입각기 동안에 무릎신전 움직임을 일으키는 AFO를 사용함으로써 해결할 수 있다. 발생할 수 있는 배측굴곡의 양(예: 전방채널의 핀)을 억제하므로 서, 무릎신전 모멘트가 생길 수 있다. 이것은 입각기 동안에 족저굴곡은 무릎굴곡 모멘트를 만들고, 배측굴곡은 무릎신전 모멘트를 만들기 때문이다. 만약 보행의 입각기 동안에 지면에 발이 모두 닿게 되는 발바닥 닿기(foot flat)상황을 상상해 보면, 이것을 시각적으로 이해할 수 있게 된다. 족관절이 배측굴곡되면, 경골은 앞쪽으로 이동한다. 몸 전체가 앞으로 이동하고 넘어지는 것을 예방하기 위하여, 무릎은 균형복원을 위해서 반드시 굴곡 되어야 한다. 따라서 배측굴곡이 무릎굴곡 모멘트를 생기게 한다. 대퇴사두근이 약한 경우에, 목표는 무릎의 굴곡을 억제해서 갑자기 넘어지는 현상(knee buckling)을 막아주는 것이다. 그러므로 발생할 수 있는 배측굴곡의 양을 제한함으로써, 무릎이 좀 더 안정되고 보행의 예후가 좋아지는 것이다.

13.6.3 무릎 보조기(KO)

무릎 보조기는 무릎 자체에 생기는 변형을 교정하거나, 지지해 주고, 부상에서 무릎을 보호하기 위하여 무릎을 외부에서 지지해 주는 기구이다. 무릎은 관절 하나만 관여되어 있기 때문에, 보조기의 사용이 오직 무릎에만 영향을 주도록 제한되어야 한다.

비록 그것들이 다양하게 사용되고 있지만, 무릎보조기의 사용은 가끔 논쟁거리가 된다. 과학적 증거에 의해 잘 지지받는 몇 가지 적응증이 있지만, 처방되는 무릎보조기의 양은 그들의 실용성에 관해 합의된 것보다 훨씬 많다. 무릎보조기는 무릎이 과신전된 환자에게 유용하다는 것은 널리 인정되고 있다. 보조기 디자인에 삼점압 원리를 적용한 스웨덴형 니케이지(swedish knee cage)는 과신 전으로 부터 무릎을 지킬 수 있다(figure 13.8). 하나의 지주가 무릎높이에서 무릎관절 뒤쪽에 위치하고 나머지 두 밴드는 무릎관절보다 앞에 위치하는데, 하나는 무릎위에 다른 하나는 무릎아래에 위치한다. 중립위치 이상으로 신전되는 것을 억제하면서 완전한 무릎굴곡을 허용하는 무릎관절의 사용으로, 환자는 무릎과 신전으로 부터 보호받을 수 있다.

스웨덴형 니케이지와 대조적으로, 무릎보조기는 무릎관절염이 있는 환자에게 사용될 수 있다. 전형적으로 무릎관절염에서는 무릎관절의 내측 부분이 가장 빈번하게 영향을 받아서 대부분의 관절공간을 잃게 된다. 이것은 외측 관절공간이 내측관절 공간보다 더 큰 무릎내의 불균형이다. 이것은 무릎에서 외반변형이 생기는 결과가 된다(보통 발이 다리에 비해 외측에 놓여 있다). 다른 면에 삼점압 원리를 적용함으로써, 이러한 변형은 무릎보조기로 교정될 수 있다. 이 보조기는 무릎높이의 다리 외측에 하나의 스트랩이 있고 다른 두개의 스트랩은 내측에 있는데 각각 무릎의 위와 아래에 있다.

이러한 원리는 무릎관절 내측부분의 압력을 최소화시킨다.

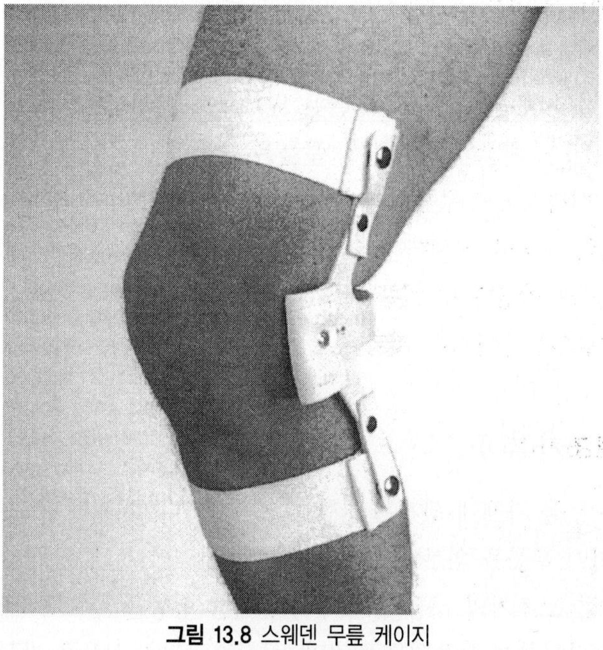

그림 13.8 스웨덴 무릎 케이지

많은 공급자들과 환자들은 무릎부상을 예방하고 무릎부상에서 재활하는데 무릎보조기의 사용을 주장해 왔다. 이러한 보조기들은 종종 운동 중에 착용하도록 처방된다.

보조기가 폭 넓게 사용되고 있음에도 불구하고, 보조기의 효능을 입증하는 과학적 증거는 적고 그래서 이러한 보조기의 사용은 계속 논쟁거리가 되고 있다. 보조기가 걷고 뛰는데 필요한 에너지의 양을 증가시키거나 또는 착용 자에게 잘못된 안전의식을 심어주게 되어, 때로는 무릎보조기가 환자에게 유해할 수도 있다.

보조기 적응 증에 관계없이, 무릎보조기는 어떤 형태이건 반드시 무릎관절을 가지고 있어야 한다. 무릎관절은 단축이거나 다축관절이다. 단축 무릎관절은 하나의 축에 대해 회전하는데 반하여, 다축관절은 무릎의 위치에 따라 변하는 회전축을 갖는다. 다축관절이 사람의 무릎관절 회전에 보다 흡사하다고 할지라도, 보행을 향상시켰다는 사실은 아직 확인되지 않고 있다. 예외로서, 다축 무릎관절은 운동용 무릎보조기에만 사용하는 것으로 그 사용이 제한되고 있다.

단축 무릎보조기는 무릎관절과 일직선상에 놓이거나 전후면에서 볼 때 약간 후방에 놓인다. 후방에 놓인 무릎관절은 무릎이 안정되도록 돕는다. 만약 무릎이 후방에 놓이면, 지면에서 하지로 작용되는 지면반발력은 무릎의 앞으로 향하게 된다. 이것은 무릎 신전을 증가시키는 효과가 있다. 무릎의 신전이 증가되면서, 갑자기 무릎이 굴곡 되는 현상을 막을 수 있고, 따라서 무릎을 좀 더 안정되게 만든다.

무릎 잠금장치는 지정된 위치에 무릎을 고정시키는 보조기 무릎관절의 한 부품이다. 예를 들어, 어떤 환자들은 안전한 보행을 위해서 무릎이 완전히 신전되는 것이 필요할 수 있다. 이러한 경우에 무릎 잠금장치는 보행 중 무릎이 완전히 신전되도록 하는데 사용된다. 환자가 앉거나 다른 활동을 하기 위해서는, 잠금장치를 해제해야 한다. 무릎 잠금장치의 2가지 예는 그것의 사용을 이해하는데 도움이 된다. 드롭 링락(drop-ring lock)은 보행중 무릎을 완전히 신전시키는 데 사용된다. 환자가 앉았을 때 링은 자유롭게 움직이고 무릎관절의 대퇴부에 있게 된다. 환자가 선 자세로 일어날 때, 중력에 의해 링이 대퇴부 부품과 다리 부품이 겹치는 위치까지 내려가게 된다. 링은 두 부품을 둘러싸고 그 둘 사이에 어떠한 움직임도 억제시키며, 따라서 무릎의 굴곡도 억제하게 된다. 환자가 무릎을 구부리고 싶을 때, 손으로 링을 올리면 관절의 굴곡이 자유로와진다.

톱니바퀴 모양의 고정 장치(ratchet lock)는 무릎의 굴곡을 억제하는 다른 방식이다. 환자가 앉을 때, 고정 장치는 풀린다. 환자가 무릎은 신전시키기 시작할 때(예를 들어, 일어서기), 톱니바퀴는 완전굴곡과 완전신전사이의 다양한 위치에서 고정시킬 수 있다. 잠금장치가 걸릴 때마다, 고정 장치가 걸린 위치이상으로 무릎이 굴곡 되는 것을 억제한다. 따라서 만약 환자가 앉았다 일어나는 동안에 자신을 스스로 완전히 지탱할 수 없다면, 무릎은 맨 나중에 고정시킨 지점까지만 굴곡하고 무릎이 갑자기 굴곡되는 것을 예방해 주어 환자가 넘어지는 것을 막아주게 된다.

13.6.4 슬관절-족관절-발 보조기(KAFO)

슬관절-족관절-발보조기(KAFO)는 족관절과 발과 접촉하는 요소를 내포하고 있기 때문에 무릎보조기와는 다르다(figure 13.9). KAFO에 사용되는 무릎관절은 무릎보조기에 쓰이는 것과 다른 것이 없고, 족관절부품도 AFO에 쓰이는 것과 동일하다. KAFO의 한 가지 다른 점은, 모든 부품들이 한 기구 안에 있다는 것이다. KAFO는 일반적으로 무릎신전근과 슬와부근이 매우 약하거나, 무릎의 불안정, 슬와부근 경련이 있는 환자 그리고 척수손상으로 인한 하반신마비 환자에게 가장 많이 사용된다. 많은 하반신마비 환자들은 양쪽 KAFO를 목발이나 워커와 함께 사용하면 보행할 수 있다. 따라서 상지와 몸통을 잘 통제할 수 있는 것이 KAFO를 사용할 후보자를 선택하는 결정적 요소이다. 이 보조기의 크기와 부피 때문에, KAFO보행은 에너지소비가 많고 또한 비효율적인 면도 있다. 그래서 KAFO로 보행할 수 있는 대부분 하반신마비 환자들이 보행의 첫 번째 수단으로 휠체어를 아직도 선택하고 있다.

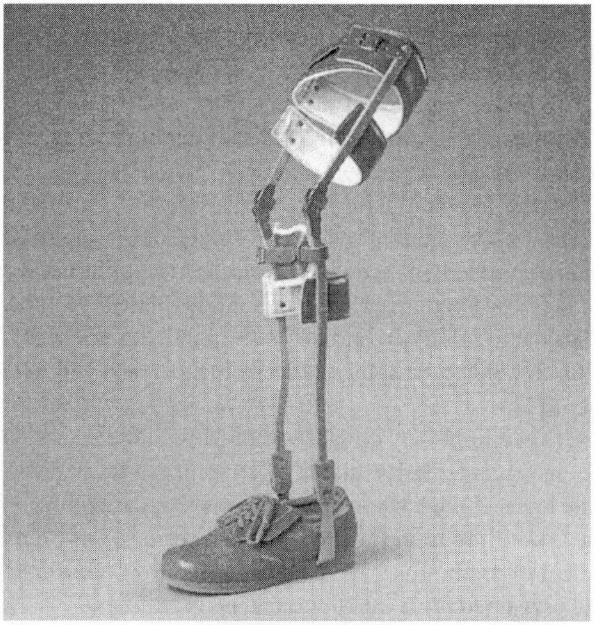

그림 13.9 KAFO 메탈

13.6.5 고관절-슬관절-족관절-발 보조기(HKAFOs)와 RGO

고관절-슬관절-족관절-발 보조기(HKAFOs)는 KAFO와 매우 비슷하지만, 환자의 몸통에 부착되는 부품이 하나 더 있다. 가장 일반적인 HKAFO의 형태는 왕복운동 보행보조기(reci-procating gait orthosis:RGO)이다. RGO는 양쪽 하지에 사용하는 양쪽 HKAFO이다. 이것은 여러 케이블과 도르래로 구성된다. 이 보조기의 목적은 편측 고관절굴곡과 동시에 반대쪽 고관절의 신전을 제공하는 것이다. RGO를 착용한 환자가 한쪽 다리를 지면에서 들어 올리면 케이블과 도르래는 그 다리의 고관절굴곡을 제공하고, 그로 의해서 다리가 전진하거나 한 발을 내딛게 된다. 이어서 다른쪽 다리가 지면에서 들어 올려지고, 그 다리는 완벽하게 한걸음 전진하게 된다. RGO는 환자들의 보행을 보조하기 위하여 상지 목발을 함께 사용해야 한다. KAFO와 같이, RGO는 전형적으로 하반신마비 환자들이 사용한다. RGO는 보통 3세에서 6세 아이들에게 처방된다. KAFO로 보행하는 것과 비슷하게 RGO로 보행하는 것은 느리고, 비효율적이고, 에너지를 많이 소비한다. 거의 모든 환자들이 보행의 첫 번째 수단으로 휠체어를 선택하지만, RGO는 운동용으로 훌륭한 보조기가 되고 환자들에게 기립자세의 눈높이에서 새로운 세계를 경험하게 한다.

13.7 상지 보조기

상지 보조기는 주로 상지를 지지하고, 변형을 예방하고, 상지 기능을 유지하거나 복원하기 위하여 처방된다. 사용목적에 따라, 정적 상지보조기는 완벽한 고정을 제공 하고, 동적보조기는 다른 것들을 제한하는 동안에 움직이는 기능만 허용한다. 전형적으로 상지보조기가 처방되는 경우는 골절, 신경손상(정중, 척골, 요골), 팔신경총 손상, 화상, 염증이 있는 관절(류마티스 관절염), 퇴행성 관절(골관절염), 건 부상의 수술 후 관리, 경련(뇌혈관장애 후유증 또는 뇌성마비), 반복성 피로/긴장 장애(수근관절염) 등 등이 있다. 각 환자의 의학적 상태와 기능적인 필요에 따라 처방되는 모든 보조기처방은 매우 구체적이어야 한다. 또한 보조기의 착용일정과 사후관리는 보조기의 사용효과를 극대화하고 그리고 부적절한 사용으로 인한 부작용을 제거하거나 감소시킬 수 있어야 한다.

13.7.1 수지 보조기

수지 보조기의 첫 번째 종류는 전형적으로 중수지절관절(MP), 원위 지절간관절(PIP), 근위 지절간관절(DIP)의 움직임을 개별적으로 제한하는 고정보조기가 있다.

동적 수지보조기는 PIP와 DIP관절의 움직임에 사용된다. 류마티스 관절염환자에게 단추구멍기형와 백조목(swan-neck)같은 변형을 예방하기 위하여, 두 종류의 보조기가 각각 처방된다. 단춧구멍기형은 PIP는 굴곡 되고 DIP는 과신 전된 현상을 보이는데 반해서, 백조목 기형은 PIP가 과신 전되고 DIP가 굴곡 된다. 단춧구멍기형 보조기는 PIP 관절의 굴곡과 DIP 관절의 신전을 예방하기 위하여 처방되고, 백조목 교정을 위한 보조기는 PIP 관절의 관신 전과 DIP 관절의 굴곡을 예방하기 위하여 처방된다.

이 2가지 보조기는 다른 활동 시 손의 사용을 제한하지 않으면서 변형의 발생과 악화를 예방하기 때문에 중요하다.

13.7.2 수부 보조기(HO)

이 영역의 고정보조기는 MP, PIP, DIP관절의 모든 운동을 제한한다. 이들 보조기는 관절염 환자에게서 흔히 보이는 MP관절의 척골편위를 예방하기 위하여 또한 처방된다.

두 종류의 동적 수부보조기는 PIP굴곡 동적보조기와 PIP신전 동적보조기가 주로 사용된다. 이러한 동적보조기는 굴곡건구축과 신전건의 수술 후 관리에 효과적으로 사용된다.

13.7.3 완관절-수부 보조기(WHO)

완관절의 신전과 굴곡 움직임을 억제하는데 흔히 사용되는 완관절 고정보조기(WHO)는 손등 완관절 고정보조기와 손바닥 완관절 고정보조기가 있다. 척골 완관절고정보조기는 과도한 척골편위를 막는데 사용되고, 요골 완관절과 무지 고정보조기는 동작중 요골편위를 예방하는데 사용된다. 앞에서 언급한 보조기들은 장무지외전근의 급성염증때문에 생기는 류마티스관절염과 드께르방(deQuervain)의 질환에 유용하게 쓰인다. 완관절을 고정한 동안, 수부는 완관절이 25~30도 신전된 기능적 자세를 유지해야 한다. 수부에서 손목과 다른 관절의 움직임을 허용하는 완관절보조기는 완관절신전 MP굴곡 동적보조기와 완관절굴곡 MP신전 동적보조기가 있다(figure 13.10). 이 보조기의 목적은 뇌졸중과 같은 중추신경장애와 요골신경마비와 같은 말초신경장애 모두에게 물건을 자연스럽게 잡고 놓는 능력을 개발시키는 데 있다.

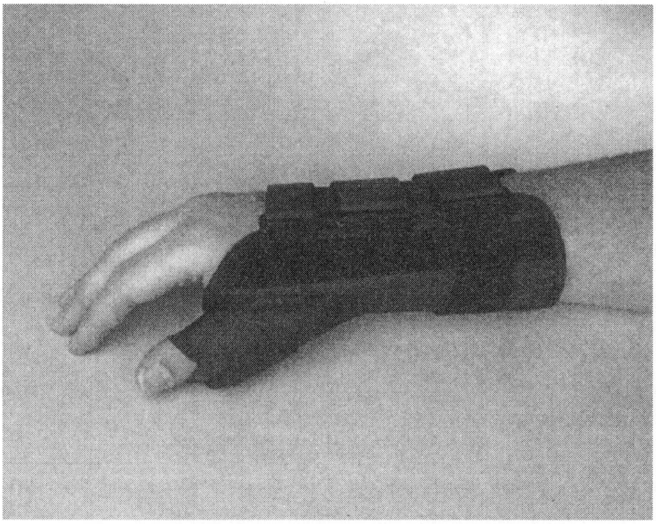

그림 13.10 엄지 확장형 손목 받침 보조기

다른 형태의 동적 완관절보조기에는 일반적으로 수지굴곡과 신전건이 손상 됐을 때 수술 후 재활에서 사용되는 MP굴곡과 MP신전 동적보조기가 있다.

완관절보조기는 뇌졸중이나 상지 운동 신경장애 후에 나타나는 수부의 근육톤을 감소시키는데 사용된다. 경련을 억제하는 완관절보조기에는 일반적으로 경성 원뿔형보조기와 무지/수지 벌리는 보조기 등이 흔히 처방된다. 임상에서 처방이 많이 나오지만, 이 보조기들의 경련을 통제하는 효과에 대한 증거가 아직 충분치 않다.

13.7.4 주관절 보조기(EO)

2가지 형태의 고정 주관절 보조기(EOs)가 있는데, 후방주관절 고정보조기와 전방주관절 고정보조기이다. 전방주관절 고정보조기는 일반적으로 주관절 굴곡구축을 막기 위해 화상 후에 흔히 처방된다. 관절이 없는 원주형 주관절보조기는 종종 외측 관절융기염이나 테니스 엘보우 같은 급성기시에 사용된다. 주관절 움직임이 있는 보조기는 주관절 신전구축 후에 주관절 굴곡근 연장을 위한 굴곡운동을 천천히, 점진적으로 하기 위하여 처방된다.

13.7.5 견관절 보조기(SO)

견관절 외전보조기는 외전된 상태에서의 견관절을 고정하는데 사용되고 상완신경총 손상이나 화상 후에 흔히 발생하는 내전/내회전 변형의 예방을 위하여 사용된다. 관절이 없는 보조기이지만 기능적 보조기라고 불리는 상완보조기는 골절 후에 석고붕대나 다른 방법으로 강하게 고정시키는 오래된 개념이 잘못되었음을 증명하고 있다(figure 13.11). 원주형인 이 보조기는 상완골 체부의 골절에 처방되고 치료의 진행을 빠르게 하고 동시에 장기간 고정에 따른 합병증을 줄이는데 효과적이다. 이 보조기의 디자인에 사용되는 개념은 뼈치유의 첫째 요인인 골아 세포의 활동을 증진시키기 위하여 골절된 뼈에 일부 하중을 주는 것이다. 중풍으로 인해 반신마비/반부전마비가 온 후에 슬링이라고 불리는 견관절보조기의 사용은 차후의 견관절 탈구나 아탈구를 예방하는데 효과적인 처방으로 간주되어 왔다. 이 보조기는 수동적으로 상완골 체부를 관절 와에 고정시켜, 근육의 수의적 조절능력부족을 보상하고 느슨한 견관절 주위인대에 의한 아탈구를 예방한다. 그러나 뇌졸중 후의 개입 방안으로써 이 보조기의 효과에 대한 증거가 부족하다. 또한, 이러한 형태의 보조기사용은 다친 팔을 사용하지 않거나 소홀히 취급하는 것을 방지하기 위하여 치료적 운동이나 동작과 같은 재활치료를 병행할 것이 권고되고 있다.

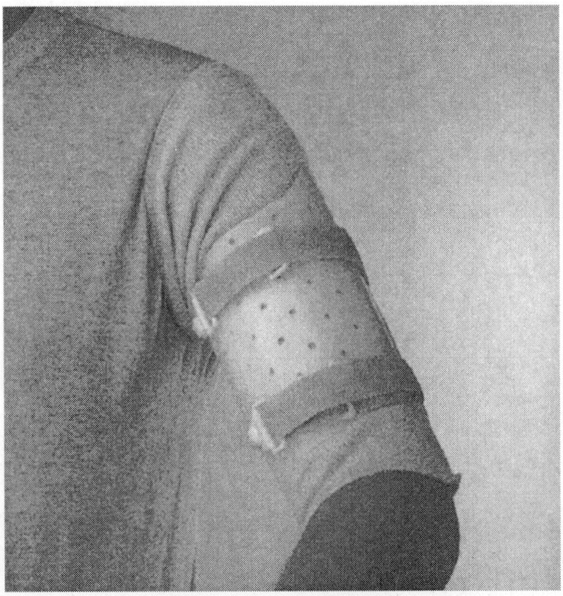

그림 13.11 휴머럴 브레이스

13.7.6 견관절-주관절-완관절-수부 보조기(SEWHO)

가장 흔한 견관절-주관절-완관절-수부 보조기는 상완신경총 손상환자에게 적용되는 보조기이다. 이 보조기는 더 이상의 변형을 예방하기 위하여, 상지의 외전, 견관절의 외

회전, 주관절의 신전과 회내, 그리고 완관절의 신전상태로 상지를 유지시킨다. 또한 이 에어플레인 보조기(airplane orthosis)는 화상 후, 특히 액와부 구축방지에 유용하다.

13.7.7 상지 보조기의 진보

상지 보조기의 진보는 여러 분야에서 나타난다. 상지 보조기의 보조수단으로 기능적 전기 자극(FES)의 활용이 최근 진보의 하나이다. FES방식이 결합된 수부보조기의 활용은 와인가르텐 등에 의해 보고되었는데(1998), 수부근육의 근육통을 감소시키므로 뇌졸중이나 외상성 뇌손상 후에 수반되는 만성적 부전 마비자들의 기능적 능력을 뚜렷하게 향상시킨다고 한다. 상지 보조기진보의 다른 형태는, 지속적 수동운동(CPM)보조기처럼 지속적인 움직임을 제공하거나, 상지운동을 도와주기 위하여 외부동력원을 활용하는 것이다. 이러한 외부동력을 이용한 상지보조기중의 하나가 견관절, 주관절, 전완관절의 운동이 함께 또는 개별적으로 도움 받거나 제한받도록 설계되어 현재 시험단계에 있다. 이 외부동력보조기는 모터달린 상지 보조기(a mororized upper limb orthotic system:MULOS)라고 불리는데, 상지 관절의 구축방지와 일상생활의 보조 및 상지근력의 강화에 효과적이라고 보고되었다.

13.8 요약

보조기 사용의 성공은 많은 요인에 의해 좌우된다. 치료사 또는 의지보조기기사의 기술수준은 보조기의 디자인과 적합성에 직접 영향을 미친다. 만약 보조기가 집, 직장, 학교, 또는 사회활동에의 참여를 제한한다면, 순응 도는 현저하게 낮아진다. 사용자가 보조기를 혼자서 착용하고, 벗을 수 있거나, 착용일정에 따라 충분한 도움을 받을 수 있는지도 역시 중요하다. 몸에 잘 맞고 기능이 적합한 것이 외에, 착용감과 미관 또한 보조기의 디자인에서 중요한 요인으로 반드시 고려되어야 한다. 보조기가 이상적으로 생체 역학적 특성을 제공하도록 세심하게 고안되었다 해도 만일 그것이 착용 자에게 불편하거나 미관 적으로 즐겁게 보이지 못한다면, 그 보조기는 거부당하거나 거의 사용되지 않게 된다. 물론, 만일 보조기가 정기적으로 사용되지 않는다면, 보조기의 사용의 이점이 실현되지 않는다. 이러한 이유 때문에, 보조기의 디자인과 처방에 있어서 클라이언트중심의 접근이 중요하고 그래서 환자의 독특한 상황을 염두에 두고 모든 문제들이 논의될 수 있어야 한다.

13.9 연습문제

1. 보조기의 정의를 설명하시오.

2. 정적보조기와 동적보조기의 차이점을 설명하시오.

3. 척추의 4개의 커다란 커브를 설명하시오.

4. 척추측만증의 정의와 가장 흔한 원인을 설명하시오.

5. 단축슬관절은 인체의 슬관절과 일직선상에 위치되거나 전후방면에서 약간 뒤에 놓일 수 있다. 왜 옵셋(offset)슬관절이 사용되는지 설명하시오.

6. 대부분 하반신마비자들은 KAFO로 보행이 가능하지만, 왜 거의 모두 1차적인 이동수단으로 계속 휠체어를 사용하는지 그 이유를 설명하시오.

7. 처방되고 있는 대표적인 7개의 상지보조기의 종류를 설명하시오.

8. RGO란 무엇인가?

9. 몸에 잘 맞춤과 기능의 적합성이외에, 보조기디자인에서 반드시 고려되어야 할 2개의 중요한 요인은 무엇인가?

10. 보조기에 적용되는 변형(creep)을 정의하시오.

참고문헌

Ada L, Foongchomcheay A, Canning C. Supportive devices for preventing and treating subluxation of the shoulder after stroke. Cochrane Database of Systematic Reviews, 2005:CD003863.

American Society of Hand Therapists. Splint classifications system. Garner, NC: The American Society of Hand Therapists, 1992.

Andriacchi T. Milwaukee brace corrections of idiopathic scoliosis. *J Bone Joint Surg* 58A:806, 1976.

Aoyagi Y, Tsubahara A. Therapeutic orthosis and electrical stimulation for upper extremity hemiplegia after stroke: a review of effectiveness based on evidence. *Top Stroke Rehabil* 11:9-15, 2004.

Axelsson P. Lumbar orthosis with unilateral hip immobilization, effect on intervertebral mobility determined by roentgen stereophotogrammaetric analysis. *Spine* 18:876-879, 1992.

Bonnet C, Tosoonian R. Results of Milwaukee brace treatment in seventy patients. Orthop *Rev* 7:79, 1978.

Bono CM, Berberian WS. Orthotic Devices: degenerative disorders of the foot and ankle. *Foot Ankle Clin* 6:329-340, 2001.

Buonomo LJ, Klein JS, Keiper TL. Orthotic Devices: Custom-made, Prefabricated, and Material Selection. *Foot Ankle Clin* 6(2):249-252, 2001.

Cailliet F. Biomechanics of the Spine. *Phys Med Rehabil Clinics North Am* 3:1-28, 1992.

Copparad BM, Lohman, H. (2001). *Introduction to Splinting: A Clinical-Reasoning & Problem-solving Approach*, 2nd ed. Mosby: St. Louis.

DeLisa J, Gans B, Walsh N(Eds.), *Physical Medicine and Rehabilitaion, Principles and Preactice,* Fourth Edition, Lippincott Williams & Wilkins, 2005.

Deyo R, Tsui-Wu Y. Descriptive epidemiology of low-back pain and its related medical care in the United States. *Spine* 1987 12:264-268, 1987.

Fast A. Low back disorders: Conservative Management. *Arch Phys Med Rehabil* 69:880-891, 1988.

Fishman S. Spinal orthoses. *From American Academy of Orthopedic Surgens: Atlas of Orthotics, Biomechanical Principles and Applications,* 2nd ed., St. Louis, 1985, CV Mosby.

Frontera W, Silver J, Eds. *Essentials of Physical Medicine and Rehabilitaion Review and Self-Assessment. Philadelphia*: Hanley and Belfus; 2003.

Garfin S. Complications in the use of the halo fixation device. *J Bone Joint Surg* 68:320-325, 1986.

Gavin T. Preliminary results of orthotic treatment for chronic low back pain, *J Pros Orthos* 5:5/25-9/29, 1993.

Goldberg B, Hsu JD. *Atlas of Orthoses and Assistive Devices*. St. Louis, MO: Mosby, Inc., 1997.

Hartman J, Palumbo F, Hill B. Cineradiography of the braced normal spine: A comparative study of five commonly used cervical orthoses. *Clin Orthop* 107:97-102, 1975.

Jacobs MA, AustinNM. *Splinting the Hand and Upper Extremity: Principles and Process*. Lipincott williams & Wilikns: Baltimore, 2003.

Johnson R. Cervical orthoses: a study comparing their effectiveness in restictin cervial motion in normal subjects. *J Bone Join Surg* 59A:332-339, 1977.

Johnson GR, Carus DA, Parrini G, Scattareggia Marchese S, Valeggi R. The design of a five-degree-of-freedom powered orthosis for the upper limb. *Proceedings of th Institution of Mechanical Engineers Part H - Journal of Engineering in Medicine* 215:275-284, 2001.

Lannin NA, Herbert RD. Is hand splinting effective for adults following stroke? A systematic review and methodologic critique of published research. *Clin Rehabil* 17:807-816, 2003.

Lewin P. Cotton Collar: a physical therapeutic agent. *JAMA* 155:1155-1156, 1954.

Loke M. New Concepts in Lower Limb Orthtics. *Phys Med Rehabil Clin North Am* 11:477-496, 2000.

Lonstein J. Carlson M. The prediction of curve progression in untreated idiopathic scoliosis. *J Bone Joint Surg* 66A:1061, 1984.

Lonstein J, Winter R. Milwaukee brace treatment of adolescent idiopathic scoliosis - review of 1020 patients. *J Bone Joint Surg* 76A:1207, 1994.

McKee P, Morgan l. *Orthotics in Rehabilitation: Splinting the Hand and Body.* F.A. Davis Company: Philadelphia, 1998

Nachemson A, Peterson L, Effectiveness of brace treatment of moderate adolescent idiopathic scoliosis. *J Bone Joint Surg* 77A:815, 1995.

Neeman FL, Neeman HJ, Neeman M. Application of orthokinetic orthoses in habilitation of a person with upper extremity incoordination secondary to spastic quadriplegia due to cerebral palsy. *Can J Rehabil* 1:145-154, 1988.

Noll KH. The Use of Orthotic Devices in Adult Acquired Flatfoot Deformity. *Foot Ankle Clin* 6(1):25-36, 2001.

Quigley M. Evaluation of two experimental spinal orthoses. *Orthot Prosthet* 28:23-41, 1974.

Rothstein JM, Roy SH, Wolf SL. *The Rehabilitation Specialist's Handbook,* 3rd ed. FA Davis Company: Philadelphia, 2005.

Sarmiento A, Burkhalter WE, Latta LL. Functional bracing in the treatment of delayed union and nonunion of the tibia. *Int orthop* 27:26-29, 2003.

Schultz AB, Ashton-Miller J. Biomechanics of the human spine. In Mow V, Hayes W (Eds.): *Basic Orthopaedic Biomechanics,* New York, Raven Press, 1991.

Stillo J, Stien A, Ragnarsson K, Low-back orthoses. *Phys Med Rehabil Clin North Am* 2:57-94, 1992.

Weingarden HP, Zeilig G, Heruti R. et al. Hybrid functional electrical stimulation orthosis system for the upper limb: effects on spasticity in chronic stable hemiplegia. *Am J Phys Med Rehabil* 77(4):276-281, 1998.

Whitehill R, Richman J, Glaser J. Failure of immobilization of the cervical spine by the Halo vest: A report of five cases. *J Bone Joingt Surg* 68A:326-332, 1986.

Chapter 14

시각장애인을 위한 지원

제14장

시각장애인을 위한 지원

저자 : John Brabyn, Katherine D. Seelman and Sailesh Panchang

역자 : 서인환 (한국장애인단체총연합회 사무총장), 백혜련 (한국장애인단체총연합회 정책기획실장)

14.1 학습 목표

이 장의 내용을 통해 독자는 다음과 같은 지식을 얻을 수 있다.

- 시각장애인 인구의 규모 추정(출현률 추정)
- 시각장애의 상이한 유형과 특성을 이해하고 그들의 시각적 과제 수행의 서로 다른 효과를 이해함
- 시력 평가의 기본적인 방식에 대한 학습
- 중복 감각 상실에 의해 발생하는 문제에 대한 이해
- 이 분야에서 이루어진 성과에 대한 관련 지식 습득
- 내과적·외과적 기능 회복에 대한 서로 다른 접근 방식에 대한 지식 습득
- 유니버설 디자인 개념이 시각장애 영역에 어떻게 적용되는가의 여부
- 길 찾기(way-finding)에 대한 보조공학 기술의 서로 다른 접근들에 대한 이해
- 읽기와 촉각적 접근에 대한 어려움과 조건에 대한 이해
- 컴퓨터, 인터넷 및 통신기기에 대해 시각장애인이 처한 장벽과 잠재적인 해결책에 대한 이해
- 시각장애인의 취업 및 일상생활의 문제와 해결책에 대한 이해

14.2 대상 집단

시각장애의 원인과 인구 통계는 전 세계적으로 매우 다양하게 나타난다. 대부분의

선진국에서는 정부의 지원대상이 되는 "법적 시각장애인"을 전체 인구의 0.4% 정도로 추정하고 있다. 나라마다 차이는 있지만 이 정의는 20/200(0.1)의 교정시력 이하("정상 시력"의 10분의 1)이거나 시야가 20^0 이내를 의미한다. 이 정의에 따르면 미국에서는 약 백만 명이 이에 해당되며, 3백5십만 명에서 많게는 5백만 명의 저시력 장애인이 존재한다. 저시력은 일반적으로 교정시력이 20/70 이하인 경우이며, 1천4백만 명의 사람들이 일상생활 활동에 영향을 받는 여러 가지 시각 손상을 가지고 있다고 추정된다. 20만 명에서 30만 명은 시력이 전혀 없는 전맹이다. "blind"라는 용어는 바로 이 부류에 해당하며 "저시력"이나 "시각 손상"은 부분적으로 시각에 손상이 있는 사람들을 의미한다. 저시력 인구의 대부분은 노년층이지만, 전맹 인구는 전 연령층에 골고루 분포하고 있다.

저 연령층에서의 저시력 인구는 조산아에 대한 처치와 관련된 약물이나 의료기술과 같은 출산과정에서의 문제가 장애 발생과 관계가 있다. 시각장애 영유아의 약 35%는 기질적인 시각 손상으로, 손상의 주원인은 눈보다는 뇌 손상에 기인하고 있다. 문제는 아직도 그 원인에 대해서 잘 이해되거나 설명되어지지 않고 있다는 점이다.

학령기나 취업 연령층의 시각장애인은 일상생활이나 정보습득, 보행 및 기타 과제 수행에서 장벽에 부딪히며 매우 높은 실업률에 직면한다. 중복 감각 장애(예를 들어 농맹인), 신체적, 인지적 장애의 발생률 또한 증가하고 있다.

시각장애 인구의 가장 많은 수가 분포하는 연령대는 65세 이상이며 전체 인구증가 속도보다 두 배 이상 빠르게 증가하고 있다. 매 10년마다 65세 이상의 노년층 인구 중 시력에 기능적 제한이 오거나 일반적인 신문 글씨를 보는 데 어려움을 느끼는 사람들이 백만에서 2백만까지 늘어난다. 85세 이상 역시 지난 한 세기 동안 전체인구 증가보다 빠르게 10배 이상 증가하고 있다. 대략적으로 이 연령층의 10%는 법적 시각장애인이며 20%는 저시력인이다. 시각장애는 연령 변화에 따라 우선적으로 발생하는 손상이며 청력 손상이 수반되기도 한다.

다른 나라의 경우 사고에 의한 시각장애 발생률이 보다 높으며, 이는 대부분 "예방할 수 있는" 원인에 기인한다. 아프리카 인구의 대략 1%는 전맹이며, 백내장이라는 단일 원인에 기인하는 것으로 파악되고 있다.(쉽게 치료할 수 있는) 아시아와 아프리카 시각장애인 수는 2천만 명으로 추정하고 있으며 전 세계 시각장애인 수의 절반에 이른다. 항생제로 치료가 가능한 트리코마(결막염)가 위생의 결여와 오염된 물로 인해 풍토병처럼 만연한 결과이다. 유사하게, 회선사상충증(Onchocerciasis) 또는 "사상충"이 흑파리에 의해 널리 전염되기도 하는데, 치료가 가능하지만 여전히 아프리카 지역에서는 시각장애의 주요 원인이 되고 있다. 비타민A 결핍에 의한 각막손상, 홍역 및 기타 다른 원인들이 저개발국가에서는 시각장애의 무수한 원인이 되고 있다.

14.3 시각장애의 특성과 과제 수행에 미치는 영향

14.3.1 시력의 정의

전통적으로 시력이란 20/200과 같은 스넬렌 시력표식 분수로 표현된다. 즉, 200피트 거리에서 글자를 알아볼 수 있는 "정상" 시력과 비교하여 20피트의 거리에서 동일한 글자를 알아볼 수 있는 정도의 시력을 의미한다. 그러므로 이 방법은 공간적 시야각의 선명도를 측정하는 방식이며, 안과학자들은 종종 그것을 "LogMAR" 지수로 표현한다. 즉, 포물선 안에서 그려지는 시야각의 대수(10을 기본으로)이다. 편리하게 20/20은 1'의 시야각을 나타내고 LogMAR 지수는 0이며, 20/200은 LogMAR 지수 1.0이다.

대부분의 사람들은 최대 교정시력 상태에서 20/15의 시력(LogMAR 0.12)을 나타낸다.

14.3.2 시각 손상의 차이점의 본질

"시각 손상과 관련된 질병", 사고들, 상처나 안구 이상 등의 다양성은 기능성 시각 손상에 대한 서로 다른 다양한 형태를 유발한다. 대부분은 단순히 시력 또는 선명도의 손질로 측정할 수 없다. 예를 들어 백내장을 비롯한 안구 중막 관련 질병은 시력을 저하시키기도 하지만 명암 대비 민감도(contrast sensitivity)라고 알려진 망막의 상이 맺히는 기능에 관련된 더 심각한 시력 상실의 원인이 될 수도 있다. 안구 중막에서의 빛의 산란은 섬광으로 인해 더욱 심각한 시력 저하를 일으킬 수도 있다. 나이와 관련된 황반부변성(ARM)은 미국에서 공식적인 실명원인 중 가장 보편적인 것이며, 선명도의 저하나 시야의 중앙에 암정이 생기는 원인이 되고 있다. 또한 나이가 들수록 빛의 정도에 따라 반응하는 능력의 저하나 명암 대비 민감도 저하를 동반한다. 선천성 녹내장이나 미숙아 망막증(ROP)은 시변부 시력을 파괴하는 원인이 된다. 당뇨병은 무작위로 시야 내 일부분의 시력을 잃는 원인이 될 수 있다. 색맹은 남성 인구 8% 정도에서 나타나며, 시각 관련 기능 수행에 문제가 있을 것이라고는 생각되지 않은 컴퓨터 그래픽을 해석하는 데 영향을 미치기도 한다.

14.3.3 과제 수행에 미치는 영향

일반적으로 서로 다른 기능적 결여는 각각의 시각적 과제를 수행하는 데 매우 다른 차이를 나타낸다. 일반적인 시력검사는 매우 좋은 조명하에서 대조가 선명한 상태의 글씨를 읽는 능력을 측정하는 것이다. 이 상황은 대부분의 실제 일상생활에서 시력을 사용하는 조건은 아니다. 대부분의 안과 질환은 비정상적인 시력 사용 조건에서는 더욱 수행 능력이 감소하며, 따라서 실효적인 상실은 종종 각 개인의 시력 검사 수치에 의해 제시되는 사실보다 훨씬 큰 경우가 많다. 단지 최근 몇 년간 실제 현실 조건에서 이러한 결여는 상당히 증가하는 것으로 평가되고 있다. 시력 결여의 특성과 시력 조건 간 복잡한 상호 작용의 결과, 서로 다른 과제를 수행하는 데 요구되는 시각적 요구사항의 다양성과, 특별한 과제를 수행하는 데 대한 개인의 시각 장애의 효과는 예측하기 매우 어렵다. 일반적으로, 다양한 사례를 바탕으로 수집되는 증거들로 미루어보아 시각적 과제 수행은 선명도나 시력보다는 명암 대비 민감도와 같은 변수들과 더 깊은 관계가 있다. 이러한 이유에서 재활훈련은 최상의 조명상태와 명암 대비의 준비, 섬광의 제거는 적절한 확대물의 제공만큼이나 중요한 사항이다.

14.3.4 시각장애 정도와 국제기능·장애·건강 분류(ICF)

시기능, 일상생활 능력, 과제 수행 능력 등의 다양한 특성 간의 상호 작용을 규정하는 데 어려움이 있기 때문에 적절한 장애 정도 판정은 역사적으로 시력 시야 검사 ICD-9-CM(1978, 미국 공식 질병 분류)라는 시각 상실에 대한 단순한 의학적 측정에 근거하고 있다. 이 검사는 경증(mild)/중도(moderate)/중증도(severe)/최중도(profound)/전맹(total)의 일반적인 척도를 사용하여 시력 손실을 공식적인 정안인과 공식적인 시각장애 2가지의 이분법적으로 소개하고 있다. 영구적인 시각 손상 평가를 위한 AMA 가이드(AMA Guides to the Evaluation of Permanent Impairment) 제5판(2001)에서는 여기에 20/20을 100점으로, 20/200을 50점으로 20/2000을 0점으로 하는 수치 척도를 추가하였다.(시력 손실에서와 유사한 측정 방식). 이러한 방식들이 다소 자의적인 척도이긴 하지만 최근의 연구(Fuhr et al., 2003)는 주로 Colenbrander(Colenbrander, 1977)에 의해 개발된 이 척도들이 일상생활에서 보고되는 여러 가지 척도 보다 더 잘 상호 연관되어 있음을 보여주고 있다.

시각장애인의 장애 정도에 대한 최근 연구는, 국가연구위원회(the National Research

Council, NRC 2002)도 유사한 접근을 했지만, 정안인 에서부터 전맹에 이르기까지 시기능의 연속성을 강조하고 있다. 이 연구는 윤곽을 파악하기 위하여 매우 유사한 척도인 시력 등급(VAR)을 사용할 것을 추천하고 있는데, 시력 등급(VAR)은 VAR=100−50 LogMAR이다.(NRC, 2002) 또한 “명백한 전맹”인 20/200은 50%의 척도 수준을 가진다.

앞서 말한 척도는 “장애의 의학적 모델”이라고 불리는 것을 고수하고 있다. 최근, 기능적 결여를 분류하는 다른 틀이 WHO의 국제기능•장애•건강 분류(ICF)에 도입되고 있다. 이 분류는 사람들이 각자의 사회생활에서 수반되는 특별한 경험에서 나타나는 어려움에 기반을 둔 “장애의 사회적 모델”을 고수하고 있다. 장애를 완전하게 설명하기 위해서는 이 2가지 측면이 모두 필요한데, 이는 개인이 경험하게 되는 어려움은 개인적인 능력과 사회적 요구간의 상호작용에 기인하고 있기 때문이다. 예를 들어, AMA 척도는 시력 및 시력과 관련된 읽기 능력에 관한 요소에 의존하여 측정한다. ICF 리스트에서 “읽기”는 시력을 이용한 읽기와 점자 읽기를 모두 포함하고 있는데, 둘 다 읽기를 수행하는 데 문자가 제공되기 때문이다. 이와 같이 능력, 기능, 관여에 대한 강조는 재활 이론과 전문용어에서 점차 증가하는 추세이다.

14.3.5 시기능 평가

전형적인 시력의 측정은 최대 20피트 또는 6미터, 최소 16인치나 14센티미터 떨어진 거리에서 익숙한 숫자 차트를 가지고 이루어진다. 검사 시 거리는 적절한 교정 도구(안경)를 착용하고 정상적인 조명 상태에서 실시하는 것이 매우 중요하다. 엄격한 정신물리학적 입장에서 검사 차트는 각 줄마다 같은 글자 수로 이루어져야 한다는 점도 매우 중요하다. 요즘에도 여전히 사용되고 있는 고전적인 스넬렌 차트는 심각한 시각 손상을 측정하는 줄(일반적으로 20/200)에 단지 한 글자를 사용하고 있어 신뢰할 수 없다. 즉, 여전히 “E”를 쓰고 있어 모두가 기억해버렸다.

시야는 일반적으로 자동화된 시야계를 사용하여 측정한다. 이 기기는 값비싼 보조기기의 일종으로 중앙 목표 불빛에 시선을 고정하도록 하고 시야의 주변 다른 위치에 무작위로 불빛이 나타나도록 하는 장치이다. 검사자는 불빛이 감지될 때마다 스위치를 누르도록 요청받는다.

저시력의 명암 대비 민감도는 대부분 Peli-Robson 명암 대비 민감도(contrast sensitivity) 차트를 통해 측정된다. 명암 대비 민감도의 로그 유니트를 조절하여 측정하게 되는데, 차트는 하얀 배경에 큰 글씨로 구성되어 있으며 글자 크기는 모두 같지만 위에서 아래로 내려갈수록 명암 대비 정도가 줄어든다.

빛의 변화가 심한 상태에서의 시력이나 회복정도, 희미한 조명상태에서의 시력과 같은 기능의 다른 측면의 측정은 아직 정형화된 기준이 없으며 일상적으로 수행되는 일은 거의 없다. 비록 이 기능들이 일상생활에서의 과제 수행과 매우 밀접하게 관련되어 있다는 점에 대한 인식이 점차 늘어나고 있다 해도 아직은 답보 상태이다.

14.4 재활에 대한 개념 틀

14.4.1 보완 대 대체

공학 용어에서 감각 상실은 투입되는 정보의 감소와 주어진 과제의 수행 및 환경과 상호 작용하는 데 필요한 정보로의 접근을 감소라고 정의한다. 시각장애인을 위한 재활공학에는 정보의 상실을 보충하는 것과 그것에 의한 기능과 능력의 향상시키려는 2가지 주요한 접근이 존재한다.

1. 잔존시력의 활용 효과성을 높이는 보완(배타적으로 확대 배율과 명암대비의 향상을 위한 다양한 기법을 사용하는 것이 주는 아니지만)
2. 청력 및 촉각 정보의 제공을 통해 상실한 시력 정보의 대체

시력을 향상시키는 문제에서 주요한 도전 과제는 시력의 상실이 다차원적이라고 간주되는 요소들에 의해 더욱 복잡해진다는 점이다. 이는 서로 다른 질 병적 원인에 의해 서로 다른 시각의 변수들이(반드시 독립적일 필요는 없지만) 존재하기 때문이다.

시력의 보완이라는 측면에서도, 시각 경로와 비교되는 다른 감각의 보다 낮은 효율의 "변화폭"에 의해 부과된 제약조건하에서, 필요한 정보를 효과적으로 제출해야 하는 어려움이 존재한다.

저시력 문제에서 보조공학의 일반적인 목표는 잔존 시력을 최대한 유지하고 향상시키도록 하는 것이다. 이에 반하여 전맹의 경우에는 일반적으로 다른 감각(첫째로 청각과 촉각)으로부터의 투입을 통해 잃어버린 정보를 대체 보완하는 접근을 하게 된다.

이러한 차이는 때때로 모호해지기도 하는데, 예를 들어 저시력은 컴퓨터를 사용하기 위해 확대 방식과 음성 방식을 둘 다 사용하기도 한다.

14.4.2 보편적 문제 해결 대 과제 중심 문제 해결

시각과 청각 장애를 위한 감각적 지원에 대한 이 분야의 또 다른 이분법적 양상은, 다수의 과제 해결에 보편적으로 적용되는 문제 해결을 위한 기기와, 한 가지 특별한 과제를 다루기 위해 적응되는 기기로 양분된다. 예를 들어 머리 부착형 디스플레이는 시각적 과제를 수행하는 상황, 즉, 독서에서 자동차 운전까지 대부분의 보편적 상황에서 사용할 수 있도록 시력을 향상시키기 위해 발명되었다. 텍스트 확대 소프트웨어는 그 반대의 접근을 보여주는 예인데, 이 보조기술은 단지 시각장애인의 컴퓨터 접근을 향상시키기 위해 개발되었다.

시각의 상실을 보완하는 보편적 문제 해결을 위한 기기의 개발을 위해 대단히 많은 연구 프로젝트가 설계되었다. 최근에는 망막이식 프로젝트가 진행되었는데, 상이 맺히는 부분의 시력을 회복시켜 시각적 과제에 주의를 기울이지 않은 다른 보조공학의 필요성을 미연에 방지할 수 있을지도 모른다. 그러나 성과가 있을 때까지 전맹을 위한 보다 보편적인 재활 공학 접근법은 한 번에 하나씩 과제를 수행하는 것이다. 이것은 보조공학의 또 다른 측면으로, 컴퓨터 접근과 여행, 독서를 비롯해 선반을 조작한다거나 오븐 다이얼 맞추기, 전자제품의 계기판 읽기 등의 특정 과제 수행을 위해 제작된 매우 특수한 보조 기기가 요구된다.

유니버설 디자인의 개념은 보편적 문제 해결의 또 다른 측면이라 할 수 있으며, 환경과 공산품을 시각장애인을 비롯한 보다 폭넓은 범위의 사람들이 손쉽게 사용할 수 있도록 하고 있다. 전맹의 경우에는 이 개념이 종종 부분적인 해결책이 되기도 하지만 시각장애가 보다 경증인 사람들에게는 매우 극적인 효과를 가져올 수 있다.

14.5 시각장애인 분야의 보조공학의 역사 개관

시각장애인을 위한 재활공학의 초기 개발품 중에는 19세기에 개발된 6개의 촉각적 점으로 구성된 점자의 개발이 포함되어 있다. 그리고 공식적인 긴 흰 지팡이 보행훈련 방식은 2차 세계대전 후 전맹들의 안전한 여행을 돕기 위해 개발되었다. 저시력인을 위한 초기 기술적 지원은 독서를 위한 확대경과 멀리 있는 물체를 찾아내고 구별하기 위한 망원경이 제공되었다(도로의 표지판이나 칠판글씨를 보기 위한 것). 60년대와 70년대부터는 재활 프로그램들이 전자기술들과 빠르게 결합하면서 시각장애인을 위한 보조공학 기술이 폭넓게 발전하기 시작하였다.

가장 보편적인 접근법은 독서, 보행, 컴퓨터 활용을 위한 활동의 과제 중심 해결을 위한 것이었다. 그러나 초기의 실험법들은 또한 시각상실을 보완하기 위한 보편적 문제 해결 중심의 접근법의 성격이 강했다. 즉 촉각적 시력 보완 시스템들이 개발되었는데 카메라의 상을 진동과 전기 자극을 통해 피부에 촉각적으로 전달하는 방식들이 그것이다. 초기 접근방식의 또 다른 예로 Brindley와 Lewin(1968)은 시신경을 직접적으로 자극하여 시각적 상을 다시 만들어내고자 하였다. 이 두 경우 모두 매우 단순한 이미지 요소가 생산되기는 했지만 실생활의 이미지들은 훨씬 더 복잡하며 과제 해결 접근 방식이 보다 우세해졌다.

이 기간 동안 유니버설 디자인 접근을 향한 최초의 걸음이 시작되기는 했지만 최초의 접근은 휠체어 사용자를 위한 활동이 지배적이어서 실제 시각장애인에게 돌아간 혜택은 미미했다. 다음 절에서는 초기 실험에 이어진 보조 공학 기술의 발전과 오늘날에도 활용 가능한 실질적인 해결책에 대해 요약해 보고자 한다.

14.6 보편적 문제 해결을 위한 보조 공학

14.6.1 기능 회복에 대한 기질적 원인과 의학적 원인

의학과 재활 사이의 경계선이 모호해지는 이유는 많은 현행 연구 프로젝트들이 시각 시스템의 다양한 각 부분들에 전기침이나 생체전기전달 물질의 이식을 통해 시각 기능을 부분적으로 회복시키는 것을 목표로 하고 있기 때문이다. 대부분의 연구자들은 이와 같은 기술들이 아직은 실용화되지 않았지만 다가오는 미래에는 가능할 것으로 확신하고 있으며 전맹 또는 전체 시각장애인들 중 제한된 일부에게는 시술 가능한 치료 방법으로 추천할 수 있을 것이라고 생각한다. 그러나 그러기 위해서는 상당한 진척이 이루어져야 하며, 이러한 접근 방식들과 시각장애 발생의 원인이 되는 주요 질병들의 진행을 막거나 지연시키기 위한 새로운 의학적 치료기술의 발전 사이의 흥미로운 경쟁이 진행되고 있다.

14.6.2 대뇌피질 이식

이 분야에 대한 선구적 연구는 1960년대에 이식된 전기침을 사용하여 시각 피질의 직접적인 자극을 통해 "안구내 섬광"을 만들어 내거나 시야에 빛의 흔적을 지각하도록 만드는 것에서 비롯되었다. 보다 최근에 William Dobelle에 의해 설계된 시스템은 64개로 구성된 두 개의 전기침 세트를 사용하는 방법인데 각각 두뇌의 양반 구를 의미한다. 준비된 전기침 세트는 피부를 통해 안경에 부착된 카메라로부터 생성된 이미지에 대한 전기 신호를 전달한다. 적어도 8명의 전맹 피험자들은 해외 이민자들이었다. 결과는 다양했지만 몇몇 피험자들은 단순한 물체들은 탐지할 수 있었다. 피험자 중 한 사람에게서는 20/100에 해당하는 시력(글자 E의 회전 측정과 Landolt C 차트를 사용하여)이 확인되었다. 그리고 안 구내 섬광에 의해 확인된 시야는 22 X 14인치로, 대략 팔 길이에 해당한다.

유사한 접근법이 유타 대학의 Richard Norman 팀에 의해 개발되었다. 그들은 피부 표면부 전기 자극 대신에 보다 폭넓은 인간 신경세포의 자극 전달상황을 파악하기 위해 1부터 10μA에 해당하는 피부 내에 전기침 세트를 삽입하는 방법을 사용했다. 연구는 대뇌피질 복합체 구조 내에 존재하는 이미지의 시각전달 경로와, 겉으로는 예측할 수 없는 시각전달 방식의 의미를 해독하는 방법을 조사하는 내용을 포함하고 있었다.

연구의 최신판에서는 1.5mm 길이와 대략 0.4mm 폭의 판 안에 100개의 전기침 세트(10 X 10)를 포함시키고 있다. 최종 목표는 전체적으로 625개의 전기침을 사용하는 것이다. 망막이식 접근법과 비교하여, 대뇌피질 접근법은 망막과 시신경 기능이 결여된 시각장애인에게 보다 장래성이 있는 것으로 알려져 있다. 통제 불가능한 눈 움직임에 기인한 시각 피질, 망막의 다소 불규칙한 대응 지도 및 이미지의 혼란 등을 극복해야 하는 어려움이 아직 남아 있다.

14.6.3 망막 이식

보다 많은 수의 연구자들은 시각적 감각을 자극하기 위해 망막에 전기침을 이식하는 방식의 연구를 선호한다. 가장 활발한 그룹은 하버드 대학(Harvard University), MIT, 존스홉킨스 대학(Johns Hopkins), Doheney 안과연구소(Doheney Eye Institute), Optobionics와 독일, 일본, 오스레일리아 연구 그룹들이다. 초기의 이식 실험은 자원자들에게 실행되었다. 연구 결과, 망막의 전기적 자극은 시각자극을 유발하며 네 개의 전기침을 사용하여 망막색소변성 참가자에게 간단한 패턴의 자극을 인지할 수 있다는 것을 보여주었다.

결론을 요약하여 기술하면, Second Sight Inc.(인공달팽이관 이식을 개발하는 연구에 참여한 Mann 그룹의 한 회사)와 합동 연구를 진행한 Doheney 그룹은 6명의 전맹 망막색소변성 참가자에게 망막 외측에 16개 전기침 세트가(4 X 4) 장착된 작은 판을 12^0로 이식했다. 전기침들은 신경절 세포들과 빛의 감각점이나 안 구내 섬광이 발생하도록 축색돌기를 따라 망막 표면을 자극했는데, 전기침의 자극에 반드시 정확하게 시감각의 망막 지도와 같은 지점이 일치하지는 않았으며 망막지도의 수정이 필요했다. 다음 이식 연구는 60개의 전기침 세트 이식이 계획되었다.

Optobionics 그룹은 무동력의 초소형 포토다이오드를 망막 밑에 삽입하여 남아있는 망막 신경 층을 자극하였다. 실험 대상에게서 시각의 상승이 보고되었으나, 포토다이오드가 직접적으로 망막신경을 자극했는지는 분명하지 않다. 시력의 향상이 망막세포의 민감도를 증가시키거나 향신경성 요소들에 의한 것이라는 것은 가설이다. 무조건적인 전기침들이 직접적인 신경자극을 위한 충분한 전류를 만들어내는지에 대해서는 다소의 논쟁이 있다. 대부분의 연구 그룹들은 외부에서 전력이 공급되는 이식에 초점을 맞추고 있다.

몇몇 연구자들은 세포군에 부착된 전기침들보다는 개개의 세포에 보다 정확한 자극을 주는 방법으로 연구를 진행하였다. 스탠포드 대학의 연구팀은 망막세포에 신경전달물질을 투여한 후, 부드러운 물질에 미세하게 정렬된 구멍을 통해 망막 세포를 유동성의 물질로 자극하는 방법으로 관찰했다. 신경 재생 기술이 단일 세포를 개별적으로 다룰 수 있는 수지상 돌기를 작은 구멍으로 성장시키는 데 사용될 것이다.

망막이식에서 규명되어야 할 남겨진 기술적인 문제에서 벗어나더라도, 눈의 움직임을 어떻게 다룰 것인가, 공간적인 망막지도의 재수정, 전기침들 간의 상호 작용, 자극을 주는 과정에서 발생하는 망막 기능의 퇴보와 기능 박탈에 대한 질문은 남는다. 전체적으로 망막이식 접근법은 시각 신경 피질의 이미지 전달 지도를 만드는 문제의 대부분을 회피(전부는 아니지만)하고 있으며, 이보다는 시각전달 시스템 과정의 보존을 강조한다. 그러나 보다 나은 기술에 대한 도전과 의료적인 실용성, 피험자의 기능적인 시신경 전달 경로에 대한 연구들이 여전히 진행되고 있다.

14.6.4 시신경 자극

한 연구 그룹은 반원형 형태의 전기침을 사용하여 눈을 감싸고 있는 시신경을 자극하는 가능성에 대해 조사했다. 실험은 표면 전기침을 사용하여 전맹 자원자에게 실시되었다. 이 접근법의 어려움은 수많은 시신경 배열에 임의적으로 장착해야 하기 때문에 시각의 공간적 특성을 나타내는 의미 있는 지도가 기하급수적으로 증가한다는 것이다. 따라서 많은 수의 전기침들이 필요하며 그와 같은 이식을 다룰 수 있는 복잡한 컴퓨터 과정이 필요하다.

14.6.5 청각 및 촉각적 정보의 디스플레이

연구자들은 다중 작업에 적용할 수 있는 촉각 및 청각 정보 디스플레이 기술에 대해 오랜 시간동안 연구해왔다. Bach-y-Rita et al.(1969)가 진행한 촉각 정보 디스플레이 연구는 1000개의 거대한 자극점(32 X 32)을 사용하여 배와 등의 피부에 진동촉각과 피부 전기 자극을 통한 이미지 생성을 연구하였다. 일반적으로, 매우 단순한 이미지는 읽을 수 있을 정도로 전달되었으며 옵타콘(Optacon)은 상업적 성공을 거두었다.

옵타콘은 한 글자 또는 한 글자의 일부를 전달할 수 있었으며 이 발견을 확증하였다. 옵타콘생활 장면에서 비디오 이미지와 같은 보다 복잡한 이미지는 전달이 거의 불가능하며, 이는 이미지의 단순화 과정이 필요함을 의미하기도 했다. 이에 따라 카메라 대신에 음파탐지기의 투입이 포함되었다. 이 방면의 연구를 계속하면서 Bach-y-Rita와 협력자(Sampaio et al. 2001)들은 유연성이 있는 12 X 12의 전기침 세트를 혀에 장착하여 촉각 이미지를 만들어내는 방식을 개발하였다.

청각 정보의 디스플레이 분야에서는 "음성화(sonification)" 방식을 제안하고 다양한 변형을 통해 시각적 이미지를 청각적 이미지로 전환하는 방식을 연구하였다. Kay에 의해 개발된 초음파 공간 센서 제품군은 다른 과제 수행의 범위까지 확대되어 일반적인 목적의 환경 탐색에 사용되기도 하였다.

14.6.6 컴퓨터 시각

컴퓨터 시각은 시각적 이미지 분석과 관심분야의 정보를 추출하는 컴퓨터 능력을 적용한 것이다. 개념적으로, 이 기술은 어떤 시각적 과제 수행에도 적용할 수 있으며, 이미 몇몇 영역에서 읽기를 포함한 탐색, 기호와 텍스트 읽기, 도로 연석과 단차 지형의 분석, 전맹 보행자가 사거리에서 언제 어디로 건너가야하는가 등을 알려주는 데 적용되고 있다. 궁극적으로 이 모든 것들과 기타 다른 기능들은 하나로 통합되거나 폭넓은 분야에서 일반적인 보조 기기로 활용될 수 있다.

14.6.7 머리 부착형 디스플레이와 저시력자를 위한 이미지 확대

잔존시력이 있는 시각장애인에게 이미지 확대를 위해 머리 부착형 전기적 시각 보조기구를 개발하기 위한 노력들이 지속되어 왔다. 선구적인 노력은 Robert Massof의 지도하에 1992년에 이루어졌는데, 최대의 밝기와 명암대비 효과를 위해 음극선관(CRT)

망원경 디스플레이를 이용하여 머리 부착형 시스템을 만들어냈다.(Massof and Richman, 1992) 광범위한 이미지 적용 방식을 위해 역상의 최대한 활용과 대비 기능, 감마 조절 기능, 망막의 중앙 암점에 상이 맺혀 분명하게 구분되지 않은 장면에 대한 이미지 "지도 재구성" 등이 설계되었다. 소형 비디오카메라와 머리 부착형 카메라 기술은 발전을 계속하고 있으며, Jordy and Keeler Nu Vision과 같은 머리 부착형 카메라 및 디스플레이 기술과 결합하여 천천히 더욱 보기 좋고 만족스러운 외형을 갖추어가고 있다. 동시에, 연구들은 주제의 문제와 디스플레이 양상에 관계없이 저시력 사용자들을 위해 새로운 알고리즘의 개발과 이미지 확대 및 가장 능률적으로 사용 가능하도록 발전하고 있다.

14.7 환경적인 적용과 유니버설 디자인

베리어-프리 운동은 초기에는 신체적인 장애를 가진 사람들에게 초점이 맞춰져 있었으나 점차적으로 감각 장애인들에게까지 확대되었다. 점자 기호들의 배치는 규칙을 요하고 있지만, 그 사용자의 제한에도 불구하고 많은 장소에서 점자는 실제로 읽혀지는지의 여부와는 상관없이 발견되고 있다. 몇몇 보조공학은 이 책의 다른 장에서 설명되었는데, 예를 들어 시각장애인을 위한 음성신호기의 설치나 음성 교통 신호기와 같이 주변 환경에 적용되었다. 이와 같은 제품들이나 좀 더 진척된 기술들은 일반 대중들에게도 유용한 정보를 제공할 수 있다. 촉각 경고판은 철도 플랫폼이나 휠체어 안전선 등에 설치되었다. 시각장애인 활동가들의 합법적인 활동의 결과로 ATM과 같은 공공 단말기들의 제조업자들은 그들의 기계에 시각장애인이 접근 가능하도록 제조해야 한다. 건물의 음성 안내 시스템이나 투표 계표기 에도 음성 기능이 도입되었다.

저시력자를 위해서는 가정이나 업무 환경에서 단순한 환경 조정을 통해 안전하게 지원과 확장이 가능하다. 예를 들어 계단의 끝부분에 흰색이나 노란색 칠을 함으로써 가시성을 상당히 확장할 수 있다. 흰색과 검은색의 대비를 적용한 선반이나 작업대 배색을 통해 요리, 액체 따르기, 식사 등의 일상적인 과제를 수행하는 데 도움을 줄 수 있다. 조명의 밝기를 높임으로써 저시력인을 포함한 모든 사람들에게 유리하다. 반사를 줄이는 방법과 최신 유행의 매우 강렬한 조명의 자동차 상향등(높은 단파장의 스펙트럼 장치 포함)의 제거는 시력이 저하된 장노년층 운전자들에게 눈부심 문제를 해결할 수 있다. 이와 같은 조정들은 심각한 시각 장애를 가진 사람들뿐만 아니라 온전한 시력에서 저하된 시력을 가지는 노년층 등 보다 폭넓은 사람들에게 매우 유용하다.

14.8 과제해결 중심 보조공학

14.8.1 전맹 보행 보조 기기

미약한 시력이나 시력이 전혀 없는 상태에서 일상생활 환경을 독립적으로 안전하게 이동하는 것은 하나의 큰 도전이다. 보행 보조 도구 제품들은 가까이 있는 물체와 장애물들을 탐지하기 위해 개발되어왔다. 예를 들어, 소형 초음파 기기인 Mowat Sensor는 초음파로 감지되는 범위 내에 장애물이 있는 경우 진동을 통해 경고하는 장치이다. Sonic Pathfinder는 초소형 컴퓨터에 의해 초음파를 조절하는 머리 부착형 기기이다. Nurion Industried Laser Cane은 레이저를 사용해 물체를 탐지하고 단차에 대하여 경고하는 방식으로 작동한다. 또 다른 접근법으로는 광대역폭의 주파수를 조절하는 소나(sonar 음파탐지기)로써 Kay에 의해 개발되었는데, 이것이 음파 지팡이(Sonic Touch)의 시초였다. 이러한 기기들은 때때로 환경 감지기로 불렸는데, 표면 상태에 대한 정보와 거리, 방향을 알려주는 능력 때문이었다. 초음파를 발산한 후 FM 전송을 통해 되돌아오는 신호를 받게 되는데, 목표물의 상태에 상응하는 음색과 범위를 나타내는 높낮이 음으로써 청력적으로 전달함으로써 정보를 다양화할 수 있다. 또 다른 기기로 머리에 착용하는 Sonicguide가 있는데, 넓게 벌어진 리시버를 통해 빔을 발사하여 방향 단서가 제공하는 신호를 받아 서로 다른 방식으로 증폭한다. Trisensor 또는 KASPA 시스템은 넓은 주변부 빔에 좁은 중앙 집중형 빔을 첨가하여 시각 시스템에 주변과 중앙을 의미하는 소리를 다르게 사용하는 방식을 채택하였다. 이 기술의 최신 버전은 BAT "K" 음파탐지 지팡이로, 휴대하거나 긴 지팡이에 부착하는 방식으로 단일 채널의 좁은 영역대 빔을 사용하는 방식을 채택하고 있다.

14.8.2 방위탐색과 지리탐색 보조기기

친숙한 환경 안에서 안전한 보행의 어려움은 물론 보다 넓은 지역을 이동하는 문제는 지리탐색(navigation), "방위탐색(orientation)", "길 찾기(way finding)" 등으로 알려져 있다. 지리탐색의 어려움은 비시각장애인들이 사용하는 유용한 단서(간판이나 이정표)에 대한 이용 없이 고려되어야 한다는 점이다. 이동 문제의 이와 같은 측면에 관련된 기술들은 그 역사가 보다 짧으며 이 분야의 기기들은 최근에서야 상업적 제품들을 내놓기 시작했다.

14.8.3 원격 탐색 적외선 신호계

적외선 Talking Sign 시스템은 환경적 요소에 라벨링을 하는 시스템으로 이정표나 간판, 지역 내 특정한 장소에 설치하여 전맹 시각장애인이 위치와 종류를 인지하도록 하는 것이다. 이를 위해 암호화된 적외선 발신기 형태의 라벨을 부착하고 이용자는 휴대용 기기를 통해 송신된 내용을 음성으로 들을 수 있다. 적외선 빔의 패턴은 적용 범위와 적외선 빛으로 방향을 표시함으로써 이용자가 각 사인의 위치를 정확하게 알 수 있도록 해준다. 이와 같은 개념의 원형은 1979년, 여러 가지 대안 시스템 중의 하나로 제안되었다. 적외선 시스템("Pathfinder"가 Talking Sign의 모델이 됨)은 런던 지하철역에서 시범 운영되었다. 유사한 접근법들이 유럽형 OPEN(Orientation by Personal Electronic Navigation) 프로젝트, SEAL Pilot-Light 시스템, Telesensory Macro 시스템, RNIB Infra InfraVoice, AudioSigns 적외선 방위탐색 시스템 등이 진행되었다.

음성 라벨을 사용하는 시스템은 REACT 시스템(1987), Open University 기기(1991), 1993년의 무선 기반 시스템으로 소개된 Vabal Landmark(Bentzen and Mitchell(1995)의 평가 참조) 등 사용자가 휴대하는 기기의 개발에 의해 촉발되었는데, 휴대용 송신기는 전자기적 회로로부터 전달되는 메시지를 탐색한다. 이 기능을 위한 무선 주파수 구별(RFID) 인식표를 사용하는 방식들이 대단히 많이 제안되었지만, 다른 무선 기반 시스템과 마찬가지로 방향에 관련된 정보가 부족하다. 이와 같이 다양한 제안들이 제시되고 사라지지만 원형인 Talking Sign 시스템은 지속적으로 생산되고 있으며 꾸준히 확산되고 있다. 또한 다른 시스템으로 확장되기도 하는데, 버스 도착 알림 시스템이나, 박물관에서 상이한 계층의 관람객(어린이, 정안인 성인, 시각장애인 등)을 위해 다양한 메시지 내용을 담은 관람 안내 시스템으로 활용되기도 한다. 송신기는 이제 디지털 코드 방식으로 각 송신기의 위치를 구별할 수 있으며, 향후에는 이 정보를 활용하여 근처에 있는 특정 정보에 접속할 수 있을 것이다.(아마도 인터넷을 통해) 즉, 근처의 식당의 위치나 메뉴, 열차 시각표 등을 활용할 수 있을 것이다.

14.8.4 GPS 기술

GPS 기술은 시각장애인이 개방된 외부 환경에서 방향을 찾는 데 도움이 될 수 있다. Loomis et al. (1994, 2001)는 그 가능성들을 외부에 위치한 사물들을 구체화된 소리와 결합하여 체계적으로 연구하였다. Arkenstone, Inc.,에 의해 개발된 또 다른 연구는 GPS가 장착된 노트북 컴퓨터와 인공음성장치를 설치한 배낭을 이용하였다. 이러한 접근이 적용된 상업 제품은 GPS-Talk인데, 이제 Sendero Group LLC.를 통해 활용 가능하다. 사용 가능한 또 다른 제품은 Pulse Data의 Trekker이다.

MoBIC(Mobility of Blind and Elderly People Interacting with Computer) 컴퓨터와 상호 작용을 통한 시각장애인 및 노년층의 보행)(1994~1996)로 명명된 유럽 컨소시엄은 GPS 기술과 더불어 ISO의 개방형 시스템 상호접속 구조(1978)에 기반을 둔 프로토콜을 제안하였는데, 방위탐색과 지리탐색에 사용될 수 있는 다른 기술들과 조합을 이룰 수 있다고 하였다. MoBIC 프로젝트와 Brabyn et al.(2002)는 GPS의 정확도가 도시지역의 고층건물 옆의 인도에서는 심각하게 감소하기 때문에 다른 형태의 정보로 보충할 필요가 있다는 점을 발견하였다. 한 가지 가능성은 내부 탐색 센서를 사용한 추측 항법 시스템을 사용하는 것이다.

14.8.5 컴퓨터 비젼

"컴퓨터 비젼" 기술은 보편적 문제 해결 접근법에서 언급된 개념인데, 현재는 이동과 관련된 몇몇 특수한 과제를 탐색하는 과정에서 도입되었다. 이 개념은 휴대용 컴퓨터를 통해 디지털 카메라와 중요한 사물, 즉 거리 표지판, 교차로 신호 등과 같은 대상들의 이미지를 분석하는 데 사용한다. 이러한 정보들은 인공음성과 확대된 이미지 제시를 통해 사용자에게 전달된다.

이러한 기술들의 개발은 이미지 정보의 중요한 측면을 추출하는 방식을 찾아내는 알고리즘 설계의 어려움이라는 문제와, 감각기관의 과부하 없이 유용한 이미지의 캡처와 효과적인 정보의 전달을 포함하는 인간 요소들의 다양성이라는 문제에 봉착한다. 이 글에서 언급한 것처럼, 시스템의 원형은 머리 부착형 카메라와 배낭에 넣어 휴대 가능한 전원 공급이 가능한 네트워크 컴퓨터이다.

14.8.6 보행자를 위한 음성 안내 신호

안전하게 길 건너기라는 특수한 문제 해결을 위해 도시에서는 적어도 11가지 교통 신호 시스템을 이용할 수 있다. 대부분은 "건너가라"는 신호가 들어온 경우 단순한 음향 신호를 제공한다. 다른 몇몇 기기들은 비프 음과 딸깍거리는 신호를 통해 교통신호 등의 위치와 같은 정보를 전달한다. 그러나 이러한 시스템들이 실행되는 도시는 매우 드물고 설치 장소도 매우 적다. 몇몇 지역에서는 주변 지역주민들을 방해하지 않기 위해 밤에는 꺼져있다(아마 가장 필요한 시간대이지만).

14.8.7 향후 전망

궁극적으로 이와 같은 기술들의 조합은 전맹이나 저시력 장애인들에게 효과적인 지리탐색 정보를 제공하는 데 보다 많은 옵션을 가져다 줄 수 있다. GPS 기술은 고층 건물로부터 멀리 떨어진 외부 지역에 있는 사람들에게는 매우 근접한 정보를 줄 수 있다. 적외선 송수신기는 주요 이정표, 시설, 입구에 부착된 라벨을 통해 즉각적이며 실시간의 정보를 알려준다. 즉, 정확한 방향에 대한 정보와 특수한 상황에 대한 광범위한 메시지 정보를 전달할 수 있다. 디지털화된 지도와 결합된 이런 시스템들은 예정된 목적지까지의 방향을 제공할 수 있을 것이다. 텍스트 인식을 활용한 컴퓨터 시각 접근법은 환경적 신호들 및 다른 시스템에서는 활용하지 못하는 인쇄된 라벨링 정보에 접근하는 데 보다 일반화된 접근을 가능하게 한다.

14.9 저시력 시각장애인의 이동

전맹 시각장애인에 비해 저시력 시각장애인에 대한 이동의 문제는 비교적 덜 주목을 받아왔다. 인도를 따라 걸으면서 직진을 유지해야 하며 커다란 물체들과 차량들을 피하기 위해서는 상대적으로 시력이 적게 필요하지만, 많은 수의 저시력 장애인들이 심하게 번쩍이는 빛과 시야, 명암 대비의 상실로 인해 고통 받고 있으며 이동에 어려움을 겪는다. 이는 저시력 장애인만의 문제가 아니라 "정상적인 시각의 노년층"조차도 번쩍임의 원인이 되는 하늘을 배경으로 하는 도로 표지판을 읽는 데 어려움을 겪는다.

저시력과 노년층 인구 중 대부분은 이와 같은 특별한 이동의 문제로 인해 낙상이나 외부 환경에서의 독립적인 보행에 대한 두려움 등의 생명을 위협하는 결과로 나타날 가능성이 있다. 이동을 하는 사람들 중 흰 지팡이의 이용은 잘 보이지 않는 물체나 표면의 불규칙성을 피하는 데 도움이 되며 차량들이나 다른 보행자들에게 경고를 한다는 의미에서 공통적으로 필요하다. 익숙하지 않은 장소를 이동할 때, 때때로 도로 표지판이나 멀리서 필요한 정보를 얻기 위해서 망원경을 사용한다.

Talking Sign과 같은 원격 탐색 적외선 신호 기술은 많은 수의 노년층 인구나 저시력 장애인들에게 유용할 수 있다. 위에서 언급했듯이, 외부 환경에서 표지판과 같은 특정한 지형지물을 찾는 컴퓨터 시각과 특정 사물에 대한 이미지의 확장(확대, 명도대비 증가, 하이라이트)은 개발 중에 있다. 시야를 상실한 사람들을 위한 광학 기기는

"다중 송신 전자 시스템"이나 보이는 시야의 부분과 보이지 않는 시야의 부분들을 합치는 방법들이 연구 중이다. 보행을 위해 초소형 카메라와 머리 부착형 디스플레이는 확실한 해결책이 아니며, 부분적으로 직접적인 1:1 확대의 획득의 필요성에 광학적 방위탐색 과정이 혐오감을 유발하는 외형적 요소를 피하는 데 기인한다. 그러나 새로운 디스플레이는 이 분야에 혁신적인 적용을 제공한다.

14.10 읽기, 쓰기, 그래픽 접근 기술

14.10.1 점자

점자는 6개의 돌출된 점으로 구성되며 3개씩의 점이 세로로 배열된 2줄이 모여 하나의 기호를 이루는 문자 시스템이다. 점들 간의 공간은 0.1인치(2.5mm)보다 약간 작다. 점의 돌출과 부재로 기호를 나타낸다. 숙련된 사용자들은 하나의 기호가 여러 글자를 나타내는 "약자"를 사용한다. 젊은 나이에 시각장애인이 된 사람들은 점자를 쉽게 배워 사용하지만 성인이 된 이후 시력을 상실한 사람들은 점자를 배우는 데 어려움을 느끼거나 그들의 의욕이 감소하기도 한다.

20세기 후반 이후, 많은 사람들이 점자의 사용이 불필요하다고 생각하는 경향이 있다. 점자는 지식 확장의 의미에서 그 중요성의 진가를 인정받았다. 점자를 생산해내는 기술은 꾸준히 개선되어 복잡함, 활용성과 더불어 시장성을 형성해왔다. 점자판과 점필은 여전히 소구모의 점자 문서를 만들기 위해 일반적으로 사용되고 있으며, 여섯 개의 점자 키보드를 갖춘 무지점자기도 대중화되고 있다. 일반적으로 20개의 점자 칸으로 이루어진 점자 디스플레이는 점의 상승과 하강을 전기로 조절하여 점자 기호들을 생성해낸다.

개인용 점자 프린터기는 정안인 들의 프린터에 해당하며 더욱 발전하고 있다. 컴퓨터 출력을 통해 점자를 만들어내는 다른 기기들은 열감지 캡슐과 팽창하는 종이를 이용하는데, 점자나 다른 촉각 패턴들을 일반적인 잉크 프린터를 통해 인쇄한 후 적외선 가열기를 통과시켜 촉각적으로 나타나도록 할 수 있다. 검은 색의 점들은 주변의 흐린 부분보다 열을 더 흡수하며 그 점 밑의 종이가 부풀게 되어 점자가 표시된다. 이와 같은 형식의 결과물을 만들어내는 기술들은 비용이 많이 들지는 않지만 종이 자체가 비싸며 많은 양을 필요로 한다. 컴퓨터 출력을 통해 점자를 생성해 내는 방법과 관계없이 점자 기호를 만들어내기 위해서는 소프트웨어가 필요하다. 덕스베리 시스템(Duxbury System)과 같은 기업은 일반적인 텍스트[아스키코드(ASCII code), PDF 문서, 기타 컴퓨터 문서]를 점자로 변환하여 출력이 가능하도록 포맷을 만들어주는 소프트웨어 패키지를 판매한다.

14.10.2 음성 도서 및 디지털 포맷

오랫동안 음성 도서는 전맹 시각장애인을 위한 읽을거리의 가장 큰 버팀목이었다. 이 목적을 위해 특수 테이프 및 레코드 디스크 포맷과 플레이어의 오랜 역사에는 내용의 각 장(chapter)과 절(section)을 빠르게 찾기 위해 특수한 목차 색인 코드가 포함되어 있다. American Printing House for the blind와 같은 단체는 도서와 잡지를 테이프에 담아왔다.

디지털 음성 도서는 오늘날과 같은 정도의 성공을 이루어냈으며 세계적 컨소시엄을 통해 새로운 "데이지(Daisy)" 표준을 개발했다. 이 표준은 시각장애인뿐만 아니라 팔을 이용하여 책을 들지 못하는 지체장애인들에게도 유용하게 설계되었다. 데이지는 음질은 물론 기존의 음성 도서보다 내용 탐색이 향상되었으며 CD나 DVD를 포함한 디지털 미디어를 통해 대량 생산이 가능하다. 특수한 플레이어가 필요하기는 하지만 적절한 소프트웨어를 통해 컴퓨터에서도 재생이 가능하다. 읽을거리가 증가하면서 데이지 도서들은 American Printing House, Bookshare.org, 국회도서관 서비스를 통해 이용이 가능하다.

14.10.3 무지점자기(Braille Note Taker)

과거 10년 내지 15년에 걸쳐 여러 종류의 무지점자기가 출현했으며 노트북 컴퓨터를 목적으로 보급되었다. 무지점자기는 일반적으로 점자키보드를 사용하고 있는데, 이는 전통적인 키보드보다 작아서 사용하기 편리하며 단지 여섯 개의 키(점자 한 칸에 들어가는 여섯 점)와 스페이스바로 구성되어 있다.(종종 컴퓨터 8점식 점자를 사용할 수 있도록 하지 위하여 8개의키가 제공되기도 한다). 점자의 출력은 점자 디스플레이를 통해 이루어지는데, 20칸이 일반적이다. 이 작은 컴퓨터(큰 주머니에 들어갈 정도의)는 다양한 주변 장치를 연결할 수 있으며 계산기, 달력 등의 다양한 기능을 수행할 수 있다. 대부분 전용의 워드 프로세서 소프트웨어를 사용한다. 이 분야의 선구자는 Blazie Engineering의 "Braill'n speak"이며 현재는 Freedom Scientific에서 생산하고 있다.

14.10.4 시각을 촉각으로, 시각을 음성으로 옮기는 전환

시각장애인을 위한 초기의 읽기 지원 기기는 "Stereotoner"로, 사용자가 인쇄물의 각 줄을 훑어가면서 이를 음성으로 변환시킬 수 있었다. 보다 넓게 사용된 기기는 옵타콘인데 John Linville와 James Bliss에 의해 개발되었다. 사용자는 소형 카메라로 인쇄물의 각 줄을 훑어가면서 다른 손은 144개의 핀들로 구성된 작은 판 위에 올려놓으면 내용을 촉각적 이미지로 바꿔 핀들의 진동으로 이미지를 판독하게 된다. 약간의 훈련과 연습을 통해 시각장애인 사용자는 필기체를 포함한 어떤 형식의 인쇄물이라도 읽을 수 있게 된다. 필기체는 자동화된 읽기 기계에서는 읽을 수 없다. 능숙한 사용자는 1분에 80단어까지 읽을 수 있었으나 1996년에 생산을 중단했다. 몇 년 후 Viedo TIM이라는 새로운 기기가 독일 제조사인 ABTIM에서 나왔는데 256개의 핀(진동하지 않음) 4 X 4센티미터로 구성되어 있다.

14.10.5 읽기 보조기기

인쇄물을 "읽어서" 음성으로 전환시키는 시각장애인을 위한 읽기 기계에 대한 초기의 연구들은 문서를 스캔해서 인공적인 음성으로 나오도록 하는 기술을 발전시켜 왔는데 일반적인 소비시장에서는 이와 같은 기술은 이미 평범한 것이 되었다. 따라서 대부분의 단품의 읽기 기기는 개인 컴퓨터와 스캐너에서 사용할 수 있도록 설계된 소프트웨어 패키지로 대체되었다. 그러나 Galileo나 Porset Reader와 같은 단품의 읽기 기기는 여전히 존재하는데 컴퓨터 기반의 시스템보다 휴대성이 높다. 읽기의 문제는, 필기체는 여전히 읽기 어려우며 현재의 기기들은 정안인 독서의 능력에 미치지 못한다(여전히 대부분의 시각장애인은 정보 분석과 문서 스캔을 위해 사용하고 있음). 그러나 그들은 초기부터 지금까지 지속되어왔으며 텍스트 읽기 과제를 정면으로 수행하는 가장 유력한 해결 가능성이다.

14.10.6 그래픽과 지도에 대한 접근

그래픽과 그림, 지도 등의 정보에 대한 접근은 시각장애인에게 매우 어려운 문제이다. 다양한 방식의 촉각적 재료로 만들어진 지도, 그래픽, 그림이 대안이 될 수 있는데, 다양한 재료에 돌출된 선으로 표현되는 방식이다. 하지만 이런 방식은 대단히 어려운 과정이다. 결과적으로 시각장애 아동을 위해 교육용 그래픽 교구들을 사용하는 경우는 드문 편이며 따라서 아동들은 공간적인 설명 교재들에 접하기 어렵다.

14.10.7 그래픽 접근과 생산

최근, 컴퓨터 점자 프린터가 보다 일반화되어 그래픽 정보를 만들어내고자 하는 노력이 증가하고 있지만 아직 많은 문제들이 남아 있다. 실제 시각적인 사진이나 그림, 지도 등과 동등한 내용을 담은 인식 가능한 촉각적 재료들을 만들어 내는 일은 수월한 일이 아니다. 정보의 조밀도가 보다 낮아야 하며 촉각이라는 감각은 실제 시각과 다른 방식으로 작동한다. 이 분야의 최근 개발 중 하나는 View Plus의 "Tiger"프린터의 등장이다. 일반적인 점자프린터의 점 간격보다 좀 더 조밀하면서 점의 다양한 돌출 높이를 통해 촉각을 표현하고 있다.

시각장애인을 위한 그래픽 접근의 "holy grail"은 페이지 전면에 걸쳐 점자/그래픽 변화가 가능한 타블렛인데 컴퓨터를 통해 점들의 상승과 하강을 통해 표현한다. 이 문제를 해결하기 위해 많은 노력들을 기울이고 있지만 기술적인 문제들이 만만치 않으며 현재까지 사용가능한 가장 큰 점들의 배열은 30 X 40의 점들로 구성된 Dotview unit이다. 점의 상승과 하강을 조절할 수 있는 촉각 그래픽 디스플레이는 압전식이거나 전자기식 기술로서, 현재의 연구들은 스마트 폴리머나 전기유변유체(electrorhelogical fluids), 미세 기계가공 같은 다른 기술들을 이용하기 위해 노력 중이다.

반면에, 그래픽 접근의 다른 방식들은 음성출력장치와 결합된 터치 타블렛 기술을 활용하기 시작했는데, 사용자가 공간지각 정보의 흔적을 찾아내면 음성으로 피드백을 제공하는 방식이다. 그러나 터치 패드의 돌출된 오버레이(덮개)는 일반적으로 표현하고자 하는 각각의 도형이나 그림별로 특수 생산되어야 한다. Nomad, Concept Keyboard, Tag Pad 등이 그 예이다. 두 개의 작은 터치 판이 부착된 컴퓨터 마우스 "Vertouch"는 컴퓨터 게임이나 모니터의 정보를 탐색하는 데 사용가능하도록 하는 소프트웨어가 있다. 힘(포스) 피드백(force feedbank)은 촉각과 촉감 탐색에 사용되는 또 다른 기술이다. 포스 피드백 마우스와 가상의 3차원 물체 탐색에 사용되는 PHANTOM 시스템이 그 예이다. 그래프 디스플레이인 SKDATA Tool은 접근이 가능한 음성이나 점자 산출물을 통해 정보를 얻은 MATLAB를 그패픽으로 출력해주는 장치이다.

14.10.8 지도

전통적으로 보행자가 지리를 찾아갈 수 있도록 만들어진 거리 지도는 그것들을 만드는 데 따르는 어려움과 비용 때문에 매우 드물게 제작되었다. 워싱턴 D.C.와 같은 몇몇 지역에서는 일반 안내 시스템에 촉각 지도가 포함되어 있다. 그러나 이 지도들조차 인쇄용 지도의 세세한 측면을 모두 포함하고 있지는 않다. 음성안내지도나 여행안내서는 대신하여 사용이 가능한데, 예를 들어 Atlas Strider 시스템을 이용하는 것이다. 다른 접근법은 촉각 지도가 표시되는 터치 타블렛과 그래픽 오버레이를 결합하는 것으로, 지도를 음성으로 내보내 컴퓨터 인터페이스로 연결하는 방식이다. Touch Graphics의 Talking Tactile Tablet과 Quantum Technology의 Nomad 시스템이 그 예이다.

컴퓨터, 인터넷, 점자 프린터 기술의 진보는 촉각 지도 산업에 혁명을 가져왔다. 예를 들어, TMAP 프로젝트는 시각장애인 사용자들이 웹에 접속하여 가고자 하는 곳의 주소를 탐색하거나 도로 지도의 교차로 등을 확인하는 일이 가능해졌다. 컴퓨터 시스템은 주소가 중심이 된 도로 지도를 다운로드하여 사용자 자신의 점자 프린터를 통해 인쇄하는 것이 가능해지는 결과를 도출했다. 사용자가 점자프린터기를 가지고 있지 않다면 지도 정보를 점자 출력 서비스 센터로 보낸 후 사용자에게 우편으로 발송하도록 할 수도 있다.

14.10.9 저시력 장애인의 읽기 문제와 해결책

저시력인의 독서의 어려움은 시각 손상의 유형에 크게 좌우된다. 가장 일반적인 경우는 노안성 황반부 장애인데, 중심 시력이 급격하게 저하된다. 이런 사람들에 대한 훈련은 독서를 위해 시력이 남아있는 망막 주변 영역을 활용하는 방식(주변부 시력)으로 진행된다. 많은 경우 확대 방식을 필요로 한다. 필요할 때 확대 문서를 제공함으로써 이 문제를 일부 해결할 수 있다. 일부 정기간행물과 도서들은 큰 글자 인쇄물로 제공되고 있다(예를 들어 American Printing House for the Blind).

종종 간과되는 사실은 적절한 조명의 제공이 읽기 능력에 엄청난 차이를 가져올 수 있다는 점이다. 풍부하고 밝으며 번쩍거림이 없는 조명이 독자의 어깨 뒤에서 제공될 때는 종종 확대물의 제공 없이도 경미한 시각 손상은 보완될 수 있다.

전통적으로 저시력 인의 독서를 위한 지원은 광학적 확대경이었다. 여러 가지 형태의 이 확대경들은 일반적으로 휴대용이나 스탠드형이었다. 확대경을 이용하여 얻을 수 있는 실용적인 배율은 2배 내지 4배 정도가 적당하나 종종 차이를 보이기도 한다. 손의 기능을 사용하는 데 제한이 있는 사람들을 위해 도서의 페이지를 읽기 쉽도록 초점을 맞춰 좋은 위치로 고정시킬 수 있는 스탠드형 확대경이 있다. 두 형태 모두 읽고자 하는 종류에 맞게 신중하게 조절된 실내조명이 있어야 한다(대부분의 저시력인에게 효과가 있음). 더 큰 확대를 위해서는 고배율의 렌즈(10 또는 20 배율)가 필요한데, 때때로 안경이 사용된다. 안경에 부착된 특수한 단거리 망원경은 필요한 확대 배율이 제공되면서 정상적인 독서 거리를 유지할 수 있다.

고배율 확대는 CCTV(Closed Circuit Television) 확대기를 통해서도 가능한데, 일반적으로 스탠드 위에 카메라와 CRT모니터가 올려진 형태로 그 밑에 읽기를 원하는 자료를 놓는다. 자료가 놓인 독서용 테이블은 일반적으로 슬라이더와 롤러가 장치되어 있어 자료의 스캐닝을 위해 쉽게 움직일 수 있다. 모든 시스템은 조정, 확대 및 명암대비를 쉽게 조정할 수 있으며(역상 대비를 통해 검은색 바탕에 흰색 글씨로 바꿔 반사를 줄임), 또한 대부분의 경우는 사용자가 배경색을 선택할 수 있다. 텍스트나 그래픽 이미지를 확대할 때, 사용자는 전체 페이지나 그림의 일정 부분만을 보게 되어 때때로 전체 내용을 파악하는 데 어려움을 겪기도 한다. 화면의 일부분이나 다른 부분의 일부를 보고 전체를 파악하는 능력은 이 측면에서 강점을 제공할 수 있는데, 많은 CCTV 시스템들이 분할 스크린 기능을 제공한다.

최근에 이르러, 견고한 카메라와 디스플레이를 사용한 CCTV 확대기의 소형화 제품들이 생산되기 시작하였다. 휴대가 가능하거나 포켓 사이즈의 전자 확대기는(예를 들어 Pocket Reader, Quicklook, PICO, Plus Data의 Pocketviewer) 읽고자 하는 페이지 위에 올려놓고 그 내용을 5 내지 7배 확대한다. 이러한 기기들은 사용자가 가게에서 물건의 세부사항이나 가격표를 확인하고, 신용카드 지불시 서명을 하고, 식당에서 메뉴를 읽거나 극장의 프로그램과 시간표를 보고, 복권 결과를 확인하고, 텔레비전과 라디오의 편성표를 확인하고, 잡지를 훑어보고, 여행하는 중에 책을 읽는 등의 활동을 가능하도록 해주는 편리함을 제공한다. 또 다른 종류는 머리 부착형 카메라와 디스플레이 복합형인데 앞 절에서 설명한 바 있으며 다음 절에도 다시 언급할 것이다. 이 개념은 읽기와 쓰기에 광범위하게 사용될 수 있다.

14.11 컴퓨터와 인터넷 접근

14.11.1 컴퓨터 출력과 입력

"스크린리더" 소프트웨어(Jaws for Windows, Window-Eyes)는 인공 음성 출력과 컴퓨터 화면의 내용을 탐색하기 위한 명령어 구조를 가지고 있다. 흥미롭게도, 인공 음성은 보조공학으로서 가장 먼저 개발되어 이후에 다른 많은 분야로 응용되었다. 그러나 증가하는 의사소통을 위한 사용자의 요구에서 가장 "자연에 가까운" 음성을 사용하는 것이 목표임에도 불구하고, 스크린리더의 문제에서는 자연스러움은 스피드와 명료함에 비해 두 번째의 중요한 위치를 차지하고 있다. 대부분의 시각장애인 컴퓨터 사용자들은 그들의 음성합성장치를 "자연적인" 속도보다 빠르게 하여 사용한다. 정보의 출력을 위해 무지 점자 디스플레이(volatile Braille display)를 사용하는 접근 시스템(예를 들어 ALVA 시스템)은 대부분 점자 사용자들이 선택한다. 불행히도, 대부분이 전자기기 기술을 포함하고 있어 재활 관련 기관들이 비용을 부담하는 나라들에서 보다 대중화되었다.

중복장애(시각과 청각)의 경우, 점자 출력 시스템은 현재 유일하게 실용적인 접근방법이다. 그러나 대부분의 중복장애들은 청력을 상실한 후 시력을 상실한 사람들이기 때문에 사용하는 데 문제가 있으며 점자를 배울 필요가 있다는 점은 또 하나의 중대한 장벽이다.

저시력 컴퓨터 사용자들을 위해서는 화면을 확대할 수 있는 응용 소프트웨어를 사용하도록 하는 것이 일반적이다. 더 많은 확대와 부가기능을 위해서는 시각장애인의 컴퓨터 화면을 쉽게 읽을 수 있도록 설계된 줌텍스트(ZoomText)와 같은 상업용 소프트웨어 패키지가 있다. 몇몇 상업용 CCTV 시스템은 분할 화면 기능을 제공하여 카메라로 받아들인 내용과 컴퓨터 화면의 내용을 동시에 보여줄 수 있다.

마우스는 전 맹 시각장애인을 위해 효율적인 입력도구가 아니기 때문에 키보드를 통해 모든 기능을 활용할 수 있도록 명령을 내리는 기능이 요구된다. 만약 완벽하기만 하다면 음성 명령은 시각장애인들 모두에게 매우 유용하다. 컴퓨터와 음성으로 상호 작용하는 일은 미래에는 보다 일상적인 것이 될 것이며, 이는 마우스, 터치스크린과 같은 그래픽에 기반을 둔 상호 작용에 덜 의존하도록 해줄 것이며, 이러한 경향은 전 맹 시각장애인 사용자들에게 보다 큰 혜택을 가져다 줄 것이다.

14.11.2 휴대용 컴퓨터 기기

모든 기능을 수행하는 컴퓨터로부터 다양한 목적에 맞는 휴대용 컴퓨터 기기로 전환되는 일반적인 경향을 볼 때, 시각장애인 사용자들에게 이에 따른 접근 방법을 제공하는 일은 대단히 중요하다. 이 글을 집필하는 현재, 전 맹 시각장애인 사용자가 접근할 수 있는 PDA(Personal Digital Assistants 개인용 디지털 보조기기)는 거의 없다.

14.11.3 인터넷과 웹 접근성

컴퓨터가 처음 소개된 이래로 접근 방식은 현저하게 저하된 반면 인터넷 접근성을 높이기 위한 노력은 보다 많이 전향적이었다. 웹 접근성 위원회(Web Access Initiative; WAI)는 World Wide Web Consortium(W3C)과 제휴하여 몇 개의 소위원회를 구성하여 활동하고 있으며, 이 중 Authoring Tool Guidelines Working Group은 자동 접속 가능한 웹페이지를 제작하는 멀티미디어 구축 소프트웨어가 접근성을 확보할 수 있도록 가이드라인을 작성하여 제공하고 있다. 접근성 가이드라인은 또한 WAI와 다른 그룹에 의해서도 개발되며 이메일 리스트를 통한 사용자의 참여를 활성화하여 접근성을 강화하고 있다. 웹 접근성의 두 번째 구성 요소는 접근 가능한 웹브라우저 소프트웨어를 개발하는 것이다. 2가지 주요 접근법은 이런 문제점을 시정하고자 했다. 한 가지는 표준 웹브라우저(예를 들어 인터넷 익스플로러)에 상업적인 스크린리더 소프트웨어를 결합시키는 것이다. 다른 한 가지는 IBM Home Page Reader와 같이 특별하게 접근 가능한 웹브라우저를 사용하는 것이다. 이 2가지 기제는 시각장애인 사용자들이 웹에 접근하는 데 겪는 최악의 문제들을 극복하는 데 괄목할 만한 성공을 거뒀지만, 상당 부분이 그래픽 위주인 웹사이트의 경우는 여전히 문제가 되고 있다.

14.12 통신 기술

14.12.1 전화와 휴대폰에 대한 시각장애인 접근법

현대의 통신 기술은 그 자체로 접근성에 문제를 드러낸다. 구식 전화기는 전 맹 시각장애인들에 의해 접근이 가능하다(사용하기 전에 놓인 위치를 찾는 것을 제외하고).

핸드폰은 전화를 찾아야 하는 문제를 제거했지만, 핸드폰이 점차 컴퓨터 화되면서 접근에 곤란을 겪는다. 실제로 모든 현대적 전화기와 자동응답기는 착실하게 점점 더 소비 제품이 되어가고 있지만, 저조도(low-contrast) LCD 디스플레이나 복합 명령 구조를 통한 작동, 다중 중복 메뉴 등은 시각장애인의 접근을 어렵게 한다. 이 글을 쓰는 현재, 적어도 두 개의 시각장애인이 활용할 수 있도록 설계된 휴대폰이 있는데, 모든 메뉴와 명령을 "스크린리더"를 사용하여 음성으로 설명해준다.

휴대폰이 유비쿼터스 및 점점 더 많은 기능들(GPS, 카메라, 브라우저 등)을 장착하게 되면서 접근성을 유지하는 것은 향후 지속적인 도전이 될 것이다. 반면에, 기술이 발달하고 확장되면서, 휴대폰 내의 고유한 컴퓨터 기능은 전맹 시각장애인에게 유용한 기능들을 점점 더 많이 제공할 수 있을 것이다. 즉, 문서 작성이나 보행에 이르기까지 모든 분야를 지원할 수 있다. 이미, 사용자는 앞에 있는 장면을 사진으로 찍어서 정안인 친구에게 전송하여 해석해달라고 하는 일이 가능하다. 이와 같은 기능이나 다른 기능들은 시각장애인 및 청각장애인을 포함한 보다 광범위한 사용자들에게 매우 중요하다.

14.12.2 중복감각장애인을 위한 의사소통과 전자통신

시각과 함께 청각을 상실한 사람들을 위하여, 의사소통 문제가 보다 중요한 문제로 떠올랐다. 예를 들어, 수화와 구화를 통해 의사소통하는 청각장애인이 시각을 상실하게 되면 어려움이 더더욱 증대된다. 일반적인 상황에서 시야의 중심부 시력을 상실하는 시각 장애가 발생하면 구화를 사용하는 데 영향을 미친다. 지금으로서는 아직 이러한 문제를 가진 사람들을 지원하기 위해 특별히 설계된 기술들이 미미하거나 거의 없지만 확대 등의 광학적 지원과 머리 부착형 전자 확대경이 약간의 도움이 될 수 있다.

청각과 시각의 상실이 완전히 진행되면, 의사소통의 문제는 매우 심각해진다. 농맹인은 손가락을 사용하여 각각의 개별 문자를 기호화한 지화(손가락 철자)를 사용하며, 의사전달자의 손을 잡고 상대방이 전하는 내용을 촉각을 이용하여 받아들인다. 손가락 점자는 일반적인 의사소통 기호는 아니지만, 점자 기호를 기반으로 만들어졌고 점자의 여덟 개 점을 나타내기 위해 한 손에 4개의 손가락을 사용하며, 전달자와 손 접촉을 통해 의사를 전달한다. 로봇식 전자 손가락이나 장갑을 이용하여 농맹인이 손가락 문자를 전하고 받아들이는 방법의 연구를 통해 정보를 주고받을 수 있으며 전자 텍스트를 번역하여 전달하는 기기의 원형을 개발했지만, 아직 상업적 제품은 나오지 않고 있다. 손가락 점자는 전자 문서로의 전환이 보다 단순하며 이 목적을 위한 원형 기기가 개발되었지만 아직 상업적으로 활용할 단계는 아니다.

청각장애에 이어서 시각장애가 발생한 사람들을 위해, 점자디스플레이에 청각장애인을 위한 기기를 추가한 전자통신 기기(TDD)의 특별 판은 Smith-Kettlewell과 Telesensory System Incorported의 공동연구를 통해 개발되었다. 이 기기는 농맹인이 전화에 접근이 가능하도록 하였다. 이 기술의 현재 버전은 Freedom Scientific의 ComLite인데, 점자 무지 점자기와 유사한 기능을 제공한다.

14.12.3 텔레비전 접근

청각장애인을 위한 텔레비전 접근은 시각장애인을 위한 화면해설의 채택 증가의 속도를 능가한다. 시각장애인 시청자들을 위한 정보 공유 차원의 동등한 기술은 화면해설 비디오로서, 화면에서 일어나고 있는 일들을 음성 내레이션을 일반 방송 음성과 충돌하지 않도록 제공하는 것이다. 이와 같은 내레이션은 별도로 만들어지고 녹음하여 방송 송출 신호에 삽입되어야 한다. 그동안 화면해설방송을 제공하는 일의 다양한 의미가 조사되었으며, 현재는 텔레비전이나 VCR의 부가 음성 프로그램(Seound Audio Program SAP) 채널을 통해 제공된다. 방송 시스템을 통한 화면 해설 확대의 실현 가능성에 대한 초기 조사는 Smith-Kettlewell의 William Gerrey에 의해 진행되었으며, 화면해설의 선구적인 시행은 WGBH Media Access Group의 Larry Goldberg에 의해 이루어졌다. 2000년 7월, 연방통신위원회(Federal Communication Commission FCC)는 프로그램의 일정량에 반드시 화면해설방송을 실시하도록 하는 규정을 채택했다. 이 규정은 2002년 4월에 효력을 발생했지만, 2002년 11월 연방 법원은 방송업자들이 긴급 정보에 대한 접근성을 제공해야 한다는 조건만을 남겨두고 규정을 파기했다. 다행스럽게도 몇몇 방송업자들과 프로그램 제공업자(명백히 공익 방송 서비스)들은 그들의 프로그램에 화면해설 방송을 그대로 제공하였다.

Media Access Group은 극장용 영화 제작 업자들을 위해 Mopix 서비스를 개발하여 청각 및 시각장애 고객들의 접근성을 지원하였다. 이 기기는 주로 도시지역의 제한된 수의 극장에 설치되어 있어 선택적으로 이용할 수 있다.

14.13 직업과 일상생활 지원

14.13.1 직업 보조 기기

시각장애인은 직업 수행이나 일상생활의 과제에서도 많은 어려움을 겪는다. 많은 경우, 보조기기들이 이러한 문제들을 지원하기 위해 설계되었다. 가장 단순한 예가 손쉬운 위치표시기인데 여러 가지 형태로 보급되었다. 자극의 강도나 반사된 빛에 따라 변화하는 음향 신호를 발산한다. 이 도구는 옷의 줄무늬를 결정하는 것에서부터 울리는 전화가 놓여있는 탁자의 빛을 감지하는 것까지 다양한 과제를 수행하는 데 사용될 수 있다.

물리적이거나 전기적으로 읽기를 수행해야 하는 일은 고용 환경이나 매일의 생활에서 직면하는 일상적인 어려움이다. 줄자나 측정기, 혈압계 등의 말하는 기기들이 나와 있으며, 말하는 손목시계나 자명종 등은 쉽게 구입할 수 있다. 정해진 양과 관련된 측정은 음성 출력이 매우 효과적이지만, 그때그때 바뀌는 정보를 표현하기 위해서는 신호의 정도에 상응하여 음의 높낮이를 변화시키는 것이 음성으로 출력하는 것보다 만족스러우며 아날로그 시각 디스플레이에 보다 근접한 형태이다.

단순한 예로, 자나 연속 측정 디스플레이는 전압, 저항 및 기타 종류의 양들을 빠르고 정확하게 측정하여 음의 높낮이를 통해 알려준다. 이와 같은 형태의 디스플레이는 다른 많은 종류의 기기에 응용되었으며 Smith-Kettlewell의 오실로스코프(Oscilloscope)와 같은 좀 더 복잡한 기기에도 포함되어 있다. 이 기기는 측정하고자 하는 수평선 위에 눈금 선을 수평으로 포개놓고 점자가 표시된 손잡이를 돌려 조절하며, 눈금선 위치에서 수직선 편향의 정도는 음조의 높낮이로 기호화된다. 손잡이를 돌려 디스플레이를 가로질러 "스캐닝"하여 사용자는 디스플레이에 표시된 신호의 매우 정확한 그림을 얻게 된다. 다른 예로 Smith-Kettlewell Dynamic Meter Reader가 있다. 기기의 다이얼이 돌아가면서 위치를 가리키기 시작하면 점자 측정기를 통해 신호 정도를 읽을 수 있다. 신호 정도의 변화는 음조의 높낮이로 표현되어 변화를 쉽게 알 수 있으며, 손잡이를 통해 원하는 "설정 지점"을 맞춰 놓을 수 있다.

전기적 또는 기타 복잡한 기술이 포함된 해결책 이외에도 많은 수의 공학적 해결책들이 시각의 도움 없이 손쉽게 수행할 수 있도록 만들어주며, 지그(선광기)나 유도장치, 고정 장치 등의 작업 보조 도구들을 활용할 수 있다.

14.13.2 직업과 일상생활 과제 수행을 위한 저시력 보조 도구

많은 작업 또는 가정 활동과 같이 가깝거나 중간 정도 거리내의 과제 수행을 위해서 사용되는 저시력 보조기기는 고용 환경에서처럼 순수한 읽기 과제 수행과는 차이가 있다. 예를 들어 단안 또는 쌍안의 망원경과 현미경은 여러 가지 원거리 시각을 위한 기기로서 때때로 다양한 업무 과제를 수행해야 하는 작업 환경에 적당하다. 텔레비전을 보거나 얼굴 또는 얼굴 표정을 알아차리거나 칠판 글씨를 보는 일은 망원경과 같은 보조기기가 필요하다. 문서 과제를 위한 휴대용 CCTV 기기는 카메라를 멀리 있는 물체에 초점을 맞추는 일도 가능하다.

관련된 최근 개발품은 다양한 직업적, 교육적, 일상생활 과제를 수행하기 위한 머리 부착형 디스플레이를 사용하는 것이다. 이 기술의 가장 잘 알려진 예는 Enhanced Vision System의 조르디(Jordy) 시스템(스타 트렉의 캐릭터를 본떠 명명되었다.)이다. 이 시스템은 머리 부착형 카메라와 고글형태의 양안경 디스플레이로 구성되어 있다. 카메라는 디지털 줌과 자동 초점 조절 기능을 가지고 있다. 조정기와 배터리 박스는 분리할 수 있으며 사용자의 허리에 부착할 수 있다. 작동 범위는 가까운 곳부터 무한대까지이며 30배까지 확대가 가능하다. 머리에 부착한 기기는 도킹 장치에 장착하여 이동 가능한 독서 대와 함께 전형적인 CCTV 독서 장치로 사용가능하며 화면은 대부분의 표준 모니터를 사용할 수 있다.

14.14 가정용 전기 제품에 대한 접근

가정과 직장 환경에서 사용하는 전기 제품의 수많은 종류들은 시각장애인 사용자들이 접근하기가 매우 어렵다. 텔레비전, VCR, 스테레오 등의 많은 제품들이 검은 배경에 검은 버튼으로 된 조작판과 디지털 디스플레이를 가지고 있어 접근하기 어렵거나 불가능하다. 저조도 LCD가 가정과 사무실의 거의 모든 전기 기기에 보급되었으나 저시력인은 조작에 어려움을 겪었으며 전 맹은 사용이 불가능하다. 유사하게, 터치 패드 조정기나 촉각적 느낌이 없는 키패드, 복잡한 조절 메뉴들도 조작을 어렵게 한다. 제품 디자이너들은 소비자의 인구통계학적 특성과 능력에 대해 더 많이 알아야 하며, 단순한 디자인 변경을 통해서 이러한 문제점을 제거할 수도 있다.

조작을 위해 작동 가능한 손잡이나 단순한 버튼이 있는 전기 제품은 거의 없으며 시각장애인이 접근할 수 있도록 점자 표기나 라벨이 부착된 제품은 아직 갈 길이 멀다.

디지털 디스플레이를 장착한 제품들을 위해, 디스플레이 창을 발견하기 위한 컴퓨터 시각과 그것을 분석하는 능력, 그리고 그 내용을 시각장애인 사용자에게 음성으로 읽어주는 휴대용 디지털 디스플레이 리더가 개발되었다. 연구자들은 또한 미래의 접근 가능한 적용 표준에 대해 연구하는데, 전기 제품들에 접근 가능한 정보를 표시하는 디스플레이 방식(예를 들어 IrDA 적외선, 블루투스, 기타 유사한 표준)을 표준화하는 방안을 마련하여 제조업자들이 시각장애인이나 다른 장애인들이 접근 가능한 제품을 생산하도록 하기 위한 것이다. 이러한 노력은 여전히 진행 중이다.

14.15 산업과 서비스의 관계

14.15.1 비용과 이익

재활의 다른 분야와 마찬가지로, 순수하게 언어적인 의미만으로 볼 때, 이익이란 단어의 가치는 이미 재활 기술 분야에서의 지출 대비 증가한 경제적 산출과 세금 수입에 의해 몇 번이고 다시 상환했다고 주장되어왔다(Sensory Aids Foundation, 1985-1988).

불행하게도, 비용과 이익은 좀처럼 함께 설명되지는 않으며 재활은 밑이 빠진 독처럼 보이기도 한다. 예산은 공공재원의 여러 부분들로부터 갹출되어 한 곳으로 몰려가는 경향이 있다(예를 들어, 재활의 혜택을 누리는 직장인들로부터 세금 징수 증가). 그러므로 사회는 충분한 이익과 재활 기술의 개발과 적용의 노력으로부터의 환원을 매우 느리게 인지하게 된다.

14.15.2 산업과 저시력 보조공학 서비스

의학적 재활시스템은 전 맹과 저시력에 피상적인 영향만을 미친다. 역사적으로, 이러한 장애는 "물리적 의약품과 재활"의 관심 영역에서 벗어난다. 이에 반해 교정기와 휠체어는 증상에 따라 자세하게 처방되며 정상적인 의학적 모델로 취급된다. 이 분야는 감각 지원의 경우가 아니다.

저시력의 경우, 환자들은 처음에 일반 개업 안과의사로부터 정기적인 안과 검진을 받는다. 안과의사와 검안 사는 각각의 전문 지식을 동원하여 안과 질환을 진료하고 최선의 굴절을 교정한(안경) 처방을 내린다. 이상적으로는, 그들이 그 다음부터는 재활과 기기에 대한 특화된 전문 지식을 가진 저시력 클리닉이나 서비스에 문의하는 것이다. 종종 의학센터 내에 있는 클리닉에서는 전문 직원을 통해 시력교정이나 안과학, 전문 치료를 제공한다. 그들은 특별한 테스트와 필요한 평가를 진행하고 광학적이거나 전기적인 시력 보조 기기를 처방(때때로 직접 제공)한다. 그들은 또한 읽기 능력의 숙련도를 향상시키기 위해 특수한 시각 훈련을 제공하거나 일상생활 기술을 포함한 다양한 보조공학기기를 사용하도록 훈련한다. 또한 지지 그룹이나 사후 서비스를 제공하는 곳도 있다.

기능적으로 전 맹인 사람들을 위해, 재활서비스와 보조공학 설비는 완벽하게 의학적 시스템의 주변부에 존재한다. 미국 내 취업 연령층 시각장애인은 일반적으로 주(州)

재활국의 내담자이며, 보조공학 기기를 지원받고 직업 훈련을 받는다. 취학 아동들을 위해서는 특수교육 서비스가 제공되며 개인에 맞게 조절된 기술적 지원(accommodative technology)을 받는다.

모든 연령층의 시각장애인 제대군인에게는 미국 보훈성(Veteran Health Administration; VHA)에서 상당한 지원이 제공된다. 보훈성(VHA)은 시각장애인 제대 군인을 위해 재가 훈련 프로그램을 운영하는 시각장애인 재활센터 및 특별 외래 환자 지원 네트워크를 구성하여 운영한다. 또한 제대 군인들을 위한 보조공학 기기도 지원한다.

과거 40년에 걸쳐 전 맹과 저시력 장애인을 위한 기술 관련 제조와 판매 산업은 존재하지 않는 가상의 상태에서부터 전 세계에 크고 작은 기업들이 있는 여러 산업들 중 하나로 성장했다. 서비스 전달 시스템의 많은 부분이 의료 영역의 외곽에 있기 때문에 이 회사들은 혼합 시장 시스템을 형성하였으며, 저시력 클리닉이나 주정부 재활 국을 고객으로 함과 동시에 소비자와 직접적으로 거래한다.

14.16 연습문제

1. 시력이란 무엇인가?

2. 시력과 다른 시각 상실의 3가지 측면을 설명하시오.

3. 법적인 전맹은 무엇인가?

4. 대뇌 피질 시각 손상은 무엇인가?

5. 미국에는 얼마나 많은 수의 전맹 시각장애인이 있는가?

6. 대뇌피질 손상과 망막손상의 차이점은 무엇인가?

7. 컴퓨터 비전은 무엇이며 시각장애인들에게 어떻게 적용할 수 있는가?

8. 시각장애인들에게 적용되는 유니버설 디자인의 원리는 무엇인가?

9. 시각장애인 보행자를 위해 어떤 기술이 존재하는가? 그 방식들의 강점에 대해 서술하시오.

10. 농맹인 들은 어떻게 컴퓨터에 접근하는가?

11. 중심 황반부 변성인 사람들은 어떻게 글을 읽는가?

12. 화면해설 비디오란 무엇인가?

13. 시각을 사용하지 않으면서 사용 가능한 측정 기기들은 어떻게 사용하는가?

14. 농맹인 들이 전화를 사용하기 위해 어떤 기술이 사용 가능한가?

15. 소비재 전기 기기들의 어떤 특징이 시각장애인의 접근을 어렵게 만드는가?

참고문헌

Bach-y-Rita, P., Collins, C.C., Saunders, F.A., White, B., Scadden L., Vision Substitution by tactile image projection, Nature, 1969;221:963-4

Bentzen, B.L., Mitchell, P.A., Audible signage as a wayfinding aid: comparison of verbal Landmark with Talking signs. J Vis Impairm Blind, 1995;89:494-505.

Bentzen, B.L., Tabor, L.S., Accessible pedestrian signals, U.S. Access Board, Washington, D.C., 1998.

Bliss, J., Optical-to-tactile image conversion aids for the blind, Arch Phys Med Rehabil 1967;48:352-3.

Brabyn, J.A., New developments in mobility and oreintation aids for the blind, IEEE Trans Biomed Eng, 1982;29:285-9.

Brabyn, J., Schneck, M., Haegerstrom-Portnoy, G., Lott, L., The Smith-Kettlewell Institute (SKI) longitudinal study of vision function and its impact among the elderly : an overview. Optom vision Sci, 2001;78:264-9.

Brabyn, J., Alden A., use of GPS in urban settings, Proceedings of the RESNA Conference, June 2002.

Brabyn, J.A., Coughlan, J., Shen, H., Some applications of computer vision technology to assist blind and visually impaired persons, Vision 2005, London, July 2005.

Brindly, G.S., Lewin. W.S., The sensations produced by electrical stimulation of the visual cortex, J Physiol(Lond), 1968;196:479-93.

Burton, D., 2004, Now they're talking !: A review of two cell-phone based screen readers, Access world, America Foundation for the blind, 5, November 2004.

Clark, J., Building accessible websites. New Riders, 2002.

Cocchiarella, L., andersson. G.B.J. (Eds), Guides to the Evaluation of permanent Impairment, 5th ed. American Medical Association, 2000.

Colenbrander, A., Dimensions of visual performance - low vision symposium, American Academy of Ophthalmology, Transcation AAOO, 1977;83:332-7.

Denham, J., Leventhal, J., McComas, H., Getting from point A to point B : a review of two GPS systems, access world, american foundation for the blind, 2004;4.

Fuhr, P.S.W., Holmes L.D., Fletcher D.C., Swanson M.N., Kuyk, T.K., The AMA guides functional vision score is a better predictor of vision-targeted quality of life than traditional measures of visual acuity or visual field extent, Visu Impairm Fes, 2003;5:137-46.

Crandall, W., Brabyn, J., Bentzen, B.L., Remote infrared signage evaluation for transit stations and intersections, J Rehabil Res Dev, 1999;36(4):341-55

Delbeke, J., Pins, D., Michaux, G., Wanet-Defalque, M., Parrini, S., Veraat, C., Electrical stimulation of anterior visual pathways in retinitis pigmentosa, Investig Ophthalmol Vis Sci, 2001;42:291-7.

Dobelle, W.H., Artificial vision for blind by connecting a television camera to a visual cortes, ASIO J, 2000;46:3-9

Fowle, T., The Fowle Gimmique, Smith-Kettlewell Technical File, Summer 1982.

Fructerman, J., Talking maps and GPS systems, Paper presented at the Rank Prize Funds Symposium on Technology to Assist the Blind and Visually Impaired, Grasmere, Cumbria, England, March 25-28, 1996.

Gilden, D., Smallridge, B., Deaf-blind users grasp the idea with dexter, a prototype robotic finger-spelling hand, Proceedings of the RESNA Conference, 1996.

Groves, N., Subretinal device improves visual function in RP patients, Ophthalmology Times, front page, August, 2003.

Guides to the Evaluation of Permanent Impairment, American Medical Association, Chicago. 5th ed., 2001.

Heyes, D., Anthony, The sonic pathfinder: a new electronic travel aid, J Visu Impairm Blind, 1984;77:200-2.

Hoiuchi, H., Ichikawa, A., Teletext receiver by finger Braille for deaf-blind, Proceedings of the CSUN Conference, Northridge, CA, 2001.

Humayun, M.S., de Juan Jr., E., Weiland, J.D., Dagnelie, G., Katona, S., Greenberg, R.J., and Suzuki, S., Pattern electrical stimulation of the human retina, Vision Res, 1999;39:2569-76.

Humayun, M.S., Weiland, J.D., Fujii, G.Y., Greenberg, R., Williamson, R., Little, J., Mech, B., Cimmarusti, V., Van Boemel, G., Dagmelie, G., deJuan, E., Visual perception in a blind subject with a chronic microelectronic retinal prosthesis. Vision Res, 2003;43:2573-81.

Kaper, H.G., Tipei,S., Wiebel, E., Data sonification and sound visualization, Comput Sci Eng, 1999;1:48-58.

International Classification of Functioning, Disability and Health(ICF), World Health Organization, Geneva, 2001.

International Classification of Diseases, 9th Revision - Clinical Modification(ICD-9-CM). First edition: Commission on Professional and Hospital Activities, Ann Arbor, 1978.

Kay,L., An ultrasonic sensing probe as a mobility aid for the blind. Ultrasonics, 1964;2:53.

Kay, L., Acoustic coupling to the ears in binaural sensory aids, J vis Pmpairm Blind, 1984;77:12-16.

Kay,L., Auditory perception of objects by blind persons using bioacoustic high resolution air sonar, JASA, 2000;107:3266-75.

Kirchner, C., Schmeidler, E., Prevalence and employment of people in the United States who are blind or visually impaired, J Vis Impairm Blind, 1997;91:508-11.

Koch, P.P., Accessibility and Usability, Digital Web Magazine, February 18, 2004, available at
http://www.digital-web.com/articles/accessibility_and_usability/.

La Grow, S., The Use of the Sonic Pathfinder as a Secondary Mobility Aid for Travel in Business Environments: A Single Subject Design.

Lewallen, S., Courtright P., Blindness in Africa: present situation and future needs. Br J Ophthalmol, 2001;85:897-903.

Loomis J.M., Golledge, R.L., Klatzky, R.L., Speigle, J., Tietz, J., Proceedings of the First Annual International ACM/SIGCAPH Conference on Assistive Technologies, Marina Del Rey, California, October 31-November 1, 1994, New York: Association for Computer Machinery, pp. 85-90.

Loomis, J.M., Klattzky, R.L., Golledge, R.G., Nabigating without vision: basic and applied research. Optom Vision Sci, 2001;78:282-9.

Loughborough, W., Talking lights, J Vis Impairm Blind, 1979;243.

Massof, R.W., Iickman, D.L., Obstacles encountered in the development of the low vision enhancement system, Optom Vision Sci, 1992;69:32-41.

Meijer, P.B.L., Seeing with Sound: Wearable Computing for the Blind, Invited presentaion at NIC2001(Nordic Interactive Conference), Copenhagen, Denmark, Thursday, November 1. 2001.

Miele, J., Marston, J., Tactile Map Production: Pfoject Update and Fesearch Summary, CSUN Conference, March 2005, available at http://www.csun.edu/cod/conf/2005/proceedings/2239.htm.

National Eye Institute, A national Plan for Eye and Vision Research. National Eye Institute, Bethesda, M.D., 2004, available at http://www.nei.nih.gov/strategicplanning/np_index.asp.

National Research Council(Lennie P, Van Hemel S, Eds), Visual Impairments: Determining Eligibility for Social Security Benefits. National Academy Press, Washington, DC, 2002.

National Society to Prevent Blindness, Vision problems in the US: a report on blindness & visual impairment in adults age 40 and older, Prevent Blindness America, Schaumburg, IL, 1994.

Peli, E., Vision multiplexing: an engineering approach to vision rehabilitation device deverlopment, Optom Vision Sci, 2001;78:304-15.

Tang, J., Kim, J., Peli, E., Image enhancement in the JPEG domain for people with vision impairment, IEEE Trans Biomed eng, 2004;51:2013-23.

Sampaio, E., Maris, S., Bach-y-Rita, P., Brain plasticity: "visual"acuity of blind persons via the tongue, Brain Res, 2001;908:204-7.

Schmeidler, E., Halfman, D., Statistics on Visual Impairment in Older Persons, Disability in Children, Life Expectancy, J Visu Impairm Blind, 1997;91:602-6.

Sensory Aids Foundation: Return on Investment Report, Published annually, 1985-8.

Veraat, C., Raftopoulos D. et al., Optic nerve electrical stimulation in a retinits pigmentosa blind volunteer, Society for Neuroscience, Los Angeles, 1998.

Yuille, A.L., Snow, D., Nitzberg,M., Signifinder: Using Color to Detect, Localize and Identify Informational Sign, Proceedings of the 6th International conference on Computer Vision. Bombay, India, January 1998.

Chapter 15

청력을 상실한 사람들을 위한 참여 극대화

제15장

청력을 상실한 사람들을 위한 참여 극대화

저자 : Elaine Mormer, Amanda Ortmann, Catherine Palmer and Katherine D. Seelman
역자 : 허일 (국립한국재활복지대학 수화통역학과 학과장), 권상남 (㈜ 알에스케어시스템 대표)

15.1 학습 목표

이 장을 학습하게 되면 다음과 같은 것을 할 수 있다.

- 고도 청능손실자와 전농인 사람의 의사소통 욕구를 구별한다.
- 청능손실자의 의사소통 욕구를 평가했던 도구들을 설명한다.
- 주어진 청능 상황에서 참여를 대체하려는 기술과 참여를 높이려는 기술을 비교한다.
- 보청기의 주요 부품을 청력도로 나타낸다.
- 신호 대 잡음 비율(Signal-to noise ratio, SNR)를 만드는 요소를 나열한다.
- 원격 마이크로폰 기술의 장점을 설명한다.
- 청각 보조 기술에서 사용하는 무선 송신 모드의 유형을 말한다.
- 소음 속에서 음성을 인식하는데 사용되는 보청기의 한계점을 설명한다.
- 컴퓨터, 인터넷, 원거리통신에 접속하는데 장애(그리고 잠재적 해결책)가 되는 것들을 이해한다.
- 청각 보조 기술(HAT)을 정의한다.

15.2 서론

세계 보건 기구(2002)(Factgs about Deafness, 2004)는 난청을 가진 사람이 전 세계 250만에 이르는 것으로 추정한다. 난청(hearing loss)이 교정되지 않음으로 인해 개인이 직장, 집, 학교, 가족, 사회적인 영역에 참여하는 수준이 낮아진다. 그 결과 낮은 학업성과, 직업적 기회 감소, 사회적 고립, 우울증을 초래한다(Keller et al., 1999; Karchmer and Allen, 1999). 이러한 사람들을 위한 보조기술을 청각 보조 기술(HAT)라 한다. HAT 장치는 난청으로 인해 저하된 청각신호를 증대시키거나 정보입력의 대체 방식(주로 시각 혹은 촉각)을 통해 저하된 청각신호를 바꾸도록 고안되었다.

15.3 인구와 정의

난청을 가지고 있는 사람은 두 그룹으로 분류되는데, 일상 활동을 하는 동안 사용하는 주요 의사소통 방식에 의해 구별된다. 농인 사람들은 대화를 주고받거나 경보 메시지를 받기 위한 의사소통에서 주로 시각 혹은 촉각에 의존한다. 이러한 그룹에 속한 사람들이 일반적으로 수화 그리고/혹은 독화(lip reading)를 통해 구어 메시지를 주고받는다. 반면, 경보 신호(예를 들어, 알람시계, 연기 탐지기)는 반짝이는 불빛이나 진동 장치를 통해 메시지를 받는다. 난청인 사람들은 의사소통을 주고받는 주요 수단으로 구두/청각을 사용한다. 이러한 그룹에 속한 사람들은 주로 구어를 통해 구어 메시지를 주고 청각 단서를 통해 구어 메시지를 받는다. 청각적인 단서를 증폭시키거나 청각 신호에 시각적 단서를 추가하여 구어 신호수용(speech signal reception)을 강화한다. 앞에서 언급한 분류 사이에서 청각 신호를 강화시키고 강화시킨 청각신호를 새로운 감각 입력으로 바꾸어 HAT를 다양하게 결합하여 사용하는 사람들이 있다.

청각손실을 받은 인구는 노년층에서 가장 많이 나타나며 모든 연령층에서 증가하고 있다. 미국에서, 70세 이상 인구의 60%가 어느 정도 심각한 청각손실을 가지고 있다(Gratton and Vazquez, 2003). 소아 인구에서, 미국 내 1000명의 어린아이 중 83명이 이른바 "교육상으로 심각한 난청(educationally significant hearing loss)"를 가진다(public health service, 2000). 듣기의 어려움이 있는 아동의 약 30%가 청각 손실로 인한 장애와 HAT의 성공적인 사용에 어려움을 겪는다(Wolff and Harkins, 1986). 분명히, 청각 장애(hearing impairment)를 가진 사람들의 출현율은 유의미하다.

15.4 청각 장애의 유형

청각장애의 유형을 구별하는데 3가지 주요 범주가 있다. 첫째, 감음신경성 (sensorineural)은 청신경이나 내이의 손상으로 나타나는 난청의 유형이다. 이러한 종류의 난청은 대부분의 경우 치료가 불가능하다. 감음신경성 난청과 관련된 의사소통 장애는 대개 신호의 명료도가 감소될 뿐만 아니라 소리에 대한 감각도 떨어진다. 감각신경성 난청을 가지고 있는 사람은 전형적으로 말은 들을 수 있으나(증폭시키든 아니든)이해하는데 어려움이 있다. 난청의 두 번째 유형은 전음성 난청(conductive hearing loss)으로 외이나 중이의 손상으로 인해 일어나는 난청이다. 이러한 조직은 소리를 청신경으로 전달하는 메커니즘을 포함한다. 전음성 난청을 가진 사람들은 전형적으로 신호의 소리 크기가 감소되지만, 명료도는 유지 된다. 소리를 증폭시키면, 주변 소음이 지나치게 크지 않는 한 대화 음성을 적절한 명료도로 들을 수 있다. 난청의 세 번째 유형은 혼합성 난청(mixed hearing loss)으로 전음기관과 감음기관의 양쪽에 걸쳐 일어나는 난청이다. 전음성 난청과 감음성 난청의 근본적인 원인은 선천성 이상이다. 출산 전, 출산 시, 출산 후 감염, 병의 진행, 이독성 약물 반응, 노화와 관련된 퇴화 등을 포함한다.

데시벨(dB)은 소리 크기의 상대적인 레벨의 측정 단위이다. 데시벨은 소리 압력의 로그 단위로 표시된다. 난청의 정도는 순음 신호를 지각하는데 필요한 데시벨 레벨에 의해 분류된다. 난청의 유형과 정도를 확인하는데 사용하는 청력 검사 도구를 청력도라고 한다. 인간이 26dB에서 70dB사이에서 순음 신호를 자각할 수 있는 경우 경도 혹은 중등도난청라고 한다. 70dB이상의 신호 강도를 필요로 하는 경우 고도 혹은 최고도 난청이라고 한다. 청력손실에 따른 난청의 정도를 구별하는 데에는 순음청력 검사를 한다. 이 검사의 신호는 일상생활 활동에서는 좀처럼 듣기가 어렵다. 그래서 난청의 전통적인 구별법으로 개인의 기능이나 장애 정도 혹은 일상생활 참여 수준을 설명하지는 못한다.

15.4.1 과제 수행능력과 참여에 미치는 영향

청능손실로 인해 기능적으로 청각신호 청취가 감소되는 결과를 가져온다. 인간이 일상생활을 하면서 접하게 되는 가장 중요한 청각신호는 구어이다. 구어 신호를 보내고 받는 것은 일반 청력을 가진 사람들에게 있어 광범위한 인간 상호작용을 용이하게 한다. 게다가, 비언어적 신호(사실상 청각적임)는 경고 혹은 주의 정보를 주는 데 용이하다. 청각신호는 자신을 안전하게 지키는 일(경찰의 사이렌소리 듣기)에서부터 말을 배우는 것(말소리 모방), 인간관계 맺기(생각 공유)에 이르기까지 인간의 삶에 있어서 역할을 한다. 청각시스템에 손상을 입으면, 이러한 기능들은 하지 못하게 된다. 성장기 유아와 초등학생의 경우 난청으로 인해 구어와 언어 능력을 습득하는데 두드러지게 혼란이 오거나 지연될 수 있다. 중학생의 경우, 집에서 이루어지는 학습과 학교에서 이루어지는 학습의 조절이 제대로 이루어지지 않는다면 학습은 제대로 이루어지지 않는다. 성인의 경우, 난청으로 인해 직업의 기회에 제한을 받을 수 있고 가족관계와 사회관계에 있어서 뒤처질 수 있다.

15.4.2 기능과 참여

세계보건기구 국제기능장애건강분류(WHO-ICF)는 건강, 장애, 기능의 상태를 설명하는 기본골격을 제공하고 있다(World Health Organization International Classification of Functioning, Disability, and Health, 2001). WHO-ICF에 따르면, 재활프로그램의 목적은 청각장애로 인한 개인 활동의 한계(작업 수행의 어려움 혹은 장애)와 참여제한(생활상황에 경험한 문제들 또는 핸디캡)을 줄이기 위함이다. 또한 WHO-ICF는 개인의 주위환경에서 발견되는 외생적인 요인이 재활프로그램을 촉진하거나 방해하는 역할을 한다고 인정한다. 환경적 요인은 난청을 가지고 있는 개인의 신체적, 사회적, 주의태도이다. 환경적 요인이 청각장애(hearing impaired)있는 사람의 활동과 참여에 영향을 미칠 것이라는 점은 분명하다. 예를 들면, 청력손실을 가진 학생은 주변 소음과 반향 음이 크고 불빛이 흐리고 강사로부터의 시각적 단서(시각 신호, 시각 정보)가 적은 큰 강당에서 보다 강사를 분명히 보고 들을 수 있는 작은 교실에서 좀 더 역할 수행을 잘 할 수 있다. 표 15.1은 WHO-ICF의 기본골격의 예를 보여준다. 이는 난청을 가지고 있는 활동적이고 건강한 80세 노인에게 적용될 수 있다.

15.4.3 청각 기능 평가

난청의 정도와 유형을 평가하는데 사용하는 청력도는 개인의 의사소통 장애를 명확하게 평가하지는 못한다. 청각 기능 측정은 인터뷰 형태로 이루어지며 평가 도구, 질문표 혹은 구조화된 의사소통과 상호작용(structured communication interaction)이 필요하다. 이러한 도구들은 치료사가 개인의 집, 직장/학교, 지역사회 또는 여행 환경에서 의사소통 활동에 참여하는 동안 개인의 참여 수준에 관한 정보를 요청하는데 용이하다. 예를 들어, 청각장애 설문지(Hearing Handicap and Disability Inventory, HHDI)는 설문을 받을 대상에게 의사소통 활동과 관련된 40개 항목에서 자신의 수행능력을 평가하도록 요구한다(예를 들어, 나는 난청 때문에 전화기를 사용하는데 자신이 없다.)(Van den Brink, 1995).

표 15.1 ICF 예

건강 상태	신체적 장애	활동 제한	참여 제한	환경적 요인
노인성 난청	고주파 소리에 대한 청각 손실	구어를 이해하는데 어려움	매주 열리는 교회 빙고게임에 참여할 수 없음	교회 홀에 상당한 수준의 배경 소음이 있음

Note: 이 표는 건강한 80세 여성에게 적용한 WHO-ICF(세계보건기구 국제장애분류)의 예를 보여준다.

이와 같은 도구들은 청각 장애를 평가하고 어떤 HAT 장치가 참여를 극대화시키는데 적절한지 계획을 세우기 위해 사용된다. Bentler and Kramer(2000)는 의사소통 장애 또는 요구를 평가하도록 고안된 20가지의 다른 자기-보고형 질문지의 심리측정적 특성에 대해 보고했다(Bentler and Kramer, 2000). 그들의 연구는 지난 10년간 이러한 도구사용을 확산시켰다. 그러나 이러한 도구들은 대부분 HAT 요구를 목적으로 하지 않는다. 몇몇 도구들만이 난청을 가지고 있는 사람들을 위한 적절한 HAT 해결책을 치료사에게 알려주도록 특별히 고안되었다. 청각 요구사항과 도구목록(표 15.2)은 이러한 도구의 예로 집, 여행 중 혹은 직장/학교에서 개인의 청각 보조도구 목록을 만들었다(Palmer and Mormer, 1999). 최근 텔레그램(TELEGRAM)이라 불리는 평가 도구가 제안되어 임상가가 의사소통 요구와 청력 평가의 일부분인 잠재적인 HAT 해결책을 쉽게 포괄적으로 평가할 수 있도록 하였다(Thibodeau, 2004). 이 도구의 이름은 고려하여야 하는 영역을 반영하는 약어를 기초로 하였다. 전화, 고용, 법적 문제, 오락, 집단 의사소통, 레크리에이션, 경보 그리고 가족구성원 각각의 영역에서 대상자의 장애정보를 조사하고 그 결과에 근거를 둔 HAT 해결책으로 처방해야한다.

15.5 청각 보조기술 해결책

주어진 의사소통 환경에서 신호나 메시지를 수신하는데 방해를 하는 3가지 주요 장벽이 있다. 그 첫 번째는 배경소음이다. 어느 정도의 소음은 일상 활동을 하는 동안 항상 존재한다. 난청을 가지고 있는 사람들은 보청기를 착용하고 있든 아니든 간에 배경소음이 있는 경우 말을 이해하는 데 어려움을 겪는다. 두 번째 중요한 장벽은 실내음향이다. 예를 들어, 높은 실내 반향 음은 말을 잘 이해하지 못하도록 하는 것으로 알려져 있다. 세 번째 장벽은 음원으로부터의 거리가 증가함에 따라 소리 에너지가 감소하는 것과 관련이 있다.

3가지 모든 요인(배경소음, 실내음향, 음원과의 거리)은 청취자의 귀에서 전반적인 신호 대 잡음 비율에 영향을 준다. 청각장애가 없는 사람은 구어를 인지하기 위해서 6dB의 신호 대 잡음 비율을 필요로 한다. 난청이 있는 사람은 구어 수용을 최대화하기 위해서 최적의 신호 대 잡음 비율인 20dB을 필요로 한다(Flexer, 2004). 다양한 기술 해결책은 가청과 구어수용이 감소하는 문제를 해결하는데 사용된다. 각각의 해결책의 목표는 개인의 청취 활동과 요구에 의해 좌우된다. 예를 들면, 한 클라이언트가 업무 미팅에서 자신의 구어 이해력을 높이는데 도움을 줄 수 있는 기술을 필요로 할 것이다. 다른 클라이언트는 듣지 못하는 자신에게 화재발생시 경고를 해줄 연기탐지기를 필요 할 것이다. 대부분의 청취 어려움에 있어 해결책은 청각 신호를 증폭시키거나 대체 방식(촉각 또는 시각)을 통해 청각 신호를 바꾸는 기술을 사용한다. 경우에 따라서는 재활과정에서 다양한 방식이 결합되어 사용된다. 청각장애를 가진 텔레비전 시청자가 화면을 통해 자막을 읽으면서 증폭된 음량을 사용해서 소리를 듣는 경우가 바로 이런 경우이다(표 15.3). HAT뿐만 아니라 엔지니어링 솔루션은 청취 환경에서 배경소음을 줄이는데 목적이 있다. 이것은 개인의 난청보다 소리환경에 목적을 둔 다양한 소음저 감법을 통해 이루어질 수 있다. 이러한 조절은 충격완화 원리나 잔향실 표면에 흡수력이 좋은 재료(예를 들어, 음향 타일, 카페트, 커튼) 사용을 통해 소음을 줄이는 것을 포함한다.

표 15.2 청각 요구사항과 도구목록

이름:

나이	의사소통 이정표/활동 설명	보청기 착용시 의사소통에 문제가 있다:						문제의 원인..				현재 보정 (설명)
		집		학교/직장		여행						
		on	off	on	off	on	off	청각	소음	거리	가시도	
	경보											
	전화벨											
	현관벨											
	노크											
	알람시계											
	사이렌											
	방향지시등											
	개인 호출기											
	개인적 의사소통											
	전화											
	TV/스테레오/라디오											
	1대 1(계획함)											
	1대 1(계획되지 않음)											
	모임											
	넓은 방											
	다른 활동											
	클럽/게임:											
	수업:											
	스포츠:											
추가 정보(예. 보청기, 텔레코일, DAI, 의사소통 환경의 상태)												
추천(보조공학, 의사소통 전략, 환경 조작)												

집, 직장/학교, 여행시, 보청기가 켜있거나 꺼져있을 때 청취자 개인의 의사소통 요구를 평가하는데 사용되는 도구.
source: HEaley, J.(1992) and Palmer, c.(1992).

표 15.3 청각 신호 증대에서부터 다른 신호로의 대체에 이르는 HAT의 연속성

청각 신호 대체 (시각/촉각)	⟷		**청각 신호 증대 (증폭)**
듣기 상황	청각신호 대체만 사용	청각신호 증대와 대체 사용	청각신호 증대만 사용
교실 듣기	음성/텍스트 변환장치	보청기+FM시스템+컴퓨터 보조 노트)	보청기 + FM시스템
텔레비전 듣기	청각장애인용 자막	FM 또는 적외선 증폭기+자막	FM 또는 적외선 증폭기
알람시계/화재경보기	진동신호	윙윙 울리는 소리 진동 베게	윙윙 울리는 소리

왼쪽 열은(청각신호 증대에서 대체에 이르는 연속성에 따라) HAT 해결책으로 다루어질 수 있는 상황의 예를 보여준다.

청각학과 공학의 상호작용은 두 학문이 농인 또는 청각장애인의 의사소통능력 최대화 하는 목표를 공유할 때 일어난다. 이전에 언급했듯이 공학 원리는 일련의 증폭 기술의 설계와 생산을 고려한다. 마찬가지로, 음향공학은 청취환경 향상과 소음제어 문제를 해결한다. 그러므로 청각사와 공학자는 제조환경과 치료 환경에 걸쳐 다양한 환경에서 함께 일한다.

15.5.1 역사적 개요

최초의 HAT 형태 중 하나는 18세기 동안 유행했던 음향혼(acoustic horn)이었다. 이 장치는 소리를 외이도로 집중시킨다. 공명 특성이 소리의 음향 요소를 증대시킨다. 20세기 초, 신체 착용형 마이크로폰을 사용하는 보청기, 증폭기 박스, 수신기가 소개되었다. 보청기는 가장 일반적으로 사용하는 청각 보조 기술이 되었다. 배터리를 포함하여 부품이 소형화되면서 더 이상 장치를 신체에 착용하지 않는다. 1990년대까지 보청기는 아날로그 회로 기술로 제조되었다. 디지털 회로가 그 당시 소개되었고 2000년대 초기에 디지털 회로의 일상적인 사용이 증가하였다. 보청기는 다양한 청취 환경에서 일반적인 청각 솔루션을 제공하는 머리 착용형 개인 증폭 시스템으로 여겨졌다. 현재 보청기는 귀에 걸어 이어몰드로 귀와 연결하는 장치에서부터 외이도에 완전히 넣을

수 있게 제작한 장치에 이르기까지 다양한 종류의 모델이 있다(그림 15.1). 모든 경우에서, 보청기의 마이크로폰은 청취자의 귀에 가까이 위치하여 대략 실제 귀와 동일한 신호 대 잡음 비율로 청각 신호와 배경소음을 수신한다.

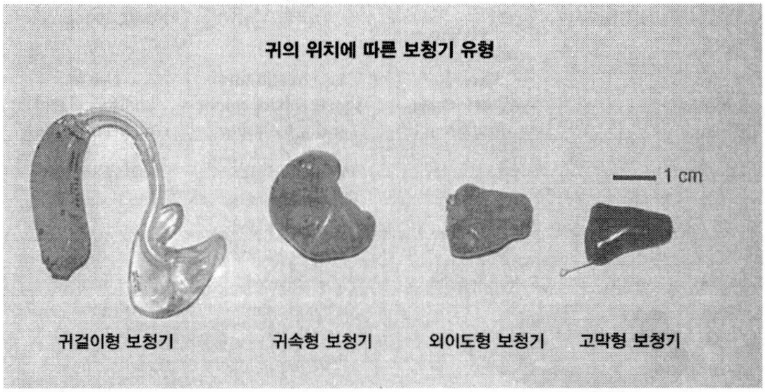

그림 15.1 귀의 위치에 따른 보청기 유형. 왼쪽에서 오른쪽으로 귀걸이형 보청기와 맞춤형 이어몰드, 귀속형 보청기, 외이도형 보청기, 고막형 보청기를 보여준다.

보통 배경소음이 최소일 경우 대부분의 보청기 사용자들의 구어 수용은 향상된다. 배경소음이 증가되는 경우, 구어 수용에 어려움이 있거나 보청기 사용으로 구어 수용이 더 악화될 수 있다. 수십 년 동안 미국에서는, 청력손실자와 농아를 위해 교실에서 원격 마이크로폰 기술을 사용하였다. 교사가 입 가까이에 있는 마이크로폰에 말을 할 때, 이 시스템은 FM 라디오 신호를 사용하여 교사의 구어 신호를 전송한다. 각각의 아이들은 증폭된 신호를 자신의 귀로 전송해 주는 수신기를 착용했다. 마이크로폰과 수신기의 구성은 배경소음, 빈약한 실내 음향, 신호 공급원(교사)로부터 청취자(학생)까지의 거리를 극복하도록 도움을 주었다. 이러한 방법은 보청기만 사용했을 경우 얻을 수 있는 신호 대 잡음 비율보다 더 나은 신호 대 잡음 비율을 얻을 수 있다. 1980년대 후반에는, 청각사들이 어린이와 성인을 위한 개인용 청취 장치에 이 기술을 적용하기 시작했다. 비록 현재 보청기 기술이 방향성 마이크로폰과 소음 제거기능과 같은 옵션을 포함하고 있지만, 원격 마이크로폰 시스템에서 제공하는 구어 수용만큼 많은 혜택을 제공하는 보청기는 없었다(Nelson et al., 2004). 여기에서 기술한 원격 마이크로폰 기술뿐만 아니라 HAT의 다른 종류가 지난 수십 년간 청각 재활에 통합되었다.

이러한 장치들은 청각손실자나 농인에게 연기 탐지기, 초인종, 전화벨 소리 또는 아기 울음소리 같은 다양한 경고 신호를 보내기 위한 신호를 생성한다. 비록 이러한 장치들 중 일부는 강화된 청각 신호를 사용하지만, 대부분은 반짝이는 불빛이나 진동판 같은 대체 방식을 통해 신호를 전달한다. 20세기에는 전자장치가 급격히 성장하여 발전하고 사용되었다. 농인과 청각손실자들은 라디오, 전화, 텔레비전, 컴퓨터의 사용이 일반화된 사회에 뒤지지 않기 위해서 노력해왔다. 1990년대 초 장애인에 대한 차별 금지법 통과로 다양한 장치가 개발되었고 농인과 청각손실인 사람들의 요구를 수용할 수 있게 되었다(Bengtsson and Brunved, 2000). 다음 섹션에 이 장치들에 대한 설명이 있다.

15.6 기능 복원에 대한 내과 혹은 외과적 접근법

대략 성인 청각 장애의 90%정도가 사실상 감음신경성 난청이다(Yueh et al., 2003). 대부분의 경우, 감음신경성 난청은 약물이나 수술로 치료할 수 없다. 최근 내이 유모 세포 복원 분야의 발달로 청각 기능을 복원할 가망성이 생겼다. 보다 구체적으로, 연구는 세포의 유사분열과 이행분화를 통해서 포유류의 달팽이관 유모 세포가 재생되도록 자극 될 수 있다고 밝히고 있다. 유사분열은 세포 분열을 하는 세포주기의 한 과정이다. 이행분화는 유사분열이 있거나 없거나 한 세포 유형이 표현형을 다른 표현형이 되도록 바꾸는 과정이다. 두 과정은 새와 같은 비 포유류 종의 내이에서 처음 생겼다. 흥미롭게도 포유류의 전정(vestibular), 평형(balance), 감각 상피(sensory epithelia) 역시 두 과정을 포함한다. 그러나 포유류의 달팽이관(cochlear), 청각(auditory), 감각 상피(sensory epithelium)는 두 과정에서 제한된다. 현재의 연구는 손상된 달팽이관 감각 상피에 유사분열이나 이행분화를 자극하기 위해서 유전자치료나 줄기세포 사용에 초점을 두고 있다. 이러한 난청 치료 유형의 성공은 확실히 먼 미래에 있다.

현재 난청을 가지고 있는 대다수의 사람들은 자신들의 의사소통 참여를 극대화하는데 사용할 유일한 수단으로 보청기 그리고/혹은 HAT를 찾는다. 이러한 문제를 해결하기 위해 이용 가능한 기술은 수술로 장치를 이식하는 것에서부터 신체 착용 원격 마이크로폰 기술에까지 이른다.

15.6.1 외과적으로 이식한 장치

최근 청각 재활에 외과적으로 이식한 다양한 장치들이 이용되고 있다. 난청의 정도에 따라 이러한 장치들을 분류하는 것이 편리하다. 인공중이(Middle-ear implants)와 골 고정 이식형 보청기(bone-anchored hearing aids)는 잔존 청력이 많은 사람들을 위한 것이다. 인공와우는 최고도 청력 손실자를 위해 고안되었다.

인공중이는 개작된 보청기 디자인으로, 이소골연쇄(침골, 추골, 등골이 있는 중이 안에 세 개의 뼈로 음향 에너지를 기계적 에너지로 바꾼다.)의 기계적 변환기로 보청기의 수신기를 중이에 이식한다. 인공중이의 기본적 설계는 외부적인 부분과 내부적인 부분으로 구성된다. 외부적으로, 사용자는 귀걸이형 보청기와 매우 흡사해 보이는 장치를 착용한다. 이 장치에는 마이크로폰, 디지털 처리 회로, 배터리가 있다. 외부 장치는 머리에 착용하는 자석 단추로 내부 장치와 연결되며, 자석 단추는 신호를 내부 자석 수신기로 보낸다. 그런 다음 코일이 청각 신호를 이소골연쇄에 부착되어 있는 변환기로 전달한다. 인공중이는 직접적으로 중이에 기계적 진동을 증가시켜 증폭을 제공한다. 인공중이는 음향 피드백이 감소하고 폐색 효과(귀에 꽂는 보청기 이어몰드 때문에 발생)가 줄어드는 전통적인 보청기에 비해 여러 가지 장점을 가지고 있다. 그러나 이것은 외과적인 절차이다. 그러므로 환자에게 더 많은 위험요소를 제시한다. 현재 연구자들은 완벽하게 이식할 수 있는 인공중이를 개발하고 있는데 보청기의 마이크로폰을 이도 벽이나 고막 속에 넣을 수 있다.

골고정 이식형 보청기는 전음성 난청을 가지고 있는 사람들을 위해 고안되었다. 진동촉각 장치는 귀 뒤에 있는 측두골에 외과적으로 이식한 티타늄 판(titanium base)에 부착된다. 진동 변환기가 내이의 감각 기관이 있는 두개골에 직접적으로 연결되어 있기 때문에 소리 에너지의 변환이 매우 효율적이다. 골고정 이식형 보청기의 사용으로 능력 장애(disability)와 사회적 불리(handicap)의 수준이 낮아졌으며, 환자들이 혜택과 만족감을 얻었다(McDermott et al., 2002).

인공와우는 청신경에 직접적으로 전기적 자극을 주는 장치이다. 전기 자극은 청각감각을 초래한다. 착용할 부품은 마이크로폰, 어음 처리기 그리고 청각 신호를 내부 부품에 전달하는 자석 코일이다. 내부 부품은 자석 수신기와 멀티밴드 전극이다. 멀티밴드 전극은 내이에 있는 달팽이관에 회전하듯이 주입된다. 인공와우의 신호 처리 방법 알고리즘은 주파수, 시간, 강도와 같은 구어의 두드러진 특징을 추출하여 전극 배열로 전달한다. 전극 배열은 내이에서 이런 중요한 구어단서를 자극 위치, 자극율, 자극 전압으로 해석하여 잔존 청신경을 전기로 자극한다(Tye-Murray, 2004).

15.6.2 비외과적 보청기

보청기는 증폭 회로를 사용해 청각 기능을 향상시키는 개인용 증폭 장치이다. 보청기는 마이크로폰으로 입력된 음향 에너지의 가청력을 증가시킨다. 보청기 사용의 주요 장점은 다양한 청능 환경에서 가청력을 증가시킨다는 점이다. 보청기의 다른 장점은 신호 처리 회로에 수많은 전기적 변형을 가할 수 있다는 점이다. 주파수 형성과 강도 압축을 위해 입력된 신호 파형이 수많은 주파수 대역(최고 32까지)으로 나누어질 수 있다. 보청기 분배기는 환자의 요구를 충족시키기 위해 주파수를 조정할 수 있고 컴퓨터를 통해 증폭된 신호의 반응을 얻을 수 있다.

보청기가 많은 장점을 가지고 있지만, 사용자의 환경을 변경시킬 수 없고 원하는 신호만을 증폭시킬 수 없다는 점이 보청기의 주요 한계점이다. 보청기의 크기와 스타일은 다양하게 나와 있다(그림 15.1). 보기에는 모두 달라 보이지만, 모두 같은 기본 구성요소를 포함하고 있다. 소리 에너지가 보청기의 마이크로폰 포트로 들어가서 전기적 신호로 바뀐다. 이 신호는 아날로그 회로 혹은 디지털 회로를 통해 증폭된다. 증폭된 신호는 수신기로 전달된다. 보청기에서 나온 소리는 맞춤형 보청기의 달팽이관이나 귀걸이형 보청기의 이어몰드를 통해 고막으로 향한다. 텔레코일(telecoil)은 선택 사양이다. 텔레코일을 장착한 보청기는 통상적으로 전화 송수화기에 있는 수신기로부터 나오는 표유 자계(stray magnetic field)를 이용한다. 유도 코일을 보청기내부에 넣어서 전화 신호를 보청기 마이크로폰을 통해 전송할 필요 없이 직접 전송한다. 텔레코일의 장점은 청취자 주위의 주변소음을 피할 수 있다는 점과 보청기 마이크로폰 가까이에 전화기를 배치하는 것과 관련된 음향적 피드백 문제를 제거했다는 점이다(Yanz and Preves, 2003). 텔레코일의 또 다른 장점은 청각보조공학과의 연계 능력이다. 보청기 사용자가 보청기의 원격 마이크로폰 시스템으로부터 신호를 직접 받을 수 있다(그림 15.2).

일부 보청기는 직접 오디오 입력 기능을 가지고 있다. 이런 특성은 보조 입력 신호를 보청기의 전기 접촉에 직접 연결할 수 있도록 한다. 원격 마이크로폰 시스템이나 다른 음원(오디오, CD 플레이어, 전화 혹은 텔레비전)들로부터 나오는 오디오 신호는 이러한 방식으로 청취 할 수 있도록 직접 전달될 수 있다. 직접 오디오 입력 옵션은 텔레코일에서 자주 발생하는 전자 방해(electromagnetic interference)의 위험을 제거한다.

15.7 청각 보조 해결책

이전에 언급한대로, 대부분의 청각 보조 장치 해결책은 마이크로폰이나 신호발생기에 있는 다른 입력 장치를 사용한다. 예를 들어, 청각장애 학생들이 있는 교실에서 교사는 입에서 12cm이내 부착할 수 있는 핀 마이크를 착용한다. 또 다른 경우는 텔레비전을 보고 있는 청각장애를 가진 성인이다. 이 경우, 텔레비전 스피커 가까이에 마이크로폰을 두거나 케이블을 헤드폰 잭이나 텔레비전의 오디오 출력 잭에 꽂는다. 마이크로폰이나 출력 케이블은 텔레비전에서 나오는 오디오 신호를 집음 한다. 신호는 배선된 FM 라디오, 적외선 송신기, 유도 송신기을 통해 수신기에 전송된다. 이 송신기에서 나온 출력은 헤드폰(보청기를 사용하지 않는 경우), 보청기 텔레코일, 음향 입력 케이블(표 15.4)을 통해 청취자의 귀에 연결된다. FM 수신기는 귀걸이형 보청기에 내장되거나 이어레벨(건청자의 귀의 높이와 위치)의 플러그와 소켓을 통해 직접 연결될 수 있다.

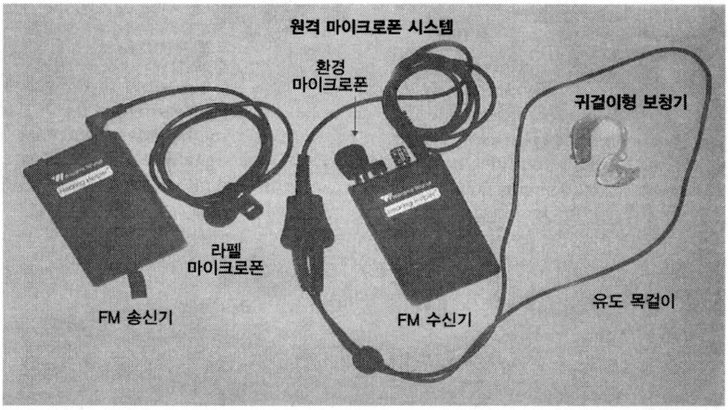

그림 15.2 FM 전송을 이용한 원격 마이크로폰 시스템 사진. 발화자(speaker)가 착용하는 핀 마이크는 FM 송신기에 연결된다. 신호는 FM 수신기로 전송된다. 이 경우 수신기로부터 나온 출력은 청취자의 목에 착용하는 목걸이(neck loop)에서 나오는 유도성 신호이다. 목걸이에서 나온 유도성 신호는 보청기 텔레코일(telecoil)에 의해 집음 된다.

이 같은 부품들은 통합한 예를 그림 15.3에서 볼 수 있다.

표 15.4 청각 보조장치 구성 옵션

입력 신호	전송 형태	귀 연결
마이크로폰	배선용	헤드폰/귀덮개
전화기	FM 라디오	음향입력/텔레코일을 통한 보청기
텔레비전	적외선파	음향입력/텔레코일을 통한 인공와우
휴대용CD 플레이어/라디오	유도자기장	반도체보청기/FM

Note: 이 표는 청각 신호를 증대시키기 위해 결합될 수 있는 옵션을 보여준다. 첫 번째 열은 입력 신호 옵션을 나열하였다. 두 번째 열은 다양한 전송형태를 보여준다. 세 번째 열은 출력 신호가 청취자의 귀에 연결되는 방법들을 보여준다. 원하는 신호 수신을 성취하기 위해 각 열의 옵션은 다른 열의 옵션과 결합될 수 있다.

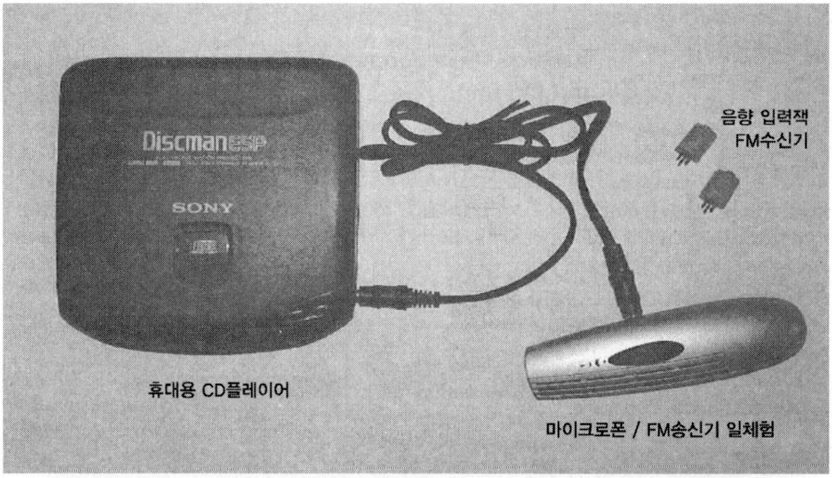

그림 15.3 청각 보조 장치의 부품 통합을 보여주는 그림. 휴대용 CD 플레이어의 출력이 결합된 마이크로폰와 FM 송신기의 보조 입력 잭에 연결된다. 출력은 두 개의 작은 수신기로 수신되는데, 두 개의수신기는 DAI(음향 입력 잭)을 통해 양이 보청기와 연결된다.

15.7.1 경보 해결책

다양한 경보 요구에 대한 솔루션은 대개 청각 신호를 난청을 가지고 있는 사람이나 농인에게 실제로 위험을 경고해 줄 신호로 대체한다. 이러한 많은 장치들은 사람이 보통 보청기를 착용하지 않는 상황에서 도움을 주기 때문에 필요하다. 예를 들어, 혼자 살고 있는 노인이 낮에 보청기를 착용하고 있는 경우 가정에 있는 화재경보기를 들을 수 있다. 그러나 잠을 자는 동안에는 보청기를 착용하지 않는다. 그래서 한 밤중에 불이 난 경우 사람을 깨워주는 데 사용할 경보의 대안 방식이 필요하다. 이러한 상황에서 가장 흔한 솔루션은 사건이 일어났을 때 베개나 매트리스 아래에 있는 진동판이나 백색 섬광등에 신호를 보내는 화재경보기이다. 이러한 원리는 전화벨, 알람시계, 현관벨, 아기 울음소리와 같은 다양한 경보 상황에 적용할 수 있다.

표 15.5 경보 장치 입력 출력 옵션

입력 신호	출력 방식
화재경보기	진동 장치
현관벨	스트로보 섬광
아기 울음소리	경광등
사이렌	시각 메시지 표시
전화벨	향기 디스 펜서
동작인식 센서	큰 소리
주전자 끓는 소리	개 짖기/점프하기

Note: 이 표는 경보 장치에 감지되는 입력 신호와 난청을 가지고 있는 사람과 농인에게 경보하는 데 사용되는 출력 방식을 보여준다.

다양한 종류의 경보 장치들이 시장에서 유통되고 있다. 개념상으로, 각 장치는 위험 자극에 반응하여 신호를 수신기에 전송하는 센서를 포함하고 있다. 신호는 적절한 비청각 신호의 형태로 변환된다(표 15.5). 지난 10년 동안 인기를 얻었던 경보 솔루션은 사실상 로우 테크(low tech)이다. 로우 테크에는 자신의 주인에게 경고 신호를 보내주기 위해 특별히 훈련된 개를 사용하는 것을 포함한다. 개의 반응 출력은 짖기, 점프하기, 핥기를 포함한 신호와 함께 모든 감각 양상을 포함한다.

15.8 소리 정보의 시각 대체

청각 입력 정보에 대한 시각 대체는 다양한 듣기 상황에서 다양한 서로 다른 형식을 통해 사용될 수 있다. 1992년 이후, 미국에서 제조되는 모든 텔레비전은 폐쇄자막수신기를 내장하여 생산하여야만 한다. 이 수신기는 사용자가 원하는 경우만 자막을 표시하고, 방송 내용에 포함된 음성 및 소리 정보를 자막으로 표시한다. 모든 텔레비전 프로그램과 영화가 폐쇄자막을 포함하고 있는 것은 아니어서, 이 자막 제공 및 수신 기술은 이용에 제약이 있다. 폐쇄자막에 비해 개방 자막의 경우, 외국 영화를 볼 때 항시 나타나는 자막처럼 텔레비전 화면에 설명자막으로 항시 자막이 제시된다. 영화관에서는 청각장애인 등을 위해 인기 있는 영화에 임시로 개방 자막이 삽입된 화면을 제시하기 위해 이 기술을 사용하기도 한다. 1990년대 미국에서 대안적인 자막제공 기술이 개발되었다. 이 시스템(Rear Window Captioning System)에서는 영화관 뒤쪽에서 좌우가 뒤집힌 자막을 LED 출력장치를 통해 표시한다. 농인이나 난청인 관객은 자신의 좌석에 부착된 투명한 아크릴 패널을 이용하여 자막이 나타나게 하고, 이를 영화 화면과 겹쳐서 보게 된다. 자막을 반사시키는 패널은 이동과 조정이 가능하여, 영화관 어느 자리에서는 사용 가능하다(Heppner, 2003).

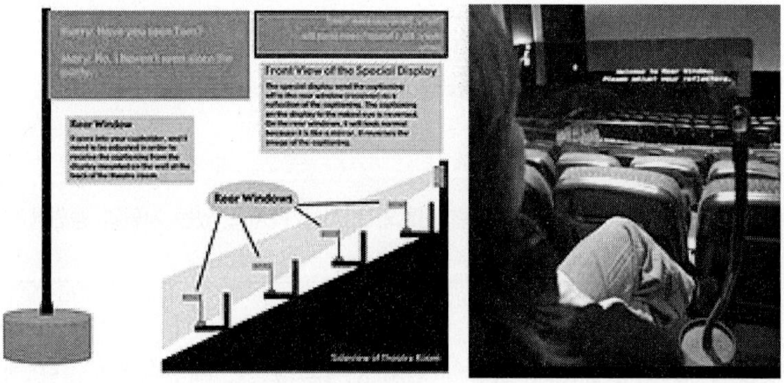

http://upload.wikimedia.org/wikipedia/commons/8/81/%27rear-window%27_captioning_system-fr.svg

컴퓨터기반실시간속기(Computer Aided Realtime Translation, CART)도 교실, 회의, 법정, 경기장 등에서 농인과 난청인을 위해 자주 사용된다. 이 기술은 점차 속기용 타이프라이터를 대체하여 법정에서 사용되고 있으며, 사법 절차에 따른 세부적인 속기록을 남기기 위해 사용되고 있다. 과거 10년 동안 컴퓨터를 통한 속기 기술이 개발되면서, 법원 속기사들은 법정 밖에서도 이 기술을 활용한 실시간 속기 서비스를 제공하기 시작했다. CART를 이용해 속기사들은 컴퓨터에 실시간으로 음성 정보를 입력하고 이를 텍스트로 변환시킬 수 있다. 이 텍스트는 컴퓨터 화면에서 표시되어 속기사 옆에 앉아 있는 농인 혹은 난청인이 직접 볼 수도 있고, 전체 청중(사실은 시중)이 볼 수 있도록 큰 화면에서 제시할 수도 있다. 이 시스템의 장점은 문자 자막이 생성되고, 많은 청중에게 이용가능하다는 점이다. 이러한 서비스는 대학 강의실에서 자주 이용되는데, 음성으로 이루어지는 수업 내용과 학생의 토론 내용 등을 문자로 제공한다.

음성인식프로그램(Speech Recognition Software)은 아직 개발 초기 단계이지만, 음성을 문자로 바꾸기 위해 설계된 보조청취공학(Hearing Assistance Technology, HAT)의 구성요소로 사용되어 왔다. 이 기술은 iCommunicator와 같은 프로그램에 잘 나타나 있다. 이 장치는 음성 인식 프로그램을 통해(키보드의 입력 없이) 음성 언어의 실시간 전환을 가능하게 한다. 이 장치를 사용할 때 화자는 입 가까이에 마이크를 착용하고 말을 한다. 입력 정보는 전기 신호로 바뀌어 휴대용 컴퓨터에 보내지고, 문자로 전환된 후, 컴퓨터 화면에 나타나게 된다. 이 기술을 활용하는 경우, 음성을 문자로 바꾸는 것뿐만 아니라 음성을 수화로 바꾸는 것도 가능하다. 사용자들은 원하는 의사소통 양식을 선택하여 볼 수 있다(Rosenberg, 2003).

시각자극을 사용하는 경보 장치(Alerting device) 외에도, 몇몇 보조 청취 기기나 기술들이 청각 채널을 통한 의사소통에서 이루어지는 정보들을 전달하기 위해 시각 신호나 문자를 사용한다. 농인과 난청인 청자들은 화자가 말하는 동안 입술과 입, 얼굴 등의 움직임과 관련된 시각 단서를 일상적으로 활용한다. 독화로 알려진 이 기술은 청인들도 말 이해를 위해 사용하는 자연스러운 기술이다. 보조청취공학 기기 중에는 원거리 집음을 위한 마이크뿐만 아니라 화자의 입을 촬영·전송할 수 있는 카메라가 함께 장치된 기기도 존재한다. 이 장치의 마이크는 소리를 집음·증폭하고, 카메라는 음성언어 관련 시각 정보를 수집·전송한다(Gagne et al., 2002). 증폭된 신호와 확대된 화자의 얼굴 영상은 농인이나 난청인 앞의 작은 화면에 제시하거나 방 앞에 큰 텔레비전 화면에 제시한다. 이러한 보조청취공학은 주로 학교에서 활용해 왔으나, 청각장애 아동 및 성인의 의사소통 접근성 증진을 위해 지역사회 혹은 직장 등 다양한 맥락에서도 사용 가능하다.

15.9 환경 적응과 보편적 설계(유니버설 디자인)

가정과 공공장소에서 청각장애인들의 의사소통 능력을 극대화하기 위해서는 많은 설계 고려 사항과 수정 사항이 존재한다. 앞에서 논의한 일부 보조청취공학들 중 일부도 청각장애인을 위한 의사소통 환경을 설계할 때 고려하여야 한다. 우선 난청인 혹은 농인 거주자(방문자)가 생활하는데 불편함이 없는 최적의 집과 공공시설은 어떤 모습일까? 우선 벽과 가구는 의사소통에 방해가 되지 않도록 배치되어 있어야 한다. 방해 받지 않는 생활공간은 의사소통을 위한 독화나 수화를 통한 대화를 극대화하기 위해 필요한 시선 확보를 가능하게 한다. 방음 소재를 사용하여 벽이나 바닥, 천장을 시공하는 경우 주변소음과 반향을 최소화할 수 있으나, 바닥을 통한 진동을 느낄 필요도 있으므로 이를 고려하여 균형을 맞출 필요가 있다. 현관 입구의 경우, 들여다보는 작은 구멍보다는 작은 창(view panel)을 더 선호하는데, 이는 다른 쪽에서 나는 목소리를 거주자가 듣지 못할 수 있기 때문이다. 또한 청각장애인을 위한 집은 다양한 경보 장치가 설치되어야 한다. 연기 감지기가 각 층에 설치되어, 연기 감지 여부를 청각장애인 거주자가 착용한 진동 장치를 통해 알려 주어야 한다. 이 진동 장치에는 최소 4가지 이상의 색깔 점등이 있어서, 집에 불이 난 것인지, 누군가 방문을 한 것인지, 전화가 울린 것인지, 아기가 울고 있는 것인지 구별할 수 있도록 해야 한다. 전화기에는 문자 전화기, 추가 신호알림장치 등 전화관련 장치를 연결할 수 있는 잭이 설치되어 있어야 하고, 전기 콘센트도 가까이 있어야 한다.

난청인 혹은 농인이 집을 나서 공공장소에 가게 될 때, 다음과 같은 설계 고려 사항 및 수정 사항이 반영된 경우, 의사소통이 원활하게 이루어질 수 있다. 영화관에서는 청각장애인 관객이 수신하여 이용할 수 있도록 FM 시스템이나 적외선 송신기를 통해 영화의 소리 정보를 전달하는 시스템을 갖추고 있어야 한다. 보청기 착용 유무에 관계없이 모두를 위해 수신기가 이용 가능해야 한다. 모든 관객의 접근권 보장을 위해 영화관에서 Rear Window Captioning을 제공해야 한다. 공항의 경우, 청각장애인들은 음성만으로 탑승 손님을 호출하기보다는 문자로 호출하는 시스템도 함께 사용해 주기를 희망한다. 공항에서 많은 농인들과 난청인들이 다양한 의사소통 난관을 경험하곤 한다. 시각정보를 통한 호출 시스템(Visual paging system)은 청각장애인들이 경험하는 많은 어려움에 해결책이 될 수 있다. 이러한 방법들 중에는 벽에 설치된 LED 화면에서 키보드로 입력한 문자 정보가 표시되는 시스템도 포함된다. 이 방법을 통해 출발·도착 시간, 탑승 수속 안내, 개인 호출 정보 등이 모든 여행객에게 이용 가능해진다.

15.9.1 과제 특성별 해결책

문제에 대한 해결책은 사용자들의 요구에 따라 개별화되어야 한다. 다음은 요구 영역 범주마다 공학적인 해결방법의 예들을 제시하였다. 앞에서 평가 도구에 관한 내용에서 살펴보았듯이, 듣기 관련 개인의 요구는 개인적인 듣기 상황, 집단 속에서 듣기, 전화를 통해 듣기, 직업 및 학교 관련 요구 등의 영역으로 범주화할 수 있다. 이들 범주들에 존재하는 요구들은 서로 중첩될 수 있다.

15.9.1.1 개인적인 듣기 상황

청각장애인에게 있어 최적의 청취 조건은 주변 소음이 작은 상태에서의 일대일 대화가 이루어지는 경우다. 이런 상황에서는 보청기나 인공와우의 사용만으로 충분한 의사소통이 가능하고, 특히 독화를 통한 시각 단서 활용이 가능한 경우 더욱 그러하다. 그러나 3살짜리 딸을 뒷좌석에 태우고 차를 운전하고 있는 난청 엄마의 경우, 이런 상황에서 대화하기는 쉽지 않다. 차에서는 높은 수준의 주변 소음이 영향을 미치고, 아이가 엄마 뒤에 앉아 있기 때문에 시각 단서도 이용할 수 없다. 이 상황에서는 아이가 입 가까이에 마이크를 착용하고, 목에 건 FM 시스템을 통해 고음질의 소리를 엄마에게 보내는 방법이 사용가능하다. 딸의 목소리는 FM 신호를 통해 송수신되고, 엄마의 보청기에 직접 입력되어 청취가 가능하다. 게다가 보청기의 마이크 장치를 켜놓으면, 차량 주변 소리를 모니터할 수 있고, 동시에 딸의 말도 FM 시스템의 원거리 마이크를 통해 들을 수 있다.

15.9.1.2 집단 듣기 상황

앞에서 언급한 엄마가 일주일에 한 번 한 무리의 여성들과 함께 마작 게임을 하고 있는 상황을 상상해보자. 여성들이 테이블 주변에서 대화를 나눔에 따라, 그녀는 주고받는 대화를 이해하기가 어렵다. 그녀는 FM 시스템의 마이크 스위치를 지향성에서 전방향성으로 바꾼다. 전방향성 모드에서는 그녀 주변 테이블에 앉아 있는 여성들이 하는 대화에 대한 접근성이 향상된다. 그녀가 근처 대학의 저녁 강의에 참석할 때도, FM 시스템을 다시 사용한다. 그녀는 강의를 듣기 위해 교수에게 FM 시스템의 송신기(마이크)를 착용하고 강의해 줄 것을 요청한다. 게다가 그녀는 학생으로서, CART 시스템을 사용하여, 그녀 동료의 대답이나 토론 내용을 이해하고, 저녁 강의와 토론 내용 사본을 얻게 된다.

15.9.1.3 전화 해결 방법

전화는 산업화된 세상에서 사람들이 시간과 장소에 구애받지 않고 자유롭게 의사소통할 수 있게 하는 도구다. 전화를 통한 의사소통은 청각장애인들이 경험하는 어려움들 중 가장 큰 곤란을 경험하는 의사소통 상황이다. 경도 수준의 청력손실이 있는 청각장애인들의 경우, 보청기를 착용하고 일반 전화를 전화기를 통해 의사소통할 수도 있을 것이다. 앞에서 설명했듯이, 텔레코일을 통해 전화기와의 직접 연결이 가능하기 때문이다. 텔레코일을 통한 소리 증폭이 충분하지 못하다면, 청각장애인을 위한 증폭 장치가 수신기에 추가 장착·판매되고 있는 전화기를 사용하는 것도 한 방법이다. 이러한 전화기는 톤과 소리 크기 조정이 가능하다. 일부 전화기는 전화기의 출력을 청각장애인이 착용하고 있는 유도 회로(Induction Loop)에 연결할 수 있다. 이런 방식을 통해 전화를 통해 전달된 신호가 양쪽 귀 청취를 위해 양쪽 보청기의 텔레코일에 전달된다. 앞에서 언급했듯이, 유선 전화 송수화기로부터의 출력은 청각장애인의 귀에 착용하고 있는 개인 FM 시스템에 제공가능하다.

무선 디지털 전화기와 보청기 간의 호환은 유선 전화기보다 복잡한 문제다. 보청기와 인공와우에 장착된 텔레코일은 전화 수신기로부터의 전자기파를 받아들일 뿐만 아니라, 무선 안테나로부터 방출된 무선 주파수(Radio Frequency, RF)를 받아들인다. 이러한 무선 주파수의 방출은 보청기 사용자에게 윙윙거리는 소리를 발생시킨다. 이로 인해 전화기 수신기로부터의 입력을 방해받게 된다(Preves, 2003). 현재 미국에서는 무선 디지털 제품 제조사는 안테나와 보청기의 텔레코일간의 간섭을 최소화할 수 있도록 RF 방출을 최소화한 무선 전화기를 생산해야 한다. 핸드폰과 보청기 혹은 인공와우를 동시에 사용할 때 청각장애인이 경험하는 어려움을 줄이기 위해, 이들 장치들을 연결할 수 있도록 다양한 액세서리 제품이 현재 이용가능하다. 대부분의 이들 제품들은 신호간 간섭을 최소화하기 위해 전화기를 통해 전달된 신호를 보청기에 전달하기 위해 향상된 유도 전략을 사용한다.

중증 청각장애인들의 경우, 전화기 사용을 위해서는 청각 정보를 문자로 바꿀 필요가 있다. 문자전화기를 통해 청각장애인들은 상대방이 이야기한 내용(음성)을 화면에 표시된 문자를 통해 전달 받을 수 있다. 이 장치는 청각장애인을 위한 원거리통신장치(Telecommunication Device for the Deaf, TDD)라 불린다. 이 통신장치는 일반 전화선과 서비스를 이용해 사용한다. 문자 전화기는 상대방과 문자로 전화 통화할 수 있도록 하는 장치다. 미국에서는 TDD 사용자가 TDD가 없는 상대방에게 전화 거는 경우, 국립전화중계서비스(National Telephone Relay Service)를 이용한다. 이 전화중계서비스는 중간에서 중계사가 음성을 문자로 타이핑하고, 문자를 음성으로 대신 읽어준다. 이 서비스에서는 전화를 걸고 받는 두 사람뿐만 아니라 제삼자인 중계사(relay operator)가 필요하다. 중계사는 일반 전화기로 이야기한 내용을 듣고 문자로 바꾸어 TDD 사용자에게 전달하고, 이 문자는 TDD 화면에 나타나게 된다. 청각장애인들 중 대부분의 난청인들은 일반 전화 사용이 가능할 정도로 명료하게 말을 할 수 있다. 이들을 위해서는 말한 내용이 직접 상대방에게 전달되도록 하고, 상대방이 이야기한 내용은 문자로 전달받는 서비스가 제공된다(Voice Carry-Over, VCO).

최근에는 작고 휴대 가능한 TDD 키보드를 핸드폰에 연결하여 문자를 통한 원거리통신이 가능하기도 하다. 그러나 휴대폰의 보급과 함께 청인들처럼 청각장애인들도 휴대폰의 문자메시지 전송 기능을 활용하여 대화하는 경우가 더 많다. 또한 이메일과 인터넷 메신저, 휴대용 무선문자송수신기(Text Message Pagers) 등의 사용을 통해 청각장애인들의 의사소통 욕구가 더 많이 해소되고 있다. 이에 관해서는 원거리통신에 관한 장에서 더 자세히 다루고 있다.

15.10 직장 및 일상생활에서의 의사소통 보조

이 장에서 논의한 다양한 상황뿐만 아니라 청각장애인들은 특정 직장, 여가활동, 일상생활 활동 등에서 많은 어려움을 경험한다. 상황이나 과제에 관련 없이 이들 환경에 적용 가능한 청취 촉진 및 대체 전략들이 존재한다.

15.10.1 건강 관리

건강 전문가들이 관여하는 많은 활동들은 청각 정보의 수용과 관련이 있다. 예를 들어, 심박동과 호흡 소리를 듣고, 혈압을 측정하기 위해서는 청각 입력 정보 처리가 필요하다. 일반적인 청진기는 청각장애인들이 이용하기가 어렵다. 청각장애인 전문가가 청진기를 사용하기 위해서는 다양한 수정 전략이 사용가능하다. 맞춤형 보청기에 연결 가능한 특별한 청진기 이어 팁(ear tip)을 사용하거나, 청진기 이어 팁에 연결할 수 있는 이어몰드를 사용하거나, 청진기와 보청기(혹은 인공 와우)를 직접입력단자(Direct Audio Input, DAI)를 통해 연결하는 방법, 청진기 헤드폰이나 증폭기능이 있는 청진기 등이 사용가능한 방법들이다. 또한 청진기로부터 전달된 청각 신호를 시각이나 촉각신호로 바꾸는 방법도 사용가능하다(Rennert et al., 2004).

15.10.2 회사

회사에 고용되어 일하고 있는 청각장애인들은 여러 명의 대화 참여자들 간에 동시 대화가 이루어지는 미팅이나 회의에 자주 참여하게 된다. 이러한 상황에서 청각장애인들은 다양한 화자들의 말을 명료하게 이해하기 어렵고, 화자와 청각장애인간의 거리가 멀어지는 경우 의사소통에 큰 어려움을 경험한다. 이러한 환경에서는 FM 수신기를 장착한 개인 보청기를 사용하여 의사소통 접근성을 높일 수 있다. 그리고 그룹 리더나 주요 화자들은 FM 시스템의 지향성 마이크/송신기를 목에 걸고 말을 하여야 한다. 또한 테이블 위에 올려놓은 전방향성 마이크로부터 얻어진 정보를 FM 시스템 송신기의 보조입력 잭에 연결할 필요가 있다. 회의 탁자 여기저기에 전방향성 마이크를 여러 대 설치하고 이를 증폭하여 전달할 수도 있다. 사용하는 마이크의 수와 관계없이, 마이크를 통해 집음 한 소리들은 청각장애인 청자가 착용하고 있는 보청기에 연결된 수신기에 전송된다. 이를 위해 청각장애인 청자는 수신기에 전달된 신호를 유도 신호로 변환하는 루프(Inductive neck loop)를 목에 착용할 수도 있다(그림 15.2). 이 때 보청기는 텔레코일 모드를 선택하여, 텔레코일이 목에 착용한 루프로부터 유도 신호를 수신한다. 그런 후에 해당 신호는 보청기를 거쳐 증폭되고, 증폭된 소리는 청각장애인의 귀에 출력된다. 이 시스템의 한계들 중 하나는 전기자장에 의한 간섭(Electromagnetic interference, EMI)이 발생할 수 있다는 것이다. 실내에 형광등이나 컴퓨터 장치 등이 사용되고 있으면, EMI가 유도 시스템(Induction system)에 발생하게 되고, 보청기 사용자에게 다양한 종류의 방해 소음으로 지각되게 된다.

15.10.3 대집단 속에서 듣기

예배 등의 큰 종교의식이나 집회는 청각장애인들에 큰 좌절을 경험하게 한다. 광범위 음향 시스템(wide-area listening system)을 통해 집회 참석자들은 집회 장소 어디에 있든 합창 소리나 성직자의 설교 소리를 들을 수 있다. 이러한 기술은 현재 존재하는 확성 시스템(public address, PA)에 연결되어 사용되거나 단독으로 사용된다. PA 시스템과 함께 사용되는 경우, PA 혼합기의 출력을 적외선이나 FM 송신기에 연결한다. 그리고 설교 중에 사용되는 모든 마이크로부터 입력된 정보는 청자들 귀에 전달된다. 송신기는 청중 중에 수신기를 착용한 다양한 청자들에게 신호를 전송한다. 청각장애인 청자들은 수신기 헤드폰을 직접 착용하고 듣거나, 보청기나 인공와우에 연결하여 들을 수 있다. 일부 보청기에서는 보청기의 마이크와 텔레코일 혹은 DAI 입력을 동시에 활용하여 들을 수도 있다. 이런 선택사항이 제공되는 경우, 제대 위에 설치된 마이크로부터 오는 음성도 원거리 송수신하여 들을 수 있고, 자기 옆에서 작게 속삭이는 배우자의 음성도 동시에 듣는 것이 가능하다. 이러한 광범위 시스템은 청각장애 아동과 성인을 위한 수업 장면에서도 사용가능하다.

15.10.4 스포츠 및 여가활동

청각장애인 운동선수들은 학교 체육과, 경쟁 시합에서, 여가 활동에서 전쟁을 방불케 하는 수많은 어려움들을 경험한다. 어떤 스포츠 종목에서건, 청각장애인이 해당 스포츠 활동에 참여하기 위해서는 크고 작은 수정 전략이 요구된다. 일반적으로 스포츠와 여가활동에 적용되는 보조청취공학 해결책들에는 참여자들에게 어떤 청취 조건이 만족되어야 하는지, 어떤 규칙이 적용되어야 하는지 포함하고 있다. 예를 들어, 신체 접촉이 빈번하고, 헬멧 착용이 보청기 피드백을 발생시키므로, 미식축구를 할 때 보청기를 착용하지 않는 것이 보통이다. 그러나 청각장애인 선수들은 거대한 관중들의 소음 속에서 코치 등과 의사소통해야 하는 등 게임 중에 의사소통하여야 하는데, 이로 인해 활동 참여에 제약을 받게 된다. 미식축구를 하면서 헬멧과 보청기를 함께 착용하고자 하는 청각장애인 선수를 위해서는 다음과 같은 수정 전략이 사용가능하다. 헬멧 머리 위에 드릴로 구멍을 뚫고, 귀걸이형 보청기의 마이크를 이 구멍에 안전하게 장착하고, 보청기를 통해 증폭된 소리는 플라스틱 튜브를 통해 이어 몰드에 전달하는 방법이 사용가능하다. 이를 통해 청각장애인 선수들은 헬멧 머리에 위치한 마이크를 통해 집음한 소리를 들을 수 있게 된다.

시합 중에 경고 및 출발 신호 인지가 요구되는 경쟁적인 스포츠 활동에 적용 가능한 대체 신호 전략도 존재한다. 이 전략은 수영이나 육상경기 등에서 사용되는 방법이다. 출발신호를 들을 수 없는 선수들을 위해서는 시각 신호 사용이 필요하다. 경쟁 경기 등에서 1분1초가 중요한 경우, 시각 신호는 신호감지 장치를 통해 청각 신호와 함께 제시해야 한다. 육상 경기 중에 빨간 신호는 '제자리에'를, 노란 신호는 '준비'를, 초록 신호는 '출발'을 나타내기 위해 사용된다(Palmer et al., 1996).

15.10.5 산업 및 서비스 전달

보청기와 보조청취공학은 전 세계적으로 나라마다 다양한 수준을 보이고 있다. 전세계적으로 주요 보청기 제조업체는 15-20개 정도 존재하고, 보청기 판매 업체들도 적어도 60개 이상의 나라에 존재한다(2005 Hearing Health Industry World Directory, 2004). 이들 보청기 판매 업체들은 주로 선진국에 존재하고 있다. 보청기 사용자가 이용 가능한 조건은 각 나라의 건강 정책이나 서비스 전달 모델에 따라 다양하다. 캐나다와 호주와 같은 많은 나라들은 적합 대상자들에게 보청기 구입 금액 전액 혹은 일부를 보조하는 공적 지원 프로그램들이 존재한다. 노르웨이나 스웨덴, 네덜란드, 독일, 프랑스와 같은 유럽의 국가들은 보청기 혹은 관련 장치 구입 비용 전체 혹은 일부를 지원하는 건강관리 프로그램들을 운영하고 있다. 각 나라마다 적합 조건과 보급 모델이 다양한데, 일부 나라에서는 개인 사업체를 통해 보급하고, 일부 나라에서는 정부가 운영한 클리닉을 통해서만 보급하고 있다. 미국뿐만 아니라 스페인과 포르투갈은 일부 계층을 제외하고는 일반적인 공적 지원이 없는 나라들이다. 그러나 여기서 언급한 모든 나라들은 아동을 위한 보청기의 경우 정부 지원 방식에 의해 전액 또는 일부를 구입시 지원한다(Receiving Hearing Aids in Different Countries, 2005).

전 세계적으로 보조청취 및 경보 기기의 사용과 보급에 관한 정보는 부족한 현실이다. 미국에선, 이들 기기들이 전자 소매점이나 다양한 온라인 카탈로그를 통해 청각사(Audiologist)에 의해 판매되고 있다. 소비자들이 부품이나 연결 장치를 구입할 때, 호환성이 문제가 된다. 예를 들어, 귀걸이형 보청기 사용자는 헤드폰과 함께 원거리 마이크 시스템을 구입하곤 한다. 보청기를 착용하고 헤드폰을 착용하는 경우, 피드백 현상이 발생할 수 있다. 이러한 상황은 호환 가능한 부품들 간의 통합사용을 위해 기술적인 전문성이 필요함으로 말해준다.

15.11 미래에 직면한 도전들

전 세계적으로 각 개인들이 이용 가능한 재활 자원들을 비교해 보면, 보조청취공학 관련 자원들은 다른 신체장애인 들이 이용 가능한 자원들에 비해 턱없이 적다. "보이지 않는 장애"라고 흔히 불려지는 청각장애는 사지마비나 시각장애와 같은 보다 명백한 장애만큼의 관심을 받지 못해 왔다. 전 세계적으로 청각 재활이 직면하고 있는 도전들 중 하나는 청력손실이 발생시키는 무능력과 무력함에 대해 많은 사람들이 인식할 수 있게 하는 것이다. 이런 인식이 가능해지면, 보조청취공학의 사용은 보다 광범위하게 확대될 것이다.

보청기와 보조청취 및 경보 공학 관련 국제 표준은 거의 존재하지 않는다. 보청기의 청각학적 특성을 측정하는 절차를 규정한 ISO 표준이 존재하는 정도다. FM이나 적외선을 통한 신호 송신에 관한 표준은 현재 국제적으로 존재하지 않는다. 사용자들은 간섭 현상 없이 원거리 마이크 시스템을 모든 나라에서 자유롭게 사용할 수 없다. 따라서 관련 표준화는 이러한 시스템의 개발과 사용을 촉진하게 될 것이다. 과거 몇 십년 동안 보조청취공학 개발과 보급, 사용 관련자들에 관한 교육이 지속적으로 이루어져 왔다. 이들 장치들은 주로 오랜 기간 학교에서 공부하는 학생들을 위해 활용되어 왔다. 이에 비해 청각장애 성인들은 이러한 공학 활용의 이득에 대해 잘 인식하지 못하고 있다. 게다가 보조청취공학 설치 및 사용에 관한 재정 지원은 많은 나라들에서 제약이 존재한다. Self Help for Hard of Hearing People(SHHH)이나 International Federation of Hard of Hearing People(IFHOH)과 같은 조직들이 장애인들을 위한 더 많은 그리고 더 나은 편의 시설 및 장치, 서비스를 요구함에 따라, 장애인을 위한 재활 공학은 지속적으로 기술적인 해법을 찾아내고 있다. 소형화, 전원공급, 주류 전기통신공학과의 통합 혹은 충돌 등의 문제 등이 앞으로 엔지니어들이 미래에 해결해야 한 문제들로 남아 있다.

15.12 연습문제

1. 일대일 대화, 전화, 군중 속 듣기 상황에서 난청인과 농인이 사용하는 전형적인 의사소통 전략들을 비교·대조 설명하시오.

2. 의사소통 요구 평가에서 전형적으로 확인되는 의사소통 곤란이 예상되는 영역들에 대해 설명하시오.

3. 일상 대화 수용을 촉진하거나 대체하는 보조청취공학 기술들의 예를 드시오.

4. 보청기의 주요 구성요소들을 간단한 그림으로 제시·설명하시오.

5. 청각장애인들이 FM 시스템을 사용할 때, 이 시스템이 신호대잡음 비율에 미치는 영향에 대해 설명하시오. 그리고 이러한 효과가 말 지식의 증진에 왜 중요한지 설명하시오.

6. 일반적인 보청기에 비해 FM 시스템이 난청인 청자의 듣기에 주는 이점에 대해 설명하시오.

7. 보편적 설계(Universal Design)가 난청인과(혹은) 농인이 생활하는 공간에 어떻게 적용될 수 있는지 설명하시오.

8. 보청기 텔레코일을 통해 휴대폰을 사용하는 난청인들이 듣기 곤란을 경험하는 이유를 설명하시오.

9. 다른 신체장애보다 청각장애에 대한 재활이 주목을 받지 못하는 이유를 설명하시오.

10. 보조청취공학 설계 관련 엔지니어들이 직면하고 있는 도전들에는 어떤 것들이 존재하는가?

참고문헌

Bengtsson,P., Brunved, P.When gearing aids are not enough, In: Valente, M., Hosford-Dunn, H., Roeser, R. (Eds.), Audiology: Treatment, New York: Thieme Medical Pub; 2000. pp. 581-599.

Bentler, R.A., Kramer, S.E.Guidelines for choosing a self-report outcome measure, Ear Hear 2000;21(Suppl):37-49.

Facts About Deafness. World Health Organization Web site, 2004: http://www.who.int/pbd/deafness/facts/en/

Flexer, C. The impact of classroom acoustics: listening, learning, and literacy, Semin Hear 2004;25:131-140.

Gagne, J., Laplante-Levesque, A., Labelle, M,, Doucet, K. An audiovisual-FM system(AudiSee) designed for use in classroom settings: an evaluation of the effecs of visual distractions on speechreding performance, Semin Hear 2002;23:43-55.

Gratton,M.A., Vazquez, A.E.Age-related hearing loss: current research, Curr Opin Otolaryng Head Neck 2003;11:367-371.

Healthy people 2000. Public Health Service. Washington (DC):Government Printing Office: 1990. DHHS Publication No. (PHS) 91-50213.

Hearing Health Industry World Directory (2005) Hear J 2004:109-173.

Heppner, C. Status of captioned movies in theaters, Hear Loss 2003;24:13-16.

Karchmer, M., Allen, T. The functional assessment of deaf and hard of hearing students, Am Ann Deaf 1999;144:68-77.

Keller, B.K., Morton, J.L., Thomas, V.S., Potter, J.F. The effect of visual and hearing impairments on functional status, J Am Geriatr Soc 1999;47:1319-1325.

McDermott,A.L., Dutt, S.N., Tziambazis,E.,Reid,A.P.Proops DW. Disability, handicap and benefit analysis with the bone-anchored hearing aid: the Glasgow hearing aid benefit and difference profiles, J Laryngol 2002;28(suppl):29-36.

Nelson,J.A., LaRue, C.B., Barr-O'Rouke M. Personal FM systems offer sonsumers more than before, Hearing J 2004;57:36-40.

Palmer, C., Mormer, E. Goals of the hearing aid fitting, Trends Amp 1999;4:61-71.

Palmer, C.V., Butts, S.L., Lindley,G.A., Snyder,S.E. Ime Out! I Didn't Hear You. Pittsburgh(PA): Sports Support Syndicate: 1996.

Preves,D. Hearing aids and digital wireless telephones, Semin Hear 2003;24:43-62.

Receiving hearing aids in different countries. Hear It Web site, 2005: http://hear-it.org/page.dsp?forside=yes&area=633 03;11:367-371.

Rennert,N.,Morris,B.,Barrere,C.C. How to cope with scopes: Stethscope selection and use with hearing aids and CIs, Hear Rev 2004;Feb:34-75.

Rosenberg,G.G. Hearing and children. Access to acoustic information, Hear J 2003;56:51.

Thibodeau,L.M. Plotting beyond the audiogram to the TELEGRAM, a new assessment tool, Hearing J 2003;57:46-51.

Tye-Murray, N. Listening devices and related technology, in: Foundations of Aural Rehabilitation 2004, Thompson Delmar Learning;pp. 231-286.

Van den Brink R.H.S. Attitude and illness behaviour in hearing impaired elderly(Thesis). The Netherlands: University of Groningen; 1995.

Wolff, A.B., Harkins, J.E. Multihandicapped students, in: Schildroth, A.N., Karchmer, M.A.(Eds.), Deaf Children in America; San Die해: College Hill Pr;1986,pp. 55-82.

World Health Organization International Classification of Functioning, Disability, and Health, 2001: www.who.int

Yanz, J.L., Preves, D. Telecoils: principles, pitfall, fixes, and the future, Semin Hear 2003;24:29-42.

Yueh, B., Shapiro, N., MacLean, C.H., Shekelle, P.G. Screening and management of adult hearing loss in primary care, JAMA 2003;289:1976-1985.

Chapter 16

통신, 컴퓨터, 웹 접근성

제16장

통신, 컴퓨터, 웹 접근성

저자 : Katherine D. Seelman, Stephanie Hackett, Bambang Parmanto, Richard Simpson and Sailesh Panchang

역자 : 김성필 (국립재활원 재활연구소 연구관)

16.1 학습 목표

이 장에서는 다음과 같은 내용을 다룬다.

- 대체 통신의 기본 원리
- 컴퓨터 접근에 필요한 기본 방법
- 웹 접근성의 기본 원리
- 통신, 컴퓨터, 웹 접근성의 응용에 필요한 지식

16.2 서론

통신, 컴퓨터, 웹 분야의 접근성과 사용성 문제를 해결하는데 많은 재활 전문가들이 노력을 기울여 왔다. 이 장에서는 장애인들이 웹에 접근하고 이용할 때 직면하는 문제에 초점을 맞출 것이다. 컴퓨터와 통신 시스템도 이러한 문제와 해결책을 논하는데 같이 다룬다. 재활공학은 보조기기(AT)를 개발하여 소비자에게 큰 기여를 해왔을 뿐만 아니라, 유니버설 디자인 등을 통해 생산자에게도 큰 기여를 하고 있다. 그리고 웹 페이지를 재작성하거나 재설계하는 문제에도 재활공학 전문가들이 관여해 오고 있다.

16.3 배경 및 역사

월드 와이드 웹은 각 정보의 단위가 URI로 지정되는 "컴퓨터와 네트워크로 접근할 수 있는 모든 정보의 집합"이라고 정의할 수 있다(W3C, 1999). 웹은 스위스의 CERN 연구소에서 일하던 팀 버너스-리가 연구자간의 협력을 원활하게 하기 위한 목적으로 개발되었다. 1989년에 공개된 초기 제안에는 3가지의 새로운 기술이 포함되어 있었다. 웹페이지 작성을 위한 HTML, 웹 페이지 전송을 위한 HTTP, 웹 페이지를 해석하고 보여주는 웹 브라우저(Gribble, 2005). 이 기술들은 1991년 5월에야 비로소 모두 구현되어 작동하였다. 최초의 이 웹 서버는 CERN 연구소에 있었는데, 2001년 현재에는 전 세계적으로 2,400만 개의 웹 서버가 가동 중이다. 인터넷은 웹을 포함하는 포괄적인 개념으로 "정보를 패킷 단위로 전송하는 네트워크들 간의 광역 네트워크"이라고 정의할 수 있다(W3C, 1999). 웹과 관련된 통신규약과 지침들은 웹컨소시엄(W3C)에서 관리하고 있으며, 버너스-리가 책임자로 있다. 웹 기술들이 서로 호환되고 상호운용 가능한 것은 이러한 체계 덕분이다.

미국장애인재활연구원(NIDRR)과 미국과학재단(NSF)은 1997년부터 W3C 사업의 하나로 WAI(Web Accessibility Initiative)라는 프로그램을 지원하고 있다. 이 프로그램은 웹 접근성의 향상을 위해, 3가지 요소를 다룬다. 첫 번째는 장애인들이 웹 페이지를 이해하고 이용할 수 있도록 하는 웹 사이트의 접근성이다. 두 번째는 적절한 보조기기로 이용할 수 있는 웹 브라우저와 미디어 플레이어에 대한 것이다. 마지막으로 접근 가능한 웹 사이트를 제작하는데 필요한 저작도구와 기술을 다루고 있다. 웹 접근성 정책을 수립하는 데는 투자효용성 측면에서 사회적, 법적 요인과 기술, 비용 등을 고려해야 하는데, 이와 관련된 지침을 W3C WAI에서 제공하고 있다(www.w3.org/WAI/bcase).

웹 접근성을 위한 노력은 다음 3가지 분야에 걸쳐 진행되어 왔다. 서버, 사용자, 전환 프로세스. 서버측면의 노력으로는 접근성 있는 웹사이트 개발을 위한 지침을 들 수 있다(WAI, 1999b). 처음부터 웹 사이트의 접근성을 고려하면 나중에 수정하는데 드는 비용을 줄일 수 있다. 이미 개발된 웹 사이트를 수정하는 데 드는 비용도 만만치 않은 것으로 알려져 있다(Richards & Hanson, 2004). 사용자 측면의 노력으로는 적응용 브라우저나 스크린 리더 프로그램의 개발을 들 수 있다(Stephanidis, 2000; Zajicek 다 & Hall, 2000). 전환 프로세스는 서버에서 정해진 규칙에 따라 웹 페이지를 바꿔서 제공하는 것을 의미한다. 현재 접근성이 없는 웹의 규모를 고려할 때, 이 접근법은 앞의 두 방법을 보완하는 중요한 대안으로 부상할 가능성이 높다.

2004년 10월에 NIDRR은 새롭게 5년짜리 통신 접근성을 위한 RERC 프로그램에 자금을 투입함으로써 여전히 웹 접근성이 중요한 문제임을 재확인했다. 이 프로그램은 위스콘신-메디슨 대학의 Trace 센터와 갤러뎃 대학(Gallaudet University, Washington, D.C.)이 공동으로 수행하는 것이다[Trace Center]. Trace 센터는 통신 접근성에 관한 다양한 연구 경험을 갖고 있는 기관이다. 이 연구는 현재와 미래의 통신 제품의 접근성과 사용성 증진을 위한 것으로, VoIP나 중증 인지 장애인의 전화사용 등을 위한 기술을 개발하게 된다.

16.4 개념 모델: 통신, 컴퓨터, 인터넷

이 장의 각 구성요소와 관계를 보여주는 개념 모델을 소개한다. 그림 16.1은 문서, 영상, 소리 등 다양한 형태의 정보가 유무선과 광신호 등을 통해 전달되는 통신 시스템을 개념적으로 표현한 것이다. 이 모델에 접근성도 포함될 수 있다. 음성을 듣고 이것을 문자로 바꿔 청각장애인에게 전달하는 통신 중계사가 좋은 예가 되겠다. 이 경우에 보조기술(AT)은 청각장애인용 텔레타이프(TTY)가 되고, 해당 변환 과정은 모델에 표시한다. 그 밖의 보조기술로는 문장, 음성, 시각 등을 들 수 있다.

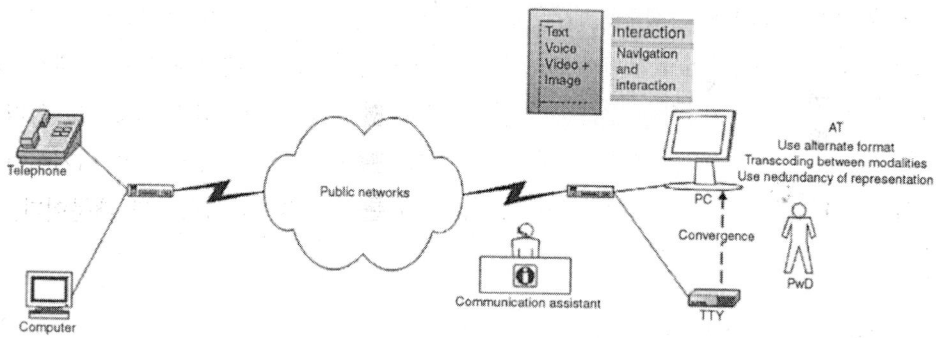

그림 16.1 개념모델

16.4.1 주요 사용자

세계보건기구(WHO)는 전 인구의 7~10% 정도가 장애인일 것으로 추정하고 있다. 전 세계적으로 장애인이 5억 명 이상인 셈이다. 이 중의 80% 정도가 개발도상국에 있다고 한다. 이들 국가에서는 느린 속도 때문에 인터넷을 사용하기가 어려운 실정이다.

장애인들이 인터넷(특히, 웹)을 이용하는데 겪는 어려움도 여기에 기인하는 바가 크다(www.isoc.org/inet2000/cdproceedings/5c/5c_1.htm).

기술에 대한 접근성은 이제 인권의 문제로 인식되고 있다. 대표적인 사례를 몇 개 들어보면 다음과 같다.

- 미국 장애인 법(ADA, www.usdoj.gov/crt/ada/adahom1.htm)
- UN 장애인권리조약(www.un.org/esa/socdev/enable/rights/adhoccom.htm)
- 정보화 사회를 위한 세계정상회의(WSIS, 2005; www.isiswomen.org)

웹 접근성은 건강, 교육, 고용 등 삶의 모든 영역에서 중요한 것으로 받아들여지고 있지만, 아직도 지역별 계층별 불균형은 사라지지 않고 있다. 미국 교육부의 보고서(NIDRR, 2000)에 따르면 장애인의 인터넷 연결율은 비장애인의 1/3 수준에 불과하다 - 11.4% 대 31.1%. 전 세계적으로 노인 인구가 급증함에 따라 이들의 접근성, 사용성 문제 또한 중요한 연구 주제로 떠오르고 있다(www.aarp.org/olderwiserwired/oww-features/Articles/a2004-03-03-comparison-studies.html).

시각 또는 청각 장애인은 이 장에서 다루지 않고, 다른 장에서 다룬다. 장애인은 사회경제적, 교육, 고용 등 모든 분야에서 비장애인보다 매우 열악하다. 특히 정보통신 기술은 많은 유익을 주지만, 접근성 문제를 야기하는 것도 사실이다. 이러한 접근성과 사용성 문제는 기능 면에서 제약이 있는 장애인들에게 심각한 도전이 되고 있다. 예를 들어 전화기는 오랫동안 청각장애인들은 사용할 수 없었지만, 시각장애인에게는 전혀 문제 되지 않았다. 반면에 웹은 시각정보가 많아지면서 시각장애인에게 큰 장애가 되었다. 최근 들어 휴대전화에 많은 기능이 포함되면서 이동용 컴퓨터로 변모하고 있다. 하지만 휴대폰은 시각, 청각, 지체, 인지 장애인에게는 사용하기 어려운 기기이다. 예를 들어 휴대폰 화면은 명암대비가 낮고, 버튼을 조작하기 복잡하기 때문이다.

16.5 기술적 해결책

재활공학을 비롯한 다양한 학문이 인터넷의 접근성과 사용성을 높이는데 기여해 오고 있다. 기술 개발 뿐만 아니라 유니버설 디자인과 표준화(ANSI, ISO) 작업에 북미 재활공학회(RESNA) 등 다양한 기관이 노력하고 있다. 연구개발 노력은 접근성 평가 도구, 접근성 측정, 정보변환과 수정, 보조기술 등 다양한 분야에 걸쳐 진행되고 있다.

16.5.1 웹 접근성 평가 도구

웹 사이트의 접근성을 평가하는 다양한 도구가 있다. 이 중 몇 가지를 아래 표에 나열했다. W3C 홈페이지에 가면 더 많은 평가 도구의 목록을 볼 수 있다(www.w3.org/WAI/.ER/tools/complete).

도구 이름	웹 사이트
A-Prompt	www.aprompt.ca
Ramp Ascend 6.0	www.deque.com/products/ramp
LIFT Text Transcoder	ww.usablenet.com/products_services/text_transcoder/text_transcoder.html
WAVE 3.0	wave.webaim.org/index.jsp
BOBBY	bobby.watchfire.com

16.5.2 접근성 측정

현재 대부분의 접근성 평가 도구는 절대 평가 위주로 되어 있다. 따라서 웹 사이트가 모든 지침을 만족하지 않으면 접근성이 없는 것으로 평가된다. 그리고 대부분 웹 사이트의 규모나 복잡도를 고려하지 않고 있다. Parmanto와 Zeng(2005)은 아래와 같은 질적 접근성 측정 기준(quality accessibility metric)에 필요한 특성을 제시한 바 있다.

- 접근성을 연속적인 수치로 나타낼 수 있는 정량적 점수. 이래야 웹 접근성 정도가 어떻게 변해 왔는지 와 웹 사이트 간의 접근성 정도를 비교할 수 있다.
- 변별력 높은 측정 기준과 평가 값의 범위. 웹 접근성의 변화율을 평가하는데 필요하다.
- 웹사이트의 규모와 복잡성을 고려한 평가
- 대규모의 웹 사이트에 대응할 수 있는 가변성
- WCAG나 Section 508같은 웹 접근성 지침에 기반한 산업표준 준수

16.5.3 변환 및 수정

웹 접근성을 개발 초기 단계부터 고려하지 않았다면 개발 후에 별도의 비용을 들여 수정해야 한다. 수정은 웹 접근성 지침과 표준을 따르기 위해 나중에 이루어지는데, HTML을 재작성하거나 아니면 웹 사이트의 구조를 재설계해야 할 수도 있다.

변환은 기존의 문서를 다른 기기나 장애인을 위해 새로운 형태로 전환하는 것을 말한다. 변환은 단순히 그림을 웹페이지에서 빼고 보여주는 웹 클리핑에서부터 내용을 요약해 보여주는 것까지 다양하다. 변환시스템은 문서가 다양한 기기에서 표시될 수 있도록 바꿀 수도 있다. 이러한 변환은 사용자와 웹 페이지의 내용을 전환해 주는 브라우저 사이에서 이루어진다. 접근성을 준수하지 않는 웹 사이트는 이러한 변환 과정을 통해 이용자에게 접근 가능한 사이트로 보여지게 된다.

16.5.4 컴퓨터 접근

장애인도 보조기기를 사용하면 컴퓨터를 사용할 수 있다. 이 절에서는 컴퓨터를 사용하는데 필요한 기능과 이와 관련된 보조기기를 소개한다.

요즘은 마우스 없이 컴퓨터를 사용하는 것은 상상하기 어렵다. 운영체제와 응용 프로그램이 마우스 사용을 가정하고 개발되기 때문이다. 마우스의 기능에는 포인팅, 클릭, 더블클릭, 끌어놓기가 있다. 지체장애인은 이 중에서 버튼 클릭에 가장 큰 어려움을 겪는다. 다행히 마우스 대신 사용할 수 있는 다양한 기기가 있고, 다른 신체적 기능을 사용해서 마우스와 같은 동작을 모두 할 수 있다. 따라서 각 개인별 능력에 맞춰 보조기기를 선택하면 마우스 기능을 모두 사용할 수 있다.

그림 16.2에 마우스처럼 사용할 수 있는 다양한 포인팅 기기를 보였다. 마우스와 트랙패드가 가장 많이 사용되며, 트랙볼과 트랙 포인트도 많이 사용되는 편이다. 이 중에서 터치스크린과 헤드 마우스가 장애인용 보조기기로 많이 사용된다.

마우스 버튼 클릭을 하지 못하는 이유는 다양하다. 어떤 사람은 버튼을 누르지 못하기도 하고, 어떤 경우는 버튼이 없는 포인팅 기기를 사용해서 그렇기도 하다. 예를 들어, 헤드 마우스의 경우에는 별도의 마우스 버튼이 없는 경우가 많다. 이럴 때는 마우스 버튼 클릭을 모사해주는 소프트웨어를 사용하면 된다.

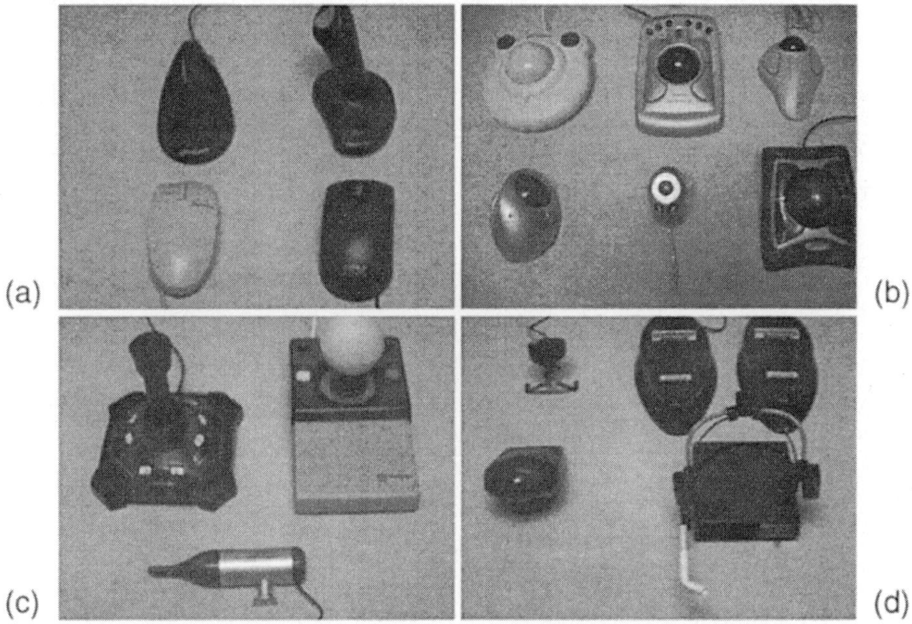

그림 16.2 포인팅 기기

16.5.5 키보드 기반 제어

요즘은 대부분의 프로그램이 마우스 위주이지만, 키보드만으로도 대부분의 기능을 이용할 수 있다. 이 기능은 특히 운동이 제하되는 지체장애인이나 시각장애인에게 매우 유용하다.

16.5.5.1 문장 입력

대부분 문장 입력에는 쿼티(QWERTY) 배열을 가진 키보드를 사용한다. 그림 16.3에 문장 입력에 사용하는 다양한 기기를 소개했다. 이 중에는 키가 아예 없는 기기도 있다. 화면키보드 또는 가상 키보드라고 불리는 소프트웨어를 사용하면 스위치 기반으로 문장을 입력할 수도 있는데, 곧 더 자세히 살펴 볼 것이다.

16.5.5.2 하드웨어 키보드

카펄터널증후군(carpal tunnel syndrome) 같은 문제 때문에 인체공학 키보드에 대한 관심이 높아지고 있다. 이러한 키보드들은 쿼티 자판과 다른 자판 배열을 갖거나 손에 무리가 가지 않도록 특이한 모양을 한 경우가 많다. 하지만 아직까지 이들 키보드가 손목의 부담을 줄이거나 생산성을 높여준다는 명확한 증거는 없는 상태이다. 그렇다고 인체공학 키보드가 무용지물이라는 의미는 아니다. 손목에 문제가 있는 많은 사람들이 이러한 키보드를 사용해서 고통을 줄이고 생산성을 높이려는 시도를 하고 있다. 다만 아직까지는 특정한 키보드를 사용해 대부분의 사람들이 동일한 효과를 거두지는 못하고 있다.

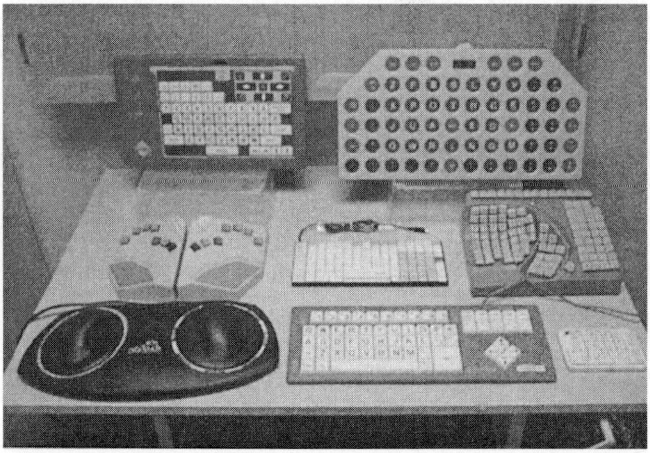

그림 16.3 문장 입력기기

16.5.5.3 가상 키보드

가상 키보드는 키보드 하드웨어의 키를 누르지 않고 문장을 입력하는 방법을 제공한다. 가상 키보드 범주에는 포인팅 기기나 스위치로 사용하는 화면키보드와 모르스(Morse) 부호 시스템이 모두 포함된다. 여기서는 마우스로 사용하는 화면키보드를 먼저 다루고, 스위치나 모르스 부호 시스템은 나중에 설명한다. 화면키보드의 가장 큰 장점은 유연성이다. 화면키보드는 크기나 키 배열을 쉽게 바꿀 수 있다. 반면 화면에 표시되기 때문에 다른 프로그램의 작업영역을 가리는 것은 큰 단점이다.

16.5.6 음성 인식

음성인식이 잘 작동하기 위해서는 마이크의 성능이 굉장히 중요하다. 마이크의 위치가 입에 가까운 헤드셋 형태가 가장 좋은데, 장애인이 혼자서 쓰고 벗을 수 없는 것이 단점이다. 막대 모양의 마이크 대에 장착하면 쓰고 벗을 필요가 없어 좋지만, 같은 가격이라면 성능은 헤드셋보다 떨어진다.

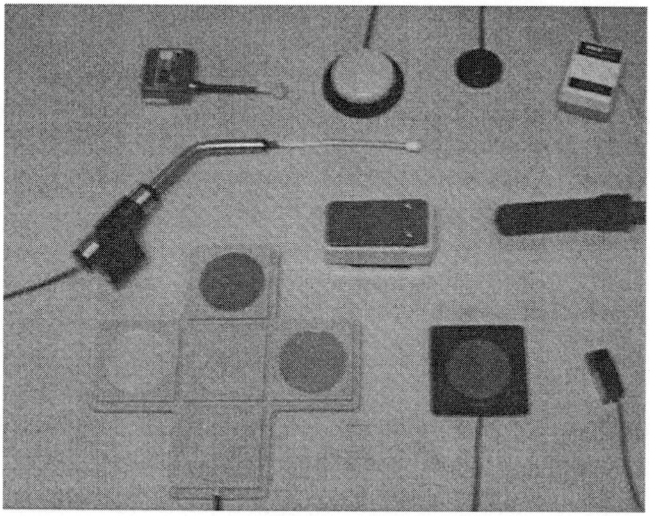

그림 16.4 스위치

음성인식을 써보면 사람에게 말하는 것과는 성능 차이가 많다는 사실에 많이들 실망한다. 왜냐하면 음성인식은 대화의 문맥 등을 전혀 고려하지 않고 단순히 신호처리 알고리즘에 의존하여 인식률이 떨어지기 때문이다. 각 사용자에게 맞게 훈련된 음성 모델을 사용하여 음성을 인식하는데, 이 모델의 수준이 음성인식의 질을 좌우하게 된다.

16.5.7 스위치 접근

스위치는 크기, 민감도, 누르는 방식에 따라 다양한 종류가 개발되어 있다. 일부 스위치를 그림 16.4에 보였다. 사용할 스위치의 종류와 장착 위치는 사용자가 지속적이고 안정적으로 반복할 수 있는 누름 동작에 따라 선택하면 된다.

16.5.8 스캐닝

한 두 개의 스위치로 복수의 항목(문자, 숫자, 단어 등) 중에서 하나를 선택할 때 스캐닝이 사용된다. 가장 단순한 스캐닝 방식은 한 스위치를 이용한 선형 스캐닝이다.

각 항목이 일정한 시간 간격으로 차례차례 강조되는데, 사용자는 자신이 원하는 항목이 강조되었을 때 스위치를 눌러 그 항목을 선택할 수 있다. 한 개의 스위치를 사용하는 더 일반적인 방식은 행-열 스캐닝이다. 이 방식에서는 원하는 항목을 선택하기 위해 스위치를 세 번 눌러야 한다. 이 때 모든 항목은 2차원 행렬 형태로 배열되는 것이 보통이다. 처음으로 스위치를 누르면 스캐닝이 시작되어 첫 번째 줄부터 2차원 배열의 각 줄이 차례로 강조된다. 원하는 줄이 강조되었을 때 다시 스위치를 누르면 그 줄이 선택되고, 선택된 줄의 각 열이 차례로 강조되기 시작하고, 다시 스위치를 눌러 최종 항목을 선택한다.

16.5.9 모르스 부호

스캐닝보다 훨씬 효과적일 수 있는데도 모르스 부호는 많이 사용되지는 않는다. 더구나 모르스 부호는 스캐닝과 달리 시각이나 청각적인 피드백을 제공하지 않아도 된다. 그럼에도 모르스 부호가 많이 사용되지 않는 이유는 대부분의 전문 치료사가 모르스 부호를 모르고, 모르스 부호를 지원하는 제품이 드물기 때문일 것이다.

16.5.9.1 국제적 및 지역적

정부와 민간 영역에서 모두 웹 접근성에 대한 규약, 법률, 지침 등이 개발되고 있다. 이 절에서는 나중에 참고할 수 있도록, 관련된 주요 기관과 웹 사이트를 간략하게 소개한다.

유엔(www.un.org/esa/socdev/enable/rights/adhoccom.htm)과 정보화 사회 세계정상회의(WSIS,mailman.greennet.org.uk/public/ct/2003-September/000680.htm)(Seelman, 2003)에서는 접근가능하고 사용가능한 정보와 컴퓨터 기술 등에 대한 인권적인 접근의 사례를 소개하고 있다. WSIS의 장애인 프로그램은 일본국립재활센터 연구소가 후원하고 있는데, 이 연구소는 DAISY 컨서시엄과 DAISY 규약을 주도하고 있는 오디오북 도서관과 밀접한 관계를 맺고 있는 기관이다. WSIS의 프로그램은 보조기술, 유니버설 디자인, 사용자 참여를 강조하는 것이 특징이다. 유럽연합과 영연방 국가들 또한 웹 접근성 문제에 많은 기여를 해오고 있다(www.w3.org/WAI/Policy)(Freeway, 2002).

일본은 1999년에 접근 가능한 웹 컨텐츠 개발을 위한 지침을 발표한 바 있다(MPHPT, 2001). W3C의 WCAG 지침에 기반을 둔 이 규정은 장애인과 노인도 이해할 수 있는 웹 컨텐츠 제작을 위해 개발자와 저작툴이 지켜야할 규약을 담고 있다. 이 밖에도 일본 정부는 웹 접근성을 높이기 위해 웹사이트를 평가하고 수정하는 시스템과 산하기관을 위한 지원 시스템을 운용하고 있다.

미국은 웹 접근성을 위한 법률과 규정을 채택하고 있지만, 민간 분야 제품의 접근성을 끌어올리기 위해 더 많은 조치를 취하고 있다. 미국연방통신위원회(FCC, 2002)가 제정한 통신법 255조(47U.S.C.§255, 1996)에서는 통신관련 제조자나 서비스 사업자에게 장애인도 사용할 수 있는 제품과 서비스를 제공할 것을 규정하고 있다. 만약 사정상 접근성을 즉각 제공할 수 없고 호환성을 쉽게 제공할 있다면, 장애인이 주로 사용하는 주변기기나 특수 장비와 호환되어야 한다. 255조는 하드웨어/소프트웨어 전화망 장비와 CPE(customer premises equipment) 장비를 다루고 있다. CPE란 통신을 위해 가정이나 사무실에서 사용하는 통신장치로 전화, 팩스, 자동응답기, 삐삐 등을 의미한다.

재활법의 504조(29U.S.C.§794, 1973)는 연방 기금과 프로그램의 차별을 금지하고 있다. 연방정부가 재정을 지원하는 모든 프로그램에서 장애를 이유로 참여와 혜택을 제한 받거나 차별 받아서는 안 된다고 규정하고 있다.

미국 장애인법(ADA)(42.U.S.C.§1210etseq,, 1990)은 장애로 인한 차별을 금지하고 있다. 이 법은 인터넷이 대중화되기 전에 제정되어 이와 관련된 규정은 없다. 이 때문에 이 법률의 2장과 3장이 인터넷에도 적용되는지 법률적 해석이 필요하게 되었다(Kretchmer & Carveth, 2003). ADA의 2장(USDOJ, 2004)은 "장애를 이유로 공공 기관의 서비스, 프로그램, 시책 등의 해택을 거부하거나 참여를 제한해서는 안 된다"라고 규정하고 있다. 여기서 공공 기관이란 주정부 또는 지방 정부 또는 위임기관 등을 의미한다. ADA의 3장은 장애인이 "공공시설이나 장소의 서비스, 시설, 혜택 등을 완전하고 공정하게 이용할 수 있도록" 규정하고 있다.

재활법의 508조는 1986년에 처음으로 추가되었다. 1998년에 노동투자법(Workforce Investment Act(P.L. 105-220)에 따라 개정된 재활법 508조는 연방기구가 개발하거나 구매하는 모든 전자 기술이 비상식적인 비용이 들지 않는다면 2001년 6월까지 장애인의 접근성을 보장할 것을 요구하였다. 만약 들어가는 비용이 막대하다면 다른 대안을 마련하도록 규정되어 있었다. 508조는 제작자가 접근성 기술을 개발하도록 요구하지는 않는다. 대신 연방 기구가 정보통신 기술을 획득, 개발, 사용할 때 접근성 규정을 따르도록 하고 있다.

16.6 연구 개발의 미래

세계적으로 웹 접근성을 위한 다양한 연구가 진행되고 있다. 음성 명령으로 웹을 사용할 수 있는 음성 브라우저, 웹 사이트를 접근가능하게 변환하는 게이트웨이, 보조기술 부적응 연구 등. 하지만 무엇보다도 접근성을 상식으로 받아들이게 하는 것이 급선무다. 웹 접근성 분야도 유니버설 디자인의 철학처럼 최대한 많은 사용자가 사용할 수 있게 한다는 측면에서 접근해야 한다. 접근성이 기존 제품에 덧붙이는 형태가 아닌 표준 특성이 되어야 비로소 관련 비용도 크게 떨어질 수 있다. 이를 위해서는 기술 표준과 미국 재활법 508조와 같은 정부 정책적 지원도 매우 중요하다. 그리고 다양한 기술의 발전이 비용절감에도 기여하고 있다. 최근에는 반자동 웹 사이트 수정 도구와 웹의 콘텐츠를 바로 변환하는 웹 변환 기술 등이 개발되었다.

보조기기에 대한 장애인의 요구는 다양하다. 그리고 보조기기는 서버가 아닌 클라이언트 쪽에서 사용된다. 예를 들어 화면읽기 소프트웨어는 화면의 글을 음성으로 들려준다. 그런데 이 소프트웨어는 다른 프로그램과 웹 브라우저와 함께 사용자 컴퓨터에서 작동한다. 마찬가지로 웹이 접근가능하려면 사용자의 보조기기가 웹의 기술과 상호운용되고 웹의 콘텐츠가 보조기기가 해석할 수 있게 구성되어 있어야 한다. 결국 디자인 단계의 접근성 고려, 컴퓨터 사용을 위한 대체기술의 발전, 최첨단 연구 등이 함께 어우러져야 컴퓨터와 웹의 접근성을 높일 수 있는 것이다.

2005년 8월에 미국과학재단(U.S. National Science Foundation)은 차세대 인터넷의 개발을 천명했다. 보안과 쉬운 사용 등 현재의 당면 문제를 해결하기 위한 참신한 발상의 전환을 역설한 것이다. 그리고 이를 위한 GENI 프로젝트를 발표했다. 또한 미국 국방성은 현재의 인터넷 주소체계(IPv4)를 새로운 IPv6로 대체하는 문제를 지속적으로 연구해왔다. 이러한 노력을 바탕으로 GENI 프로젝트는 과학발전과 혁신과 경제성장을 이끌 새로운 네트워크를 천명하면서, 네트워크와 분산시스템의 장점을 극대화시켜 21세기의 새로운 도전에 대한 응전을 목표로 제시하고 있다.

16.7 연습문제

1. 접근성 있는 웹사이트를 구축하는 경제적 이익은 무엇인가?

2. 통신중계사는 텔레타이프(TTY)를 이용한 통신에서 어떤 역할을 하는가?

3. 가장 최근에 개정된 508조는 정부 기구에 무엇을 요구하고 있는가?

4. 유니버설 디자인, 접근성, 사용성은 어떤 관련이 있는가?

5. 음성 인식 소프트웨어란 무엇인가? 누구에게 도움이 되는가?

6. W3C와 WAI는 무엇인가?

7. 초기 개발 단계에서 웹 접근성을 고려하지 않은 사이트를 접근 가능하게 하려면 어떤 과정을 거쳐야 하는가?

8. 질적 접근성 측정 기준의 특성을 나열해 보시오.

9. 왜 시각장애인에게 인터넷의 접근성이 중요한가?

10. 보조기술과 인터넷 신기술간의 관계를 설명해 보시오.

참고문헌

Speech recognition software:
IBM's ViaVoice at http://www-3.ibm.com/software/speech/CSLU
Toolkit at http://cslr.colorado.edu/toolkit/main.html
Nuance at http://www,nuance.com/

Text-to-speech software:
IBM Home Page Reader at http://www-3.ibm.com/able/hpr.html
JAWS for Windows at http://www.freedomscientific.com/fs_products/software_jaws.asp
Windows Eyes at http://www.gwmicro.com
Text Browser:
Lynx:http://lynx.browser.org/

29U.S.C.§792.(1973). Section 502 of the Rehabilitation Act of 1973.

29U.S.C.§794.(1973). Section 504 of the rehabilitation Act of 1973, from http://www.section508.go v/index.cfm?FuseAction=Content&ID=15.

42U.S.C.§§12101 etseq. (1990). The Americans with Disabilities Act of 1990, from http://www.usdoj.go v/crt/ada/adahom1.htm.

47U.S.C.§§255. (1996). Section 255 Telecommunications Access for People with Disabilities, from http://www.fcc.gov/cgb/consumerfacts/section255.html.

Alvestrand, V., Samuels, M. (2003). A question of accessibility online. Information World Review (190), 10.

Astbrink, G. (1996). Web page design - something for everyone. Link-Up, December 1996, 7-10.

Burgstahler, S.E. (1992). Disabled students gain independence through adaptive technology services. EDUCOM Review, 27, 45-46.

Chisolm, W., Vaderheiden, G., Jacobs, I. (2001). Web content accessibility guidelines. Interactions, 8, 34.

Coombs, N. (1991). Window of equel opportunity - online services and the disabled computer user. Research and Education Networking, 2.

DDA (N.D.) Disability Discrimination Act 1995, From http://www.disability.gov.uk/dda/e-Japan (2001). e-Japan Priority Policy Program, from http://www.kantai.go.jp/foreign/it/network/priority-all.index.html

FCC (2002). Section 255 Telecommunications Access for People with disabilities, from http://www.fcc.gov/cgb/consumerfacts/section255.html

FED-STD-1037 (1996). Glossary of Telecommunication Terms, from http://www.its.bldrdoc.gov/fs-1037/.

Freeway, A. (2002). European Union Places Full Internet Access High on Its Agenda, from http://www.disabilityworld.org/09-10_02/Access/interneraccess.shtml

Godwin-Jones, B. (2001). Emerging technologies - accessibility and web design. Why does it matter? Language Learning and Technology, 5, 11-19.

Gribble, C. (2005). History of the Web Beginning at CERN. Retrieved April 20, 2005, from http://hitmail.com/internet/web_history.html

Harrysson, B., Svensk, A., Johansson, G.I. (2004). How people with developmental disabilities navigate the Internet, British Journal of Special Education, 31, 138-142.

Hirsch, T., Forlizzi, J., Hyder, E., Goetz, J., Stroback, J., Kurtz, C., Scholtz, J., Thomas, J. (2000). The ELDer project: social, emotional, and environmental factors in the design of eldercare technologies. Paper presented at the Conference on Universal Usability, New York, NY.

Hochheiser, H., Shneidermanb, B. (2001). Universal usability statements: Marking the trail for all users. Interactions, 8, 16-18.

ISO (2005). International Organization for Standardization, from http://www.iso.org/iso/en/aboutiso/introduction/index.html.

ISO (N.D.) User Centered Design Process: ISO 13407. Retrieved 2/22/05, from http://www.usability.serco.com/trump/resouces/13407stds.htm.

Kaye, H.S. (2000). Computer and internet use among people with Disabilities. Disability Statistics Report (13). Washington, D.C. : U.S. Department of Education, National Institute on Disability and Rehabilitation Research.

Kretchmer, S. B., Carveth, R. (2003). Analyzing recent americans with disabilities-act-based accessible information technology court challenges. Information Technology and Disabilities, 9(2)

Mace, R., (N.D.). What Is Universal Design? Retrieved 02/22/2005, from http://www.design.ncsu.edu/cud/univ_design/ud.htm.

MPHPT. (2001). Toward Diffusion of Websites with Excellent Accessibility, from http://wwwsoumu.go.jp/joho_tsusin/eng/Releases/NewsLetter/Vol12/Vol12)11.html#2.

Mulvihill, M. L. (1995). Human Diseases: A systemic Approach (4th Ed.). Norwalk, Connecticut: Appton and Lange.

Nod (2005). The national Organization on Disability. Retrieved 2/26/05, from http://www.nod.org/index.cfm?fuseaction=Page.viewPage&pageid=15.

NTIA (2002a). A Nation Online: How Americans Are Expanding Their Use of Internet. Washington, D.C.: National Telecommunication and Information Administration.

NTIA (2002b). A Nation Online: How Americans Are Expanding Their Use of Internet, Chapter 7: Computer and Internet Use Among People with Disabilities. Washington, D.C.: National Telecommunication and Information Administration.

NY State Attorney General (2004). Spitzer Agreement to Make Wen Sites Accessible to the blind and Visually Impaired. Retrieved 10/06/2006 from http://www.oag.state.ny.us/press/2004aug.aug19a_04.html.

Paciello, M. (2000). Making the web Accessible for the Deaf, hearing and Mobility Impaired, from http://www.samizdat.com/pac2.html.

Paciello, M.G. (2000). Web Accessibility for people with disabilities, Lawrence, KS and Berkeley, CA: CMP Books.

Pamanto, B., Ferrydiansyah, R., Zeng, X., Sptono, A., Sugiatara, I. (2005). Accessibility transformation gateway. Paper presented at the HICSS: Proceedings of the 38th Annual Hawaii International Conference on System Sciences, Big Island, Hawaii.

Pamanto, B., Sptono, A., Ferrydiansyah, R., Sugiatara, I.W. (2005). Transcoding biomedical information resources for mobile handhelds. Paper presented at the Hawaii International Conference on System Sciences, Island of Hawaii.

Pamanto, B., Zeng, X. (2005). Metrix for web accessibility evaluation. Journal of Society for Information Science and Technology, 56(13), 1394-1404.

Richards, J.T., Hanson, V.L (May 17-22, 2004). Web accessibility: A broader view. Paper presented at the WWW 2004, New York, USA.

Seelman. K.D. The information age: Participation challenges and policy strategies to include people with disabilities. Proceedings of the World Health organization Collaborating Centre Seminar: Creation of an Inclusive Society in an Advanced Information and Communications Society, November 6, 2003, Tokorozawa, Saitama, Japan.

Shneiderman, B., Hochheiser, H. (2001). Universal usability as a stimulus to advanced interface design. Behaviour and Information Technology, 20, 367-376.

Sloan, M. (2001). Web Accessibility and the DDA. journal of Information Law and Technology, 2

Stephanidis, C. (2000). Universal access through unified user interface. Paper presented at the CSUN 2000: Technology and Persons with Disabilities Conference, California State University Northridge.

Takagi, H., Asakawa, C. (November 13-15, 2000). Transcoding proxy for nonvisual wen access. Paper presented at the ASSETS'00. Proceeding of the Fourth International ACM Conference on Assistive Technologies, Arlington, VA

Takagi, H., Asakawa, C., Fukuda, K., Maeda, J. (2002). Site-wide annotation: reconstructing existing pages to be accessible. Paper presented at the ASSETS 2002. Proceedings of the Fifth International ACM SIGCAPH Conference on Assistive Technologies. July 8-10, 2002. Edinburgh, UK.

Thompson, T. (2004). Universal design and web accessibility: Unexpected beneficiaries. Paper presented at the CSUN Conference on Disabilities, Los Angeles, CA.

Trace Center (N.D.). RERC on telecommunications access. Retrieved 4/26/05, from http://trace.wise.edu/telrere/.

US Access Board (2004). Accessible Telecommunications Product Design Technical Assistance, from http://www.access-board.gov/sec508/telecomm-course.htm

US Access Board (N.D.). About the U.S Access Board, from http://www.access-board.gov/about.htm

US Department of Education. national Institute on Disability and Rehabilitation Research. Disability Statistics Report 13. Computer and Internet Use among People with Disabilities. March 2000.

US Dept HHS (N.D.). Usability Basics. Reteieved February 22, 2005, from www.usability.gov/basics/index.html.

US DOC (N.D.) Technology Assessment of the U.S. Assistive Technology Industry: At Industry Composition. Retrieved April 22, 2005, from http://www.bis.doc.gov .

US DOJ (2004). ADA Home Page, from http://www.usdoj.gov/crt/ada/adahom1.htm.

W3C (1999). W3C Glossary, from http://www.w3.org/

W3C (N.D.-a). About W3C, from http://www.w3.org/Comsortium/

W3C (N.D.-b). Web Accessibility Initiative, from http://www.w3.org/WAI

Waddell, C.D. (1999). The Growing Digital Divide in Access for People with Disabilities: Overcoming Barriers to Participation in the Digital Economy, from http://www.icdri.org.CynthiaW.the_digital_divide.htm

WAI (1999). Web Content Accessibility Guidelines 1.0. Retrieved September 1, 2003, from http://www.w3.org/TR/WCAG10/.

WebAIM (N.D.). Types of Cognitive Disabilities, Retrieved April 8, 2005, from http://www.webaim.org/techniques/cognitive/.

World Summit on the Information Society: WSIS, 2005; http://222.isiswomen.org/

Zajicse k, M., Hall, S. (2000). Solutions for elderly visually impaired people using the Internet. Paper presented at the Proceedings of People and Computers XIV Usability or Else. September 2000. Sunderland, UK.

Zeng, X. (2004). Evaluation and enhancement of web content accessiblity for persons with disabilities. Unpublished Dissertation, University of Pittsburgh, Pittsburgh.

Chapter 17

보완 및 대체 의사소통 기술

제17장

보완 및 대체 의사소통 기술

저자 : Katya J. Hill, Bruce Baker and Barry A. Romich

역자 : 정유선 (조지메이슨대학교 교수)

17.1 학습 목표

이 장을 모두 읽은 후에, 독자들은 다음의 지식을 획득하게 된다.

- 보완 및 대체 의사소통(Augmentative and Alternative Communication, 이하 AAC)의 기본적인 원리들.
- AAC 대상자 평가시 사용되는 기본적인 방법들.
- 재활공학이 AAC 분야에서 차지하는 역할의 이해.
- AAC 활용에 대한 지식.

17.2 서론

AAC 는 중도 의사소통 장애인들의 의사소통을 최적화하기 위한 목적으로 사용된다(ASHA, 2004). 이들이 의사소통을 성공적으로 성취하게 되는 과정들은 그 가족과 서비스를 제공하는 관련 전문가들에게 큰 도전으로 인식될 수 있다. 그러나 재활공학을 전공하는 학생들이나 전문가들은 AAC 팀의 구성원으로 참여하여 이러한 노력들을 성공으로 이끌어 줄 수 있다. AAC 사용자들은 재활공학 기술과 서비스를 이용하여 학교를 다닐 수 있고, 대학생활을 하며 또한 직장생활도 할 수 있게 된다.

포괄적인 AAC 평가의 기본적인 요소들과 어떠한 AAC 기술을 사용할 것인지 결정하는 과정에 참여하는 재활 공학자들의 역할은 의사소통을 성공적으로 이끄는데 있어서 결정적으로 중요하다.

기술적 솔루션을 평가하기에 앞서 언어상 문제점과 AAC 언어의 표현방식을 이해해야 한다. 이는 의사소통과 그 참여를 최적화하기 위하여 언어의 자발적인 생성을 지원하는 AAC 기술이 왜 필요한지를 인식하게 된다. 언어적 문제점들을 이해해야만 비로소 재활공학 전문가들은 AAC 중재와 관련된 기술, 기기들의 특성들, 인간적 요소들에 대한 문제점들을 바르게 판단할 수 있다.

보완 및 대체 의사소통(Augmentative and Alternative Communication, 이하 AAC)이란 무엇인가?

보완 및 대체 의사소통(AAC)은 말을 하거나 글을 쓰는 데 장애가 있을 경우, 이를 보충하거나 대체하는 의사소통 접근법들을 말한다. AAC 서비스와 중재는 기능 향상과 활동 참여 증진을 강조하는 국제기능분류(ICF; WHO, 2001) 모델 내 구성요소들 간의 상호작용이라 할 수 있다. 의사소통은 ICF 모델 내 모든 구성요소들 사이에서 이루어질 수 있는데, 그 성과를 최대화하기 위해서는 재활 공학의 원리들을 활용할 필요가 있다. 직장과 학교생활에서 참여도를 높이고 여가와 오락을 즐기기 위해서는 효과적인 의사소통이 요구된다. 비록 다양한 AAC 중재만으로도 기능 향상과 참여 증진이 가능할 수 있지만, 최대의 성과를 이끌어내기 위해서는 언어 차원에서 의사소통 요구들에 대한 분석 작업이 이뤄져야 한다.

AAC 중재는 메시지 전달시 사용되는 방법에 따라 분류될 수 있다. 즉, 도구가 사용되지 않는 방법(unaided)과 도구를 사용하는 방법(aided) 으로 나뉘어 진다. 도구가 사용되지 않는 의사소통방법들은 그 어떠한 외부 기기가 필요치 않다. 개인의 손동작 등 개인의 신체 일부분을 이용해서 의사를 전달하는 것이다. 반면 도구를 사용하는 기술은 세분하면 로우 테크(low tech), 라이트 테크(light tech) 및 하이테크(high tech)로 구분될 수 있다. 하이테크 기술을 이용한 AAC 로는 비전용(nondedicated) AAC와 전용(dedicated) AAC 로 나뉘어 진다. 비전용 기기란 일반적으로 AAC 소프트웨어가 설치된 컴퓨터를 일컫고, 기본적인 응용프로그램들은 컴퓨터를 기반으로 한다. 반면, 전용 AAC 기기란 의사소통 자체를 위해 만들어졌고 평가된 기기로서, 부가적으로 컴퓨터 기능이나 환경제어장치 기능이 있다. 시스템을 구성하는 전원, 음성출력, 전자장치 및 컴퓨터 칩 등이 다양해짐에 따라 도구를 사용하는 기기들의 범위 또한 증가하였다.

표 17.1 는 기본적인 AAC 분류법을 보여준다.

표 17.1 도구를 사용하지 않는(unaided) AAC 와 도구를 사용하는(aided) AAC 에 사용되는 AAC 평가

중재의 종류	Unaided	Aided		
	기술을 사용하지 않는 경우 (No tech)	저급 기술, 전원이 필요 없음 (Low tech, no power)	중간 정도의 기술 (Light tech)	고급 기술 (High tech)
	발성 제스처 (gestures) 수화 눈 깜박임 (Eye brinks)	그림교환 상징/알파벳 보드 의사소통공책 헤드스틱 (Headstick)	광선포인터 음성출력스위치 간단한 전원을 사용한 상징	전용 또는 비전용 AAC 전자와 컴퓨터에 기반한 AAC 음성 출력 AAC

17.2.1 누가 AAC 를 사용하는가?

AAC 를 사용하는 또는 필요로 하는 사람들은 연령, 사회 경제적 지위, 인종, 민족에 상관없이 다양한 그룹으로 구성 되어 있다. 또한, 선천적이나 후천적인 장애로 인해 살아가면서 말을 하는 능력을 잃어서 기능적이고 독립적인 의사소통을 할 수 없는 사람들도 있다. AAC 가 필요할 수도 있는 후천적인 장애로는 근위축성 측색 경화증, 파킨스병, 실어증, 외상성 뇌손상이 포함된다. AAC 가 필요할 수도 있는 선천적인 장애로는 뇌성마비, 정신지체, 자폐 스펙트럼 장애(ASD), 앤젤맨 증후군, 그리고 다른 발달장애 등이 있을 수 있다.

미국 인구 중 약 2백만 또는 1000명당 8명에서 12명은 AAC 의 혜택을 받을 수 있다(Beukeman and Ansel, 1995). Blackstone(1990) 은 지난세기 말에 세계적으로 전체 학령기 인구 중 0.2 에서 0.6% 인구가 중도 의사소통 장애를 가지고 있다는 여러 연구들을 요약 발표했다. 캐나다와 북아메리카 외의 인구통계 데이터 역시 유사한 발생률을 보이는데, 인구의 0.2 % 에서 1.4 % 에 해당되는 사람들이 AAC 가 필요한 중도 의사소통장애를 가지고 있는 것으로 추정된다(Enderby and Philipp, 1998; Bloomberg and Johnson, 1990).

17.3 포괄적인 AAC 평가

AAC 평가는 음성을 이용한 의사소통 기능상 장애가 있는 중도 의사소통 장애인의 삶에 있어서 가장 중요한 일이라 할 수 있다. 의사소통을 하기 시작한 사람들에게, AAC 평가 과정은 중도 의사소통 장애인의 삶의 여정에서 잠재성을 극대화 시켜주기 위해 의사소통 능력을 구축할 수 있는 AAC 중재 과정이 설정되어야 한다. 그러나 퇴행성 뇌질환을 앓고 있는 노년층 사용자들에게는 장애 질병의 전체적인 진행 정도를 파악하여 가장 최적의 의사소통을 유지하기 위한 지속적인 요구변화를 AAC 평가 과정에서 고려해야 한다.

AAC 평가는 국제기능분류(ICF) 의 구성과 재활공학의 정의가 일치한다. AAC 평가는 [의사소통장애인들에게] 다양한 활동 면이나 환경면에서 의사소통의 기능과 참여도를 높여 주기 위하여 과학과 기술을 체계적으로 응용해야 한다. 대부분의 학자들은 평가가 의뢰인 중심이어야 하고, 전문분야 간의 협력을 강조한다(Hill, Glennen, and Lytton, 1 998; Parette, Huer, and Brotherson, 200 1 ; Rose and Alant, 2001). 다른 보조공학을 평가할 때 제안된 모델들, 즉 인간활동 보조 공학(Human Activity Assistive Technology, HAAT) 모델(Cook and Hussey, 1995)이나 인간과 기술의 조화 모델(the Matching Persons with Technology Model) (Scherer, 1998) 등이 AAC 평가 시에도 적용이 된다. 이러한 보조 공학 모델들은 인간, 기술, 활동, 그리고 사건의 정황 사이에서 사람과 기술 사이의 조화와 상호작용에 중점을 맞추는 경향이 있다. 그러나 AAC 사용자들을 위해서는 이러한 특성 일치 접근방법들(feature match approaches)을 이용한 응용기술 뒤에 반드시 적절한 언어적 문제점들이 고려되어야 한다.

다양한 AAC 평가 모델들은 예측 평가 모델(predictive assessment model) (Yorkston and Karlan, 1986; Glennen and DeCoste, 1 998)과 참여모델(participation model) (Beukelman and Mirenda, 1992)을 포함한 특성일치 요소들(feature-match components)을 토대로 제안되었다. 이러한 AAC 평가 모델들의 중요한 요소 중의 하나는 중재와 결정방법을 설립하기 위해 데이터를 수집하고 정보를 모으는 것이다(Lloyd, Fuller, and Arvidson, 1997). AAC 평가의 기본적인 목적은 크게 3가지로 나뉘어 질수 있다. 1)기능적인 의사소통 필요성을 결정한다. 2)상호적 의사소통을 증진시키거나 유지하기 위한 중재 방법을 찾아낸다. 3)중재 효과를 관찰하고 분석한다(Wasson, Arvidson, and Lloyd, 1997; Swengel and Varga, 1993; Beukelman and Mirenda, 1992). 근거 중심 실행(Evidence based practice, EBP) 원리에 따른 응용 프로그램은 포괄적인 AAC

평가 안에서 반영되어야 할 것이다(ASHA, 2004; Hill, 2004).

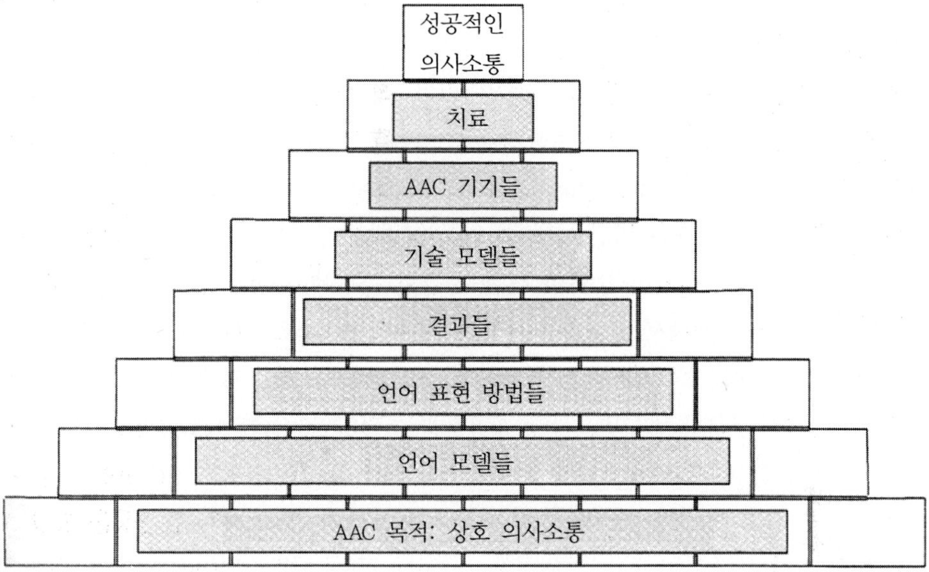

그림 17.1 AAC 언어 기반 평가와 중재 모델

AAC 언어 기반 평가 모델(AAC language-based assessment model)은 기술 및 특성 기반 평가와 중재과정과는 다르게 간주되어야 한다(Hill, 2001). 평가 모델은 탄탄한 기초공사를 통해 성공적으로 건설된 건물에 비유될 수 있다. 제일 밑 단계로 부터 시작하여, 다음 단계로 올라가기 전에 각 단계의 과정들은 반드시 완성되어야 하고 증거에 기반을 두어야 한다. 각 분야의 전문가들이 그들의 지식과 경험을 바탕으로 각 단계를 결정하는 다학문적(multidisciplinary) 팀 접근법을 권하고 있다. 기기의 성능 및 AAC 기기를 사용해서 나타나는 의사소통 능력에 대한 결과를 평가하는 정량적 측정법이 필요하다. 성공적인 의사소통은 평가와 중재를 위한 체계적이고 과학적인 접근법을 통해서만이 이루어 질수 있다.

재활공학자들은 AAC 평가 과정에서 그들 나름의 고유한 기술들을 보유하고 있다. 그러한 기술들에는 뛰어난 수학 및 자료 분석 능력, 분석적 사고, 문제 해결력 뿐 아니라(도구를) 설계, 평가 및 제작하는 능력 등이 포함된다. 그러나 그들은 AAC 중재에 필요한 언어 및 의사소통적 측면들을 파악하기 위해 다른 전문가들의 도움을 또한 필요로 한다. 개개인의 의사소통 기능을 향상시키고 참여도를 높이고자 할 때, 언어적인 면이 충분히 고려되지 않는다면 아무리 좋고 빠른 기술이라 할지라도 그다지 도움이 되지 않을 수 있다. 외적 증거와 임상가의 전문성 및 의뢰인의 가치를 통합하는 언어에 기반을 둔 모델(또는 언어중심모델, language-based model)을 따를 때 우리는 최상의 결과를 얻을 수 있다.

AAC 팀 구성원으로서, 재활공학자들은 의뢰인의 의사소통을 최적화 해 주기 위해 평가과정의 기본 단계에서부터 참여하게 된다. 재활 공학자들은 다양한 도구를 이용한 AAC 기술(aided AAC technologies) 중에서 어떤 AAC가 의사소통을 극대화 해 줄 수 있는지에 대한 토론에 좋은 의견을 낼 수 있다.(개개인의) 언어 기능, 기능적인 의사소통의 필요성, 그리고 신체적 능력에 대한 수집된 정보에 근거하여, 재활 공학자들은 다양한 AAC 기술을 통해서 언어가 어떻게 표현되고 생성되느냐에 대한 평가와 또 어떤 기술 기능을 통해(각 의뢰인이) 바라는 결과를 얻을 수 있는지에 대한 평가에 공헌할 수 있다. 구체적으로 말하면, 재활 공학자들은 다양한 기술의 효과와 효율성에 대한 질문들에 답할 수 있도록 정확한 외적증거를 수집하고 분석할 수 있어야 한다. 재활공학자들은 종종 장애인들을 위한 적절한 자세 교정과 AAC 기기 접근성을 향상 시켜줄 품목들, 즉 트레이(trays), 스위치(switches), 또는 헤드스틱(headstick) 등을 설계하거나 제작해 줄 것을 요청받는다. 이러한 측정은 AAC 기기의 성능을 최대화 해주거나 또는 알맞은 AAC 기기들을 선택하는데 매우 중요하다.

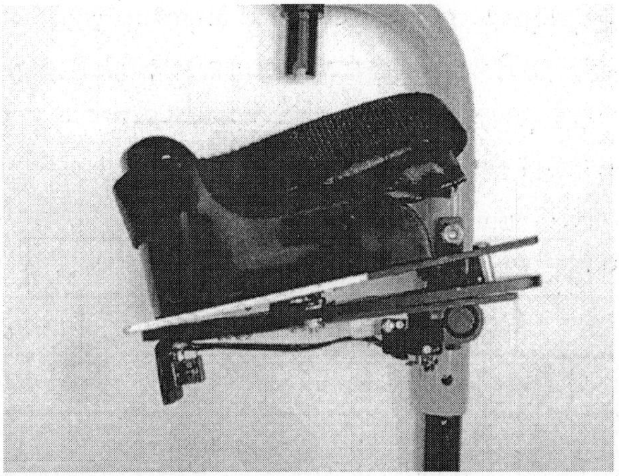

그림 17.2 AAC 시스템에서의 행열 스캐닝을 위하여 엔진니어가 디자인하고 만든 맞춤형 발판 스위치

17.4 언어적 문제점들

17.4.1 언어란 무엇인가?

"언어" 라는 단어는 여러 가지 뜻이 내포되어 있다. 넓은 의미로 언어란 정보를 전달, 구성 및 기록하는 수단을 의미한다. 그러나 이러한 언어 부류 안에는 자연언어(natural languages, NLs)라고 불리우는 특별한 형태가 있다. 영어, 중국말, 힌두어, 서반아어, 그리고 포루투칼어 등은 모두 자연언어에 속한다. 자연언어는 생성적이고 되풀이해서 쓰이고, 이중적이며 한 가지 이상의 상징을 사용할 수도 있는데, 일반적으로 자연언어는 가정에서 어린 시절에 습득되고, 사회 내에서 자연적으로 발생한다. 이 장에서 "언어" 란 자연언어를 의미할 것이다.

언어와 AAC 에 대한 질문들은 "자연언어" 라는 용어가 사용됐을 때 더 쉽게 이해될 수 있다. AAC 에서 사용되는 다양한 상징체계나 방법들은 정보를 전달, 구성 및 기록하기 위해 사용되는 모든 수단들이다. 그러나 AAC 상징체계들은 자연스러운 방법을 통해 사회에서 독립적으로 발생되지 않기 때문에 자연언어는 아니다. AAC 상징체계는 음성학적인 요소가 거의 또는 아예 없으며 외적 장치 없이는 사용될 수 없다. AAC 기술을 설계함에 있어서 선택된 상징체계가 자연언어의 기능들을 제대로 수행 해 줄 수 있는지를 확인하는 것이 매우 중요하다.

의사소통과 언어 사이에는 현저한 차이점이 있다. 인간들의 의사소통은 제스처, 표정, 손동작, 수화, 침묵 그리고 부동자세 등의 형태로 행해진다. 사랑을 표현하는 영화 장면에서 배우들의 얼굴들이 나란히 화면에 비추어 졌을 때 한사람이 한사람의 입술을 쳐다보는 것은 키스를 하고자 하는 욕망으로 표현될 수 있다. 이러한 몸동작을 기본으로 한 의사소통이 매우 영향력이 클 수도 있으나, 자연언어가 동반되지 않으면 매우 제한적일 수밖에 없다.

자연언어와 그것이 가지고 있는 특성이나 기능들은 AAC 에서 핵심이 되는 문제점들이다. AAC 의 기본적인 지식이나 현재 논의 중인 안건들에서 2가지 중요한 주제는 발화 생성과 어휘 범주에 대한 다양한 방법들이다. AAC 기술은 이러한 문제점들에 초점을 맞추어 구성될 수 있지만, 결국에는 기능이나 성능 측면에서 다양성을 제공한다.

17.4.2 발화 생성의 방법들

AAC 기술은 2가지의 발화 생성법(즉, 프로그램화된 발화와 자발적인 단어별 생성)을 지원하기 위하여 공학기술로 제작될 수 있다. 각각의 방법은 기능적인 의사소통 및 참여 증진을 위해 서로 대조되는 접근법이다.

17.4.2.1 프로그램화된 발화들

많은 이론가들, 시스템 설계자들, 그리고 임상 가들은(Baker, 1986; Todman, 2000) 음성 언어 산출 도구들(speech-generating devices, SGD, 이하 SGD 로 표기)에 프로그램화 되어 있는 발화의 사용을 추천한다. 프로그램화된 발화들을 저장하는 이유들은 다양하다. 다른 사람들과의 상호 의사소통 과정에서 시간지연은 SGD 를 사용하는 사람들에게는 넘기 힘든 벽이다. 수많은 AAC 실행은 학교생활에서 이루어지는데, 통합교육을 받는 학생들은 교실에서 주어진 시간 안에 질문에 대한 답변을 해야 한다.

SGD 를 사용하여 의사소통을 할 경우 가장 효과적인 방법은 미리 발화를 저장해 놓는 것이다. 그러므로 SGD의 전반적인 의사소통 설계 중 하나는 다양한 상황에서 유용한 문장들을 개발하는 것이다(Higginbotham, 1992). 이러한 상황들은 패스트 푸드점, 교통, 가정, 일상 활동, 병원, 운동경기 등 다양하다.

위에서 언급한 의사소통이 필요한 환경들은 다양한 실용 범주로 나뉠 수 있다. 즉, 요구, 거절, 항의, 정보공유, 만남/헤어짐, 비평, 판단, 그리고 공손함 등을 예로 들 수 있다. 장애인용 차를 이용해 여행하는 장애인은 그 상황에 알맞은 요청, 거절 등의 발화들을 모은 교통 어휘들을 미리 프로그램해서 가지고 다닐 수 있다.

동일한 관점에서 완전한 발화로 저장된 어휘는 의사소통을 막 시작하는 사람들이 의사소통의 힘을 인식할 수 있도록 해준다. 일반적으로 어린아이나 의사소통 경험이 거의 없는 사람들은 의사소통이 제공하는 상황적 맥락이나 대인관계의 힘을 인식하지 못할 것이라 생각할 수 있다. 미리 저장된 발화들은 단일 활성화만으로 많은 성과를 줄 수 있다고 간주할 수 있으며, 따라서 단일 단어의 생성 방식에 비하여 의사소통에 대한 잠재력 측면에서 설득력 있는 경험을 제공한다. 한 개인의 발화를 모아서 정리하는 것은, 그것이 비록 짧든지 아니면 초보적이든 상관없이 언어습득 과정에서 간과되어서는 안 될 매우 중요한 단계이다(Pinker, 1994).

17.4.2.2 단어별 생성

단어별 생성 전략이 AAC 기술에 활용될 경우, 이 전략은 '자발적이고 새로운 발화의 생성'(Spontaneous novel utterance generation, SNUG)을 가능하게 한다. 초기 학습자들의 경우에는 단어별 생성 전략을 이용할 경우, 미리 저장된 발화를 이용한 의사소통과 비교하여 의사소통의 효과를 더 느끼는 것으로 보인다. 의사소통의 효과는 결국 초기 학습자들이 자신에게 필요한 단어를 스스로 선택하고 구성할 경우에만 현실화되는 것이다. 이 사실은 모국어 습득 뿐 아니라 외국어를 습득하는 과정에서도 적용된다(Klein, 1992, 1994).

SNUG 는 인간 의사소통 특징이며, 이것은 언어 소통의 시작 단계나 언어가 발달된 이후의 AAC 사용자들에게도 중요시 되어야 한다. 언어 생성력은 자연언어의 중심적인 특성 중의 하나이고, 단어별 언어생성은 언어습득 과정을 더 쉽게 만들어준다. 미리 저장된 전체적인 발화들은 이러한 측면에서 볼 때, 생성적이지 않다. 언어습득장치(The language acquisition device, LAD, 이하 LAD)는 Chomsky(2000)가 모국어 습득에 관련된 가상적인 신경 복합체(hypothetical neuronal complex)를 설명하기 위해서 사용되었는데, 이는 표준화 검사에서 측정된 것과는 다른 종류의 지능을 보여주는 것이다. 중증도 에서 중도의 정신지체를 지닌 많은 사람들이 또래 비장애인들이 사용하는 일반적인 언어구조를 사용하여 말을 한다(Romski, Sevcik, and Adamson, 1999).

더 나아가서 단어별 언어생성은 미리 저장된 발화를 통해 의사소통하는 것 보다 더 융통성이 있다(Anderson and Baker, 2003). 일상생활에서 사용되는 단어들 중에서 많이 사용되는 단어들로 이루어진 단어 모음은 특정계층이나 환경 또는 활동에 상관없이 동일하다. 이러한 핵심 단어들은 비교적 적은 양의 단어들로 적절한 발화의 구성을 가능하게 해준다.

17.4.3 발화 생성의 적용 방법들

다음에 나오는 여덟 문장은 경험 많은 임상 가들이 저렴한 SGD 에 사용할 수 있도록 고안한 것이다. 이 문장들은 일상생활에서 지적장애 청소년의 필요에 맞게 고안되었다.

도와주세요	TV 보고 싶어요
가고 싶어요	화장실 가요

저게 뭐에요?	다 했어요
그거 싫어요.	그걸 원하지 않아요.

이 여덟 문장들은 아래의 여덟 단어들과 융통성과 유용성 측면에서 비교가 될 것이다.

나	가다	좋은	더
아니다	먹다	마시다	그만두다

같은 청소년이 옷을 입을 때 나누는 대화를 상상해보라. 그는 활동보조인에게 자기가 좋아하는 것을 이야기 해 주어야 한다. 활동보조인이 여러 셔츠를 보여줄때 청소년은 "안 좋아요" 또는 "좋아요" 라고 이야기 할 수 있다. 청소년은 "더 좋아요" 라고 말을 함으로서 그의 선호도를 표시할 수 있다. [활동 보조인이] 머리를 빗어 줄때 그는 "그만하세요, 안 좋아요." 라고 말할 수도 있다.

여덟 단어의 사용 시 융통성과 간결성은 미리 형성된 여덟 문장들과 비교 될 때 명확하게 드러난다. 한 청소년이 그가 어떤 것을 좋아하지만 다른 것을 더 좋아하는 것을 어떻게 표현해야 하나? 청소년은 어떻게 자신의 다리에 착용된 브레이스가 너무 꽉 조여 졌다는 것을 표현할까? "그것을 원하지 않아요." "그것은 싫어요." "도움이 필요해요." 이러한 미리 저장된 문장들로는 그가 브레이스를 하기 싫어한다는 것 이외에는 표현할 길이 없다. 그는 브레이스가 조금 느슨하게 조이기를 원한다.

그러나 위에서 열거된 여덟 단어들로, 청소년은 특정한 상황을 표현할 수 있는 다양한 방법들을 가지고 있다. "Not more(더 이상 아니에요)" "I not good(나 안 좋아요)" "Stop(그만)" 이 모든 것이 그가 처해있는 상황을 활동 보조인과 완전하게 이야기 나눌 수 있는 도약대로 사용될 수 있다. 전체발화, 즉 "나는 그것이 싫어요" 는 사실 논쟁거리가 될 수 있다. 의뢰인의 필요를 표현하기에는 "나는 도움이 필요해요" 라는 표현이 다른 어떤 표현들 보다 제일 가깝다. 그러나 특히 활동 보조인이 더 질문이 있을 경우, 의뢰인이 가지고 있는 제한된 짧은 단어들을 짜 맞추는 것 보다 미리 저장된 문장들로부터 적당한 문장을 찾기란 얼마나 어려울까? 미리 저장된 발화들의 뉘앙스를 비교하는데 필요한 지적인 스트레스는 그의 언어, 읽기 및 이성적 판단 능력들을 훨씬 능가할 수도 있다.

미리 저장된 문장들에는 내용면으로 그룹이 형성되고, 그 그룹들은 특정한 맥락과 관련이 있다. 의뢰인이 첫 번째 발화를 만든 이후에는 의뢰인에게 두 번째의 발화 생성은 이루어 지지 않는다. 사전에 저장된 완전 발화에 근거한 어휘가 매우 많지 않은 경우, 미리 발화된 표현을 상호의사소통을 한다는 것은 어렵다. 상호 작용적으로 사용되는 50개 이상의 미리 저장된 발화들도 대다수 일반 의사소통 자들과의 대화를 위해서는 부족할 수 있다.

잘 선택된 기본적인 단어들로 구성된 소규모 어휘 집합은 얼마나 그 문장들이 잘 만들어 졌는지에 상관없이 규모가 비슷하거나 더 큰 양의 미리 저장된 전체 발화 모음에 비해 더 쉽고 더 융통성이 있다. 더욱이, 두 단어로 발화를 조합하는 경험은 언어를 습득하는 하나의 경험일 뿐 아니라 다양한 상황과 화용론에 따른 언어 능력을 발달시키는 데 기여한다. 언어습득은 언어 코드를 조합하는 경험과 자극을 통해 이루어진다.

17.5 어휘의 종류

17.5.1 핵심 어휘

특정 대화 중 전체 사용된 단어 중 가장 흔하게 나타나는 단어 수가 전체의 60%를 차지하는 경우는 일반적이며, 전체의 80-85%를 차지하는 경우, 이러한 단어 군을 핵심 어휘로 분류할 수 있다. 단어 사용 측면에서 유아기 아기들(Banajee, Dicarlo, and Stricklin, 2003), 학령기전 아이들(Beukelman, Jones, and Rowan, 1 989), 성인(Balandin and Iacono, 1999), 지적 장애를 가진 성인(Mein and O 'Connor, 1960), 고령자(Stuart, Beukelman, and King, 1 997) 및 숙련된 AAC 사용자들(Hill, 2001)에게서 비슷한 결과들이 도출되었다. 핵심 어휘 종류들을 예로 들어보면, 대명사, 전치사, 접속사, 또는 "mine(내 것)", "do(하다)", "under(밑에)", 그리고 "this(이것)" 과 같은 단어들이다. AAC 어휘 연구 자료들은 핵심 어휘들이 사람, 환경, 주제, 그리고 활동에 상관없이 동일함을 보여준다.

핵심 어휘들은 일반적으로 어린이들이 사용하는 초기 단어들이 포함된다. 핵심 어휘들을 사용하는 경험과 자극들은 언어 습득 면에서 기초적이면서도 중요한 단계이다.

언어를 막 배우기 시작한 아이들이나 어른들은 다양한 감정, 의견 및 생각 등을 표현하기 위해 핵심 어휘들을 사용한다.

핵심 어휘들은 거의 모든 상황에서 부수 단어들로 대처 할 수 있는 융통성을 가지고 있다. "알코올 중독은 인구의 상당수 사람들에게 심각한 문제점이다." 와 같은 문장은

"많은 사람들이 술을 너무 많이 마신다." 라고 표현될 수 있다. 미리 저장된 표현이 쉽게 사용할 수 있으나 융통성이 적은 반면 핵심 단어는 융통성 있고 쉽게 사용할 수 있다.

17.5.2 부수 어휘

부수 어휘란 언어샘플에서 모아진 단어들의 약 15-20% 정도로 자주 사용되지 않는 단어들을 뜻한다. 부수 어휘는 언어에 사용되는 많은 단어들로 구성 되어 있는데, 이 단어들에는 특정한 사람, 환경, 주제, 활동 등이 포함된다. 부수 어휘 수는 모든 대화 내용 중 350 단어를 넘지 않는 핵심어휘와 비교해 봤을 때 일반적으로 매우 크다.

일상생활에서 상황에 따른 단어들은 일반적으로 부수 어휘들이다. 많은 사람들은 아침에 "토스터" 라는 단어를 사용하지만 이러한 상황 외에는 그 단어를 거의 사용하지 않는다. 실제로 언어 샘플에서, "토스터"라는 단어는 토스터가 앞에 있을 때에도 일반적으로 사용되지 않는다. 발라딘과 라코노(Balandin and Iacono, 1 999)는 "음식" 이라는 주제 안에서도 겨우 2.2% 정도만이 음식 주제에 맞는 단어들이라는 것을 알아냈다.

AAC 를 사용함에 있어, 명사들을 훈련시키고, 그 성과를 측정하는 것이 가장 쉽기 때문에 명사들에 초점을 맞추는 경향이 있다. 예를 들면, 특정 "음식" 명사들, 즉 "초콜릿 케이크" 는 아주 널리 사용이 된다. 이러한 명사들은 어린이 및 지적 장애의 유무에 상관없이 어른들을 위해 고안된 AAC 기기에 사용이 된다. 그러나 아동들이나 지적 장애가 있는 어른들의 실제적인 언어 샘플에서는 음식 단어들이 핵심 언어로 자주 사용되지는 않는다(Banajee, Dicarlo, and Stricklin, 2003; Beukelman, Jones, and Rowan, 1 989; Mein and O 'Connor, 1 960).

17.6 AAC 언어 표현 방법들

AAC 기기들에서 언어를 표현하는데 있어 사용되는 3가지 기본적인 방법들이 있다. 이것을 AAC 언어 표현 방법들(Language Representation Methods (LRMs))이라고 한다. 각 방법의 효과를 평가하기 위해서 가장 먼저 고려해야 할 것은 언어의 특성이다. AAC 기기에 사용된 언어 표현 방법들(LRMs)은 가장 큰 의사소통 성과를 효과적으로 얻기 위해 생성되고, 반복되며, 여러 가지 뜻을 포함하고 있는 자연언어의 특성을 가질 필요가 있다. 재활공학에서는 자연언어의 수행특성을 평가하기 위해 체계적인 관찰방법들을 적용한다.

3가지 일반적인 언어표현 방법들은 다음 사항, 즉, (1)단일 의미의(의도적으로 단일 의미만 가지는) 그림들, (2)의미 압축 또는 다중 의미의(의도적으로 한 가지 이상의 의미를 가지는) 그림들, (3)전통적인 문자 체계(알파벳)에 근거한다. 많은 연구결과들은 단일 의미, 다중 의미 및 알파벳을 이용한 언어 표현 방법들이 AAC 의 성과에 각각 다른 영향을 미친다고 보여준다.

표 17.2 기술 옵션의 예를 들은 AAC 언어 표현 방법의 설명

언어 표현 방법(LMs)	설명	AAC 기기의 예	기술 인터페이스의 종류
단일 의미의 그림	단일 의미의 단어나 메시지(숙어, 문장, 또는 문단)을 표현하기 위하여 그림이나 선이 그려진 상징들의 사용. 다양한 AAC 상징 모음들이 있음. 일반적으로 말할 때 사용되는 어휘들을 표현하기 위해 규모가 큰 상징 모음이 필요함.	VocabPC Gateway Velocity	스위치 역동적 그리드, 도표 고정적 혼성
알파벳에 기초한 방법	철자쓰기나 읽기 능력이 필요한 전통적인 문자 체계와 촉진기법을 이용. 사용자는 철자쓰기 또는 단어를 선택하기 위해 일반 키보드, 알파벳, 또는 단어 오버레이를 선택함. 한자 한자 철자 쓰기를 하는 것은 굉장히 속도가 느린 과정임.	Adult Quick Learning System (AQLS) Word Power Word Core	역동적 그리드 고정적(키보드) 혼성
의미 압축	어휘와 언어적 체계를 선택하기 위해서 다중 의미의 그림들(상징들)을 사용. 민스픽(Minspeak)은 유일하게 특허를 딴 언어 표현방법임(Baker, 1992). 상징들의 수가 일반적으로 말할 때 사용되는 어휘 수에 비해 줄어들고 요구되는 키 스트로크의 수도 철자쓰기에 비해 감소됨.	Unity 128 Unity Enhanced	역동적 그리드 고정적 혼성

17.6.1 단일 의미의 그림들

단일 의미를 가진 그림들은 처음으로 AAC 를 접하는 사람들이 아주 쉽게 사용할 수 있기 때문에 가장 많이 사용되는 언어표현방법이라 할 수 있다. 일반적으로 수백 가지 단일 의미 그림들은 다양한 보드나 페이지 또는(연관성 있는 어휘별) 단계 속에 정리되어 있다. 각 그림은 설명이 되어 있으며, 이는 AAC 시스템을 사용하는 어떤 이에게

도 명확하도록 단어, 개념 및 생각들을 표현하려고 한 것 이다.

단일 의미 그림 프로그램의 특성은 상징 연쇄들이 짧다는 것이다. 즉, 한 그림(한 선택)은 한 배열에서만 필요하다. 그러나 상징 모음들은 많은 어휘들을 표현하기 위해서 규모가 커진다. 정상적으로 발육하는 세 살짜리 어린아이들이 약 1,100개 단어들의 표현 어휘들을 가지고 있다고 가정하면, 1,100개의 상징모음이 필요하다. 50개의키로 구성된 AAC 기기를 예로 들자면 1,100개 규모의 작은 어휘들을 표현해 주기 위해서는 적어도 22페이지가 필요하다. 특히, 거의 모든 핵심 어휘의 단어들은 그림으로 쉽게 표현할 수 없다. 핵심 어휘들은 명확한 형태 또는 그림으로 만들어지지 않는다. 상징 성상화 또는 상징과 상징의 대상들 간에 시각적인 관계를 연구한 다양한 결과들이 보고되었다(Lloyd, Fuller, and Arvidson, 1 997). 상징의 대상들을 추측해야할 경우, 그 의미는 알려주어야 한다. 그림 17.3는 일반적으로 사용되는 핵심 어휘들이 그림 상징으로서 표현 될 때 식별 또는 추측하기가 얼마나 어려운가를 보여준다. 단일 그림 프로그램들이 얼마나 사용하기 어려운가를 알고 싶으면, 단어들을 지우고 그림들의 뜻을 이야기 할 수 있는가를 시도해보라. 과연 그림 17.3의 각 상징들에게 알맞은 뜻을 답해 줄 수 있겠는가?

단일 상징들의 장점은, 고급 기술 AAC 를 사용할 수 없을 경우, AAC 를 도입하기 위해서 또는 백업용으로 사용하기 위해서 도구를 사용한 저급 기술 또는 간단한 기술로 제작된 보드 위에 언어 표현 방법(LRM) 사용이 용이하다는 것이다. 많은 전문가들은 고급기술의 문자배열 위에 저급 기술의 보드를 똑같이 복사하면 고급 기술로의 전환이 더 쉽다고 믿는다. 그러나 이러한 접근방법은 고급기술의 AAC 기기의 특성들이나 인간적 요인에 기인한 문제점들을 이해하는 것에는 실패할 때가 많다. 재활공학자들은 페이지 내비게이션, 자동화 및 처음 AAC 를 접한 초보자들에게 사용의 용이성 대비 장기적인 사용의 효과(이 장의 섹션 '17.8 인간적 요인들' 참조)에 대한 문제점들을 의논함으로서 팀에게 공헌할 수 있다. 그럼에도 불구하고 단일 의미 그림들은 많이 이용되고, 이를 이용하는 다양한 사람들로부터 성공적인 결과를 얻었다고 보고되었다.

상업적으로 만들어진 단일 의미 그림 모음들 및 기기들은 상징 성상화(iconicity), 어휘선택 및 어휘 구성(organization)의 본질적인 어려움을 극복하기 위해 시도하는 다양한 도구를 사용하는 AAC 기술에 사용된다(그림 17.3과 그림 17.4).

17.6.2 알파벳에 기초한 방법들

전통적인 문자 체계는 초기부터 보완 및 대체 의사소통(AAC)에서 사용하였다. 철자 쓰기는 영어의 완벽한 외견상 구조를 사용함으로써 AAC 사용자들에게 기회를 준다. 즉, 사람들은 "나를 가" 이러한 말을 하지 않아도 된다.

알파벳에 기초한 방법들을 사용할 때 어려운 점은 완벽한 발화를 위해 필요한 문자의 숫자에 집중한다. 예를 들면, "I think there is something wrong with my breathing(나는 숨쉬기에 이상이 있다고 생각한다)." 라는 문장에는 50개의 문자와 간격이 있다. 하나의 손가락으로 AAC 기기의 키를 직접 누르는 사람들에게 50개의키를 작동시키는 일은 많은 에너지를 요구하고 만약 AAC 사용자가 한 키를 누르는데 2초가 걸린다면 거의 2분이 소요된다. 스캐닝(Scanning) 기법을 이용하는 사람들은 각 문자마다 두 개의 작동이 요구되므로, 문자들 사이에 걸리는 시간은 대개 2초 이상이 걸린다.

이러한 노력과 시간 때문에 알파벳에 기초한 언어 표현 방법에 네 가지 기술이 개발되었다. 첫 번째 기술은 연결기기의 배치 또는 배열요소의 배치다. 다양한 알파벳 배열들이 QWERTY 자판의 전반적인 성능을 향상시켜주기 위해 고안되었다. 드보락(DVORAK)자판이 한 가지 예이다. 다른 배열들은 다음과 같이 시도된다. (1)시각적 인식이 용이하도록 키를 배열하는 것, 즉 알파벳 순서에 따르거나 또는 모음들을 알파벳 배열의 첫 번째 열로 시작하는 것, (2)더 많이 사용하는 문자들을 쉽게 접근할 수 있는 거리에 두는 배열이 있다. 다른 문자 배열들의 성과에 대한 다양한 연구 결과들이 보고되었다(Higginbotham, 1992; Lesher et al., 2002).

낱말 및 문자 예측 기능은 빈도, 최근 사용, 문법 및 주제에 따라 처음의 문자와 그 다음에 나오는 문자와 예측 가능한 낱말들 또는 문자들을 선택하는 기능이다. 비록 이 방법이 필요한 선택의 수를 조금은 줄여줄 수 있어도 일반적으로 키를 선택하는 동안의 대기시간은 길어진다(Koester and Levine, 1994). 낱말 예측을 이용한 언어 생성을 실제적으로 측정해 보았을 때, 일반적으로 시간은 줄어들지 않는다. 낱말과 문자 예측은 의사소통 속도를 빠르게 해 주지는 못하지만, 키스트로크(keystrokes) 숫자는 줄여준다.

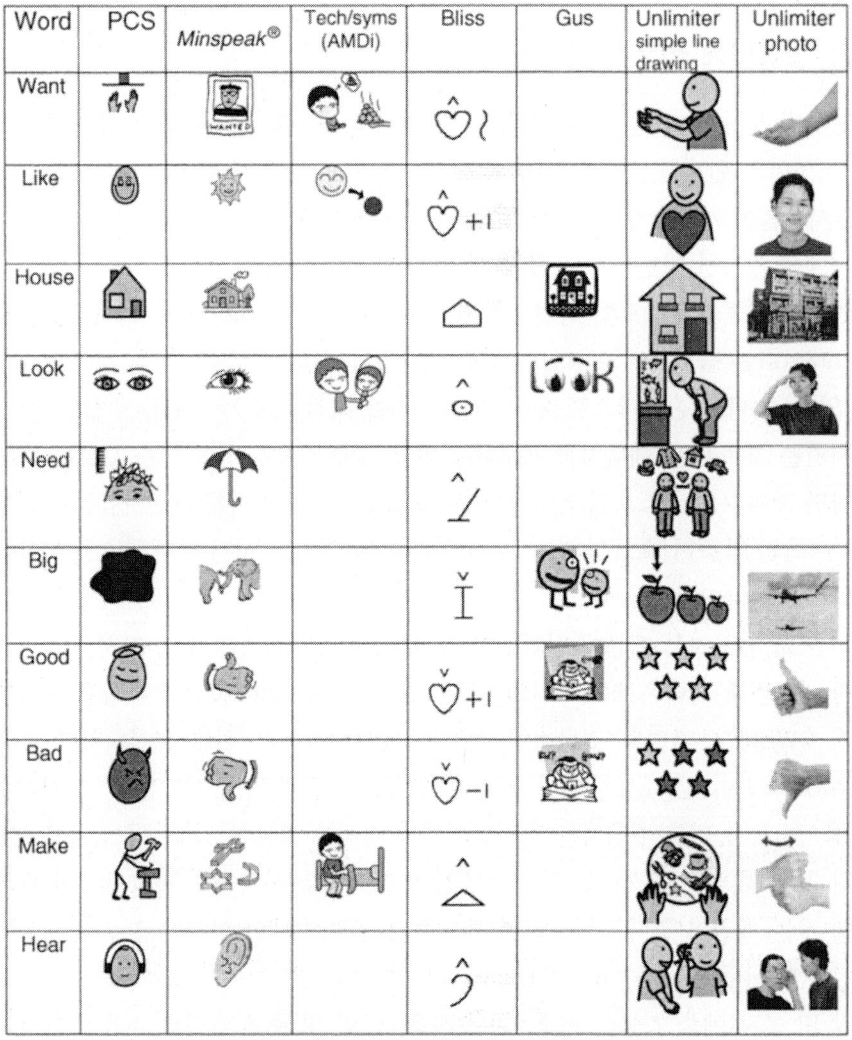

그림 17.3 언어 표현 방법 중 상징들의 예
(상업적으로 만들어진 다양한 상징 모음 중단일 의미 상징들)

축약 확장 시스템은 광범위에 근거한 의사소통(broad based communication)을 위해 적당하다고 간주되었다(Vanderheiden and Kelso, 1987; Light et al., 1990). 최근 연구에서는 극소수의 사람들만이 축약확장을 통한 광범위에 근거한 의사소통(broad based communication)이 되기 위한 많은 축약어를 외울 수 있다고 밝혔다. 그러나 완벽한 철자쓰기 능력을 갖춘 SGD 들은 유용한 기능으로서 축약확장을 가지고 있다.

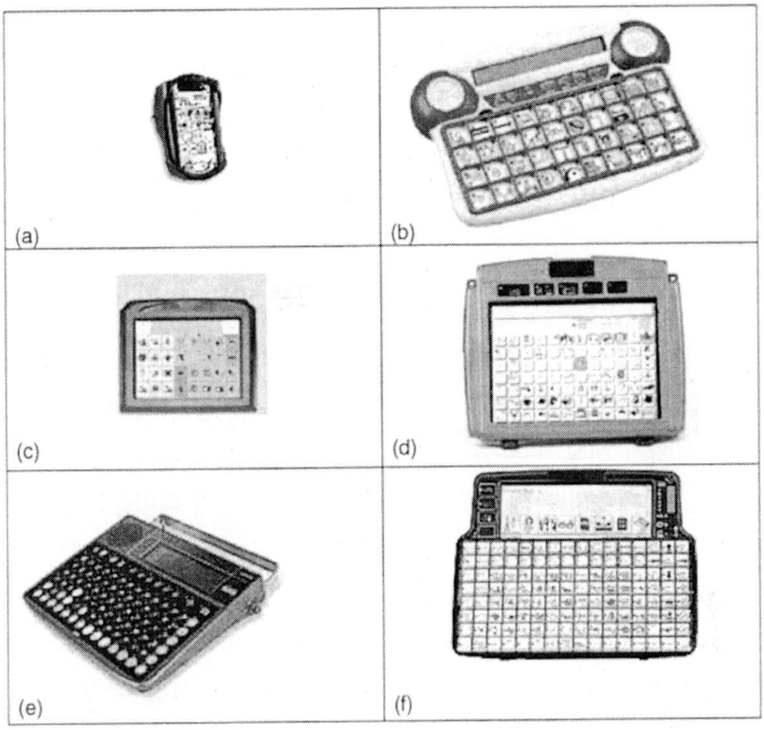

그림 17.4 AAC 디스플레이 기술의 예: (a) 합성음을 출력 시키는 역동적 디스플레이 화면 위의 단일 의미 그림들(Saltillo Corporation 제공), (b) 합성음을 출력 시키는 고정적 디스플레이 화면 위의 단일 의미 그림들(Saltillo Corporation 제공), (c) 합성음을 출력을 가진 격자 형태의 역동적 디스플레이 화면 위의 단일 의미 그림들과 알파벳에 기초한 방법들(Saltillo Corporation 제공), (d) 합성음을 출력 시키는 격자 형태 역동적 디스플레이 화면 위의 의미 함축, 단일 의미 그림들 및 알파벳에 기초한 방법들(prentke romich 제공) (e) 합성음을 출력시키는 고정적 디스플레이 화면 위의 알파벳에 기초한 방법들(Namco 제공), (f) 합성음을 출력시키는 혼합형 디스플레이 위의 의미 함축, 단일 의미 그림들 및 알파벳에 기초한 방법들(prentke romich 제공)

철자 단어 선택은 알파벳, 숫자 및 구두점들이 결합되어 있는 하나의 배열 위에서 전체 단어를 활용하는 기법이다. 배열에 선택된 단어들은 주로 자주 사용되거나 핵심 어휘에 포함된 것들이다. 이들 단어는 대명사, 동사, 접속사 및 전치사와 같이 품사별로 배치될 수 있다. AAC 언어 적용 프로그램에 따라 어떤 배열은 키가 철자 쓰기에만 국한되어 있어서 결과적으로 하나의 목적을 위해 27개의 키를 사용해야만 한다. 반면 핵심 어휘에 접근하는 과정에서 해당 알파벳에 다른 프로그램들이 끼어들어가 있는 경우에는 철자 쓰기를 피하면서도 선택할 수 있는 단어들의 수가 증가하게 된다. 이러한 접근 방법은 방식(modes)의 전환을 필요로 한다. AAC 디스플레이 기술의 형태는 자동화와 숙련도 차원에서 철자 단어 선택 프로그램의 수행 결과에 크게 영향을 미칠 수 있다. 그러나 이러한 기술에 따른 수행 결과를 기록한 즉, 외향적 증거로 활용할 수 있는 정량적 자료는 거의 없는 실정이다.

17.6.3 의미 압축(Semantic Compaction) 또는 다중 의미를 가진 그림들

의미 압축 또는 '민스픽'(상용제품)을 사용하면, 상대적으로 적은 다중적 의미의 상징이나 아이콘들을 사용하여 언어를 표현할 수 있다. 의미 압축(Semantic compaction)은 아이콘과 그 지시 대상 또는 그 아이콘이 표현하는 정보 간의 중요한 관계를 활용하는 기법이다. 그 고유의 특성으로 인해, 의미 압축은 단일 의미를 가진 그림이나 알파벳에 기초한 방법들과 직관적으로 유사하지 않기 때문에 그 의미를 제대로 파악해야만 한다. 이러한 독특한 방법은 AAC LRM(Language Reference Manual)으로만 특허를 보유하고 있고, AAC 체계 사용에 국한된 라이센스를 통해서만 이용이 가능하다.

동시대 사람들은 하나의 뜻을 지니거나 하나의 의미로 해석될 수 있는 대중적인 그림을 기대한다. 따라서 어떤 것의 의미는 단일(하나의 뜻)하다. 고대에 만들어진 상형체계는 이후에 후속적으로 등장한 그림들에 의하여 개념들이 정련되어 표현한 그림들을 사용하였다. shark의 마야문명 상형문자는 어떤 상황에서는 "상어" 로 해석되지만 다른 상황에서는 "초록색"이나 "소금물" 로 해석되기도 한다. 이러한 특정 상황을 파악해야만 우리는 shark의 뜻을 알아낼 수 있다.

의미 압축 언어 표현 체계는 완전한 의사를 표현하기 위해 필요한 키스트로크(keystrokes)의 수와 선택 모음의 크기를 동시에 줄여주는 다중 의미의 그림들을 사용한다. 따라서 의미압축 체계는 키보드에 필요한 전체 그림의 수와 상징 스트링(string) 안에 들어가야 할 그림의 수를 둘 다 줄여준다. 결과적으로 이러한 언어 표현 방법은 단일 의미의 그림이나 알파벳에 기초한 방법들의 함정을 피할 수 있게 해준다. 상징 모음은 단일 의미 상징들에 비해 규모가 더 작으며, 의미 연쇄의 길이는 철자쓰기에 비해 더 짧다. 그림17.3에서 우리는 단일 의미의 그림과 의미 압축 체계를 사용하여 어떻게 인칭 대명사를 표현하는가를 비교해 볼 수 있다. 의미 연쇄에 대한 운동계획이 습관화되면 대명사에 접근하는 자동화(automaticity)가 가능해진다.

단일 의미 그림들을 활용하는 경우와 마찬가지로, 다중적 의미를 지닌 그림들을 활용할 경우에도 다루는 어휘와 언어의 수준은 다양하다. 사람들은 소규모의 아이콘 모음과 아이콘들의 연쇄가 필요 없는 어휘에서 시작하여 이후에 더 큰 규모의 아이콘과 아이콘들의 연쇄가 필요한 어휘로 발전해갈 수 있다. 언어 활용 프로그램의 수준을 바꿀 경우에는 재학습을 피하고 운동 패턴을 촉진할 수 있도록 프로그램화된다. 의미압축을 사용한 수행 결과를 보고하는 여러 연구들에 따르면, 이러한 언어 표현 방법은 다른 방법들에 비해 월등하게 빠를 수 있음을 보여준다(Gardner-Bonneua and Schwartz, 1 989; Hill, Holko, and Romich, 2001).

17.6.4 복합적인 방법들

많은 AAC 사용자들이 복합적인 방법들을 사용하고 있다. 가장 효과적으로 의사소통을 하는 사람들을 관찰한 결과는 그들이 사용하고 있는 AAC 기기에 가능한 3가지 언어 표현 방법들을 사용할 수 있음을 증명해 준다. 그들의 의사소통을 기록한 데이터는 3가지 언어 표현 방법들을 모두 사용하는 사람들은 90-95% 정도의 의미 함축 방법을 사용하고 나머지 5-10%는 철자쓰기와 단어예측기능을 사용하고 있음을 보여준다. AAC 사용자들의 경험에 의하면 상대적으로 덜 효과적인 언어 표현 방법들보다는 더 빠른 의사소통을 위한 언어 표현 방법 이 자연적으로 선택된다. 의미함축 방법은 일상적으로 철자하기 방법보다 3배에서 7배 정도 더 빠르다는 증거가 있다.

17.6.5 요약

기술 요소보다 언어 표현 방법들은 의사소통 속도에 영향을 미친다. AAC 사용자들은 그들이 말하고자 하는 것을 정확하게 전달할 수 있고, 말하고 싶을 때 말할 수 있고, 또 될 수 있는 한 빠르게 말하는 것을 중요시 여긴다. 의사소통 속도는 수행결과를 평가함에 있어서 다른 요인들 보다 더 중요하다. 결과적으로 재활공학자들은 먼저 AAC 체계의 언어 표현 가능성을 파악하고, 그 다음은 기술 특성들이 어떻게 기존의 언어 표현 방법들 및 전반적인 의사소통 수행 결과를 향상시킬 수 있을까에 중점을 두어야 한다.

17.7 기술과 기기의 특성들

AAC 기기 기술와 특징들은 먼저 최적의 의사소통을 도와주기 위해 선택되어 지고, 둘째로 다른 필요성을 검토하기 위해 사용된다. AAC 중재들의 다양성을 다시 상기하기 위해 표 17.1 을 참조하기 바란다. AAC 기술 또는 SGD 들은 디스플레이 기술, 선택 방법, 출력 방법 및 선택된 AAC 언어 표현 방법들을 지지해 주는 다른 특징의 고려 등으로 분류되어지고 추천된다(Romich, Vanderheiden, and Hill, 2000). AAC 하드웨어는 특정 출력을 만들어 내는 아이템들을 선택하기 위한 인터페이스를 사용한다.

선택된 아이템들은 인터페이스 상에서 발화 생성 방법(단일 단어들 또는 미리 저장된 메시지들)과 언어 표현 방법(즉 아이콘, 알파벳, 등) 등이 제공 가능하다. 수행 결과를 향상시키거나 기록하기 위해서 하드웨어는 다양한 출력들과 기능들이 포함되어 있다. AAC 인터페이스로부터 아이템을 선택하기 위한 다양한 기술들은 직접 선택, 스캐닝(scanning), 그리고 코딩 등에 근거한다. 표 17.3은 AAC 기술 또는 SGDs 의 다양한 요소들을 요약해 준다.

표 17.3 전용 AAC 기술 또는 SGD 의 요소들

언어에 필요한 사항	전용 SGD 의 하드웨어	선택 방법	부속품	부가적인 고려사항
단일 의미 그림 알파벳에 기초한 방법 의미함축 복합적 방법	**제어 인터페이스** 역동적 고정적 혼성 **출력** 스피치/청각적 시각적 전자적 **데이터 기록** **메모리 용량**	**직접 선택** 키보드 헤드포인팅 조이스틱 **스캐닝**(scanning) 1 -스위치 2- 스위치 **모스 부호**	부착체계 휴대 케이스 주변기기들 (스위치, 헤드스틱, 조이스틱)	기술적 지원 훈련 수리서비스 보증 휴대가능성

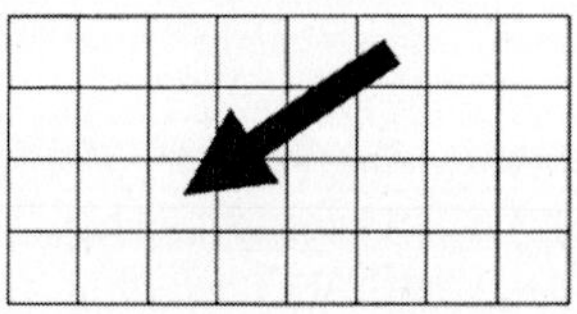

그림 17.5 직접 선택

17.7.1 AAC 디스플레이 기술

인터페이스는 가용한 언어 표현 방법들(LRMs) 을 지원하는 AAC 선택 방법과 디스플레이 기술의 유형을 뜻한다. 오늘날 기술에 근거한 AAC 체계 디스플레이들은 고정적, 역동적, 그리고 혼성으로 분류된다(표 17.4). 어떤 AAC 체계는 한 아이템이 선택될 때 오버레이 위에 있는 목표의 위치가 바뀌지 않는 고정적 선택 장소를 가지고 있다. 예를 들면, 컴퓨터 키보드의 키들은 고정적이다. 비록 키들이 QWERTY 배열에서 알파벳 순서대로 다시 배열될 수는 있지만, 키보드가 일단 설계되면 그 배치는 사용 중에는 바뀌지 않는다. 이것은 AAC 체계의 자동화 사용을 개발하는 면에 있어서 커다란 장점이 될 수 있다.

동적 디스플레이 기술은 터치스크린에 기반을 둔다. 이러한 체계는 디스플레이 즉, 터치스크린 표면을 누르면, 그에 따라 적절한 해당 결과를 얻을 수 있다. 역동적 디스플레이들은 소프트웨어에 의해 다시 배열될 수 있기 때문에 융통성이 많다. 현재 기술로 유효한 디스플레이 설계들은 도구를 사용하는 상징들이 어떻게 배열되었느냐에 따라서 구분되어 왔다. 격자 설계(grid design)에서 상징들은 일반적인 간격(열-행)에서 배열된다. 도식 설계(schematic design)에서 심벌들은 일상생활에서 일어나는 문맥상의 장면 안에 끼워 넣어진다(Drager et al., 2003). 이러한 2가지 설계와 페이지 내비게이션에 대한 장점과 단점을 고려하는 것이 AAC 팀들에게는 매우 중요하다(Wilkinson and Jagaroo, 2004). 이러한 융통성은 향상된 의사소통 행위로 전환되지 않을 수 있다. 디스플레이의 선택 장소가 사용 중에 변경되었을 경우, 사용 자동화에 대한 잠재성은 크게 줄어들게 된다.

혼성 체계들은 고정적 및 역동적 선택 장소를 모2가지고 있다. 고정적인 장소는 일반적으로 사용 빈도수가 높고 자동 접근이 필요한 핵심 어휘로의 접근을 위해 사용이 된다. 역동적 선택 장소는 단일 의미 그림 및 단어예측을 사용하는 부수 또는 추가 어휘로의 접근에 사용이 된다.

17.7.2 AAC 선택 방법들

직접 선택은 AAC 체계 인터페이스 위에 아이콘 선택을 위한 자판모음에서 한 아이템에 접근하는 단일 행동을 의미한다(그림 17.5). 자판 입력을 하기위해 컴퓨터 자판을 이용하는 것이 직접 선택의 일반적인 예다. 일반적으로 각각의 키는 키보드 배열로부터 손가락으로 입력하기 위해 직접적으로 선택한다. 그러나 다양한 방법들을 이용해서 직접선택을 할 수도 있다. 직접선택은 주먹이나 발가락 같은 어느 신체부위를 이용해서도 표적을 누르는 것이 가능하다. 배열에서 키 크기나 키 개수를 바꾸지 않고서도, 스틱을 입으로 물거나, 또는 머리밴드나 헬멧에 부착을 시키는 등 다른 보조기기를 이용하여 키를 누를 수 있다. 레이저 포인터도 한 표적을 직접 선택하기 위한 한 가지 방법으로 사용된다. 간접 선택 기술들은 마우스나 조이스틱을 사용한 제어이다. 마지막으로, 인터페이스나 키의 크기를 크게 만들거나 배열 안에 사용 가능한 표적들의 개수를 줄이는 것을 통하여 개인이 직접 선택할 수 있게 한다.

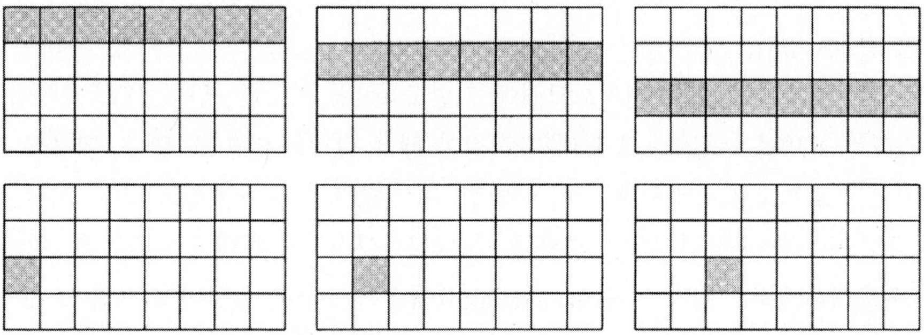

그림 17.6 행열 스캐닝

스캐닝(scanning)기법 이용 시, 가능한 표적들이 개인에게 순차적으로 훑어진다(그림 17.1). 사용자는 대개 하나의 모멘터리(momentary) 스위치를 활성화함으로써 원하는 선택을 표시한다. 선택할 아이콘이 많을 경우, 선택을 효과적으로 하기 위하여 이차원의 격자 배열로 구성한다. 열-행 스캐닝 기법에서는 선택하고자 하는 대상을 포함하고 있는 열을 선택하기 위해 열들이 훑어진다. 그 다음에 원하는 대상을 선택하기 위해 선택한 열안에 있는 각각의 아이템들이 훑어진다. 스캐닝 기능이 있는 AAC 체계들은 개개인의 사정에 알맞게 맞추어 주기 위해 다양한 배열(행-열 및 나선)과 조절 기능(스캐닝 속도 및 예측 선택)을 제공한다. 가장 많이 사용되는 아이콘들은 가장 빠른 의사소통을 이루기 위해서 스캐닝 과정의 시작 부분에 가장 가까이 위치해 있어야 한다. 때때로 코딩 기법이 AAC 체계들에 사용된다. 모스 부호가 일반적인 예다. 모스 부호는 각 개인의 능력에 따라서 하나, 두 개 또는 세 개의 스위치를 사용하여 수행될 수 있다.

17.7.3 AAC 기기 출력들

기술을 기반으로 한 AAC 체계들에 사용되는 일반적인 출력 형태는 음성적, 시각적 및 전자적으로 분류될 수 있다. 출력들은 사람과 AAC 기기들, 사람과 대화 상대자 및 사람과 다른 기술 사이에의 특별한 기능을 제공하고 상호 작용을 증강시켜준다. AAC 기기의 출력들은 다양한 목적에 사용할 수 있다. AAC 출력은 사용자에게 피드백을 제공하고, 다른 방법으로 AAC 기기의 사용을 촉진시킨다. 출력들은 대화 상대자들에게 지시를 할 수 있다. 출력들은 다른 아이템들과 결합하여 사용될 수 있고, 다른 아이템들을 조절할 수도 있다. 다음은 AAC 기기에서 사용되는 다양한 출력들을 살펴본다.

17.7.3.1 음성적/청각적 출력

대부분 AAC 기기에서 주요한 출력은 음성이다. 음성 출력은 정보를 대화 상대방에게 전달해 줌으로써 AAC 기기를 사용하는 사람들의 말을 대체 또는 보완해 주는 목적으로 사용된다. 음성 출력 기술은 두 종류, 즉 합성 음성과 디지털 음성으로 나누어진다. 어떤 AAC 기기들은 둘 중의 하나만 사용하고, 어떤 기기들은 2가지 음성을 모두 사용한다.

음성 합성 기술은 문자를 받아들여 그 문자를 음성으로 변환하여 준다. 이것을 문자 전환 음성(text-to-speech, TTS, 이하 TTS로 표기)이라고 한다. 알고리즘이 문자를 처리하여 음성 출력을 만들어낸다. TTS는 여러 형태와 여러 언어로 만들어져 상품화 되어있다. TTS의 장점은 의사소통 시 그 어떤 발화도 가능하게 하는 융통성이다. 단점으로는 TTS가 일반적으로 사람이 직접 말하는 것 보다는 덜 자연적이기 때문에 상대방이 이해하기 어려울 수 있다(Venkatagiri, 2003). 때때로 TTS 는 어떤 단어를 알맞게 발음하지 못한다. 예를 들면 "read" ["읽다" 의 현재형, [ri:d] 로 발음], 와 "read" ["읽다" 의 과거, 과거분사형, [red] 로 발음] 의 경우 같은 단어지만 2가지 다른 발음이 나는 경우이다. 또 어떤 단어는 알고리즘 법칙에 따라 발음이 안 되는 경우가 있을 수 있다. 이러한 경우에 [단점을 보완해 주기 위해], 일반적으로 예외사전이 TTS 시스템의 일부로 제공된다.

디지털 음성은 본질적으로 디지털 녹음이다. 즉, 디지털 음성 체계를 사용하여 말을 하는 기기는 미리 녹음이 되어야만 한다. 디지털 음성 기술의 장점은 말하고자 하는 사람의 특성을 정확하게 재생할 수 있다는 점이다. 어떤 AAC 기기들은 미리 녹음된 아이템들을 수집한 라이브러리를 제공한다. 그렇지 않은 경우, 즉, 미리 녹음된 라이브러리가 없다면 녹음할 수 있는 체계가 반드시 있어야 한다. 녹음하는 시기들(소리의 크기, 속도, 및 높낮이, 문장 전후의 간격) 이 다를 수 있기 때문에, 녹음된 각각의 단어들을 함께 연결시켜 놓으면, 발화들은 자칫 자연스럽지 못할 수 있다. 디지털 음성은 일반적으로 합성 음성 보다는 저렴하기 때문에, 로우테크 AAC 기기들에 더 많이 사용된다.

음성 출력은 시각 장애인을 위한 청각적 스캐닝 및 AAC 기기를 사용하는 사람들에게 지시를 해 주기 위해 사용될 수 있다. 이 경우에 기기는 사용자에게 이어폰이나 개인 스피커를 통해서 스캐닝에 필요한 정보를 음성출력으로 내 보낼 수 있다. 시각장애인이 아닌 경우 스캐닝정보는 시각적으로 전달된다. 관련된 청각적 출력으로는 경고음들이나 기기의 동작을 원활하게 하기 위해 사용되는 다른 청각적 피드백이 있다.

17.7.3.2 시각적 출력

표시기, 디스플레이 및 터치 스크린 등은 대개 AAC 기기를 사용하기 위해 필요한 정보를 제공해주는 역할을 한다. 고정적인 선택 영역(키보드들)을 이용하는 어떤 기기들은 각각의 키에 작은 전구가 달려있다. 터치스크린이 장착된 AAC 기기에서, 선택은 디스플레이 위에서 표현이 되고, 강조될 수 있다. 표시등 또는 디스플레이의 강조된 영역이나 터치스크린은 기기를 사용하는 개인에게 정보를 제공할 수 있다. 이러한 정보는 선택 기법, 즉 마우스를 이용한 선택이나 열-행 스캐닝 기법을 사용하기 위해 안내하는 역할을 할 수 있다. 선택의 시각적 피드백이나 키 동작 등이 제공된다. 또한 어떤 기기들은 사용자들이 시스템을 보다 잘 사용할 수 있도록 지원하기 위하여 시각적 설명과 교육 자료를 제공할 수 있다.

디스플레이는 또한 대화상대방들이 AAC 사용자들이 작성한 정보를 읽거나 받는데 사용될 수도 있다. 이것은 음성 출력이 안 들리는 경우, 또는 사적인 대화나 시끄러운 환경에서 대화를 잘 할 수 있도록 음성 출력이 사용 될 수 없을 경우에 매우 쓸모있다.

디스플레이와 연관된 한 가지 문제점은 밝은데서 스크린을 보는 것이다. 햇볕 가리개가 태양에 의해 생기는 눈부신 빛을 감소시켜 주기 위해 제작될 수 있다. 어떤 기기는 두 개의 디스플레이가 있어서, 한 쪽 디스플레이는 대화 상대자를 향하도록 만들어져 있다.

17.7.3.3 전자적 출력

AAC 기기들은 종종 전자적 출력을 하기도 한다. 이것은 물리적 커넥션, 즉, 시리얼, USB 또는 다른 포트의 형태로 나타날 수 있다. 전자적 출력은 무선 즉 적외선 포트나 라디오 주파수 형태일 수도 있다. 전자적 출력들은 다른 아이템과 연결되기 위해 사용될 수 있다. AAC 기기의 일반적인 응용 프로그램은 컴퓨터 키보드 및 마우스 에뮬레이션을 위해 전자식 출력을 사용한다. 이에 대해서는 17.10장에서 더 자세하게 다룰 것이다. 적외선 출력은 오락기기를 작동하거나 환경에 관련된 다른 아이템들을 작동하기 위해 사용된다. 많은 AAC 기기들은 적외선 부호 값을 기기 안에 포함하거나 AAC 기기가 기존 리모트 컨트롤의 부호 값을 얻도록 한다. 따라서 사람들은 AAC 기기를 이용해 텔레비전을 켜고, 채널을 바꾸고, 소리의 크기를 조종할 수 있다. 또 다른 응용 프로그램(AAC 기기들)은 장난감 및 게임 등에 적외선 출력을 이용한다.

17.7.4 타 기술 고려사항

기술을 기반으로 한 AAC 체계를 사용하는 의사소통 수행결과에 영향을 주는 다른 특성들이나 고려할 점들은 속도 향상(언어 표현 방법(LRMs)에서 먼저 토론한 것 이외에), 학습 향상, 데이터 기록, 및 기기 부착 등이 있다. 속도 향상의 한 가지 예로는 스캐닝 과정을 더 빠르게 만들어 주는 예측 선택 기능이다. 예측 선택에서 스캐닝은 타당한 선택을 포함하지 않는 격자 위치를 지나치게 된다.

데이터 기록은 AAC 기기 사용 시 소요된 시간과 생성된 언어 사건들의 내용들을 기록하는 기능이다(Lesher et al ., 2000). 이러한 정보는 [AAC] 기기가 어떻게 사용되는가를 이해하고, 의사소통 수행결과를 측정하는 기반을 마련해 주는데 매우 중요하다. 다음 예는 "It's faster than spelling everything out which is what I used to do" 라는 발화가 나오기까지 일어나는 사건들을 보여준다.

세 문자 기억 부호는 사건을 생성하는데 사용되는 방법을 말한다.(SEM: 의미함축, SPE: 스펠링). 데이터 기록은 근거 중심 실행, 즉 전문적인 서비스 제공을 의해 사용되는 예견된 접근법을 지지해 준다. 그러나 데이터 기록은 AAC 사용자 자신이나 가족들에 의해서도 사용된다. 기록된 데이터들은 의사소통 수행 결과에 대한 요약된 측정 보고서를 제공하기 위하여 분석될 수 있다.

AAC 사용자들이 휠체어나 워커를 이용할 때, 가장 효과적으로 사용하기 위하여 AAC 기기를 적절하게 장착시켜주는 탑재 체계가 필요하다. 탑재 체계는 일반적으로 휠체어와 결합시키기 위해 꺽쇠나 다른 접합 장치를 사용한다. 대개 분리할 수 있는 지지대가 꺽쇠에 부착되어 있고, AAC 기기는 그것을 적절하게 장착이 되게끔 지원하는 어댑터(adapter)를 사용하는 지지대에 부착된다. AAC 기기의 위치를 조정해 주거나 다른 공간으로 치우기 위해 자동화된 기기가 사용될 수도 있다.

17.8 인간적 요인들과 AAC

인간적 요인들은 사람과 기계 또는 물건(즉, 연장, 가전제품, 자동차, 컴퓨터 등)이 서로 상호작용을 하는 것에 대한 문제점들이다. 사람이 AAC 기기를 사용할 때 다양한 인간적 요소 문제점들이 나타나게 된다. 이러한 문제점들에 대한 적당한 이해는 가장 효과적인 의사소통을 성취하기 위해 필요하다.

17.8.1 초보 사용자의 사용에 대한 용이성 제공

AAC 기기를 처음 접하는 사람들에게 사용이 용이한 점은 가장 효과적으로 오래 사용하는 것과는 대조적일 수 있다(Norman, 1 980; King, 1 999). 그러므로 단기간의 평가 후, 가장 쉽게 사용할 수 있을 것 같은 AAC 기기를 고른다면, 길게 볼 때 그 사람은 효과적이지 못한 기기를 고를지도 모른다.

17.8.2 습득 시간

시간이 거듭되면서 어떤 일을 처리하는 기술은 발전하게 된다. 지적 장애가 없는 비장애인일지라도 어떠한 기술에 대한 달성 목표에 도달하기 위해서는 수많은 반복 학습이 필요하다(Jagacinski and Monk, 1985). 그러므로 선택 방법(키보드, 헤드포인터 등) 이나 언어표현 방법 을 단시간 연습한 후에 나타난 수행결과는 어떤 일을 달성할 수 있지를 암시해 줄 수는 없다.

17.8.3 자동화(Automaticity)

단어 예측 리스트나 단일 의미 그림 페이지 같은 선택의 배열이 바뀔 경우에는 불연속적인 인지 처리 과정이 구성된다(Romich, 1994). 불연속적인 처리 과정은 기본적인 숙련도만을 요구하는 자동화의 발달을 방해한다. 따라서 핵심 어휘에 접근할 경우에는 고정된(역동적이지 않거나 바뀌지 않는) 상징 모음을 사용할 때 가장 효과적일 수 있다. 어휘의 수가 직접적으로 이용할 수 있는 선택의 수를 능가할 경우에는 자동화를 유지하기 위해 아이콘 연쇄가 요구될 수 있을 것이다.

17.8.4 속도 요인들

초당 비트(bit)로 측정되는(bps) 선택 속도는 AAC사용자가 자신의 체계에 정보를 입력할 수 있는 속도를 말한다. 물리적 기술을 이용한 선택 속도의 상한선은 약 100 bps 로 생각된다(Lucky 1991). 선택 속도는 의사소통 속도에 직접적인 영향을 미친다. 선택을 하는데 필요한 시간은 대상 아이콘과의 거리의 대수에 비례하고 그 대상 아이콘 크기의 대수에 반비례한다(Fitts, 1954). 따라서 선택될 요소의 연관된 장소와 크기들은 의사소통 속도에 큰 영향을 미친다.

17.8.5 설계 교환(Design Trade-Offs)

설계 교환은 거의 모든 것에 내재되어 있다(Petroski, 2003). 모든 상황과 사용자들의 요구에 맞도록 고안된 제품은 거의 없다. 예를 들면, 자금을 빌려주는 곳이나 상환 정책의 필요에 맞도록 제품이 고안될 경우, 더 효과적인 의사소통을 가능케 하는 특성들이 생략될 수 있다.

17.9 수행결과 측정

AAC에 대한 임상적 결정을 내릴 때 근거 중심 실행(evidence-based practice, EBP)을 적용하는 경향이 더욱더 두드러지고 있다. 미국 음성-언어-청각협회(The American Speech-Language-Hearing Association, ASHA)는 Scope of Practice [ASHA 의 정책 문서] 즉, 전문가들이 근거 중심 실행의 원리에 따라서 데이터를 수집하기 위해 도구 사용을 기대한다는 내용에서 과학적인 방법들로 바뀌어 감을 인식하고 있다(ASHA, 2001). 근거 중심 실행(EBP)은 도움이 필요한 개인들을 돌보는 결정을 내릴 때 세심하고, 분명하며, 사려 깊게 현재의 가장 좋은 증거들을 사용하도록 요구한다(Sackett et a!., 1997).

재활 전문가들은 어떤 특정 보조 공학 기술적 해결 방법을 추천하기 전에 개인적인 수준에서 수집된 외적인(현장의) 근거에 비중을 두는 것을 기대한다. 국제 기능 분류

(ICF) 모델은 수행 결과 측정을 구조화하기 위한 기초를 제공한다(Mandich et a!., 2002). AAC 팀 구성원들은 기능, 체계, 활동, 그리고 참여의 국제 기능 분류(ICF) 모델의 요소들을 기반으로 하는 측정방법을 목표로 정한다. 질적 자료와 양적 자료를 모두 이용하는 다양한 평가 방법들이 AAC 중재의 변화와 변화의 속도를 모니터하기 위해 사용된다.

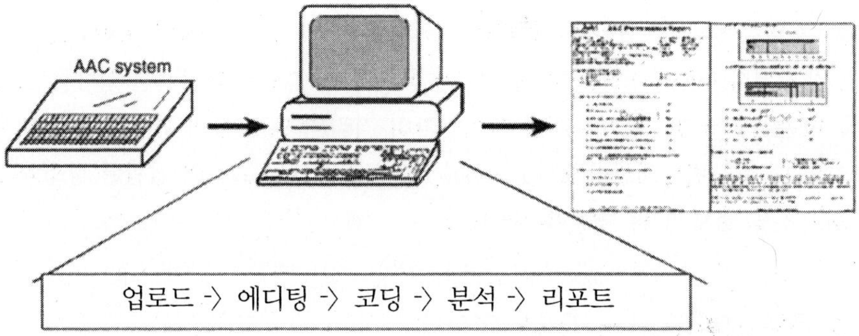

그림 17.7 언어활동 모니터(LAM) 절차를 나타내는 그림(AAC Institute 제공)

17.9.1 언어활동 모니터링

언어활동 모니터링(Language activity monitoring ,LAM, 이하 LAM 으로 표기)는 AAC 기술 솔루션이 어떻게 사용되고 있는지를 측정하기 위한 자동화된 접근을 제공한다. 데이터 기록에 대한 초기의 노력들은 연구 도구의 발달에 근거한다(Miller, Demasco, and Elkins, 1 990; Koester and Levine, 1 994; Higginbotham, Lesher, and Moulton, 1 998). LAM 에 대한 초기 연구는 피츠버그 대학의 건강 재활 과학과 에서 시작 되었다. LAM 은 국립보건연구소(National Institutes of Health(NIH)) 내의 '청각 및 의사소통 장애'(Deafness and Other Communication Disorders)를 위한 미국립연구소(United States National Institutes)의 연구비 지원 프로그램으로 개발되었다(Romich and Hill, 2000a). LAM 의 기본적인 절차가 그림 17.7 에 설명되었다.

LAM 기록화일 데이터는 2가지 방법으로 수집 될 수 있다. (1)AAC 기기 안에 이미 들어있는 기능의 사용 (2)Universal LAM 같이 PC 가 LAM 의 기능을 할 수 있도록 고안된 소프트웨어의 사용(Hill and Romich, 2003a) (Figure 17.8). 로그 파일들은 다양한 수행결과 측정을 위해 분석될 수 있다. 특정 분석 소프트웨어는 AAC 수행 결과 보고서를 작성하기 위해 개발되었다(Hill and Romich, 2003b). 재활 공학자들은 고급 기술 기반의 AAC 기기를 사용하여 특정 설계 기능들의 효과와 언어 성과에 대한 옵션들을 측정하기 위해 로그 파일을 사용하는 것이 중요하다고 생각한다.

17.9.2 의사소통 속도(Communication rate)

의사소통 속도의 측정은 몇 가지 수행 변수들에 대한 정보를 제공해준다. 의사소통 속도는 분당 단어수로 측정되는데, 시작 시간으로는 해당 발화의 첫 이벤트를 사용하고 종료 시간으로는 해당 발화의 마지막 이벤트를 사용하여 각각의 발화에 대해 계산된다(Romich and Hill, 2000b). 개별 단어와 일반적으로 사용되는 구절들이 자발적으로 사용되어 생성된 의사소통만이 보고되기 위하여 분석된다. 평균 의사소통 속도는 해당 언어 샘플에 포함된 모든 발화를 대상으로 계산된 평균인데, 각 발화에 포함된 단어의 수에 따라 가중치가 부여된다. 최고 속도는 해당 샘플에 포함된 모든 발화들을 대상으로 측정한 평균 길이보다 더 긴 발화로 측정한 최고 속도이다. 분당 단어 수로 계산된 평균 의사소통 속도와 절정 의사소통 속도, 초당 비트로 계산된 선택 속도, 비트당 단어수로 계산된 속도지수 등이 있다. 의사소통 속도의 요소들에는 선택 속도, 언어표현방법(LRMs) 및 AAC체계 사용 능력상의 오류 등이 포함된다.

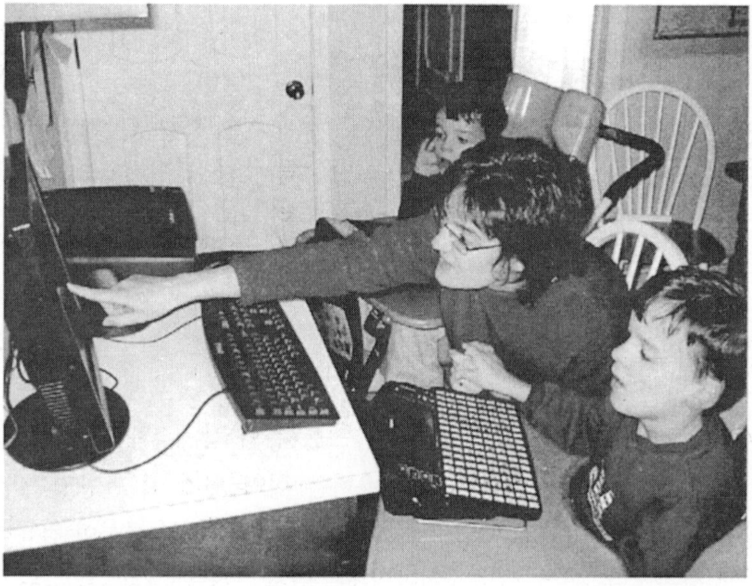

그림 17.8 집에서 LAM 데이터를 수집하는 모습을 보여주는 사진(AAC Institute 제공)

17.9.3 선택 속도(Selection Rate)

선택 속도는 인간기계 인터페이스의 속도를 뜻하고, 초당 비트로 측정 된다(Romich, Hill, and Spaeth, 2001). 예를 들면 사람이 128 키의 키보드로부터 초당 한 키를 누를 수 있다면, 선택 속도는 7bps 가 된다. 지체 장애의 정도와 같이 많은 요인들이 선택 속도에 영향을 미친다. 선택 속도의 최적화는 작업 치료사, 물리 치료사, 그리고 때때로 재활 공학자의 영역이다.

17.9.4 속도 지수(Rate Index)

속도 지수는 의사소통 속도의 비교를 위한 측정을 제공하는 선택 속도 차이점을 측정한다(Hill and Romich, 2002). 속도 지수(RI)는 분당 단어수로 계산된 평균 의사소통 속도(CR)은 초당 비트로 계산된 선택 속도(SR)로 나누고, 그 값을 60(분당 초)으로 나눈 값이다.

$$RI = (CR/SR)/60$$

그러므로 속도 지수 측정 단위는 비트 당 단어수이다. 예를 들면, 선택 속도가 7 bps(8 * 16 매트릭스 에서 초당 한 키스트로크)인 상태에서 생성된 분당 21 단어수의 평균 의사소통 속도는 비트당 0.05 단어수의 속도 지수를 나타낸다. 속도 지수는 서로 다른 선택 속도를 가진 사람들 사이의 의사소통 속도 성능을 비교하는데 중요한 수단을 제공하고, 연구 참가자를 고르는데 용이하게 사용된다.

17.10 컴퓨터 접근성

많은 AAC 사용자들은 컴퓨터도 사용한다. 그들 중의 상당수가 일반적인 키보드나 마우스를 사용하기가 어렵다. 컴퓨터를 사용하는 여러 대체 접근 방법들이 있지만, AAC 사용자들은 그들 자신의 AAC 체계를 컴퓨터 인터페이스를 통하여 컴퓨터를 사용한다. 이렇게 하는 것은 여러 가지 장점이 있다. 먼저, 그들은 AAC 체계 위에서 선택하는 신체적 접근 방법이 키보드나 마우스 사용보다 더 효과적이라는 것을 안다. 두 번째로, 키보드를 이용한 일반적인 문자 입력 방법, 즉 한 번에 한 문자를 입력하는 방법은 다른 방법들에 비하면 매우 느리다. 보다 빠른 의사소통을 위해 사용되는 언어표현 방법들(LRMs)은 컴퓨터가 문자를 더 빠르게 입력할 수 있도록 만들어준다.

전자적 출력(시리얼, USB, IR, 블루투스 등)을 가진 AAC 체계들은 유선 및 무선에 상관없이 컴퓨터 키보드와 마우스 기능을 모방하기위해 필요한 정보를 공급한다.

SerialKeys 나 AAC keys 와 같은 적절한 소프트웨어를 이용하여 컴퓨터에 입력된 문자들과 명령어들은 마치 그것들이 컴퓨터 키보드나 마우스 입력으로 가능한 것처럼 처리할 수 있다(Vanderheiden, 1980, 1981). 일반 입력기기 모방 인터페이스(General Input Device Emulating Interface, GIDEI) 규약은 입력되는 문자열을 컴퓨터 명령어로 바꾸어 주는 것을 명시하고 있다. 그림 17.9는 일반적인 연결을 보여준다. 기존의 키보드와 마우스는 위의 모방과 독립적으로 본래의 역할이 계속 가능하다.

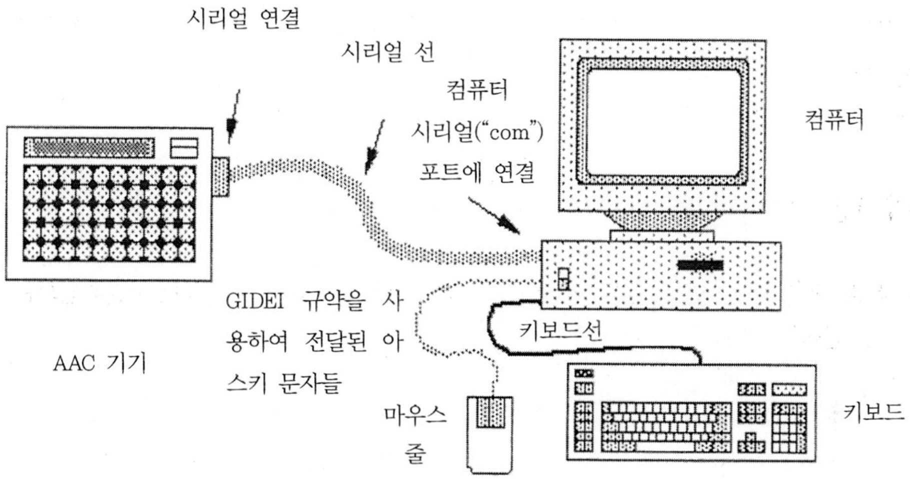

그림 17.9 키보드와 마우스를 모방하기 위해 사용된 AAC 기기의 개념도
(그림 제공: Trace Center, University of Wisconsin-Madison)

17.11 요약

재활 공학자들은 AAC 사용자들의 삶에 중요한 역할을 할 수 있다. 재활 공학자들은 공학 이론들을 AAC 기기의 고안, 변경, 맞춤제작, 조립, 그리고 지원에 적용시킬 책임이 있다. 북미 재활공학 및 보조 공학회(Rehabilitation Engineering and Assistive

Te chnology Society of North America, RESNA)의 윤리 규범에는 자격을 갖춘 재활 공학 기술자(rehabilitation engineering technicians, RET) 들은 전문적인 서비스를 받는 사람들의 복지가 가장 중요하고 가장 높은 윤리적 가치 기준을 유지해야 한다고 기재되어 있다(RESNA, 2005). 이러한 가치 기준은 고안, 평가 및 중재 과정에서 언어와 언어 표현 방법들의 중요성을 이해함으로써, 그리고 결정을 내릴 때 근거 중심 실행(EBP)의 원리와 수행결과 측정을 적용함으로써 가능해진다.

새로운 기술은 AAC 보조 기기의 혜택을 받는 사람을 위해 항상 열려져 있다. 그러나 헌신적인 전문가들에게는 단지 새로운 기술의 출현이 해결책은 아니라는 것을 인지하고 있다. 재활 공학 전문가들은 기술의 혜택을 최대한 받기 위해서 그리고 기술의 수행 결과를 측정하기 위해 체계적이고 과학적인 접근을 어떻게 적용할지를 알고 있다.

또 그들은 이런 점에서 관련된 전문가들로 구성된 팀에서 공헌할 수 있다. 재활 공학자들은 가장 효과적인 의사소통을 가능하게 하기 위해서 인간의 욕구를 충족시켜주는 AAC 기기를 고안하고 평가하기 위해 이러한 원리들을 체계적으로 적용시키는 방법을 인지하고 있다.

17.12 연습문제

1. 보완 및 대체 의사소통(AAC)는 무엇인가? 어떤 장애 유형들이 AAC 보조공학으로부터 혜택을 받을 수 있나?

2. AAC 보조공학이 국제 기능 분류(ICF) 모델 안에 어떻게 적용이 되나? 개인의 잠재성을 성취하기 위한 능력을 최적화 해 주기 위한 언어와 의사소통의 중요성은 무엇인가?

3. AAC 중재에서 중요한 2가지 종류는 어떤 것이 있나? 중재의 종류와 AAC 기술의 범위를 어떻게 기술할 수 있나?

4. AAC 평가의 요소들을 열거해 보아라. 재활 공학자들은 AAC 평가 팀에서 어떤 기술로 공헌할 수 있나? AAC 팀에서 재활공학자로서의 당신의 역할을 어떻게 설명할 수 있나?

5. 3가지 AAC 언어 표현 방법은 무엇인가? 이 방법들의 특성들을 비교해 보아라. [방법의 특성] 설명들에 근거한 언어를 표현하기 위해 각 방법의 능력에 대해 어떤 결론을 내릴 수 있나?

6. AAC 전용 기기들의 기본적인 요소는 어떤 것이 있나? 어떤 AAC 기기를 사용할 것인가를 선택할 때, 주도적 역할을 하는 기기의 부품이나 특성은 무엇인가?

7. 3가지 AAC 디스플레이 기술의 다른 점을 어떻게 설명할 수 있나? 각각의 장점과 단점은 무엇인가?

8. AAC 체계 사용 시 어휘에 접근하기 위해 사용되는 2가지 선택 방법을 기술하라. 재활공학자는 장애인이 [개인의 특성에 맞는] 어떤 방법을 선택할 것 인지에 대한 결정을 어떻게 도와줄 수 있나?

9. 합성음 출력과 디지털 음성 출력의 장점과 단점은 무엇이 있나?

10. AAC 체계에 적외선 포트(IR) 출력이 어떻게 사용될 수 있는지 2가지 예를 들어보아라.

11. AAC 체계가 컴퓨터에 입력을 하는 용도로도 사용될 수 있나? 그렇다면, AAC 체계가 갖추어야 할 요소는 무엇인가? 이것은 개인에게 어떤 이점을 줄 수 있나?

12. AAC 보조공학에서 인간적 요인을 고려해야하는 중요성을 말해 보아라. 어떤 인간적 요인이 특히 재활공학에 중요할까?

13. 수행 결과 측정의 중요성은 무엇인가? 이 장에 언어 표현 방법(LAM) 기록 파일 예에서 첫 번째 발화에 대한 의사소통 속도를 계산해 보아라. 알맞은 AAC 를 추천하기 위해 의사소통 속도와 선택 속도와 관련된 측정법은 어떤 것을 사용할 수 있나?

14. 국제기능분류(ICF) 모델에 따라 기능과 참여를 증진시키는 일들을 수행하기 위해 AAC 기기의 언어 표현 방법과 접근성 특성들을 어떻게 활용할 수 있을까?

15. 근거 중심 실행의 기본적인 원리는 어떤 것이 있나? 재활 공학자로써 AAC 서비스들을 제공해 주기 위해 이 원리들을 어떻게 적용할 수 있나?

참고문헌

American Speech-Language-Hearing Association (ASHA), 2001, *Scope of Practice*, Rockville, MD: Author.

American Speech and Hearing Association (ASHA), 2004, Evidence-Based Practice in Communication Disorders: An Introduction [Technical report], Rockville, MD: Author.

American Speech Language Hearing Association, 2004, *Preferred Practice Patterns for the Profession of Speech-Ijmguage Pathology*, Rockville, MD: Author.

Anderson, A., Baker, B., 2003, *Navigating AAC Devices for Early Communicators,* Presented at Assistive Technology Industry Association (ATIA) Annual Conference, Orlando, FL, ATIA.

Baker, B., 1986, Semantic compaction™ lets speech-impaired people quickly and effectively communicate in a variety of environments, *Byte,* 11,160-168.

Baker, B., 1986, Using images to generate speech, *Byte,* 11, 160-168.

Balandin, S., lacono, T., 1999, Adolescent and young adult vocabulary usage, *Augmentative and Alternative Communication,* 14.

Balandin, S., lacono, T., 1999, Crews, wusscs, and whoppas: Core and fringe vocabularies of Australian meal-break conversations in the workplace, *Augmentative and Alternative Communication,* 15,95-109.

Banajee, M., Dicarlo, C, Stricklin, S.B., 2003, Core vocabulary determination for toddlers, *Augmentative and Alternative Communication*, 19, 67-73.

Beukelman, D., Ansel, B., 1995, Research priorities in augmentative and alternative communication, *Augmentative and Alternative Communication*, 11, 131-134.

Beukleman, D.R., Jones, R., Rowan, M., 1989, Frequency of word usage by nondisabled peers in integrated pre-school classrooms, *Augmentative and Alternative Communication,* 5, 243-248.

Beukelman, D.R., Mirenda, P., 1992, *Augmentative and Alternative Communication: Management of Severe Communication Disorders in Children and Adults,* Baltimore: Paul H. Brookes Publishing.

Blackstone, S., 1990, In pursuit of opportunities and interdependence, *Augmentative Communication News,* 1-4.

Bloomberg, K., Johnson, H., 1990, A statewide demographic survey of people with severe communication impairments, *Augmentative and Alternative Communication*, 6, 50-60.

Chomsky, N., 2000, *New Horizons in the Study of Language and Mind*, Cambridge, UK: Cambridge University Press.

Cook, A.M., Hussey, S.M., 1995, *Assistive Technologies: Principles and Practice,* St. Louis: Mosby-Year Book, Inc.

Drager, K.D.R., Light, J.C., Spetz, J.C., Fallon, K.A., Jeffies, L.Z., 2003, The performance of typically developing 2 1/2 year olds on dynamic display AAC technologies with different system layouts and language organizations, *Journal of Speech, Language, Hearing Research*, 46, 298-312.

Enderby, P., Philipp, R., 1986, Speech and language handicap: Toward knowing the size of the problem, *British Journal of Disorders of Communication,* 27, 159-173.

Fitts, P.M., 1954, The information capacity of the human motor system in controlling the amplitude of movement, *Journal of Experimental Psychology*, 47, 381 -391.

Gardner-Bonneau, D.J., Schwartz, P.J., 1989, A Comparison of Words Strategy and Traditional Orthography, in *Proceedings of the 12th Annual RESNA Conference,* pp. 286-287.

Glennen, S.L., DeCoste, D.C., 1998, *Handbook of Augmentative and Alternative Communication*, San Diego, CA: Singular Publishing Group.

Higginbotham, D.J., 1992, Evaluation of keystroke savings across five assistive communication technologies, *AAC Augmentative and Alternative Communication*, 8, 258-272.

Higginbotham, D.J., Lesher, G., Moulton, B., 1998, R4-Evaluating and enhancing communication rate, efficiency and effectiveness, in *Communication enhancement AAC-RERC: Engineering advances for communication enhancement in the new millennium*, National Institute on Disability and Rehabilitation Research, CFDA: 84.133E.

Hill, K., 2001, The development of a model for automated performance measurement and the establishment of performance indices for augmented communicators under two sampling conditions, *Dissertation Abstracts International,* 62(05), 2293 (UMI No. 3013368).

Hill, K., 2004, Augmentative and alternative communication and language: Evidence-based practice and language activity monitoring, *Topics in Language Disorders,* 24, 18-30.

Hill, K., Glennen, S., Lytton, R., 1998, The role of the manufacturers' consultants in delivering AAC services, Poster presented at the 1998 International Society for Augmentative and Alternative Communication (ISAAC) Conference, Dublin, Ireland: ISAAC.

Hill, K.J., Holko, R., Romich, B.A., November, 2001, AAC performance: The elements of communication rate, Presented at the 2001 ASH A Annual Convention, New Orleans, LA.

Hill, K., Romich, B., 2002, The AAC rate index in clinical practice, in *Proceedings of RESNA 2002 Conference*, pp. 81-83, Minneapolis, MN: RESNA Press.

Hill, K.J., Romich, B.A., 2003a, U-LAM (Universal Language Activity Monitor): A computer program for collecting AAC language samples [Computer software!, Edinboro, PA: AAC Institute.

Hill, K.J., Romich, B.A., 2003b, *PeRT (Performance Report Tool): A Computer Program for Generating the AAC Performance Report* [Computer software], Edinboro, PA: AAC Institute.

Hill, K., Romich, B., *AAC Handbook for Evidence-Based Practice*, Pittsburgh, PA: AACI Press, in press.

Jagacinski, R.J., Monk, D.L., 1985, Fitts' law in two dimensions with hand and head movements, *Journal of Motor Behavior*, 17, 77-95.

King, T., 1999, *Assistive Technology: Essential Human Factors,* Boston: Allyn and Bacon.

Klein, W., 1994, *Second Language Acquisition,* Cambridge, UK: Cambridge University Press.

Koester, H.H., Levine, S.P., 1994, Modeling the speed of text entry with a word prediction Interface, *IEEE Transactions on Rehabilitation Engineering*, 2, 177-187.

Lesher, G.W., Moulton, B.J., Higginbotham, D.J., Alsoform, B., 2002, Acquisition of scanning skills: The use of and adaptive scanning delay algorith across four scanning displays, in Proceedings of RESNA 2002 Conference, pp. 75-77. Minneapolis, MN: RESNA Press.

Lesher, G., Moulton, B.J., Rinkus, G., Higginbotham, D.J., 2000, A universal logging format for augmentative communication, in Proceedings of the 2000 CSUN Conference. Los Angeles, CA: CSUN, retrieved February 14, 2003, from http://www.csun.edu/cod/conf/2000/proceedings/0088Lesher.htm.

Light, J., Lindsay, P., Siegel, L., Parnes, P., 1990, The effects of message encoding techniques on recall by literate adults using AAC systems, *Augmentative and Alternative Communication,* 6, 184-201.

Lloyd, L.L., Fuller, D.R., Arvidson, H.H., 1997, *Augmentative and Alternative Communication: A Handbook of Principles and Practices*, Boston: Allyn and Bacon.

Lucky, R., 1991, *Silicon Dreams: Information, Man, and Machine*, New York: St. Martin's Press.

Marvin, C.A., Beukelman, D.R., Bilyeu D., 1994, Vocabulary-use patterns in preschool children: Effects of context and time sampling, *AAC Augmentative and Alternative Communication*, 10, 224-236.

Mein, R., O'Connor, N., 1960, A study of the oral vocabularies of severely subnormal patients, *Journal of Mental Deficiency Research*, 4, 130-143.

Norman, D., 1980, *The psychology of everyday things*, New York: Basic Books, Inc.

Mandich, A., Miller, L., Law, M., 2002, Outcomes in evidence-based practice, in M. Law (Ed.), *Evidence-Based Rehabilitation: A Guide to Practice*, pp. 49-70, Thorofare, NJ: SLACK Incorporated.

Miller, L.J., Demasco, P.W., Elkins, R.A., 1990, Automatic data collection and analysis in an augmentative communication system, in *Proceedings of the Thirteenth Annual ASHA Conference*, pp. 99-100, Washington D.C.: ASHA.

Parette, H.P., Huer, M.B., Brotherson, M.J., 2001, Related service personnel perceptions of team AAC decision-making across cultures, *Education and Training in Mental Retardation and Developmental Disabilities*, 36, 69-82.

Petroski, H., 2003, *Small Things Considered*, New York: Alfred A. Knopf.

Pinker, S., 1994, *The Language Instinct*, Harper-Collins Publishers, New York.

Rehabilitation Engineering and Assistive Technology Society of North America (RESNA), *Code of Ethics.* (2005), Arlington, VA: Author.

Romich, B., 1994, Knowledge in the world vs. knowledge in the head: the psychology of AAC systems, *Communication Outlook*, 16, 19-21.

Romich, B.A., Hill, K.J., 2000a, *Language activity monitor feasibility study*, National Institute for Deafness and Other Communication Disorders of the National Institutes of Health (NIH Grant No. 1 R43 DC 4246-01).

Romich, B.A., Hill, K.J., 2000b, AAC communication rate measurement: Tools and methods for clinical use, in *Proceedings of the RESNA 1999 Annual Conference*, Arlington, VA: RESNA Press.

Romich, B.A., Hill, K.J., Spaeth, D.M., June 2001, A AC; a selection rate measurement: a method for clinical use based on spelling, in *Proceedings of the RESNA 2001 Annual Conference*, pp. 52-54, Arlington, VA: RESNA Press.

Romich, B., Vanderheiden, G., Hill, K., 2000, Augmentative communication, in J.D. Bronzine (Ed.), *Biomedical Engineering Handbook, 2nd ed.,* pp. 101-122, Boca Raton, FL: CRC Press.

Romski, M.A., Sevcik, R.A., Adamson, L.B., 1999, Communication patterns of youth with mental retardation with and without their speech-output communication devices, *American Journal on Mental Retardation*, 104, 249-259.

Rose, J. Alant, E., 2001, Augmentative and alternative communication: Relevance for physiotherapists, *South African Journal of Physiotherapy*, 57, 18-20.

Sackett, D.L., Richardson, W.S., Rosenberg, W.M., Haynes, R.B., 1997, *Evidence-Based medicine: How to Practice and Teach Evidence-Based Medicine*, New York: Churchill Livingstone.

Scherer, M.J., 1998, *The Matching Person & Technology (MPT) Model Manual, 3rd ed*, Webster, NY: The Institute for Matching Person & Technology, Inc.

Stuart, S., Beukelman, D.R., King, J., 1997, Vocabulary use during extended conversations by two cohorts of older adults, *AAC Augmentative and Alternative Communication*, 13, 40-47.

Swengel, K.., Varga, T., 1993, Assistive Technology assessment: the feature match process, paper presented at Closing the Gap Conference, Minneapolis, MN.

Todman, J., 2000, Rate and quality of conversations using a text-storage AAC system: a training study, *Augmentative and Alternative Communication*, 16, 164-179.

Vanderheiden, G., January 1981, Practical applications of microcomputers to aid the handicapped , *Computer*, IEEE Computer Society.

Vanderheiden, G., April 2-3, 1980, Microcomputer aids for individuals with severe or multiple handicaps: barriers and approaches, in *Proceedings of the IEEE Computer Society of the Application of Personal Computing to Aid the Handicapped*, Johns Hopkins University.

Vanderheiden, G.C., Kelso, D.P., 1987, Comparative analysis of fixed-vocabulary communication acceleration techniques, *AAC Augmentative and Alternative Communication*, 3, 196-206.

Venkatagiri, H.S., 2003, Segmental intelligibility of four currently used text-to-speech synthesis methods, *Journal of the Acoustical Society of America*, 113, 2095-2104.

Wasson, C.A., Arvidson, H.H., Lloyd, L.L., 1997, AAC assessment process, in L.L. Lloyd, D.R. Fuller, H.H. Arvidson (Eds.), *Augmentative and Alternative Communication: A Handbook of Principles and Practices*, pp. 169-198, Needham Heights, MA: Allyn and Bacon.

Wilkinson, K.M., Jagaroo, V, 2004, Contributions of principles of visual cognitive science to AAC system display design, *Augmentative and Alternative Communication*, 20, 123-136.

World Health Organization, 2001, *ICIDH-2: International Classification of Functioning & Disability* (Pre-final draft), Geneva: Author.

Yorkston, K., Karlan, G., 1986, Assessment procedures, in S. Blackstone (Ed.), *Augmentative Communication: An Introduction*, pp. 163-196, Rockville, MD: American Speech Language Hearing Association.

Chapter 18

장애인 스포츠

제18장

장애인 스포츠

저자 : Mary E. Bunung, Ian M. Rice, Rory A. Cooper, and Shirley G. Fitzgerald

역자 : 이근민 (대구대 재활공학과 교수)

18장 장애인 스포츠(adaptive sports≒disabled sports; 위키페디아에서 같은 용어로 사용함을 알 수 있음)와 레크리에이션 공학(또는 기술: Technology)

18.1 학습 목표

여러분은 아래의 내용을 이장을 통해 성취(배울)수 있습니다.

- 신체, 감각 또는 인지적인 손상의 존재에서 생산적인 인간 작업과 참여에 복귀를 위해 본질적으로 동기부여 및 준비하는 장애인 스포츠(adaptive sports)와 레크리에션의 가치를 이해함
- 스포츠와 레크리에이션을 위한 개념, 설계, 그리고 공학 기술로 활동에서 전형적으로 생기는 신체적 구성(온도, 습도, 피부 특성 등)에 필수적인 역할을 알아봄
- 장애인 운동선수들 가운데 실제적인 경기를 하는 운동선수에게 적응된 장비, 개조 규정, 그리고 신체적 훈련 사이의 상호작용에 대해 인식함
- 향상된 기능(affordability)을 유지하기 위하여 스포츠와 레이레이션 기술의 설계 내에서 인간 기술과 능력들의 변화를 위한 평가를 통해 경제적 접근을 이용함

18.2 서론

놀이와 레저 활동들은 인간의 다른 작업들 보다 더욱 흥미를 유발한다. 놀이와 레저는 흥분, 도전, 즐거움 또는 그 자체에서 제공하는 느낌에 의해 선택된다. 대부분 우리 삶은 우리에게 흥미로운 상황으로 가득 채워지고, 더욱 높은 삶의 질에 우리가 만족할 것이다.

인간은 재창조 또는 레크레이션을 위한 요구는 일상의 활동과 환경들에서 기능 능력에 영향을 미치는 신체적, 감각적, 또는 인지적 손상의 존재에서 특히 중요하다. 주요한 재활 중재들은 자아 유지, 교육, 그리고 고용 활동들에서 주로 강조하였다. 여전히 인간 작업의 이론은 훈련과 재활 과정을 위한 클라이언트의 동기부여에 부정적 요소들과 같은 "개인적인 의지 요소(volitional element)"의 중요성을 언급한다. 의지 구성요소(volitional component)는 한 개인이 경험하고, 판단하고, 예상하고, 그리고 선택하는 직업의 행동과정이다. 이것은 무엇이 중요하고 의미 있는지를 개인적 능력, 효과, 그리고 판단하는 개별적인 지각을 지원한다. 무엇이 누군가 흥미를 끄는 것인지, 무엇이 누군가의 세계관(가치)내에서 중요한 것인지, 성공이 가능한지에 대한 믿음과 연계되어 있다. 이러한 의지 요소(volitional factor)는 활동과 행동에 관해 선택하는 영향을 주기 때문에 인생에서 개인적인 장애에 적응하고 재고용을 가능케 하는 중요한 역할을 가진다.

18.3 장애인 스포츠와 레크리에이션의 공헌

레크리에이션은 학습을 위한 교습과 감정적인 지원을 제공하고, 일상적인 삶의 현실로 부터 탈출하고 재미를 약속하고 자연스러운 사회적인 참여를 하는 초보자와 같이 새로운 참여를 받아들이는 환경에서 인간이 육체적 제한에 도전하는 것을 허락한다.

레크리에이션은 일과 자아 유지 활동과 같이 똑같은 방법으로 판단되는 것이 아닌, 단지 자신들이 원하는 요청에 의해 모험적이거나(adventurous), 의지가 강하거나(strong), 기품이 있는(graceful) 사람들이 스스로의 생각(또는 상상)한 것에 접촉하도록 사람들을 놓아둔다.

후천적 장애인(persons with acquired disability)을 위한 레크리에이션은 일상생활 활동의 가치 있는 형태로 되돌아가는 것을 의미할 수 있다. 선천적 장애인(persons with congenital disability)은 새롭고 사회적으로 가치 있는 기술과 능력의 시도와 개발을 위한 방법으로 볼 수 있다. 두 그룹을 위한 레크리에이션은 문화적으로 가치 있는 활동들이 포함된 귀중한 단계이다. 스포츠와 레크리에이션을 통해 혼자 또는 다른 사람들과 하는 건전한 경기는 의료적 재활의 획득을 유지하고, 장애와 사회적 분리에 대한 문화로부터 학습된 개인적으로 가진 생각의 도전과, 그리고 장애의 수용을 포함하는 희망을 갖는 새로운 자아 개념을 시험해 보는 위한 경기장을 만든다.

장애인 스포츠(adaptive sports)와 레크리에이션을 지원해야 하는 다른 이유가 있는데 개인적인 건강(fitness)을 위해서이다. 오늘날의 의료적 발달은 생존 비율을 높여 왔다. 하지만 대체(adaptive) 휘트니스(fitness)에 대한 기회와 정보의 부족은 장애를 가진 사람들을 더욱 비활동, 반복사용 긴장성 손상 증후군(repetitive strain injury), 비만 등의 부정적인 건강 결과를 초래한다. 레크리에이션 참여는 좋은 건강을 유지하는데 도움을 준다.

18.3.1 장애인 스포츠(adaptive sports)와 레크리에이션의 역사

지난 50년이 넘는 동안, 장애인을 위한 활동적인 운동과 오락적인 활동의 이점에 대한 보급이 유럽에서 미국, 일본으로 이동해 왔었다. Georgia에 있는 Warm Spring 병원은 소아마비가 유행 시절에 기능 회복을 위해 수치료를 사용함으로 유명해 졌다. 유럽과 미국에 절단과 척수 손상으로 고향으로 돌아간 2차 세계 대전 상이용사(참전군인)들은 스키와 농구와 같은 코드 운동을 다시 시작하기 위한 방법을 찾았다.

Paralyzed Veterans of America와 Disabled American Veterans 같은 미국 재향군인 관리국 병원과 기관들은 장애인 스포츠를 알게 되었고 재활과 post-discharge(단어 없음) 프로그램에 장애인 스포츠(adaptive sports)를 포함하게 되었다. 베트남 전쟁은 또 다른 재활을 위한 접근으로 “레크리에이션 치료”에 대한 관심과 수용의 증대를 야기하였다. 베트남 전쟁 상이용사들은 장애인 스포츠와 레크리에이션을 통해 본인이 직접적으로 회복하는 경험에 자극을 받았고, 미국 장애인 스포츠 협회(Disabled Sports USA)와 같은 비영리 기관을 창립하였다. 오늘날 지방 지부의 연결망(network)이 모든 연령의 개개인에게 퍼져있다. 오리지널 프로그램은 사고, 질병, 선천적인 장애 때문에 경험하는 장애를 가진 개개인들을 포함하기 위해 확대하였다.

시합을 위해 타고난 재능과 실력(innate talent and natural drive)을 가진 사람들은 지역에서 국제적 행사로 범위가 확대된 높은 경쟁 수준을 위한 장애인 스포츠를 가져왔다. 올림픽 게임과 연계(affiliated)된 페럴림픽(Paralympics)은 최고의 장애인 스포츠 경쟁을 제공한다. 페럴림픽의 활동은 장애인의 사회적인 인식에 긍정적인 면을 가져왔다. 페럴림픽 경기의 성취를 통해 사회는 새로운 시각(new way)으로 장애를 바라보았다. 장애인 스포츠는 장애가 인간 정신을 줄이지(diminish) 않는 것을 증명한다.

정신면에서 장애인 스포츠와 레크리에이션 중요성의 배경과 함께 여러분은 가족, 친구들과 하는 팀 및 개별 운동과 오락적인 활동에 참여 할 수 있게 하는 보조공학 기기의 개요에 대한 이 장의 초점에 도달한다. 사람들이 레크리에이션과 운동에 참여하기 위해 할 수 있는 기술과 능력을 잃어버렸을 때, 개조하고 적응(적용)하는 것은 스포츠와 레크리에이션 활동에 지속적으로 참여할 수 있도록 하기 위해 필요하다. 운동 또는 오락적 활동을 위한 기초적인 것은 동일하게 남아 있어 참여 할 수 있도록 규칙, 장비 그리고 적응(적용)을 크게 변경한다. 일반적으로 오락적이고 스포츠를 위한 장비와 오락 활동에 참여하기 위한 대부분의 적응 접근은 장애인의 동기부여와 창조적인 제품들이다. 공통의 장애인 스포츠와 레크리에이션 장치와 접근의 개요는 다음과 같이 실내, 여름, 겨울 스포츠 및 활동의 종류가 논점으로 구성될 것이다.

18.4 실내 레크리에이션과 스포츠

18.4.1 농구(Basketball)

장애인에게 적응(적용)된 최초의 스포츠 중에 하나인 농구는 세계 2차 대전에서 되돌아온 참전 군인의 관심으로 1940년대에 시작되었다. 오늘날 농구를 하는 사람들은(player) 일상 중에(daily basis) 휠체어를 사용하거나 하지 않는 하반신 마비(paraplegia), 뇌성 마비, 절단, 후소아미비 증후군(postpolio syndrome) 등과 같은 다양한 질병을 가지고 있다. 휠체어 사용자들은 새로운 활동을 위해 수동 휠체어 이동에 이미 능숙하고, 간단히 사용할 수 있기 때문에, 농구는 휠체어를 사용하는 많은 개개인에게 매력적인 운동이다. 농구 코트는 휠체어가 접근하기 쉬운 환경이고, 농구 운동을 잘하기 위해 공을 다루는 상지 근력과 기술이 있어야 하고, 휠체어 프레임에 접근이 적합하고 잘 유지해야 높은 수준의 플레이를 한다.

농구 휠체어는 전형적으로 수동 휠체어에 유사하지만, 안정성과 기동성을 높이기 위해 특징이 있다. 농구 휠체어는 속도, 가속, 빠른 제동을 위해 경량이다. 비록 농구가 접촉 스포츠는(contact sport) 아니지만, 때때로 일어나는 접촉을 피할 수 없어서 휠체어 바퀴살 보호대(spoke guard)는 바퀴 손상을 방지하기 위해 바퀴살 바깥을 덮는다. 충격에 견디는 플라스틱으로 만든 휠체어 바퀴살 보호대(spoke guard)는 몇 가지 추가적인 이점들을 제공한다. 선수들이 휠체어 바퀴살 보호대(spoke guard)에 기대어 공을 밀고 무릎 위에 공을 굴리는 것에 의해 바닥으로부터 공을 집어 올리는 것을 가능하게 한다. 휠체어 바퀴살 보호대(spoke guard)는 공을 잡기 위해 뻗는 적극적인 플레이로부터 손과 손가락을 보호하고, 팀과 스폰서 이름을 적을 공간을 제공한다. 안정성은 넓은 바퀴 축으로 제작된 바퀴의 경사(camber)를 통해 제공한다. 추가적으로, 경사(camber)는 바퀴 위쪽이 몸으로 더 가깝게 붙도록 하여 휠체어를 더욱 빠른 반응으로 돌리게 만들고, 손이 부딪히는 면으로부터 떨어지게 위치시킴으로 충돌 시에 선수의 손을 보호한다.

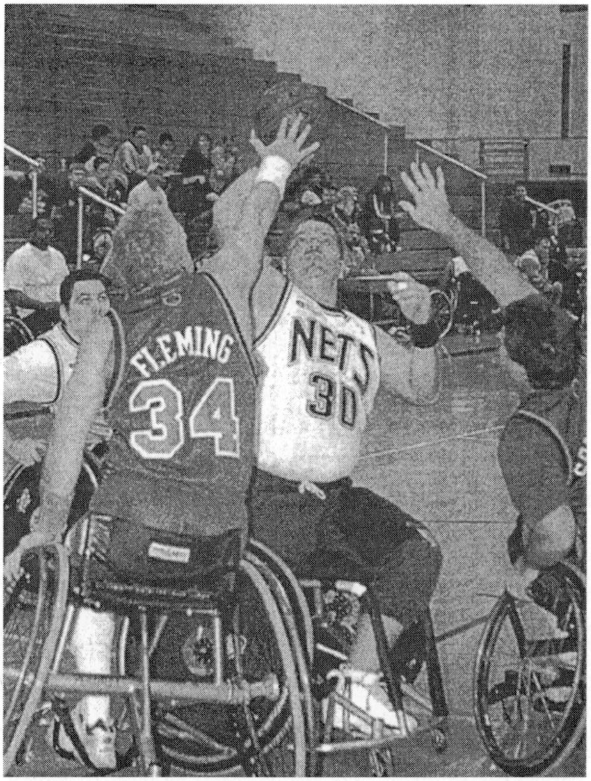

그림 18.1 휠체어 농구는 운동과 기술을 요구하며 연합 척수 협회와 같은 기관들에 의해서 활성화 되고 있다. http://www.unitedspinal.org/

규칙은 현재의 농구 휠체어 형태를 나타낸다(국제 휠체어 농구 연맹; International Wheelchair Basketball Federation[IWBF], 2004). 의자는 4바퀴-추진을 위한 2개의 큰 뒷바퀴와 피벗(pivoting)과 회전(방향전환)을 위한 2개의 앞쪽 캐스터-를 가지고 있어야 한다. 캐스터는 지름이 5cm 이내이고 대체적으로 정밀한 롤러 베어링으로 된 인라인 스케이트 바퀴와 비슷한 매우 단단한 플라스틱으로 만든다. 뒷바퀴는 지름이 66cm보다 작고, 추진 보조 휠 프레임(pushrims)이 있고, 최소의 접지면을 가진 고압의 타이어(827.4에서 1379 kPa[120에서 200 psi])를 사용한다. 발판은 앞바퀴가 앞으로 움직이는 위치일 때 11cm 보다 높지 않아야 하고, 또한 경기장 표면에 손상을 피하기 위해 설계되어야 한다.

농구 골대에 슛을 휜 이점을 가지기 위해 앞쪽은 대체적으로 바닥으로부터 53cm까지 또는 그보다 낮은 위치로 가능한 높게 휠체어 시트 제작을 시도했다. 좌석은 일반적으로 뒤쪽으로 향하는 각도이고, 선수의 골반 안정성을 높이기 위해 0.085에서 0.255 라디안(5°에서 15°)으로 "꽉맞는(squeeze)" 또는 좌석 버킷을 만들었다. 가드는 빠르고 더욱 잘 조종할 수 있도록 공을 다루기 위해 시트 각도를 증가하도록 결합한 낮은 시트 높이로 만들었다. 쿠션은 휠체어 시트와 똑같은 사이즈로 10-cm 두께 보다 높지 않는 탄력적인(flexible) 재질로 만들어진 것이 사용되었다. 만약 선수가 3.5-, 4.0-, 또는 4.5-등급의 선수와 같이 분류되었다면, 쿠션은 5cm를 초과할 수 없다. 부적절한 타이어, 기어, 브레이크, 또는 조종(steering) 장치들은 휠체어에 사용될 수 없다. 심판들은 휠체어가 요구사항에 맞게 지키고 있는지 각 게임 전에 각 선수의 휠체어를 점검한다.

휠체어 농구는 여러 가지 대표적인 플레이의 규칙들을 통합했다. 예를 들면, 20분의 전·후반(two halves), 한 팀에 5명의 선수, 같은 크기의 경기장과 골대 높이 등이다. 손상의 다양한 수준을 수용하기 위하여 선수 분류 체계는 팀 형성을 위해 사용된다. 각 선수의 체간 움직임은 남자 또는 여자가 휠체어 추진, 드리블, 패스, 리시브, 슈팅, 리바운드와 같은 농구 기술 수행에 따라 평가 되고, 등급이 평가 또는 분류 된다. 평가 분류는 최하에서부터 0.5단위 증가에 따라 1.0에 4.5(최대)에 까지 기능적 능력으로 배치된다. 1.0선수들은 흉부 척수손상(thoracic spinal cord injury) 장애인들이고, 반면에 4.5선수들은 천골(sacral) 척수손상 장애 또는 한발 절단 장애인이 속한다. 5명의 참가 선수들의 등급 분류는 팀에 합산으로 산출한다. IWBF 세계 챔피언십, 페럴림픽, 지역구 챔피언십에서는 팀 합산 자격점수로 선수 교체를 비롯하여, 게임이 진행되는 모든 시간 동안 14점을 넘지 않도록 하고 있다. 각 선수들은 앉기 자세, 스트랩의 사용, 의지보조기 장치의 모든 변경 사항들이 적힌 선수 등급분류 카드를 발급받는다.

게임 규칙은 휠체어 추진과 드리블, 패스, 슈팅을 가능하게 하기 위해 조금 변경할 수 있다. "이동(traveling)"하기 위해 공을 점유한 선수는 공을 지면에 튀기지 않은 위치에서 한손 또는 양손으로 연속 두 번 이상 밀지 않는다. 그러나 일반(체지가 온전한)(able-bodied) 선수들은 달리고 공을 드리블 하는 것처럼 선수들은 동시에 휠체어를 이동하고 공을 드리블 한다. 하지만 휠체어 농구에는 더블 드리블 반칙은 없다. 선수는 3초 또는 이하 상대 진영의 제한 구역에 3초 이상 머물면, "3초 파울"을 초래한다. 이 제한은 공이 슈팅하여 공중에 있거나, 리바운드 상황이나, 공이 나가 있는 동안에는 적용하지 않는다(Vines, 2004). 선수들 가운데 장애의 등급이 변하기 때문에, 모든 시간에 걸쳐 휠체어에 단단하게 앉은 상태를 유지하고 상대방 보다 기능적인 다리 사용 또는 신체적 이점을 위해 의족을 사용하지 않는 기본적인 규칙이 엄격히 시행된다. 이 규칙(리바운드, 점프볼 등)의 위반은 신체적 이점 파울로 간주한다. 또한 공식적 점수 정보 메모(official score book)에 기록되어진다. 이와 같은 파울 3개로 게임에서 선수를 실격시킨다. 2개의 자유투가 주어지고, 공은 상대팀에게 out-of-bounds로 주어진다.

다소 격렬하게 보이는 휠체어 농구는 얼마만큼 게임의 정신과 목표가 휠체어(장비)와 게임의 규칙 모두 변경을 통해 보호되는지를 보여주는 증거가 되었다. 휠체어의 실행 요구와 수반하는 특징은 게임의 요구, 선수 안전, 그리고 선수의 수행 제한을 위한 보상을 이끌었다. 장비는 경쟁에서 이점을 만들기 위해 사용된 이후로 조금씩 조절되었다. 왜냐하면 장비는 팀들 사이에 기능적으로 동등하게 만들기 위해 작업하는 것이 선수들의 성취, 변경된 규칙, 그리고 등급분류를 완전히 균등히 할 수 없기 때문이다.

모든 매개변수는 농구 시합에 도전과 흥분을 동일하게 하는 스포츠를 만들기 위해 함께 일한다.

18.4.2 휠체어 럭비(Wheelchair Rugby)

Quad콰드 럭비로 잘 알려진 휠체어 럭비는 경기 본래의 공격성 때문에 원래 "머더볼(살인경기)"로 불리어졌다. 1981년에 Brad Mikkelsen 브래드 미켈슨은 노스 다코타 대학의 장애학생 서비스와 최초의 팀을 결성하기 위해, 그리고 마지막으로 럭비를 미국에 소개하기 위해 협력했다. 미국 콰드 럭비 연합 USQRA는 국가수준과 세계수준의 스포츠로 발전시키고 조정하기 위해 1988년에 결성되었다. 럭비는 1996년에 그 증거 표명으로써 최초로 장애인올림픽인 패럴림픽(Paralympic)에 소개되었고 시드니 패럴림픽 2000에서는 메달을 모두 석권한 스포츠로 알려졌다.

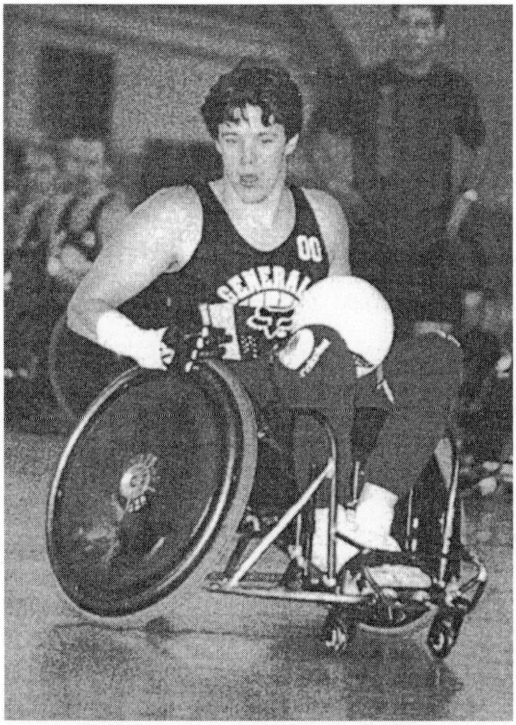

그림 18.2 공격적인 플레이를 위해 특수하게 설계한 휠체어를 사용하는 Quad rugby선수들. 공은 배구공을 사용한다.

이 스포츠는 선수들이 상위 또는 하위말단의 장애를 모2가지고 있어야 참가 자격이 주어지므로 농구와는 다르다. 대부분의 선수들은 경추손상을 겪었고 몇몇은 약간의 사지마비를 경험하고 있다. 농구와 비슷한 점이 있다면 0.5(가장 손상)에서 3.5(최소 손상. 예를 들면 척추 손상 레벨 정도의 손상)까지의 범위를 가지는 7등급 분류에 기초한 등급별 선수들을 가지는 점과 한 팀은 한 번에 최고 8점만을 낼 수 있다는 점이다. 선수 4명짜리 팀은 이러한 등급 시스템을 가지고도, 남녀 혼합 팀으로 얻을 수 있는 게 별로 없지만 남녀 혼합 팀을 구성할 수 있다.

18.4.3 테니스(Tennis)

사람들은 정형화된 코트 - 휠체어가 접근 가능한 다른 환경에서도 단식이나 복식 휠체어 테니스 경기를 한다. 테니스의 룰은 2가지 방법으로 바뀐다. 선수에게 적용되는 다시 돌아오기 전에 두 번 튕긴 공과 규칙이 지금은 사람의 몸의 확장으로써 휠체어에 적용될 것이다. 그리고 브레이크가 설치되지 않은 휠체어와 선수는 반드시 공을 치는 동안 한 엉덩이를 시트에 붙여야한다.

경기에 진지하게 임하는 테니스 선수는 세 네 개의 바퀴, 큰 두 개는 추진을 위한 것이고 하나나 두 개 바퀴는 5cm캐스터로 빠른 턴을 위해 발밑에 위치로 갖추어진 테니스를 위해 특별히 제작된 휠체어를 사용한다. 큰 바퀴들은 보통 61에서 66cm 지름이고 고압타이어(827.4에서 1379kPa 다음에 이 부분이 잘 안 보인다. 120에서 200psi까지)를 코트에서의 구름저항을 줄이기 위해 사용한다. 바퀴는 특히 공을 넘길 때 코트에서의 이동성과 안정성을 최대화 하기위해 극도의 캠버와 함께 세팅 된다. 높은 레벨의 경추손상 환자는 전동휠체어와 더 긴 라켓을 사용하여 경기하는데 이는 손에 라켓을 감아 고정시키는 것으로 인한 길이를 보상하기 위해서이다.

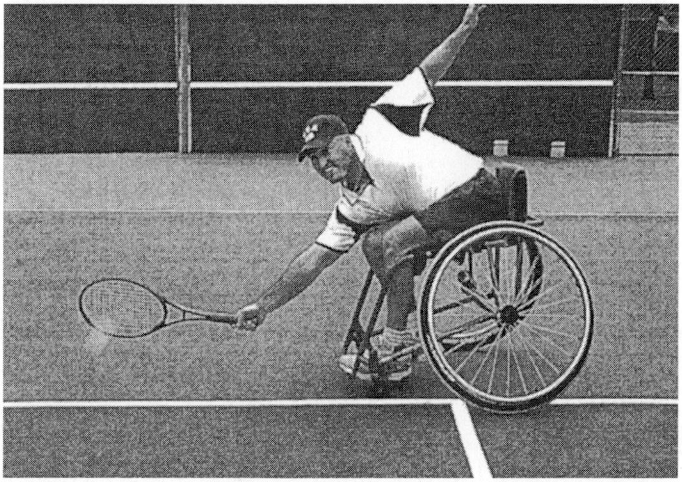

그림 18.3 데이빗홀, 세계적인 호주 휠체어테니스 선수. 그의 휠체어는 후방향 전복장지 바퀴가 달려 있다.

럭비와 야구선수들과 같이 테니스 선수들은 더 나은 골반조절에서부터 균형과 안정성을 위해 경사가 급한 시트를 사용한다. 무릎은 굴곡 되고 선수의 무릎 뒤에서 발은 접어 올려지게 된다. 이러한 연속된 자세에서의 몸체와 함께 운전자와 휠체어의 결합된 탄성은 줄어들게 되고(마치 피겨 스케이터들이 더 빠르게 돌기 위해 그들의 팔을 가지고 오는 것과 같이) 의자는 좀 더 조정성이 높아지게 된다. 많은 선수들이 공을 쳐낼 때 뒤로 젖혀져 공을 넘기는 것을 돕는 핸들이 시트 바로 앞에 위치된 의자를 사용하고 있다. 그 핸들은 또한 선수들의 무릎이 빠르게 방향을 바꾸는 동안에도 제자리에 위치하도록 도와준다.

빨리 스피드를 내고 빨리 멈추고 어려운 바운드를 잘 조절할 수 있도록 방향을 전환할 수 있는 휠체어 기술들은 테니스경기에서 성공할 수 있는 중요한 요소이다. 그리고 선수들은 이러한 기술들을 발전시키기 위한 이론들에 집중하고 실행할 수 있어야 한다. 테니스는 특별히 고안된 장비들과 개정된 규칙들, 선수들의 기능적인 능력에 기초한 습관적인 적응들, 선수들의 신체적인 컨디션이나 힘, 민첩성, 경쟁의식에 집중할 필요를 증명하는 또 다른 스포츠이다.

18.4.4 양궁과 사격술

양궁은 올림픽 경기와 스포츠로써 낮은 장애를 가진 사람들에게 오랜 역사를 가졌다. 제1회 국제 휠체어 양궁 경기는 1948년 영국 Stoke Mandeville에서 신경외과의사인 Ludwig Guttman의 노력으로 발생되었다. 그는 2차 대전에서 돌아온 척수손상 된 퇴역병(상해용사)들을 위해 스포츠 프로그램으로 개발시켰는데 이것은 Stoke - Mandeville 휠체어 대회로 발전되었다. 이 경기들은 드디어 1960년 로마에서 제1회 장애인 경기로 되었다.

양궁 시합은 남녀노소로 개인 또는 팀별로 겨루게 되었고 참가자들에게 휠체어에서 앉거나 서는 선택권이 제공되었다. 경쟁자들은 장애손상에 따라 사용할 적합한 장비에 대한 규칙들이 시합을 위해 제시되었다. 경기기록 절차는 올림픽 경기에서 경쟁하는 경기자들을 위해 동일하다. 승인된 적합한 양궁도구는 다양한 단체들을 통해 찾을 수 있고 지역과 국가 경기대회는 오락적인 것과 경기를 위한 것 2가지가 존재한다. 사격술은 소총 사격과 권총 사격으로서 다른 사격 경기에 또한 사용된다. 양궁에서 기능적 능력이 다른 선수들을 등장시키기 위해 경기자들은 보조 장치를 사용할 수 있다. 사격 경기는 함유된 화기와 공기,0.22구경의 소총과 자유권총 있고 되고 발사 10~50m 거리로부터 발사한다. 장애인 대회에서 팀 경기들은 개최되지는 않았지만 남자, 여자, 혼성, 팀 경기로 시합이 존재한다.

18.4.5 수영

수영은 많은 유형 장애와 모든 연령과 능력의 사람들에게 적합한 스포츠 오락 활동이다.

부양과 개인의 도움으로 수영을 못 하는 사람, 심각한 장애를 가진 사람조차 명백한 중력의 감소 효과의 결과로 물속에서 움직임의 즐거움을 즐길 수 있다. 수영할 때의 도움으로 경쟁적 경기자들을 훈련시키기 위해 물속에서 에어로빅스 종류인 킥보드, 물갈퀴, pull-buoys, 손 패들 또는 부양을 사용한다. 그리고 특정한 장애들을 보상하기 위해 사용되기도 한다.

수영의 기원은 장애를 가진 사람들의 물리요법과 재활을 위해 시작되었다. 그러나 수영 경기는 장애인 대회에서 가장 크고 가장 인기 있는 경쟁 경기이다. 수영 경기는 여러 유형의 장애 선수들을 위해 개최된다. 선수들은 구분되어지고 어떻게 그들이 물에서 움직이는지를 바탕으로 경쟁한다. 손, 팔, 몸통, 그리고 다리의 장애에 의해 시작, 돌기, 치기에 영향을 끼치며 수영하는 사람에게 지시된 방법들이 사용된다. 인공 보조기가 없거나 보조 장치는 녹이 스는데, 각각 치기 범주에서 치기 적응은 허용되고 자세히 된다. 예를 들어, 평영 경기에서 수영 선수는 물속에서 또는 밖에서 장애물에서 시작한다. 시작 사인이 시작된 후 수영 선수는 가슴 위치에 도달하기 위해 비대칭 치기는 허용된다. 정해진 등급의 수영선수들은 아마 숨을 쉬기 위해 그들의 등 뒤로 구르는데 이 시기 동안 앞쪽으로 추진을 시도하지 못한다.

18.5 하계 여가생활과 스포츠

18.5.1 운동경기

트랙과 필드운동은 올림픽의 오래 전부터의 전통적 종목이고, Stoke - Mandeville 게임에서부터 던지기와 레이싱 게임을 포함해서 장애인에게 적합하게 되었었다. 휠체어를 대신하여, 던지기 경기에서는 선수들에게 많은 안정성과 지지를 제공하는 홀딩 장치를 위한 특별 제작된 던지기 의자가 허용된다. 던지기 의자는 동적인 상체 움직임이 요구되는 던지기 경기에서 잠재적으로 방해가 될 수 있는 큰 바퀴를 제거하고 키는 높이게 된다. 휠체어를 사용할 때, 시트와 쿠션 높이에서 75cm를 초과하지 않아야 한다. 의자 디자인은 중요한데 왜냐하면 그것은 던지는 사람의 몸과 기능적 능력들을 어떻게 잘 조화시킬 것인가에 의존하는가에 따라 수행능력을 상당히 증가시키기 때문이다. 결과적으로, 운동선수들은 완벽하게 수행하기 위해 다양한 형태의 던지기 의자를 선택한다.

던지는 것을 완벽하고 필요한 움직임을 효과적으로 수행하기 위해 휠체어 운동선수 중 경쟁자들은 신경학적 손상 정도에 따라 그들의 능력에 의존해서 구분된다. 이런 기능 또는 "F" 범주에 따라 1~8이 된다. 이런 기능적인 분류들은 또한 누구를 경쟁 시킬 것인가를 규정한다.

예: 창던지기에서 F1 분류는 창던지기를 안전하게 조절하기 위한 충분한 손잡기 능력 결여로 잡지 못하고, 높은 F 평가의 운동선수들은 안정된 자세와 무거운 창사용으로 허용된다. 운동선수들은 감소된 손 능력으로 클럽 창던지는 사람들의 잡기와 창던지는 방법들을 증대시키기 위해 송진 또는 접착성 같은 물질을 사용하는 것이 허용된다.

18.5.2 휠체어 경기(Wheelchair Racing)

신체장애를 가진 휠체어 레이서들은 마라톤부터 단거리 경주까지 경쟁한다.

레이싱에 사용되는 휠체어는 각각의 사용자에 적합하게 제작되며 주문되어진다.

적합한 추진 생체역학(propulsion biomenchanic)과 결합하여 쓰이게 되는 이 장치는 매우 능률적인 운동수단이다(Cooper, 1989a, 1989b, 1992).

그밖에 보장구 또는 목발과 같은 보조 장치이거나 특별하게 고안된 의족(prosthetic limb)으로 추진할(able to run with) 수 있다(Davidson, 2005 ; Cheskin, 2004).

경주용 휠체어의 설계는 3륜휠 설계(three-wheeled design), 고압용 튜브러 타이어(high pressure tutular tire), 경량 림(lightweight rim), 정밀한 허브(precision hub), 카본 디스크/ 포크 휠(carbon disc/spokes wheel), 보정 스티어링(compensator steering), 소형 푸쉬-링(small push-ring), 단단한 프레임 구조, 0.034에서 0.084 래드(rad) {2°에서 15°}의 캠버(camber) 등과 혼합하는 특징으로써 각각의 사용자의 능력이 가장 능률적으로 활용한다. 사람의 체형에 맞는 경주용 의자와 운동능력은 전체적인 성능(performance)이 중요하다.(is critical to)

경주용 의자 제조업자는 개별적으로 적합하게 만든 프레임과 시트구조(seat cage)로 인해 주문된 의자는 많은 신체 치수를 요구한다(Cooper, 1990).

신체치수는 고관절 넓이, 가슴넓이, 대퇴길이, 팔 길이, 몸통길이, 키, 중량 등을 포함한다.

휠체어 레어서들은 공기역학과 생체 역학적 효율을 증진시키기 위해 그들 자신에게 위치한다.

하지조절장애(leg without control)는 휠체어 추진과 조절을 위해 안정성이 증가하는 신체(가슴, 어깨, 팔)의 제어 가능한 위치에서 폐쇄(close)를 초래된다(Cooper, 1990).

하반신마비, 사지마비, 절단을 가진 선수들은 선호하는 자세가 다 다르다. 장애와 선수경험에 의하여 의자에 대한 뒷바퀴축의 위치가 결정된다.

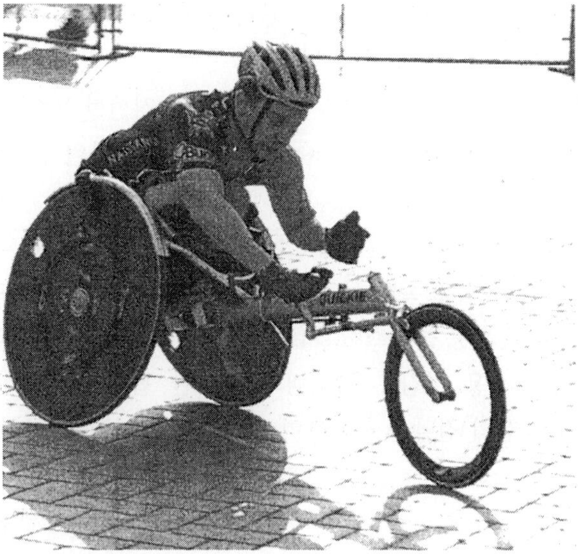

그림 18.4 레이싱 의자(racing chair)에서 Ian Rice

하반신 마비를 가진 노련한 육상선수는 등받이에서 뒤축 지지대까지(rear axles insert) 15에서 25cm를 더 좋아하는 반면에, 사지마비를 가진 육상선수는 5에서 20cm를 더 좋아한다. 초보자는 보다 안전한 형태(configuration)를 선호한다. 시트케이지 커버(seat cage upholstery)와 뒤 축 위치는 푸쉬림의 앞마구리(front edge)에 최적의 접근방법을 허용하도록 조정되며 또한 푸쉬림(pushrim)의 밑으로 도달하는 풀 스트로크(full stroke)를 완수하기 위해 양팔을 허용한다.

이동수단(community mobility)을 위한 휠체어를 대조하여 보면 레이서는 3개중 하나의 신체자세가 3개중 하나이다 : kneeling bucket, kneeling cage, upright cage.

kneeling bucket 은 대부분의 공기역학적 구조로써 최경량급이다. 수년간, 엄청난 성과이익(performance gain)으로 만들어져 척수손상을 가진 운동선수에게 허용했다.

경추손상 레이서는 안정성 , 평형성, 호흡작용을 보다 강화하기 위해 가슴 가까이에 무릎이 당긴다. kneeling bucket 자세를 가진 노련한 육상선수는 앉기 자세(sitting upright) 또는 닐링(kneeing, 무릎 꿇는)을 취해 신체자세의 유연성을 가능하게 한다.

uplight cage seat는 하지절단을 가진 육상선수와 하지마비를 가진 육상선수에게 좋다. : 레이싱동안에 신체 자세를 조절하기 위한 충분한 몸통조절을 가진 사람이다(Cooper, 1990).

레이싱 의자(racing chair)는 전방 휠을 회전하는 작은 핸들 바에 가해하는 압력에 의해 나아가게 된다.

소형 스티어링 조정(minor steering adjustment)은 레이서가 적절하게 맞춤화된

레이싱 의자 내에 상체와 고관절이 움직일 때 달성하게 된다.

레이셔 들은 “hipping”이라는 의자로 불린다.

타원형 트랙에서 경주할 때, 운동선수는 곡선 트랙과 직선형 트랙(straigth section)을 도는 동안 한 손으로 관여하는 조절기(compensator)라 불린 스티어링 구성요소를 사용한다.

휠체어 레이서는 고도의 특수화된 추진 스토크(proulsion stoke)와 특수한 장갑을 사용하기 때문에 장거리를 위해 속도를 내서 의자조절(chair control)을 유지할 수 있다.

이 장갑은 개개인의 맞춤형 플라스틱(self-molding plastic), 가죽의 결합을 활용한 구조로 되어있다. 레이싱용 장갑은 푸쉬림과 견고한 접촉을 대비하는데, 스트로크(stroke) 마다 더 많은 힘의 전달을 허용하며 높은 속도에서 휠에 붙잡거나 놓을 때 오차를 감소한다.

추진 스트로크는 punching motion(찍는 동작)이므로 가장 잘 설명될 수 있다.
그것은 숙련자가 다년간 노력한 것이며, 높은 힘을 전달하도록 제작하고 있다.(Cooper, 1989)

18.5.3 Running Prosthesis(하지 의지용 경주)

오늘날, 세계 일주의(around the world) 절단장애가 있는 선수들은 단거리경주(sprinting)와 다른 스포츠를 위해 제작된 Flex-Foot ® 의족과 관련하여 근래 올림픽 기록이 세워지고 있다. 1982년에 유타대학교에서 항공우주 복합재료 기술자(aerospace composite engineer) Dale Abildskov와 VAn Phillips가 협력하였다.

그들은 다시 달릴 수 있도록 허락되는 의지를 제작하는데 노력하였다.

Abildskov의 재료학 지식은 긴 C-curve을 형상화한 신축성 카본 그래파이트(flexible carbon- graphite)의 개발을 선도하였다(Davidson, 2005).

힘은 뒤꿈치에서 닿는 신체무게를 통하여 적용되었을 때, 그래파이트가 정상적인 발의 완충작용 에너지로 전환하는데, 사용자가 점프하고 달리도록 하며 방향을 야기시키는 것이다. 오늘날 절단장애가 있는 선수 90%이상이 세계적인 Flex-Foot ®의 기본 모델을 사용한다.(Cheskin, 2004) 의지를 착용한 주자(runner)의 속도는 건강한 사람의 속도와 매우 가까우며, 사용된 재료로 인해 Flex-Foot ®는 마라톤, 수영, 사이클을 연합하는 철인 3종경기와 같은 스포츠에 적합 시켰다(Brown, 2001).

18.5.4 오프로드 휠체어(Off-Road Wheelchair, 비포장도로용 휠체어)

휠체어는 오지와 황무지에 사용하기 위해 재설계되고 있다.

하이킹, 캠프에 대한 욕구를 가진 개별적인 운동선수가 일반 휠체어로는 가지 못하는 거친 지형을 통행 가능하도록 적합하게 설계했다. 그들은 부드럽거나 축축하거나 심한 지형의 정지마찰(traction)을 이기도록 산악용 자전거와 같은 66cm(26-in)의 울퉁불퉁한 타이어(knobby tire)를 사용한다. 전방캐스터(Front caster)는 장애물의 접착될 가능성을 크게 감소시킨다. 큰 캐스터(Larger caster)는 프레임 재설계가 필요해서 오프로드 휠체어는 전형적인 휠체어보다 휠체어 4륜차(four-wheel buggy)에 가깝게 보인다. 오늘날, 오프로드 휠체어의 몇몇 종류가 있다. 미래에는 울퉁불퉁한 타이어(knobby tire), 독자적인 4륜 완충장치(independent four-wheel suspension), 핸드브레이크, 최경량 프레임(ultralight weight frame) 등을 포함할 것이다.

오프로드 스포츠팬들은 산악자전거 타는 사람의 애정을 인지하여 듀얼 회전활강 경기(dual slalom, 같은 조건의 두 선수들이 경쟁)와 활강 자전거 대회 또는 80.5km/h(50 mph)이상의 속도로 도달하는 경기에 참가한다.

18.5.5 사이클링(Cycling)

사이클링은 수년 동안 인기 있는 레저형태로 자리 잡았다.

전형적인 자전거에서 개조를 통하여 적용된 자전거, tandem bicycle(2인 이상의 자전거) 또는 핸드 사이클의 활용이 많은 유형의 손상을 가진 개개인에게 여가활동과 스포츠경기(recreational and competitive sport)가 열린다.

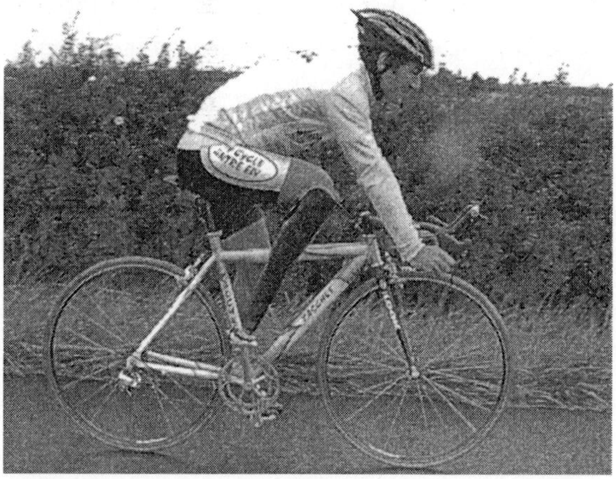

그림 18.5 경량의 사이클링 의지를(prosthesis) 제작한 캠브리지 대학교 공과대학(college of engineering)에서 Keith Moore

자전거의 토클립(toe clip)을 사용하여 원형 페달의 크기를 대체하거나, 또는 손잡이형 또는 핸들바를 개조하거나, 또는 기어 배치와 브레이크 레버는 개조가 몇몇에 의해 필요하게 되었다.(Buning, 1996) 사이클링의 추가적 편의성(benefit)은 전반적인 체력(overall fitness)으로 유산소 운동(aerobic activity)에 기여한다(국민 만성 질환 예방 및 건강 증진 센터, national center for chronic disease prevention and health promotion, 1996).

척수손상장애(SCI), 다발성경화증, 반신마비, 절단장애와 같은 하지손상을 가진 이들을 위해 핸드 사이클이 사용되고 있다. 핸드 사이클은 추진을 위해 상지를 사용하고 또한 지면과 가까운 배치와 3륜 휠의 안정성을 제공한다.
악력이 저하되는 사람을 위해 커프(cuff)는 크랭크 팔 핸들(arm crank handle)을 돌려 탈 수 있다. 탄력복대(elastic abdominal binder)는 몸통을 안정화할 수 있다. 핸드 사이클은 사용자가 조종, 브레이크, 기어변속 등 상지와 몸통으로 추진하게 한다.
핸드 사이클 구조의 2가지 유형은 수직 형과 리컴번트(recumbent)형이 전형적으로 사용되고 있다.

수직형 핸드 사이클은 사이클에 후방 휠이 따라가는 동안에 전방 휠이 회전하여 피봇 조종(pivot steer)을 사용한다. 수직형 사이클의 평형성과 안으로의 이동(transfer)이 쉽다.

리컴번트(recumbent)형 핸드 사이클에서 타는 사람의 몸통이 부분적 기대는 것이며 또한 다리는 슬관절 신전하여 놓게 된다. 조종은 2가지 방법 중 하나로 나타난다. 첫 번째, 타는 사람이 원하는 회전방향으로 몸을 구부림으로써, 회전축(pivot)과 회전방향으로 프레임에 일어나는 연결 바를 통하여 힘이 이동하게 된다. 몸통의 안정성과 관계없이 사용자에게 도전될 것이다. 다른 유형인 피봇 스티어링(pivot steering) 리컴번트 핸드 사이클은 전형적인 자전거와 같은 회전을 실행하도록 팔과 어깨를 활용한다.

리컴번트 핸드 사이클은 가볍고 빨라서 레이싱을 위해 이상적이다.(Rice et al.,2005)

18.5.6 골프(Golf)

골프는 상지와 하지 절단과 척수손상을 가진 많은 사람들에게 인기 있는 스포츠가 되었다.

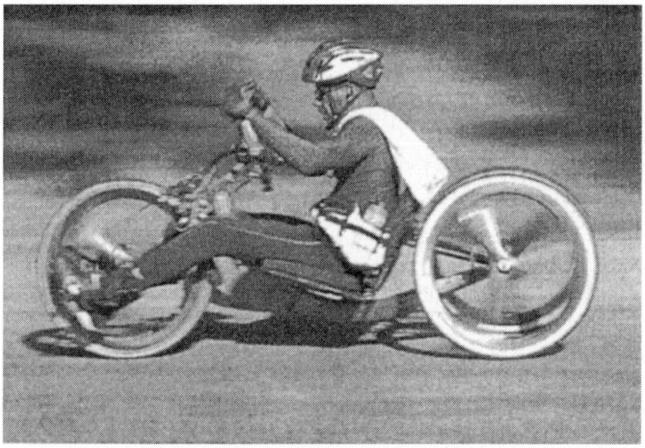

그림 18.6 23회 국립 보훈성 휠체어 게임에서 핸드 사이클 경주, 5-9, July, 2003, Long Beach, CA

많은 보조장치들은 클럽을 포함하여 이미 사용중에 있으며, 앉은 자세로부터 특별하게 둘러매어지게 제작되었고, 골프채를 잡도록 도와주는 것(gripping aid), 자동화된 티위에 놓고 치는 장치(ball-teeing device)와 같은 훈련장치, 잔디밭과 페어웨이(fairway) 위로 휠체어를 놓도록 설계되었다.(intended to replace)

특수화된 골프의 장점은 숙련된 골퍼에 의해 사용된 기술을 훈련받는데 신체와 감각 제한을 가진 사람들의 능력을 분석할 수 있으며 또한 적합한 기술과 교육을 적용시킨다.

ADA법(미국장애인법)은 공공시설의 정의에서 골프장을 포함함으로써 발전하는 골프에 도움을 주었다.

미국정부와 국제적 골프협회가 장애인 골퍼에게 지원과 통지하도록 하였고, 장애인 골퍼를 돕기 위한 골프장은 접근하기 쉬운 편의시설을 개발한다.(National Center on Accessibility, 2003 ; National Alliance for Accessible Golf(NAAG), 2003)

18.5.7 수상스키(Waterskiing)

수상스키는 신체와 감각손상을 가진 개개인에게 인기 있는 수상 스포츠이다.

시각손상(visual impairment)을 가진 이들은 예인선(towboat)으로 접근하거나 예선밧줄(towrope)로 감지한다.

절단장애를 가진 사람이거나 하지손상 또는 강한 상체(upper body)는 한쪽 다리위로 스키를 타는 회전활강기술(slalom technique)을 사용할 수 있다.

초보자는 모터보트내의 측면에서 붙어있어 강체(rigid boom)로 된 스키를 타고 교습하여 위험을 감지한다. 이 기술은 스키를 타는 사람이 보트운전자에 근접하고 보트의 항적(wake)의 전방에서 잔잔한 물위를 타고 간다(Buning, 1996).

허약한 사람이나 척수손상은 특수한 수상스키를 위해 제작된 앉은 자세의 스키를 사용할 수 있다. 앉은 자세의 수상스키(sit-waterski)는 몸통의 불안정과 손의 결함을 위해 보정(compensate)할 수 있어서, 기능적 수준의 넓은 범위에 적합하도록 개조된 특징의 다양성을 포함한다.

더욱이, 몇몇의 스키들은 보트속도, 신체무게 등 다양한 스키를 타는 유형을 분석하여 그들의 장치에 미세조정(fine-tune)에 관하여 허용된 사용자에게 수평타(fin)에서 대각선으로 또는 수평으로, 수직으로 조정한다.

경쟁수준(competitive level)에서 스키대회들은 남녀의 회전활강(slalom), 책략(trick), 점핑대회를 포함한다(Rice et al., 2005).

수상스키는 난류(turbulence)와 항적(wake) 위로 미끄러져가는 스키 타는 사람처럼 견고한 탈것을(stiff ride) 일반적으로 제공하게 되면서 장치개선을 요구하게 되었다.

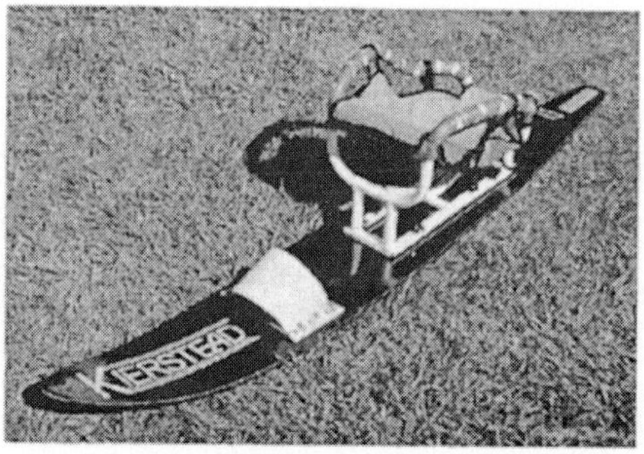

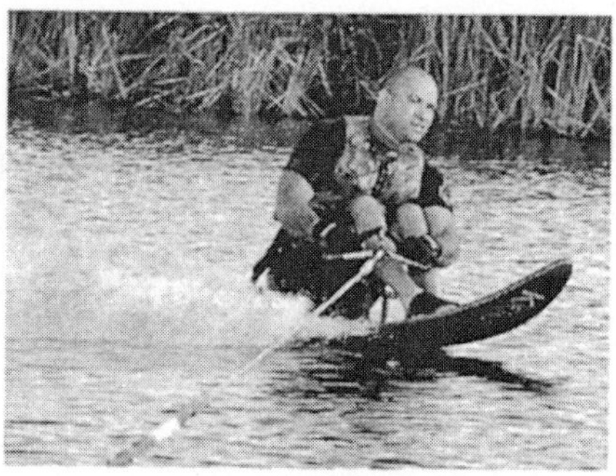

그림 18.7 수상 앉은 자세 스키는 앉은 위치에서 스키를 타는 선 자세(stand up)개념이 적용시켰다.

18.5.8 캠핑(Camping)

사람들은 캠핑(camping), 낚시를 재미있어하고 또한 하이킹은 일반적으로 이용할 수 있게 개조하여 만들어질 수 있다. 캠핑은 신체적 또는 감각적 손상을 개개인에게 자립기능(independent functioning)을 가능하게 하는 보완적인 환경(예를 들면 수준, 포장된 지면, 수중달리기의 유효성, 이동과 자세 지원을 위한 안정된 지면, 등등)에서 접근할 수 있는 유형으로 외출하여 이동하는 것을 요구한다. 그럼에도 불구하고, 인간은 '집을 떠나서' 거친 외부환경을 되풀이하여 추구하고 또한 적용시켜 그들의 능력에 도전한다.

접근 가능한 캠프장들은 평지이며 대부분의 미국 주립 및 국립공원에서 발견되는 근처 물과 화장실 시설들이 위치해 있다. “캠핑카”는 자동차와 인접하여 먼 곳까지(over distance) 운반양식(carrying Supply)과 장치에 대한 필요성을 감소시킨다.

외지(remote location)에서 캠핑생활은 카누(canoe), 래프팅(raft), 카약(kayak)이 강이나 개울을 횡단했을 때 가능하게 한다. 이러한 상황에서, 보트는 외지에서 접근 가능한 여행을 제공하며 캠핑은 해변캠프장에서 한다. 강둑(riverbank)은 끊임없이 변하기 때문에 캠핑의 방법은 선원(able-bodied)으로부터 도움이나 창조성(creativity)에 많이 의지한다.

개개인의 기능적인 능력에 달려있으므로, 가족구성원과 친구들로부터 어느 정도의 보조, 그리고 자원봉사들은 호된 시련이라기보다 오히려 캠프장의 즐거움에 불편한 생활을 할 필요가 있다.

캠핑에 취미를 가진 개개인들이 다른 누군가를 모집하는 것에서 매우 창조적인 생각으로 캠핑을 가능하게 하는 안전장치와 방법들을 개발하는 것이다.

18.5.9 사냥(hunting)과 낚시(fishing)

사냥과 낚시는 많은 사람들 특히 남성들에게 강력한 사회적 또는 상징적 요소를 가진 여가활동이다. 장애는 보조수단 없이 공기총과 소화기(firearm)를 다루는 것이 어려울 수 있다.

이러한 곤란을 극복하기 위해, 받침대 없이 서 있게 하는 안전장치 또는 탁상용 사격지지대(tabletop shooting rest)를 활용한다.

추가적으로 손가락 장애를 가진 사람들은 안전하게 소총(rifle)발사를 위해 입으로 불고 빨기(Sip and puff)식의 방아쇠 동작을 취할 수 있다.

의지보조기는 활(bow)을 잡기 위해 팔 절단 장애인에게 허용되도록 개발되어져 왔으며, 수동 방아쇠 동작을 취할 수 있는 사람은 석궁(crossbow)의 타입으로 양립할 수 있다(Buning, 1996).

사냥은 장애를 가진 이들과 비장애인의 사냥가(hunter)와 함께 짝지어져 이루어지는(lends itself well to partnering) 여가활동이다. 4륜구동 차량은 장애를 가진 사냥가에게 오지(backcountry)로부터 나아갈 수 있게 한다. 오프로드 휠체어, 무기의 개조, 비포장 길을 위한 개조된 휠체어 등과 같은 발명품은 장애를 가진 사냥가(hunter)에게 스포츠를 계속해서 즐기도록 가능하게 만든다.

낚시를 위한 접근은 자연보호구역, 공원이나 개울을 따라 장애물 없는(barrier-free) 낚시터를 건축함으로써 증가되고 있다.

낚시를 위한 보조 장치는 보트와 전동 및 수동 휠체어에서 로드마운트(mount rod)와 릴(reel)의 장치에서부터 특수화된 손잡이까지 다양하다.

많은 회사들이 한 손형 릴(one-handed reel), 전기 릴, 매듭 묶기(knot tie)와 같이 손과 상지기능저하를 위해 보상할 수 있는 제작된 개조장치를 판매한다.(Rice et al., 2005)

18.5.10 패들 스포츠(Paddle Sport)

카약, 카누, 래프팅, 조정을 즐기는 가족과 친구들은 이동성, 인지, 감각 손상을 가진 개개인이 포함할 수 있다. 패들 스포츠는 정수역(flat water) 조수독(tida basin)과 호수 위로 하류를 타거나 서핑 하는 것을 즐기게 된다. 패들스포츠(Paddle Sport)는 운동을 제공하는데 구명동의(personal flotation device)와 안전모를 사용하면 안전하며, 일반적으로 입수가능하다.

카약과 카누는 손 기술과 안정성, 균형성 등의 제한에 적응하도록 쉽게 개조되고 있다.

일반적인 개조는 보트의 안정성을 추가한 아우트리거(outrigger)의 활용, 패들에 관한 손잡이 변형, 보트의 출입구에 대한 방법을 맞추어 변형을 포함한다.

보다 많은 지원을 요구하는 사람들 중에서 2인승 카약(tandem kayak)은 편리하다. 2인승 카약의 뒷부분(stern)에 앉아 있는 패팅 파트너는 패딩 파트너는 필요할 때 노를 젓거나 조종을 도울 수 있다.

2인승 카약은 노를 젓는 힘이 제한된 사람들이나 시각손상을 가진 이들처럼 초보자에게 이롭다.

18.5.11 세일링 보트(Sailing)

연안지역과 큰 호수를 가진 지역에서 세일링 보트는 장애를 가진 많은 사람들이 취미를 가지고 있다. 세일링 보트를 타는 사람은 여가활동 또는 세일링 보트경기를 하는 동안에 적응성의 세일링 보트 프로그램을 지원하도록 자발적으로 이루어진다.

세일링 보트경기는 현재 장애인 올림픽 대회에서 싱글 세일링 보트경기와 보트레이스경기(crew) 등 보트의 두 종류로 이용한다.

싱글 세일링 보트 경기는 세일링 보트를 타는 사람이 팔의 범위 내 조작이 가능하여서, 보트가 전방으로 향해 간다.

보트레이스경기(crew)는 보트를 타는 사람이 보트의 방향 제어장치와 시트(sheet), 라인(line)의 특정한 부분을 위한 역할(role)로 대결(take on)한다.

보트레이스경기(crew sailing)에서 큰 조종석과 균형 잡힌 배의 키(inboard rudder)를 보트에 안정성을 추가하여 만들어진 세일링 보트는 다양한 손상을 가진 사람들에게 이상적이다.

세일링 보트 경기는 보트레이스 경기를 하는 사람들이 장애수준에 따라 기본이 되는 상태등급을 지정하고 있다. 등급테스트(classification test)는 보트의 안정성과 움직임(movement), 라인조절과 방향 제어장치(손 기능)를 조작, 보트의 기동성(mobility)을 위한 이동, 보트경주를 하는 동안 시야 확인 등 선수의 능력을 평가한다. 보트를 타는 사람은 등급이 주어질 때 개조, 의지, 보조기 등 신체의 모든 보조 장치를 모두 가져오도록 요청하여 보트경기 동안에 사용하도록 한다. 보트레이스 경기(crew)의 전체 점수는 설정 값(set point value)을 초과하지 않아야 한다.

요트(sailboat)의 의자는 보트를 타는 사람의 자세를 고려하여 제작되어서 전복의 두려움(fear of falling)이 없는 시트(sheet)와 방향 제어장치를 조절할 수 있다.

의자는 개조된 잔디의자(lawn chair)와 같이 기본적인 것 또는 보트의 측면 스위치로 보트를 타는 사람을 고려한 이동하는 의자와 같이 복잡한 것도 있다.

보트를 타는 사람은 태킹(tacking)과 자이빙(jibing) 할 때 측면을 스위치로 전환하기 위해 해변의 이동방법과 같이 도움이 되는 부드러운 표면을 요구하게 된다.

경기규칙은 구멍 뚫기(drilling hole) 또는 설치된 비품에 의한 변형한 보트는 허용되지 않으며, 또한 돛은 현행 의자위로 20cm보다 높아진 사항에 수정할 수 없다.

의사소통을 위해 무선통신과 같은 안전한 연습, 지원보트의 실재, 또한 개인 부양장치의 사용이 요구된다.

18.5.12 스쿠버 다이빙(Scuba Diving)

많은 장애인들은 스쿠버 다이빙을 참여하며 잠수동호회와 연결하여 지역사회 내 설립되고 있다. 많은 장애인들은 수중에서 중력이 명백히 감소하는 효과로 인해 자유를 만끽한다.

다이버(diver)는 다이빙경험과 잔존기능이 대부분 요구될 것이다(Rice etl, 2005).

많은 장애인 다이버들은 먼 곳까지 이동을 위한 전동장치, 적응할 수 있는 부력조절기, 특별한 추진(extra push)을 위한 물갈퀴가 달린 잠수용 장갑과 같이 적응할 수 있는 장치를 통하여 그들의 능력을 증가시킨다. 장애를 가진 스쿠바 협회는 야외 수영 다이빙(open water diving)을 위한 장애인에게 증명서를 교부한다. 이 단체는 안전한 다이빙을 위해 장애인 다이버의 필요한 지원에 관한 지침을 제정(establish)했다.

18.6 동계 여가생활과 스포츠

추운 환경은 종종 고독으로 변화되어 장애인에게 지역사회 자립심을 감소시킨다. 눈과 얼음위에서 적응할 수 있는 여가생활과 스포츠는 추운날씨에 만들어진 더 큰 즐거움을 제공하여 도전에 중요한 의미가 될 수 있다.

18.6.1 스키(Skiing)

스키는 스포츠의 신체적 환경에 따라 개조를 지원하는 활동이다. 체어리프트(chairlift)는 산을 오르는 스키 타는 모든 사람들을 운반하며, 또한 스키 타는 사람들이 중력의 효과를 조절하는 특별한 장치와 함께한 기술을 이용하며 카브(carve)는 눈 위로 적절하게 진행방향을 바꾼다. 개조한 스키 장치, 예를 들어 아우트리거(outrigger), 모노스키(mono-ski)와 바이스키(bi-ski) 등과 같이 스키 타는 사람의 움직임 제한을 위해 보상할 수 있도록 역학 개념을 적용하는 것과 스키 타는 것의 신체적 분석을 통하여 나타난다. 감각과 인지 손상을 위한 보상(compensation)은 스키 동료 또는 스키 지도와 특별 화된 교육을 통하여 훈련한다.

개조 스키는 1940년대에 그들의 마을로 호주 퇴역군인들이 귀향하면서 시작되었지만, 1970년대가 되어서야 미국에서 정착되었다. 절단 상이군인들은 아웃트리거(outrigger)가 추가된 스탠드업(stand-up) 방법을 배웠는데, 아웃트리거(outrigger)는 손상된 스키의 말단으로, 전완 크러치(forearm crutch)의 끝단에서 설치되었다.

호주인은 연속적인 주행자세로 스키 끝단에 부착된 아웃트리거를 사용했으나 이에 반해 미국인이 개발한 플립스키(flip ski)은 주행 자세에서 어느 쪽이든 평행상태로 끝단을 고려한 스프링으로 고정되어 있는 기계장치를 사용했으며, 사용 해제할 때 실제 아웃트리거(outrigger) 스키끝단의 발뒤꿈치 위로 보조스키(flip up)는 스키 폴(ski pole) 또는 목발에 가까운 기능을 한다.

금속 물림쇠(metal claw)는 빙판길 상승 경계선(icy lift line)에서 견인력을 제공하는 스키말 단의 발뒤꿈치에 조여져 있다.

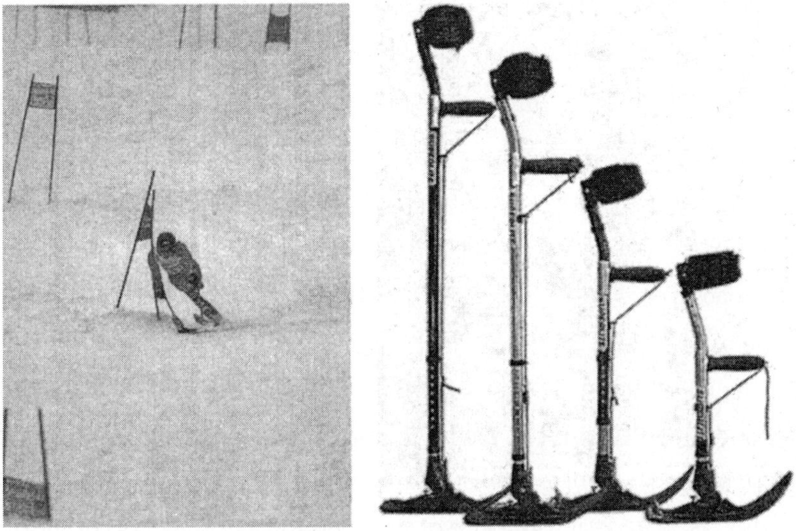

그림 18.8 three-track 스키는 아웃트리거의 도움으로 완주하고 있다.

1980년 후에 아웃트리거(outrigger)는 더 가볍게 재설계되었고 여가생활 또는 경주 방식 둘 중 하나를 이용할 수 있다.

좌식스키(sit-ski)는 서지 못하는 사람들을 위해 동등하게 개조하여 제공하도록 개발되었다.

좌식스키는 네오프렌의 재질의 덮개와 롤바(roll bar)가 있는 썰매정도가 있으며, 게다가 손바닥크기의 막대기(handheld pole), 언덕 내리막길을 내려올 때 S-turn의 연결, 짧게 또는 높게 활용할 수 있는 의자리프트(chair lift)을 타고 가는 기회를 좌식스키를 타는 사람에게 공급되었다.

초보자 좌식스키를 타는 사람은 기술을 익힐 때까지 스키 타는 사람에게 매듭을 매어두고 스키의 매듭을 풀게 된다.

좌식스키는 산 정상으로 타고 가기위해 체어리프트(chairlift)의 높이로 더 올리도록 하는 요구가 이어졌다.

이후, 쓰리 스트랩 시스템(three strap systerm)은 체어리프트의 요구로부터 비상대피(emergency evacuation)를 고려한 것이 개발되어졌다.

또한 좌식스키(sit-ski)의 발달과 아웃트리거(outrigger)의 복지(benefit)들이 모노스키(monoski)의 개발을 선도하고 있다. 이 장치는 섬유유리(fiberglass)를 결합하였고, 현가기계(suspension mechanism) 위로 앉는 외철형(form-fitting cab)이 싱글용 스키로 부착되었다. 레버매카니즘(lever mechanism)은 체어리프트의 높이에서 캡

(cab)의 높이를 올라가도록 스키 타는 사람을 고려하는 것으로 추가하였다.

모노스키(monoski)는 막대기(pole) 위치에서 아웃트리거(outrigger)를 활용하여 리프트라인(lift line) 전방으로 밀고 나아가게 되며, 체어리프트(chairlift)를 고려한 모노스키를 펴 올리는 추진력으로 모노스키를 정상으로 운반한다.

체어리프트(chairlift)의 하차는 강하(drop)하는 체어리프트의 추진력을 야기시켜 내리막길 하차에 도달된 체어리프트와 같이 전방으로 구부림으로써 완성되어졌다.

모노스키(monoski)를 타는 것은 상지의 힘과 몸통 조절이 좋아야 한다.

스키를 타는 사람은 아웃트리어를 움켜잡는 것, 앞으로 굽힐 수 있는 것이 필요하며, 방향전환(turning edge)을 밀어 나가는 힘을 만들어서 전방으로 도달하는 능력이 필요하다.

몸통조절과 손힘이 약한 사람은 1990년에 바이스키(bi-ski) 개발 전에는 스키를 탈 수가 없었다. 이 장치는 골반을 편안하게 지탱하기 위해 제작된 캡(cab)에 스키 타는 사람이 앉지만, 싱글용 스키 대신에 폭이 넓은 바닥(base)을 만들어 연결바(linkage bar)에 의해 함께한 2인용 스키(각자 나란히 위치한)를 이용한다.

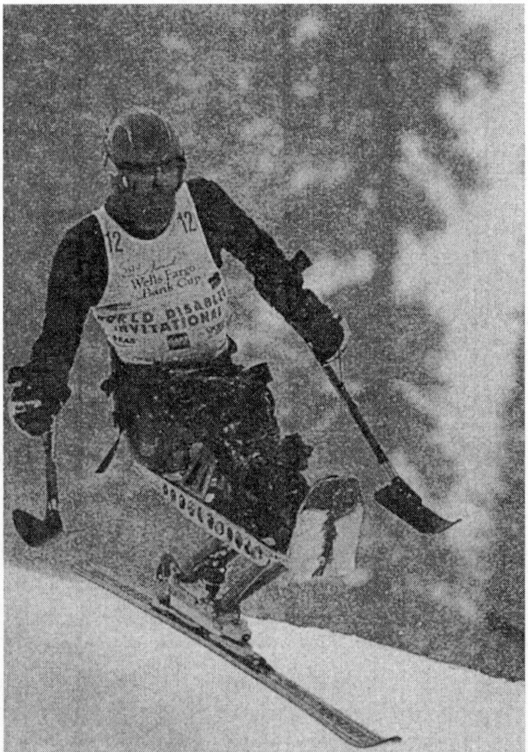

그림 18.9 회전으로 발돋움하여 아웃트리거(outrigger)를 이용하는 모노스키를 타는 사람

연결바(linkage bar)는 눈에서 정확한 스키의 방향전환(turning edge)을 저하(lowering) 시켜 한쪽 측면으로 간단히 앞으로 굽힘으로써 마찰하는 힘이 반응하는데 좌우로 베어 나누는 회전하는 결과로 생기는 것이다.

스키 타는 사람은 연결회전을 만들어내기 위해 다른 한 쪽 측면에 앞으로 굽히므로 상체를 떠받칠 수 있도록 정중선(midline)에 있는 손잡이(handgrip)를 사용한다.

선택 가능한 아웃트리거(outrigger)는 과격하게 앞으로 굽히는 것을 방지하기 위해 스키 타는 사람의 정면에 캡(cab)의 바닥(base)을 접착하게 하여 그것이 강하(fall)를 이끌게 한다.

18.6.2 썰매하키(Sledge Hockey)

슬레지는 노르웨이 언어로 "sledg"이란 이름에서 유래하는 데 썰매를 의미하는 것이다.

Ice sledge 또는 sled는 스웨덴 스톡홀름 재활 센터에서 창안하였고, 1960년 초 어떤 단체가 신체손상이 있는데도 불구하고 하키를 계속하길 원했었다.

아이스하키 규칙은 게임과 참가자들의 특성 때문에 약간의 변화가 적용되지만 골네트(goal net), 얼음표면, 퍽은 모두 같다(미국 썰매하키 연합, 2004).

장치의 초기부품은 썰매(골반아래 두 개의 블레이드(blade)를 가진 금속구조로 된 타원형의 썰매), 등받이와 가진 의자, 다리 스트랩, 선택 가능한 푸시 핸들(push handle)로 구성되어 경기에 사용했다. 푸시 핸들(push handle) 중 대표적 하키 스틱(stick)은 73.6cm(29인치)에서 단축되어 있고 개조된 2개의 픽(pick, 최대 4mm에 달하는 최소한 3개의 이빨을 가진 금속 조각)으로 개조되었다.(미국 썰매하키 연합, 2004)

픽(pick)은 얼음 밑으로 운동선수를 이동하도록 추진력을 제공하고, 스틱(stick)의 블레이드(blade) 끝으로 퍽(puck)을 슈팅하여 운동선수의 지레작용을 제공한다.

손목이 빠르게 튕겨오면서 스파이크(spike)를 이용하여 그들이 추진할 수 있고 나면 스틱(stick)의 블레이드(blade)에 퍽을 치게 된다.

운동선수는 쌍방의 추진력을 촉진시키기 위한 블레이드(blade)를 가진 2개의 스틱(stick)을 사용하며, 손을 써 슈팅해도 된다.

스틱(stick)은 목판으로 만들어야 하거나 알루미늄과 플라스틱과 같은 재질을 승인했다.

그 스틱(stick)은 어떤 돌출부를 허용하지 않으며, 또한 모든 모서리는 비스듬하게 잘려져야 한다. 스틱의 치수는 다음과 같다. : 최대길이 100cm는 픽(pick)에 끝단까지 직선으로 치수를 잰다. : 최대 넓이 3cm : 최대 두께 2.5cm.

샤프트(shaft)는 일직선이어야 한다. 최대 블레이드(blade) 길이는 발뒤꿈치에서 발가락까지 32cm이어야 하며, 발가락(블레이드 전방)에서 5 또는 7.5cm 사이에 너비를 가져야 한다.

골키퍼의 스틱은 블레이드(blade)를 더 크게 갖추어야 하고 길이 35cm, 높이 9cm 또는 블레이드 끝으로 보다 낮은 7.62cm(3인치)를 초과하지 못한다.

선수들은 손잡이가 손상될 경우 손의 스틱을 튼튼한 것을 허가하고 있다.

강건한 아이스하키와 같이 썰매 팀은 3명의 포워드(forward), 두 명의 수비자(defender), 골키퍼, 15분 기간(period)의 구성하는 경기로 제한한다.

요구되는 보호 장비는 철망(cage) 또는 가리개(shield)를 가진 헬멧, 정강이 보호대(Shin Guard), 어깨패드(shoulder pad), 글러브(glove), 팔꿈치 패드(elbow pad), 목 보호대(neck guard), 허리부분으로 부터 무릎 까지 보호하는 하키팬츠(hockey pant)를 포함한다.

추가적으로, 스트랩(sprap)은 썰매(sledge)에서 선수의 발(feet), 족관절(ankle), 무릎(knee), 고관절(hip)을 보호한다.

썰매(sledge)는 등받이(backrest)를 갖출 수 있으나 썰매(sledge)위로 앉는 선수의 겨드랑이(armpit)를 넘어 연장하지 못한다. 그 등받이는 패드가 들어가야 하며 또한 견고하지 않는 모서리, 측면에 스트랩 부착, 날카롭지 않고 둥글어야 할 것이다.

썰매하키는 종류별 시스템이 있지 않은 개조한 스포츠로 독특하다. 그 스포츠는 선수가 장애를 가져야 하는 것으로 강건한 하키 플레이로부터 그들을 보호할 것이다.

18.7 적응 레크리에이션 기술의 발달에 관한 이슈

대부분의 레크리에이션 기술은 간단한 도구이다. 그것은 잃어버린 인간 수행 능력 또는 기술, 예를 들면, 손상된 발란스, 힘, 시력, 지구력, 또는 이족보행의 유실 등을 보상하도록 도와주는 것이다. 앞서 말했듯이, 적응 본능과 창조적인 해결을 활용하는 장애인들은 대부분은 아니더라도 많은 레크리에이션 기술을 발전시켜왔다. 특별한 레크리에이션 또는 스포츠 활동을 통한 스릴, 우정, 아름다움, 스피드, 그리고 재미에 대한 욕망은 강력한 동기이다. 대부분의 레크리에이션 기술의 적응은 3가지 분류에 해당된다(fall into three categories).

활동에 사용되는 장비 기술의 변화

더욱 보완적인 환경을 만드는 변경

교육, 기술 또는 규칙을 스포츠의 형평성을 유지하며 변경

누군가 스키 타는 사람과 스키 부츠를 분석하고, 창조적으로 생각하여, 완충장치가 있는 스키에 "엉덩이용 부츠"를 부착한 모노스키를 고안하였기 때문에 적응 기술은 발전되어 왔다. 그들은 선채로 타는 수상스키를 자세히 보았고 그것을 앉아서 하는 방법을 생각해냈다. 방향전환을 위한 힘은 모터보트의 전진하는 추진력이 팔과 어깨로부터 저항하는 힘과 협력하는 힘으로부터 유래한다. 두 평면의 힘은 발목을 통해 "수상 앉은 스키"에 접촉한 엉덩이까지 전해져서 스키 타는 사람이 보트 뒤에서 S-turn을 할 수 있게 한다.

많은 종류의 적응 레크리에이션은 실제로 수행 기술의 요구가 최소화된 환경에서 일어난다. 수영, 수중 에어로빅, 스쿠버 다이빙, 스키, 수중스키, 래프팅, 카누 그리고 요트는 모두 물의 능력을 이용하여 지지하고 수송하고 추진한다. 첫 스키 교육을 위한 장소를 조심스럽게 선택하는 것이 초심자에게 성공이냐 실패냐를 결정한다.

교육 기술을 향한 적응 또한 레크리에이션 기술에 중요한 부분이다. 스키를 타는 시각장애인이 보통의 스키 장비를 사용할지라도, 학생이 볼 수 없다면 스키의 개념을 전하는 것은 어렵다. 하나의 성공적인 기술은 시각적 손상을 입은 스키 타는 사람이 단계적으로 슬로프를 활주하는 동안 강사가 나란히 옆에서 폴(pole)대의 끝을 잡아주는 것이다. 갑자기 선회하려는 생각은 풀대와 바로 옆에 있는 신체의 움직임과 대화를 통해 전해진다. 운동감각과 청각 채널들은 시각을 대신에 사용된다.

18.7.1 적응 교육과 자격의 발전

여러 가지 스포츠와 활동들은 특별한 스포츠 또는 활동에 초점을 맞춘 프로그램 개발과 우수한 센터들과 교육으로 이어진다. 적응 레크리에이션의 보다 큰 관심과 함께 센터들이 많은 장소에서 갑자기 나타났다. 뉴잉글랜드에는 적응 요트, 록키산에는 적응 스키, 그리고 캘리포니아에는 적응 스쿠버다이빙과 테니스가 있다. 사람들은 기술을 얻는 일에 흥미가 있어 이런 장소로 여행하거나 배우기 위한 지역 행사에 참가한다. 우수한 센터들은 적응기술을 퍼트리고 자격증을 통한 교육적 능력을 촉진시키기 위하여 많은 노력을 했었다. 예를 들어, 미국 전문 스키 교육자(PSIA)들은 세 단계의 적응 자격증명이 있어 시각장애인, 발달장애인, 그리고 서있는 또는 앉은 자세의 스키타기에 특화되어있다. 적응 스키 교육은 현재 모든 PSIA 영역(regions)에서 일어난다.

18.7.2 스포츠 기관의 발전

미국에는 엘리트 운동선수를 위한 스포츠 경기를 감독하는 4개의 큰 기관이 있다.

이러한 단체는 국제 패럴림픽 위원회(IPC), 국제 올림픽 위원회(IOC), 미국 올림픽 위원회(USOC), 그리고 미국 패럴림픽을 포함한다.

18.7.2.1 국제 패럴림픽 위원회(IPC)

이것은 국제 비영리 기관으로 세계적으로 거의 160 국가의 패럴림픽 위원회에서 개인들이 운영하는 모든 스포츠와 장애인 선수들을 대표한다. IPC 위원회는 하계와 동계 패럴림픽 결기를 매 4년, 마찬가지로 세계 그리고 지역 선수권을 개최한다. 각 스포츠에 적용되는 수행 규칙을 제정하며 여기에는 선수 분류 규칙과 규정, 분류자(者) 코치와 사무 훈련, 그리고 패럴림픽 스포츠의 세계적인 촉진을 포함한다(미국 패럴림픽, 2005).

18.7.2.2 국제 올림픽 위원회(IOC)

IPC와 IOC 는 관계가 깊다. 패럴림픽 경기는 일반적으로 같은 도시(1988년 서울에서 부터) 같은 경기장 같은 시설에서 개최한다. 게다가, 국제 스포츠 연맹은 신체 건강한 스포츠로 종종 패럴림픽 스포츠에 적용 지침이 되는 틀을 제공한다. 어떤 패럴림픽 스포츠는 또한 운동선수들이 이런 스포츠 연합의 구성원이 되는 것을 필요로 한다(미국 패럴림픽, 2005).

18.7.2.3 미국 올림픽 위원회(USOC)

USOC는 미국 내에서 국립 패럴림픽 위원회의 역할을 한다. 그래서 코치, 관리, 분류, 훈련, 도핑 통제, 선수 개발 프로그램, 그리고 패럴림픽 경기와 다른 주요한 국제 위원회에 파견 대표의 책임이 있다(미국 패럴림픽, 2005). 구조와 기능은 다른 국가와 유사하다.

18.7.2.4 미국 패럴림픽

미국에서, 미국 패럴림픽은 미국 올림픽 위원회의 한 부분이며, 신체적 장애를 가진 사람들을 위한 프로그램, 기금마련과 기회를 향상시키려는 노력으로 200년 5월에 개설되었다. 미국 패럴림픽은 포괄적이고 지속할 수 있으며 올림픽 이사회로 통합되는 엘리트 프로그램을 개발해왔다. 그리고 장애인을 위한 경기의 탁월성을 장려하는 근거로써 기능해왔다. 미국 패럴림픽 웹사이트에는 그들의 특별한 목적을 표시하고 있다.

1. 패럴림픽 스포츠의 각각에 대하여 패럴림픽 스포츠 단체를 확인하다. 이것은 전통적으로 미국 올림픽 위원회 구성원의 국가적 이사회와 장애 스포츠 단체이다. 장애를 가진 엘리트 선수를 위한 스포츠 프로그램을 지도하는 능력을 시연할 수 있는 다른 단체도 마찬가지다.
2. 패럴림픽 스포츠에 대한 자금 제공 철학과 안전한 재정 지원을 개발한다. 법인 지원, 개인 기부, 그리고 보조금을 찾는 것은 본질적으로 제한되어 있는 USOC와 다르지만, 미국 패럴림픽도 정부 기관으로부터 유연하게 재정 지원을 찾고 있다.
3. 패럴림픽 스포츠의 각각에 대한 수행 계획 개발을 촉진한다. 수행 계획은 일반적으로 선수 인증과 개발, 코치 교육, 스포츠 과학 지원, 그리고 정책 개발을 위한 수행 목적과 계획을 포함한다(Rice 등., 2005; 미국 패럴림픽, 2005).

어느 선수든 엘리트 상태를 달성하기 위해서는 재능, 시간, 그리고 지원이 요구된다. 국립 장애 스포츠 단체(DSOs)는 USOC로부터 지원받고 대중적인 프로그램으로 장애인 선수의 개발을 촉진하도록 돕는다. 미국에는 패럴림픽 활동과 연관된 6개의 DSOs가 있다. 이러한 단체는 국립 장애 스포츠 연합(NDSA), 미국 시각 장애인 선수 협회(USABA), 특수 올림픽 국제 조직(SOI), 휠체어 스포츠 USA(WSUSA), 장애 스포츠 USA(DS/USA), 그리고 미국 왜소증 선수 협회(DAAA)를 포함한다. 비록 현존하는 DSOs는 제공하는 서비스는 다를지라도 공통 특징은 같다. 그것은 선수 개발 캠프, 경쟁, 그리고 클럽 지역망 조직을 통한 선수에게 기회를 제공하고, 사무 교육과 서비스를 포함한다(Dummer, 2002).

18.7.3 발전하는 적응 레크리에이션 신(新)기술

일반적으로 장애인들에 의해 사용되는 적응 스포츠와 레크리에이션 활동에 대한 이 리뷰는 남은 도전이 없다고 생각하는 재활공학 학생이 앞장설 것이다. 아직, 재료과학의 발달은 디자인과 재료과정과 마찬가지로 건장한 선수와 스포츠 열광자들에 의해 사용되는 장비의 변화로 계속되고 있다. 지난 수년간의 스키, 테니스 라켓, 자전거와 하이킹/등반 장비 등이 크게 진화되어 왔다.

최고의 혁신적인 아이디어 출처는 스포츠 또는 레크리에이션 활동의 참가자이다. 포커스 그룹은 요구분석을 위한 데이터를 수집하는 공학자에게 이상적인 세팅을 제공한다. 잠재적인 사용자는 현재의 적응 장비의 구체적인 특징과 제한점에 관한 정보를 제공하거나 보완해야할 필요가 있는 결함에 대한 논의를 할 것이다. 이와 같은 세팅은 개념 설계를 테스트하고 잠재적 사용자로부터 반응과 제안을 얻는데 좋은 장소가 될 것이다. 개념 설계는 환경 요소(온도, 습도 등)와 또한 사용자 요구(설치 또는 제거시의 조절성과 안정성 등)를 고려해야할 것이다.

사실, 장애인을 위한 제품을 설계하는데 정규 분포는 없기 때문에 사용자 요구는 특별 집중 영역이다. 진단에서 다양성 또는 어느 포커스 그룹에서 기능적 능력은 사용패턴, 요구, 그리고 잠재적 위험에서 차이를 나타낼 것이다. 만약 좋은 제안이 제시되면, 예비 설계와 프로토타입이 따라올 것이다. 프로토타입의 시도는 사용자로 하여금 제품의 강점과 약점을 알게 한다. 이것은 제품의 요구를 재 정의하고 추가적인 수정을 따르게 할 것이다.

육체적 활동과 운동이 장애인에게 큰 기여를 하는 것이 알려지면서 적응 스포츠, 레크리에이션, 그리고 피트니스를 위한 장비에서 보다 큰 관심이 야기되어졌다. 정부기관은 제품 개념 테스트와 개발을 위해 단계 1과 단계 2 소기업혁신연구(SBIR) 보조금을 통한 연구와 개발 과정 자금을 제공한다.

물론, 좋은 제품 개념조차도 생산, 판매, 그리고 분배하는 기술이전의 이점 필요하다. 레크리에이션과 스포츠 응용을 위한 보조공학의 개발까지 가는 하나의 문제점은 실질적인 자금 지원 시스템의 부재이다. VA 건강관리 시스템은 현재 레크리에이션 장비를 자금 지원하는 유일한 시스템이다. 그렇지 않다면, 이런 장비의 구매자는 구매수단이 개인이거나, 장비를 사는 스폰서가 있는 개인이다. 그리고 크고 작은 스포츠 단체가 적응 장비를 구매하여 그들 구성원에게 대여한다.

18.7.4 시장 크기와 위험

비록 레크리에이선 기술 시장의 크기가 비교적 작을지라도, 보다 크고 강하게 성장할 잠재력이 있다. 외부 자금원의 결핍은 제품 구매자들이 종종 고용되거나 스포츠 장비를 구입하기 위한 임의의 수입이 있는 사람들의 계층에서 생겨나는 것을 의미한다. 장애인의 고용인구가 증가함에 따라, 이 시장의 크기와 강세가 더욱 발전할 것이다. 레크리에이션 기술 제품의 발전과 판매와 배포에서의 명백한 위험은 높은 위험이 있는 스포츠 활동을 위한 제품 책임 보험의 비용이다. 이 쟁점은 지난 수년간 다소의 레크리에이션 기술 제품의 생산을 중단시켰다.

제조된 제품의 일반적인 특징은 제조하는 질을 규제하는 표준을 사용하고 소비자로 하여금 질 좋은 제품을 받을 수 있도록 보증하는 것이다. 지금, 대부분의 적응 레크리에이션 제품에 대한 표준은 존재하지 않는다. 스키에 대한 관심은 적응 스키 장비와 스키영역 접근을 고려하는 제안을 위해 미국 표준 규격 초안의 개발로 이끌었다(Axelson, 2004).

18.8 요약과 결론

이번 단원에서 스포츠의 정신을 유지함과 동시에 한계에 대한 보상, 환경적 특성의 연관성 고려 그리고 안전성 유지를 위한 도구와 접근 방법을 보여 줌으로써 보조기기의 확실한 예를 보여 주었다. 비록 우리가 초점을 두고 있는 레크리에이션과 스포츠 활동의 적용방법이 이미 만들어져 있지만 여전히 적용 기술의 개발, 혁신과 발전이 필요하다.

예를 들어, 여러 종류의 레크리에이션에서의 앉기 방법에서 착석 기술은 필요로 하다. 수상 스키를 타는 사람들은 가볍고 저렴하며 효과적인 충격 흡수 기술에 대해 종종 이야기 한다. 더 많은 것들이 필요하지만, 할 수 있는 능력과 참여를 꿈꾸는 스포츠인과의 대화를 통해서 해결할 수 있을 것이다. 이것은 새로운 레크리에이션 활동과 암벽등반, 스키 자전거타기, 롤러 블레이드, 연 서핑, 프리스타일 스키 같은 익스트림 스포츠를 위한 적용도구와 적용법의 주 기술의 전환을 통해서 이루어질 것이다.

18.9 연습문제

1. 당신이 하고 있는 레크리에이션 활동 중에서 가장 의미가 있는 것은 무엇인가? 그 활동을 통해서 당신 자신과 성격에 대해 배운 것은 무엇인가? 이 활동을 통해서 느낀 점은 무엇인가?

2. 월드와이드웹을 사용해 아래에서 말하는 장애인들에 대해 알아볼 수 있는 장애인 스포츠 기관을 찾아보시오.
   - 청각장애 운동선수
   - 시각장애 운동선수
   - 인지장애 운동선수

- 척수손상, 이분 척추, 소아마비 또는 하지장애 운동선수
- 절단환자 운동선수
- 뇌성마비, 뇌졸중, 뇌손상 운동선수

3. 스포츠와 신체적 활동의 배경에 대해서 장애인들에게 물어보시오. 그들이 참여하고 있는 스포츠 프로그램과 그 프로그램에서 지도가 가능한지와 그 프로그램 시설에 접근하는 방법에 대해 물어보시오.

4. 전형적으로 성장하는 어린이들에게 스포츠와 레크리에이션의 중요성을 생각해 보시오. 장애를 가진 아동에게 보조 스포츠와 레크리에이션 접근에 따른 좋은 점을 생각해 보시오.

5. 장애를 가진 사람들에게 스포츠와 레크리에이션의 기회를 높이고 다양화하기 위한 당신의 생각은 무엇인가? 이 방법들이 가족 구성원으로서 아동들에게 적용할 수 있는 방법은 무엇인가?

6. 당신이 선수, 코치, 직원 혹은 관리자로서 참여하고 있는 스포츠 프로그램을 고려해 보시오. 그 스포츠 프로그램에서 ADA의 영향은 무엇인가?

7. 이 주제를 읽어 본 뒤에 생각한 심리적, 신체적 보조 스포츠의 이익을 고려하여 미래 연구에 대해 2, 3개 질문을 만들어보시오.

8. 현재 장애인들 개개인에 맞는 3개의 경쟁하는 제품들의 제조업자를 찾아보시오.
   - 테니스
   - 모노스키
   - 핸드 사이클

9. 레크리에이션을 위한 보조기기 발전을 고려하여 향상되어야 할 안전성 관점은 무엇인가?

10. 스포츠나 레크리에이션 활동을 위한 보조도구를 당신이 디자인할 수 있겠는가? 어떻게 시작할 것인가? 제품 디자인과 작동 표본을 리스트화 하라. 시제품을 어떻게 시험할 것인가?

참고문헌

Axelson,P.W.,2004,Beneficial Designs: Improving Access for All Abilities, Minden, NV, Beneficial Designs, Inc.

Boyd, J., 2001, Underwater wonders, Sports'n Spokes, 27, 9-11.

Brown, S., 2001, Sarah Reinertsen: Don't give up...not once...not ever, in Brown, S.(Ed.) Transition Times, Robert Walters.

Buning, M.E., 1996, Recreation and Play Technology(Chap.10), In Hammel, J.(Ed.),

Assistive Technology and Occupational Therapy: A link to function, Bethesda, M.D., American Occupational Therapy Association.

Cheskin, M., 2004 Paralympic athletes: Equipped for success, inMotion.

Cooper, R.A., 1989a, Racing wheelchair croen compensation , Joural of Rehabilitation Research and Development,26, 25-32

Cooper, R.A., 1989b, Racing wheelchair croen compensation , Joural of Rehabilitation Research and Development,26, 47-50

Cooper, R.A., 1990, Racing wheelchair croen compensation , Joural of Rehabilitation Research and Development,27, 295-312

Cooper, R.A., 1992, Contributions of selected anthropometric and metabolic parameters to 10K performance: A preliminary study, Journal of Rehabilitaton Research and Development, 29, 29-34

Davidson, M., 2005, Arificial parts: Van Phillips, in Innovation, T.L.C.F.T.S.O.I.A.(Ed.)

Washington, D.C., Smithsonian National Museum of American History

Dummer, G.M.,2002, Disability Sports, East Lansing, Michigan State University.

Ewing, B.,2005, Athletics: Wheelchair track & field and road racing in wheelchair Sports, U.(Ed.) Earlham, IA, Wheelchair Track & Field, USA.

Harris, G., 2005, Wheelchair Archery: USA 2005 Official Rules, Earlham, IA, Wheelchair Sports USA

Heath, G.W.,Fentem, P.H.,1997, Physical activity among persons with disabilities -a public health perspective, Exercise and Sport Sciences Reviews, 25, 195-234

International Paralympic Committee, 2004, International Paralympic Swimming Rules, in Green, A.(Ed.)St. James WA, Australia.

International Shooting Committee for the Disabled(ISCD),2004,Shooting rules and functional classification, Waasmunster, Belgium, International Paralympic Committee.

International Tennis Federation, 2004, Wheelchair Tennis Handbook, London, International Tennis Federation.

International Wheelchair Basketball Federation(IWBF), 2004, Official Wheelchir basketball rules 2004, in Council, I.E.(Ed.)Athens, Greece, International Wheelchair Basketball Federation.

Kielhofner, G., 1985, A Model of Human Occupation: Theory and Application, Baltimore, William & Wilkins.

Lapolla, T., 2000, International rules for the sport of wheelchair rugby.

National Alliance for Accessible Golf (NAAG), 2003, National alliance for accessible golf webpage, Bloomington, IN, Indiana University.

National Center for Chronic Disease Prevention and Health Promotion(1996), Physical activity and health: A report of the surgeon general, US Department of Health and Human Services.

National Center on Accessibility(2003), National Center on Accessibility: Recreation, Parks, and Tourism, Bloomington, IN, Indiana University.

Pelka, F., 1997, ABC-CLIO Companion to the Disability Rights Movement, Santa Barbara, CA, ABC_CLIO, Inc.

Rice,I., Cooper,R.A., Cooper,R.,Kelliher,A.,Boyles,A.,2005, Sports and recreation for persons with spinal cord injuries.

Rimmer, JH.,Braddock,D., Pitetti, K.H., 1996, Research on physical activity and disability: an emerging national priority, Medicine and Science in Sports and Exercise, 28, 1366-72.

Schlein,S.J.,Ray,M.T.,Green,FP.,1997, Community Recreation and People with Disabilities: Strategies for Inclusion, 2nd ed.,Baltimore, Paul H. Brookes Publishing Co.

Schweikert,H.A.,1954,History of wheelchair basketball, Paraplegia News.

Scruton,J.,1998,Stoke Nandeville Road to the Paralympics, Aylesbury, The Peterhouse Press.

Steadward,R.D.,Peterson,C., 1999, Paralympics: where heroes come, in Peterson, B.)Ed.), Edmonton, Alberta, CA, One Shot Holdings Publishing Division.

Strohken이,H., 1996, The 50th Anniversary of Wheelchair Basketball: A History, New York, Waxman Publishing Co.

Taylor, W.C., Baranowski, T., Rohm Young, D., 1998, Physical activity interventions in low-income, ethnic minority, and populations with disability, American Journal of Preventive Medicine, 15, 334-343.

United States Paralympics (2005), US Paralympics Homepage, in Paralympics, U.S. (Ed.) Colorado Springs, CO.

United States Sled Hockey Association(2004), US Sled Hockey Homepage, Colorado Springs, CO, Hockey.com.

United States Quad Rugby Association (2004), Quad Rugby. What's it all about? A brief history, Lake Worth, FL, US Quad Rugby Assn.

Vines, H., 2004, National wheelchair basketball association official rules and case book 2003-04, in (NWBA), N.W.B.A. (Ed.) Indianapolis, IN, National College Athletics

찾아보기

(ㄴ)

(ㅈ)

주요 용어 정의	
Accessible design 접근성 설계:	제품 제조 및 건물의 건축 시, 노인이나 장애인의 접근성을 최대한 고려하는 디자인
Acuity 시력:	시력(해상력), 정상과의 비율로 표현됨(즉 20/20, 20/200)
Abduction 외전:	신체의 중심으로부터 신체부위가 멀어지는 움직임. 내전의 반대. 팔을 바깥쪽으로 벌릴 때 어깨는 외전됨. 견갑골은 신전하거나 전방으로 움직이면서 흉곽을 돌 때 외전함
Acquired amputation 후천적 절단:	출생 후 질병이나 외상으로 인한 사지의 소실
Adaptive recreation 적응형 레크레이션:	개개인이 수동적 또는 능동적 모드 범위에서 자유롭게 선택하는 활동으로 이는 건강, 정신 및 지적인 부분에 대한 창의성, 만족감, 즐거움, 기분전환, 재충전을 제공함. 인간은 레크레이션을 즐기고 반복적으로 경험하기를 좋아하는 경향이 있기 때문에 레크레이션에 참여하게 됨. 어떤 이의 관심에 근거하여 자유롭게 선택된 수동적인 활동에서 능동적인 활동에 이르는 활동.
Adaptive sports 적응형 스포츠:	이 책에서는 사용한 적응형 스포츠란 개인이나 팀간에 이루어지는 구조화되고 적극적인 상호 경쟁 관계를 일컬으며, 활동 목표와 경기 규칙이 명확히 규정되어있음. 적응형 스포츠는 게임을 좋아하며 기술 연마를 즐겨하며, 어떠한 대가를 추구하지 않는 아마튜어 정신을 의미함.
Adduction 내전:	신체의 중심선에 신체의 일부가 가까워지는 움직임으로 외전의 반대 의미.
Alerting device 대체 의사소통 기구 경보 도구:	청각장애인에게 대체감각 신호를 통해 안전이나 경고를 전달하기 위해 사용되는 보조장치(예: 진동 알람시계, 섬광연기 감지기)
ALT tags 대체 태그:	이미지와 같이 비문자적인 요소가 표현되지 않을 때 대체 문자를 제공하는 HTML tag
Anchor point 고정점:	운송수단 내의 휠체어 고정을 위한 위치로 바닥이나 벽에 위치하며, 휠체어 또는 휠체어 고정을 위한 고정점
Anchorage 고정자:	부하가 직접 휠체어 고정점에서 운송수단으로 전달되거나 휠체어 사용자 안전장치에서 운송수단, 휠체어, 휠체어 고정끈, 또는 운송수단의 내측부품으로 부하가 전달되는 부분의 조립된 부품과 장치
Anthropomorphic test device(ATD) 인체모형:	테스트 환경에서 휠체어 사용자를 대신하기위해 사용되는 일반 성인 남자 크기의 유사 물체('더미(dummy)'라고 함)
Armrest 팔걸이:	상지를 지지해주는 좌석 시스템의 일부분으로 형태, 길이, 높이를 조정할 수 있음.

Assistive listening device 보청도구:	청각을 상실한 사람에게 신호대 잡음 비율을 증가시키기 위해 사용되는 보조기. 개인 증폭기, FM 시스템, 텔레비전 증폭기가 그 예임.
Assistive technology 보조기술:	상업화되거나 개인에 적합하게 수정 변경된 제품, 기구 또는 시스템으로서 장애인의 기능을 향상, 유지, 증가시키기 위해 사용됨.
Back support 후방자세유지장치:	인간의 신체 기능 측면의 움직임 중 체간이나 상지의 움직임의 제한 없이 후방이나 측면 자세유지를 제공하는 착석 시스템의 일부분. 형태, 높이, 견고성으로 구별됨.
Belt 벨트:	점유자의 움직임을 제한하기 위해 사용되는 벨트
Blindness 시각 상실:	시각 상실의 뜻으로 간혹 법률적 의미의 시각장애로 잘못 사용됨.
Blindness, statutory 법적 시각 상실:	교정시력이 20/200이나 그 이하 또는 20도의 시야
Body system 신체 시스템:	인체를 형성하는 복잡하고 기능적인 생리적 단위로 각 기능 상호간에 서로 영향을 주고받으면서 동시에 상호 의존적인 요소
Braille 점자:	촉감을 사용하는 점자의 종류
CCTV 폐쇠회로 텔레비전:	폐쇠 회로 텔레비전
Computer vision 컴퓨터 시각:	컴퓨터를 이용하여 영상 정보를 획득하고 해석하는 제반 기능
Comfort (사용되는 문장에 의미를 고려하여 결정) :	즐겁고 안락하고 만족감을 주는 조건이나 느낌
Cortical implant 뇌자극형 인공시각:	시각령(視覺領)을 자극하기 위해 이식한 전자회로
Congenital amputation 선천성 절단(先天性切斷):	선천적으로 팔 다리 또는 일부가 없는 경우
Deaf 청각장애인:	비청각 기구(nonauditory means)에 의존해야만 의사소통을 할 수 있는 청각에 장애가 있는 사람
Deformity 변형:	관절 또는 신체 일부분의 구조적 변형 또는 오정렬(misalignment)
Direct audio input 음향 입력 잭:	마이크로폰을 거치지 않고 보청기에 직접 음향 아웃풋 시그널을 입력해주는 보청기의 옵션

Disarticulation 관절이 단술:	관절에 행해지는 절단술
Distal 말단의:	몸의 중심에서 먼, 기부(基部)의 반대말. 예를 들어 "발목은 무릎보다 말단에 있다."
Docking-type securement 입거형 고정:	휠체어를 자동차에 탑재할때, 휠체어의 일부나 추가 구성요소를 입거형 장비를 통해 정렬, 진입, 및 고정시키는 방법으로 휠체어 고정 방식에는 휠체어 진입 시 자동으로 되는 경우와 기계적 레버나 전기적 스위치를 통한 수동 방법이 있을 수 있음. 반면에 휠체어를 풀 때는 일반적으로 기계적 레버나 전기적 스위치를 요구함.
Docking device; docking securement device 입거형 고정 장비:	휠체어를 고정시키기 위해 자동차에 장착하는 고정 장치로서, 휠체어 프레임이나 휠체어 프레임에 설치된 고정 어댑터를 통해 휠체어를 진입 및 고정 시킴.
Dorsiflexion 뒤굽힘, 배굴:	발목관절을 정강이쪽으로 구부리는 것. 종아리 쪽으로 발목관절을 쫙 피는 것은 plantaflexion임.
Dual sensory loss 이중감각 상실:	시각과 청각을 동시에 상실하는 경우
Elevating leg rest 높이조절식 다리받침대:	무릎의 굽힘과 폄을 위해 여러 각도를 조절 할 수 있는 하지 받침.
End effector 말단 효과기:	로봇의 끝단에 연결되어 있는 장치나 도구
Envelopment 봉합성:	압력 증가를 수반하지 않으며 울퉁불퉁한 표면(예를 들어 옷, 침구류, 또는 좌석커버의 주름 그리고 뼈 돌기의 돌출부)을 감쌀 수 있는 지지 표면의 능력을 표현함. 유체를 통한 지지 방법은 완벽한 봉합성을 가질 수 있다. 지지표면의 탄력성은 봉합성을 결정하는 중요한 요소로 이는 물침대와 같은 지지 표면의 유체를 통한 지지는 물 자체가 갖는 봉합성보다 떨어짐. 그 이유는 물을 담고 있는 막이나 커버의 탄력성 때문임. 높은 장력에 있는 지지표면은 최고치의 압력을 일부영역에 발생시킬 수 있음. 팽팽하기 당겨진 침대 커버가 그 예임.
Eversion 외번:	바깥쪽으로 발바닥을 뒤집기, 내번(inversion)의 반대말
External limb prostheses 외용 사지 의지:	손실 또는 불완전한 상단 또는 하단 사지의 전부나 일부를 대체하기 위한 외용 장비로써 하나의 구성요소나 조립체로 구성
Extension 펴기, 폄:	몸의 일부분의 한 면을 다른 면으로부터 멀게 움직이는 것. 굽힘의 반대말. 다리가 일직선으로 있을 때 무릎은 펴져 있는 상태임. 팔이 몸 뒤쪽에 있는 때 어깨가 펴진 상태임.

Extremity 익스트리미티(사지의 말단):	팔 또는 다리의 말단 부분, 즉, 손과 발. 사지(Limb)와 교체되어 사용됨.
Extremities	두개의 상단 익스트리미티(extremity)는 위팔과 아래팔 그리고 손을 포함함. 두개의 하단 익스트리미티는 넓적다리와 종아리 그리고 발을 포함함.
Flexion/extension of the wrist 손목 굽힘/폄:	손을 앞•뒤로 움직임
Flexion 굽힘:	몸의 일부분의 한 면을 다른 면으로부터 가깝게 움직이는 것. 폄의 반대말. 팔이 관절에 굽어져 있는 때 관절은 굽힌 상태임. 팔이 몸의 앞쪽에 있는 때 어깨는 굽힌 상태임.
Foot support 발지지대:	착석 시스템의 구성 요소로서 발과 다리를 지지함. 각도, 길이, 조절기능, 조립 및 세거 기능에 따라 분류됨.
Four-point tie-down 사점(four point) 고정 용구:	휠체어 고정 시스템의 하나로써, 네 개의 별도의 고정점을 통해 휠체어 프레임을 자동차 구조에 고정시킴.
Four-point strap-type tie-down 사점 끈 고정 방식:	네 개의 끈을 사용하여 휠체어를 자동차에 고정시키는 사점 고정 용구
Function 기능:	적절하고 부드럽게 작동하며 물리적 스트레스가 없는 운동 또는 상호 작용
G 중력 가속도:	해수면 위치에서 측정한 중력에 의한 가속도 약자로 1g는 초속 9.8미터의 가속도를 의미함.
Gimbal 짐벌:	두개의 링으로 구성된 도구로 각각 오른편 모서리에 축을 설치하여 물체가 어떠한 움직임에도 무관하게 이 두 축 사이의 수평면에서 유지되도록 하는 도구
Hall effect sensor 홀이펙트센서:	전자기구로 자기장 강도 변화에 따라 그에 상응하는 출력 전압을 변화시켜주는 장치로 근접도, 속도 또는 전류를 측정하는데 사용함.
Haptics 촉각도구:	컴퓨터 응용 프로그램과 상호 작용 및 통제를 위한 촉각 이용 기구
Hard of Hearing 난청:	청각 장애가 있는 자로 구강 또는 청각 기능을 통하여 직접적인 의사소통을 할 수 없는 사람
Head Support 머리 지지대:	좌석 시스템의 구성, 후부 및 측면 그리고 일부 경우에는 이마 부분 을 지지하는 부품으로 특히 머리를 가눌 수 없는 장애인 또는 기울임 및 등받이 기댐 기능이 있는 좌석 시스템을 사용하는 장애자 및 차량 이동 시 사용하기 위한 좌석 시스템 구성. 이 부품은 머리를 지지 해야 하지만 자율적 움직임 또는 시야를 방해해서는 안 됨. 이 부품은 모양 및 크기에 따라 분류함.

Hearing Assistance Technology 청각 보조 기술:	청각 상실 및 난청 장애인을 위한 안전 및 의사소통 참여에 사용되는 다양한 장치
Hearing aid 보청기:	귀에 착용하는 개인용 확성 장치
Hearing aid coupling 보청 연결기:	보청기 부품인 청각 보조 장치의 출력을 수신하여 처리하는 장치
Hemiparesis 편마비:	신체의 일부분이 마비된 상태(예: 오른발과 오른 팔 마비)
Hemipelvectomy prostheses 편 골반 보철기:	골반 부위가 절단된 장애인을 위한 적절한 인공 보철 기구
Hip disarticulation prostheses 고관절 보철기:	엉덩이 관절 부위가 절단된 장애인들을 위한 인공 보철기구
HTML	Hypertext Markup Language의 약어로 웹 및 웹 문서의 1세대 언어로 하이퍼텍스트 마크업 언어이라고 함.
Hydraulic knee 수압형 인공무릎:	가변 속도 기능이 포함된 더욱 안전한 보행용 수압장치가 포함된 무릎 인공 보철물
Immersion 침투:	피부가 지지면 에 침투되는 상황은 사람과 표면간의 접촉면을 증대시키는 결과를 가져오며, 이는 작은 면적에 집중된 압력이 침투가 일어난 피부 주변에 퍼지도록 허용함. 침투가 증가하면 추가적인 뼈조직 경계면이 지지면 과 접촉이 되기 때문에 상당한 압력 감소가 가능하게 됨. 예를 들어 상대적으로 딱딱한 표면에 사람이 앉을 경우, 좌골 돌출부위의 피하 조직에 체중의 상당부분이 불균형적으로 실리게 됨. 반면 상대적으로 부드러운 표면에 사람이 앉을 경우, 뼈조직 경계면의 돌출부분이 쿠션에 침투하게 되고, 체중은 좀 더 확대된 표면에 분포하게 됨. 이러한 확대된 침투는 체중은 뼈 조직 경계면에 분포하게 되며, 결과적으로 좌골 돌출부위의 압력은 감소하게 됨.
Impact simulator 충돌 시뮬레이터:	충돌 관련 데이터 측정을 위한 기구와 가속, 감속 또는 가감속 혼합을 위한 장비가 포함된 모의 자동차 구조 또는 실제 자동차 일부
Impact sled 충돌 시뮬레이터용 이동체:	충돌 시험을 위하여 대상물을 탑재 할 수 있는 썰매 모양의 충돌 시뮬레이터 구성물 중 일부
Implantable hearing devices 이식 가능한 보청 장치:	다양한 개인용 음성 확성 장치의 일부 부품이 귀의 어떤 부위 근처 또는 귀의 내부에 이식가능한 장치

Friction 마찰력:	마찰이란 표면과 접촉하는 힘의 결과 이며, 이는 전단력과 반대되는 개념. 피부가 지지 표면을 따라 미끄러지지 않으면(정적 현상) 마찰력과 전단력은 동일함. 최대 마찰력은 지지 표면의 정적마찰계수와 압력에 따라 결정됨. 정적마찰계수는 두 힘 크기의 비율 즉, 최대정지마찰력(피부의 표면과 평행한 힘) 과 수직항력(피부의 표면과 직각 방향의 힘)의 비율을 의미함. 정지마찰계수는 각 표면의 재질, 표면 상태(거칠기, 미끄럽기 등), 그리고 다른 변수(예: 온도) 에 따라 좌우되며, 이 때문에 높은 마찰계수를 가진 표면은 전단력이 발생할 가능성이 높음. 환자가 침대나 휠체어에 앉아 있을 때 앉은 표면에서 미끄러지는 것을 방지하기 위해 마찰력이 필요함. 그러나 욕창을 방지하기 위해서는 미끄럼을 방지하기 위하여 지지 표면과 같은 욕창 발생 가능성이 낮은 부위에 마찰력을 적용하고, 골질 부위 주변과 같은 욕창 발생 가능성이 높은 위험 부위에는 최소화하는 것이 필요함. 앉아서 생활하는 환자의 경우를 예를 들 경우, 둔부와 그 주변의 육질 부분은 낮은 압력 영역인 반면 좌골부분은 높은 압력 영역이 됨.
Intercalary limbs 사지차이:	말초로부터 영향 받은 골격요소의 사지결핍
Inversion 내반:	발바닥이 안으로 휘는 현상 외반의 반대
Joint contracture 관절구축:	관절 부위가 굳어지는 현상. 인대나 근육의 수축으로 정상범위보다 관절 운동 범위가 제한되고 감소되는 현상.
Knee disarticulation prostheses 슬관절 이단 의지:	슬개건 사이가 절단된 대상자를 위한 보조기구
Kyoyo-Hin:	노약자 그리고 장애인을 포함하여 가능한 한 많은 사람들에게 사용될 수 있도록 현존하는 도구들을 다시 디자인하는 디자인 접근법
Large print 큰 활자:	폰트 14 나 그 이상의 크기 활자
Limb 사지:	팔이나 다리. Extremity와 교환되어서 사용되어 질 수 없음.
Low vision 저시력:	교정시력이 20/70 이하인 경우.
Mainstream Products 주류 제품:	대부분 비장애인에게 필요하고, 장애인이나 노약자에게는 반드시 필요하지 않는 제품으로 비장애인 사용자에게 간편하고 적절한 제품군을 의미하는 용어
Metric map 계량지도:	점 사이의 거리를 부호화한 주변 환경지도

Moisture control 습기조절:	수분은 욕창 발생에 또 다른 주요 외부 요인이 되는 것으로 보인다. 피부 수분의 출처들은 발한, 소변, 대변, 요관이나 상처, 곪은 곳을 포함하여 피부가 붕괴되는 소인이 됨. 과도한 수분은 피부가 물러지는 것으로 이어질 수 있으며, 일부 연구 결과, 피부 손상의 위험이 수분 존재 시 다섯 배 증가 한다는 사실을 이론화하였음. 이것은 가벼운 땀 발생과 함께 약간의 마찰 증가에 의해 비롯될 수 있음. 요소가 배설물 오염으로부터의 세균에 의해 암모니아로 분해 될 때 즉, 욕창은 정상적인 피부의 자연적인 산성이 감소 될 때에 발생할 수 있음. 피부의 자연적인 보호막인 "산성외피막"은 pH지수가 점점 알카리화되는 것처럼 손실에 의한 항균 효과가 있음. 수분 증발 속도는 수분 조절과 관련되며 피부 표면 특징으로 중요한 역할을 함. 습기 조절은 수분 증발이 명확한 간격과 물질 표면 부분이 변경되는 비율을 의미함.
Muscle weakness 근력약화:	근육이 비정상적으로 약화되어 근력 및 또는 내구력이 감소되는 현상
Muscle tone 근 긴장:	신경계 활동, 근육과 관절의 점탄성 특성 및 감각기관에서 중추신경계로 전달되는 수동적인 근육 신장 또는 능동적 즉, 자육적 근육 신장에 대한 저항력
Muscular system 근육계:	골격근, 평활근, 심장 근으로 구성된 신체 체계로 신체의 움직임이나 물질 순환(수축운동), 자세유지, 열 발생을 역할을 함.
Neurological system 신경학계:	대내외적인 자극에 신체의 반응을 조절하는 세포, 조직, 기관의 체계로 뇌와 척수, 신경원, 신경절, 그리고 기관의 감수기, 효과기로 구성됨.
Occupant restraint 탑승자 고정 장치:	차량 탑승자가 충돌 및 전복 시 사출 방지 및 차량 내의 실내장치와 다른 탑승자간에 이차 접촉 및 충돌을 감소 또는 방지하기 위한 시스템 또는 장치
Orientation and mobility 예비교육과 이동수단:	한 장소에서 다른 장소로 안전하게 이동하는 방법 찾기
Orphan product 고아 제품:	미국시장에서 20만 명 미만을 대상으로 하며 유일하게 장애인 사용만을 위해 디자인 된 제품
Orthosis 정형술:	관절이나 하지를 수동적으로 지지하는 도구로 몸의 한 부분을 교환하는 것은 아님.
Orthotic	정형술의 형용사
Paralympic 장애인 올림픽:	국제 올림픽과 같은 일정으로 매 4년마다 열리는 신체나 지각에 장애가 있는 선수들을 위한 게임으로 하계 및 동계 올림픽이 있음.
Patellar-tendon-bearing socket PTB 소켓(슬개건 부하 소켓):	무릎과 발목사이에 절단이 있는 사람들을 위해 가장 흔하게 사용되는 소켓. 남아있는 절단면을 감싸면서 슬개골 돌출부에 위치함.

Peak pressure measurement 최고 압력 측정:	최고 압력 측정은 작은 면적에 평균 최고 압력이 가해지는 것을 말함.(다양한 정의가 있으며, 일반적으로 한 면이 1인치인 정사각형 넓이와 같거나 적은 것을 말함)
Pelvis 골반:	두개의 고관절, 천골 그리고 pelvic ring으로 구성된 앉은 자세의 지지 기반
Personal FM system:	원격 확성기, 송신기, 몸에 착용하는 수신기로 구성된 기구. 향상된 신호대 잡음비에서 확성기로부터의 신호는 FM 라디오 전파로 전달됨.
Phantom pain 환상통:	남은 사지의 말단에서 전해지는 진통. 예를 들어 대퇴골 절단자가 절단된 발에서 타는 듯 한 느낌을 겪는 것을 말함. 이것은 느낌으로 진짜 고통이 아닌 상상 감각과 대조됨.
Plantar flexion 발바닥쪽 굽힘:	발바닥 쪽으로 굽히는 발목의 관절운동을 말함. 반대 의미로 발등쪽 굽힘(dorsiflexion) 이라고 함.
Point class 점수제 등급:	장애나 병리적 진단(예: 수족의 절단정도나 척수마비의 등급)에 따라 서로 다른 운동 능력을 지닌 선수들로 구성되어있는 운동 집단간에 공평성을 주기위해 사용되는 개념. 선수들은 각자의 운동 능력에 따라 점수를 받고, 한 그룹은 전체선수들의 점수로 능력의 한계를 정함.
Polycentric knee 다중심(多中心) 무릎:	안정성을 증대하기위해 인공의족의 무릎 관절중심이 고정되어 있지 않고 회전 움직임에 따라 이동하는 무릎장치
Posture 자세:	신체 혹은 신체 일부분의 위치
Preparatory socket 예비 소켓:	다리의 절단부위의 형상에 맞는 인공의족을 만드는데 도움을 주기 위해 임시로 사용하는 소켓
Pressure distribution 압력 분포:	압력은 방석, 매트리스 등을 통해 신체에 가해지는 단위면적당 힘을 뜻함. 방석이나 매트리스 면 위에 분포된 압력은 압력을 가하는 신체면의 굴곡과 방석이나 매트리스의 표면 사이에 따라, 신체 조직, 방석, 그리고 매트리스의 기계적 특성에 따라, 그리고 또한 신체중량이 신체 내에서 어떻게 분포되어 있는가에 따라 변화됨. 예를 들어 이상적인 압력 분포는 힘이 가해지지 않을 때를 기준으로 신체의 연조직 형상이 변하지 않게 되는 압력 분포의 경우라 할 수 있음. 그리고 이러한 이상적인 압력 분포는 욕창, 모세혈관 폐색, 림프액 유동 손상, 조직간 액의 과도 유동을 일으키는 여러 원인들을 감소시킴.
Pressure gradient 압력 구배(句配):	압력 구배는 지지 표면의 거리(일반적으로 1 인치내의 짧은 거리)에 따라 압력이 변하는 양을 뜻함. 그러나 일반적으로 압력 구배는 측정되는 거리에 따라 연속적인 수치를 나타냄. 만약 표면에 거리에 따라 가해지는 압력을 그래프로 나타내면, 압력 구배는 곡선모양으로 나타남. 욕창의 위험에 노출되어 있는 피부나 다른 연조직은 조직간액, 혈관, 림프관들, 섬유 교원질(膠原質) 조직 등으로 구성됨. 그러므로 신체를 지지해 주는 지지대 표면의 압력 구배에 따라 한 곳에서 다른 곳으로 조직액체 성분의 유동을

	발생시킬 것임. 최대 압력이나 최대 압력구배를 알아내는 것은 욕창의 원인들을 줄이는데 필요함. 많은 경우에 욕창이 뼈가 융기된 곳에 생기는 것으로 볼 때, 지지 표면의 어떤 부분이 가장 높은 압력인지 그리고 어디가 가장 높은 압력 구배를 보이고 있는지를 알아내는 것은 매우 중요함. 이런 정보를 이용, 재활 전문의는 환자에게 연조직 부근의 뼈가 융기된 곳에 앉지 않도록 조치를 취할 수 있음.
Pronation/supination of the forearm 아래팔의 회내(回內)/회외(回外):	팔의 긴 축을 중심으로 아래팔(팔꿈치 밑의 팔)의 돌리는 방향을 지칭
Proprioception 고유 감각:	관절의 위치를 알려주는 감각
Prothesis 보철물:	신체내부의 기관이나 신체 외부의 기관의 잃어버린 기능을 대체하는 장치
Prothetic 보철물의:	보철물의 형용사형
Proximal 몸 쪽(또는 근위)의:	어떤 비교 점에서 몸의 중심 쪽에 가까운 쪽에 있는 경우를 지칭. 반대말로는 몸밖(또는 원위)란 용어를 사용.
Pylon 의족(義足):	다리보철기구에서 고관절과 무릎 혹은 무릎에서 발목사이에 위치하는 단단한 지지대
Reclining back 안락등받이:	의자와 등받이 사이의 각도를 조절할 수 있는 착석장치의 일부분으로 써 앉아 있는 상태에서 누울 수 있도록 해줌.
Reflex 반사작용:	몸에 일어나는 반사운동. 신경계로 인해 조절되는 특정한 자동 반응 작용을 통틀어 지칭함.
Remotely readable signage 원거리 해독 문자:	먼 거리에서도 읽을 수 있는 문자나 기호
Residual limb 잔류 사지:	사지절단 후 남아있는 다리나 팔의 부분
Retinal implant 망막 삽입물:	인공적으로 망막을 자극해주는 방법들을 지칭
Screen reader 스크린리더:	시각장애인들을 위해 컴퓨터 화면의 글자를 읽어주는 프로그램
Screen reader software 스크린 리더 프로그램:	컴퓨터화면에 있는 글자들을 음성 변환하여 읽어주는 프로그램
Seat surface 의자 표면:	골반이나 신체상단의 지지 기반을 제공하는 착석장치의 일부분. 골반의 평형과 고른 압력 배분을 제공하며, 사용자의 요구에 따라 어느 정도의 움직임을 허용해주는 구성 요소.

Seating system 착석장치:	사용자의 특정 의료, 기능 및 개인 취향과 욕구를 충족하는 자세 지지 방석을 제공하도록 고안된 시스템
Section 255 of the US telecommunications Act 미국 통신법 255항:	통신제조업체 및 서비스업자들은 통신관련 제품이나 서비스를 제공할 때 장애인이 이용 가능하도록 제공해야 함을 법적으로 명시한 조항
Section 504 of the US Rehabilitation Act 미국 재활법 504항:	법률적으로 인정되는 장애인이 장애로 인하여 차별받지 않도록 보호하기 위한 법률로, 이러한 비차별 조항은 연방 정부, 정부 대행기관으로부터 자금지원 혹은 계약 관계에 있는 기관에도 동일하게 적용됨.
Section 508 of the US Rehabilitation Act 미국 재활법 508항:	연방 정부기관의 전자 정보 기술을 장애 우들이 접할 수 있도록 요구하는 법적 조항
Securement Points 고정점:	휠체어나 좌석의 특정 부위에 휠체어 고정시 고정 용구(예: 안전벨트)를 부착시킬 수 있도록 설계 된 부분
Sensory Enhancement 감각기능 강화:	감각기관을 통해 인지되는 입력을 강화하거나 더 잘 이용하도록 하는 것.
Sensory substitution 감각 치환:	하나의 감각기관으로 인지되는 정보를 다른 감각기관으로부터 입력된 것으로 치환 하는 것.
Shear 전단(력):	전단현상은 일반적으로 단단한 골 구조가 표면의 접선방향으로 움직이는 동안 피부 표면과 접촉하는 물체가 미끄러지지 않고 달라 붙어있을 때 일어남. 예를 들면 침대의 상단을 들어 올리거나 내릴 때, 엉치뼈를 감싸고 있는 피부가 침대의 표면을 따라 미끄러지지 않거나 혹은 침대 표면이 전단력을 흡수하지 않는다면 엉치뼈와 침대면 사이에 있는 피부조직에는 전단력에 의한 변형이 생김.
Signal-to-Noise ratio 신호 대 잡음비:	원하는 신호의 세기와 잡음의 세기 차이를 데시벨(Db)단위로 표현한 것.
Skeletal System 골격계:	내부기관 이나 조직을 지탱하고 보호하는 뼈와 연골로 구성된 신체 내부 구조
Solid-ankle, cushioned heel(SACH) 뒤꿈치 받이를 사용한 고형발목:	고형 화된 발목관절에 쿠션으로 발뒤꿈치를 받친 의족으로서, 현재 미국에서 가장 널리 사용되는 의족
Solid-ankle, flexible endoskeleton(SAFE): 유연 내골격을 이용한 고형발목:	고형 화된 발목관절과 유연한 용골을 이용한 의족으로서 SACH를 사용할 때 보다 불규칙적인 지면 위를 걸을 때 용이함.

Socket 소켓:	인체와 보철기구가 연결되는 부위. 소켓은 강체 혹은 반강체의 재료로 만들어짐.
Spasticity 경직:	민감해진 건반사로 인해 근수축이 증가된 상태. Hypertonic(과도긴 장상태)이라고도 함.
Speech recognition software 음성인식 소프트웨어:	인간의 구두 지시를 컴퓨터가 이해할 수 있도록 음성 인식이 가능한 프로그램.(단, 컴퓨터 기계 자체가 인간의 음성 명령을 이해하는 것이 아니고 컴퓨터 내에 구동되는 소프트웨어 프로그램이 인식하는 것임)
Spine 척추:	척추를 구성하는 등뼈구조(원통형 뼈)로써 상체를 지탱하고 척수를 보호하는 구조체임. 척추는 상단으로부터 시작하여 하단까지 다음과 같은 네 개의 부분으로 나누어짐. 경추(목 부분의 일곱 개 뼈), 흉추(가슴, 갈비뼈 부근에 위치한 열두 개 뼈), 요추(등 아래, 허리부근의 다섯 개 뼈), 그리고 선추(다섯 개 뼈와 융합된 골반의 한 구조)로 구성되어 있음.
Stability 안정성:	이동 후에도 평형상태를 유지할 수 있는 능력 혹은 이동 후에도 자신이 원래 서있는 자세를 유지할 수 있는 능력.
Telecoil 전화 코일:	청각기능을 돕기 위한 유도코일로서, 전화기나 전자기 루프로부터 방출되는 전자기신호를 수신함.
Telecommunications 전자통신:	기호, 신호, 문서, 화상, 소리, 혹은 자연의 정보를 전선, 전파, 광학기기 혹은 다른 전자기 시스템 등을 이용하여 전송, 송신, 수신하는 것.
Temperature control 온도 제어:	욕창 발생 시 온도의 영향은 아직 명확하게 규명되지 않았음. 일반적으로 신체조직에 압력과 온도가 증가한 후 압력이 해지되는 순간 허혈이나 재관류 현상 등이 발생하여 조직이 손상을 입기 쉽다고 인식되고 있음. 그러나 여러 연구결과에 의하면 가해지는 압력과 온도와 그리고 진행 시간의 길이에 따라 여러 가지 다른 결론이 도출되고 있음. 온도의 제어에 관련된 중요한 특성들에는 열유동, 열전달율, 비열 등이 있음. 열유동은 단순히 열의 흐름이거나 대류, 전도, 복사를 통한 열의 전달현상임. 각각의 열전달 방법에 대해 열을 가하는 시간이 따로 측정되어야 함. 열전달 율은 열이 단위면적을 통과, 단위거리를 이동하는 속도를 의미함. 비열은 어떠한 재료가 열을 내부 에너지로 저장할 수 있는 용량을 의미하며 재료마다 비열 특성치가 정해져 있음.
Terminal limbs:	결함이 있는 사지로써 어떤 등급 이후로는 더 이상 뼈가 존재하지 상태를 의미함.
Text to speech 텍스트-음성변환:	아스키(ASCII) 코드를 음성으로 변환하는 기술
Tilt 경사:	좌석 시스템의 한 부품. 좌석과 등받이 사이의 각도를 일정하게 유지하면서도 동시에 착석 시 압력을 재분포 시키고, 자세교정, 편안함 제공 그리고 더 오래 앉아 있을 수 있도록 좌석과 등받이 각도와 방향을 조절할 수 있도록 함.

Topological map 위상지도:	거리 정보는 포함하지 않고 위치들 간의 연결 관계와 위상을 중심으로 도식화한 지도
Transfemoral amputation 대퇴절단(슬관절 상부절단):	슬관절과 고관절 사이, 즉 대퇴골을 절단하는 것을 말하는 것으로 최근에는 슬관절 상부절단이라는 용어로 자주 사용됨.
Transhumeral amputation 상완절단(주관절 상부절단):	주관절과 견관절 사이, 즉 상완골을 절단하는 것을 말하는 것으로, 최근에는 주관절 상부절단이라는 용어로 자주 사용됨.
Transtibial amputation 하퇴절단(슬관절 하부절단):	슬관절과 족관절 사이, 즉 하퇴의 비골과 경골을 절단하는 것을 말하는 것으로, 최근에는 슬관절 하부절단이라는 용어로 자주 사용됨.
Transradial amputation 전완절단(주관절 하부절단):	주관절과 수근관절 사이, 즉 전완의 요골과 척골을 절단하는 것을 말하며, 최근에는 주관절 하부절단이라는 용어로 자주 사용됨.
Transverse amputation 횡절단:	절단 대상 골격을 횡으로 절단 하는 것으로 대부분의 절단술이 이에 해당함.
UDIG adaptor UDIG 장치:	차내 휠체어 고정 장치 통합사양(UDIG, ISO 10542-3)을 준수하는 차내 휠체어 고정 장치.
Universal docking interface geometry (UDIG) 차내 휠체어 고정 장치 통합사양(UDIG):	설치 차종과 사용 휠체어에 무관하게 적용할 수 있는 차내 휠체어 고정 장치 개발을 위한 기준 사양으로 ISO 10542-3에서 규정하고 있으며, 차내 휠체어 고정을 위한 충분한 공간확보를 포함하여 고정 장치의 크기, 모양, 위치 등을 명세하고 있음.
Universal design 보편적 설계(유니버설 디자인):	무장애 설계(Barrier-free design)와 공공 디자인(Design-for-all)의 개념을 포함, 장애인과 노인을 포함, 대다수 인구 계층에게 사용성과 접근성을 고려한 설계기법.(제2장 참조)
Usability 사용성:	제품 및 서비스에 관한 사용자 경험의 질을 나타내는 다양한 요소의 총칭.
U.S. Access Board:	장애인의 접근성을 보장하기 위한(미)연방정부 산하 기구
User-centered design 사용자 중심 설계:	설계 과정 중 사용자와의 지속적 상호작용을 통해 제품이나 서비스의 목적을 효과적으로 달성하기 위한 설계전략

Video description 화면해설기법:	시청각 장애인을 위한 각종 영상물의 음향/비음향 요소에 대한 음향/비음향 대체 해설기법
Visually impaired 시각장애:	스넬렌(Snellen) 시표에 의한 교정시력 20/40 이하를 말함.
Web Accessibility Initiative(WAI):	장애인의 웹접근성을 증진하기 위한 전략, 권고안 및 지원 자료 개발을 위한 W3C 산하 기구
Wheelchair adaptor Wheelchair Securement Adaptor 휠체어고정부품:	휠체어가 차내 휠체어 고정 장치에 안전하고 편리하게 고정될 수 있도록 하기 위해 휠체어 골격에 설치하는 임시/영구적 부속장치
Wheelchair tie-down and occupant-restraint system(WTORS) 휠체어 및 휠체어 사용자 안전체계:	자동차 내부의 휠체어 및 사용자 안전을 위한 체계로서 휠체어 고정벨트 및 사용자 안전벨트 등의 안전장치 및 체계
Wheelchair tie-down Wheelchair Securement 휠체어 고정 장치 및 체계:	자동차 내부에 휠체어를 고정하기 위해 사용되는 장치 및 체계
World Wide Web Develops Consortium (W3C):	장치 독립성 및 상호 운용성을 보장하기 위한 웹 관련 규정, 권고안, 소프트웨어 그리고 도구 등을 연구개발함으로써 웹의 지속적 발전을 도모하기 위한 기구
World Wide Web 월드와이드웹(WWW):	각종 정보통신 기기와 네트워크를 통해 접근 가능한 인터넷에서 제공 가능한 정보 집합

역자 약력

김종배 (국립재활원 재활연구소 재활보조기술연구과 과장, 전 피츠버그대학교 조교수) **1, 5, 10장**

김완호 (국립재활원 재활병원 근골격재활과 과장) **2장**

정지홍 (국민대 테크노디자인전문대학원 주임교수) **3장**

정민예 (연세대학교 작업치료학과 교수), 임신영 (피츠버그대학교 재활보조기술과)**4, 5, 10장**

장경배 (국립재활원 재활연구소 재활보조기술연구과) **5장**

김윤혁 (경희대 기계공학과 교수) **6장**

김동아 (국립재활원 소아재활과 과장) **7장**

정동훈 (나사렛대학교 재활공학과 교수), 홍은경 (피츠버그대학교 재활보조기술과) **8장**

김승재 (MIT 기계공학과) **9장**

이수철 (대구대학교 자동차공학과 교수) **10장**

박형순 (미국 NIH Clinical Research Center), 송원경 (국립재활원 재활연구소 재활보조기술연구과) **11장**

박윤서 (의지보조기기사협회 회장), 박종하 (서울보훈병원 보장구실) **12, 13장**

서용원 (서울보훈병원 보장구실) **13장**

서인환 (한국장애인단체총연합회 사무총장), 백혜련 (한국장애인단체총연합회 정책기획실장) **14장**

허일 (국립한국재활복지대학 수화통역학과 학과장), 권상남 (㈜알에스케어시스템 대표) **15장**

김성필 (국립재활원 재활연구소 연구관) **16장**

정유선 (조지메이슨대학 교수) **17장**

이근민 (대구대 재활공학과 교수) **18장**

도서출판 그린

행복한 기술, 재활공학

Green Pub.

인 쇄 일 ▶	2010년 8월 16일
발 행 일 ▶	2010년 8월 20일
원 저 자 ▶	RORY A. COOPER 외
역 편 자 ▶	김 종 배 외
발 행 인 ▶	윤 덕 우
발 행 처 ▶	도서출판 그린
출판등록 ▶	제8-161호(1995. 5. 3.)
주 소 ▶	서울시 서대문구 연희동 219-20 (우)120-828
전 화 ▶	02)333-2574, 2575
Fax ▶	02)333-2561
E-mail ▶	greenpress@greenpress.co.kr
Homepage ▶	http://www.greenpress.co.kr

정가 : 34,000 원

ISBN : 978-89-5727-137-7